21 世纪高等院校应用人才培养规划教材·药学系列

生 药 学

主　编　王育红　刘玉章
副主编　魏　星
参　编　史德武　张国峰　柳贺军
　　　　高景义　黄树春
主　审　徐世义

北京大学出版社
PEKING UNIVERSITY PRESS

内 容 简 介

本教材分总论、各论两部分。总论概述生药学的起源、生药的标准、鉴定、生产、流通、利用等。各论详细介绍126种生药的来源、采收加工、真伪鉴别、品质评价，贯彻“实用为主，够用为度”的原则。在详细介绍的生药以外，还简要介绍了其他常用生药243种，确保教材内容详略得当，以2010版《中国药典》为准，与相关岗位技能鉴定标准有效衔接，使学生掌握所从事的岗位必需知识和技能，并能够顺利考取相应的职业资格证书。既可以作为教材使用，又可以弥补基层生产、流通、地产收购等岗位药典拥有量不足，作为从业的工具书使用。本书适用于高职高专类院校中药、中药制药、生物制药(中药方向)专业，广播电视大学药学专业(专科)学生以及中药行业相关从业人员学习生药相关知识和掌握必备技能使用。

图书在版编目(CIP)数据

生药学/王育红，刘玉章主编. —北京：北京大学出版社，2011.9
(全国高等院校应用人才培养规划教材·药学系列)
ISBN 978-7-301-19090-6

Ⅰ.①生… Ⅱ.①王…②刘… Ⅲ.①生药学—高等学校—教材 Ⅳ.①R93

中国版本图书馆CIP数据核字(2011)第119229号

书　　名：生药学
著作责任者：王育红　刘玉章　主编
策 划 编 辑：温丹丹
责 任 编 辑：张　敏
标 准 书 号：ISBN 978-7-301-19090-6/R·0032
出 版 发 行：北京大学出版社
地　　址：北京市海淀区成府路205号　100871
网　　址：http://www.pup.cn
电 子 信 箱：zpup@pup.pku.edu.cn
电　　话：邮购部62752015　发行部62750672　编辑部62765014　出版部62754962
印　刷　者：北京虎彩文化传播有限公司
经　销　者：新华书店
787毫米×1092毫米　16开本　17.5印张　416千字
2011年9月第1版　2021年9月第3次印刷
定　　价：49.00元

前言

为了适应新形势下高职高专类院校中药、中药制药、生物制药（中药方向）专业，广播电视大学药学专业（专科）学生及中药行业相关从业人员学习生药相关知识和掌握必备技能的需要，加之2010版《中国药典》正式刊行，部分生药的标准及鉴定方法发生一些变化，在辽宁广播电视大学的组织规划下，编委会确立了《生药学》教学大纲和教材编写大纲。在教材编写过程中认真贯彻落实上述指导思想、严格执行教学大纲的要求，根据高职高专类院校中药、中药制药、生物制药（中药方向）专业、广播电视大学药学专业（专科）生源的具体情况，生药的选取以常用、伪劣品较多、使用中易混淆的生药为主，介绍常用生药的来源、采收加工、真伪鉴别、品质评价，贯彻“实用为主，够用为度”的原则，在详细介绍的生药以外，简要介绍了常用生药，确保教材内容详略得当，以2010版《中国药典》为准（标有“*”的生药为药典收载品种），与相关岗位技能鉴定标准有效衔接，使学生掌握所从事的岗位所需知识和技能，并能够顺利考取相应的职业资格证书。既可以作为教材使用，又可以弥补基层生产、流通、地产收购等岗位药典拥有量不足，作为从业的工具书使用。

由于中医药独特理论体系的特殊性导致部分生药的功用及疗效高低的描述和现代化学成分（有效成分）含量的高低不能完全吻合的现象，加上高职高专类院校中药、中药制药、生物制药（中药方向）专业、广播电视大学药学专业（专科）毕业生就业岗位群的具体需求和从业的实际情况，既要体现生药学的系统性，又能满足不同专业学生、岗位从业人员学习和工作的需求而具有通用性和实用性，本书在真伪鉴别方面重点介绍了性状鉴别。通过本门课程的学习，使学生全面、系统地了解和掌握《生药学》的基本理论、基本知识和基本技能，具有生药鉴定、质量评价和中药临床应用的初步知识和技能。熟悉生药的生产、合理开发和利用生药资源的途径和方法，了解我国生药资源的概况。为毕业生在今后的工作中，鉴定生药真伪、清除混杂品种、合理开发利用天然药物奠定坚实的基础；并为制药生产企业、生药流通领域和临床合理用药起到有效的保障作用。

本书适用于高职高专类院校中药、中药制药、生物制药（中药方向）专业，广播电视大学药学专业（专科）学生及中药行业相关从业人员学习生药相关知识和掌握必备技能使用。总论第一、二、三、十四章由刘玉章（沈阳药科大学高等职业技术学院）编写，第四章由魏星（维康医药集团有限公司）编写，第五章由高景义（沈阳神龙药业有限公司）编写，第六、八、十二章由王育红（辽宁广播电视大学）编写，第七章由柳贺军（辽宁医药实业有限公司）编写，第九章由史德武（德草堂传统中药房）编写，第十、十一章由张国峰（辽宁经济干部管理学院）编写，第十三章由黄树春（辽宁成大方圆医药连锁有限公司）编写。全书由王育红和刘玉章统稿，徐世义（沈阳药科大学高等职业技术学院）主审。

尽管编者们做了很大努力，但鉴于编者水平有限和时间仓促，本书的错误和欠妥之处在所难免，敬请各校师生、中药同道们在教学、实践过程中，提出宝贵意见，以便修订再版时臻于完善。辽宁省药品检验所王维宁老师在本书编写的过程中给予大力支持，在此表示感谢，也对编写时参考使用到的有关书籍和文献的著作者表示深深的谢意。

编　者

2011 年 6 月

目 录

第一篇 总 论

第二篇 各 论

第一篇

总　　论

第一章

概述

本章教学目标

☆明确生药、中药材等概念及其相互关系。

☆掌握生药常用的分类方法、生药的拉丁名称组成。

☆了解我国生药学的发展和古代各时期代表性的本草著作及其特点、近期生药学研究的任务、生药的记载大纲。

第一节 生药、生药学的概念

提到药物，人们都会清楚它是具有治疗、诊断、预防疾病和康复保健的物质。我国历来把中医用以治病的药物，概称“中药”。中药是指依据中医学的理论和临床经验应用于医疗保健的药物。从中药的起源来看是药食同源，食物有生熟之分，药物是否有生熟之异？所谓“生药”一般是指来源于天然的，未经加工或只经过简单加工的植物、动物和矿物类药材，具有“生货原药”之意。简言之，生药即天然药材。关于“生药”一词，常被人们误认为是外来词。从我国传统称谓来看，生药即是药材。从明代太医院中规定“凡天下解纳药材，俱储本院生药库”，“凡太医院所用药饵，均由各地解来生药制造”；以及清朝太医院及御药房的医事制度中“凡遇内药房取用药材，俱以生药材交进，由内药房医生切造炮制”的规定看，生药或生药材是在与切造炮制、制成药饵对比的情况下所用的名称，实质上即指药材。广义的生药应指所有来自天然的原料药材，包括了中药材、民间草药、民族药及可供提取化学药物的原料药材。既然生药包括了中药材、民间草药、民族药，那么我们还要清楚什么是中药材、民间草药、民族药。

在我国，生药与中药材、民间草药和民族药关系十分密切。中药材是指供医疗应用的原料药，即未经过精制的天然药物，包括药用的矿物，动植物的全体、部分、制成品或生理、病理产物。民间草药通常是指广泛流传于民间，多为中医所用，地域性较强，使用地区较窄，一般在各级医院和药店难以购得的天然药及其简单的加工品。草药和中药在中国统称中草药，也是中国医药体系的一部分。民族药是指各少数民族用于防治疾病、绝大多数是历代本草无记载的天然药物，也属于中医药体系的一部分，但限定在一定地区（少数民族居住区）内使用，有其特有的用药习惯，如藏药、蒙药、维吾尔族药等。

随着草药、民族药被不断发掘，研究和推广应用，一些疗效好，质量标准明确的草药、民族药将会和中药一样被广泛使用。生药和中药材、草药、民族药的关系很密切，它们的含义有时较难明确区分，以中医学理论作为用药指导原则的，则称中药材，否则可称生药。

生药名称包括中文名，汉语拼音名，拉丁名。命名应明确、简短、科学，不要用容易引起误解和混同的名称。命名不应与已有的药品名称重复。生药的拉丁名是国际通用名称，能为世界各国学者所理解，因此具有国际意义，便于国际间的交流与合作研究。

生药学是利用本草学、植物学、动物学、化学（包括植物化学、药物分析化学、生物化学等）、药理学、中医学、临床医学和分子生物学等学科的理论知识和现代科学知识，来研究生药的名称、来源、生产、采制、鉴定、化学成分、品质评价、细胞组织培养、医疗用途及资源开发利用等方面的科学。是应用现代科学技术，对生药进行综合研究的一门科学。

生药学作为一门药学专业课，旨在培养学生具有鉴别、检验生药质量的好坏，对生药质量进行评价，制定生药质量标准的技能，同时也具有应用生药学相关知识和技能，研究、寻找和开发生药资源的初步能力。通过学习和实践，能胜任生药研究、检验、销售、管理、生产和质量评价等方面的工作，为振兴中药事业作出贡献。

第二节 生药学的发展

我国生药学的发展，大致可分为三个时期。

（一）传统本草学时期

我国古代在本草学方面有着光辉的成就，到16世纪末期李时珍的《本草纲目》问世，本草学的发展达到极盛时期。从古代到19世纪初，对于生药的认识主要靠感官和实践经验，本草所记载的内容以医疗效用为主，兼及生药的名称、产地、形态和感官鉴别特征。

（二）近代商品生药学时期

20世纪初期至中期，生药学逐步发展为一门独立的学科，当时主要的内容是研究商品生药的来源，鉴定商品生药的真伪优劣。在此期间，显微方法开始用于生药的鉴定，同时化学定性和定量方法也应用于生药鉴定中。并开始结合分类学的知识对《本草纲目》等书中的动植物进行学名考订。

（三）现代生药学新时期

20世纪中期至今，60余年来，我国对生药学开展了多学科的综合研究。

第三节 生药的分类与记载大纲

一、生药的分类

根据研究的目的不同，生药的分类一般有以下几种。

（一）按生药中文名首字的笔划顺序编排分类

如《中华人民共和国药典》（一部）（以下简称《中国药典》）、《中药大辞典》、《中药志》等。此种分类方法简单，易于查找，但各生药之间缺乏联系，生药学教材都不采用此种分类方法。

（二）按药用部分分类

即先把生药分为植物类、动物类和矿物类三类，然后再把植物类生药按照药用部位的异同分类。此法有利于生药外部形态和内部构造的比较，有利于学生对生药性状特征和显微特征的学习及掌握。

（三）按化学成分分类

即根据生药中所含的有效成分或活性成分的类别进行分类。国外的生药学一般也多采用此种分类方法。此种分类方法有利于研究和学习生药的有效成分及与功效间的关系，利于生药资源的开发利用及化学分类的研究。

（四）按功效分类

一是按照传统的中药功效进行分类；一是按照现代的药理作用进行分类。此种方法有利于生药功效的学习及掌握。一般的中药学多采用此种分类方法。

（五）按自然分类系统分类

即按照生药的原植物（动物）在分类学上的位置和亲缘关系，依照门、纲、目、科分类排列。此种分类方法的优点在于亲缘关系较近的生药在形态、内部构造、化学成分和功效方面常有相似之处，便于学习及掌握，同时也利于生药资源的开发。

二、生药的记载大纲

（1）名称：包括中文名、汉语拼音名、拉丁名、英文名、日文名。

（2）来源（基源）：包括生物来源和地理来源。生物来源包括原植物（动物）的科名、植（动）物名称、拉丁学名及药用部位。地理来源指生药的主产地。

（3）产地：简述生药的主产区。

（4）采制和炮制：简述生药的采收、产地加工、干燥、储藏和炮制的要点和注意点。对需要特殊采制的生药则作有关介绍。

（5）植物（动物）形态：主要描述原植物（动物）的外观形态特征、产地、生长习性及其自然分布。

（6）性状特征：描述生药的形状、大小、颜色、表面特征、断面特征、质地、气、味等方面的外观性状特征。

（7）显微特征：描述生药的组织（一般为横切面或表皮）、粉末的主要特征，一般附有生药显微特征图。在生药学教学中，生药的显微观察、显微特征的描述及绘图技术是重要的基本技能。

（8）化学成分：记载所含主要成分或有效成分的类别、含量、结构式、理化性质及其在植物体内的生物合成及积累动态，作为理化分析的依据。

（9）理化鉴定：记载生药理化鉴别的方法及结果，现在常用的是薄层色谱、气相色谱和高效液相色谱法。理化鉴别是生药品质评价的重要手段之一。

（10）药理作用：重点记述生药及其化学成分的现代药理实验结果。

（11）功能与主治：包括性味、归经、功能、主治、用法、剂量等。既要记述生药传统的用药经验，又要记述现代医学方面的内容。

（12）附注：一般记载该种生药的不同品种、相似品、混淆品、地方习惯用药和伪品的主要特征，以供鉴别、应用和研究时参考。

第二章

生药的采收、加工炮制、储藏与分布

本章教学目标

☆掌握生药各药用部位的一般采收原则，生药的加工、干燥方法及储藏中常见的变质现象，生药炮制的目的及常用的炮制方法。

☆了解我国道地生药生产状况及合理开发与保护的重要意义。

第一节　生药的采收

生药品质的好坏，取决于有效成分的多少，而有效成分含量的高低除了受遗传因子的调控和环境条件的影响外，还与产地、采收季节、时间、方法等有着密切关系。合理采收，是保证生药质量和疗效的关键因素之一。

一、确定最佳采收期

（1）动植物类生药有效成分含量有显著的高峰期而药用部分产量变化不显著，则含量高峰期即为最佳采收期。

（2）动植物类生药有效成分含量高峰期与药用部分产量高峰期不一致时，要考虑有效成分的总含量，即有效成分的总量＝单位面积生药的产量×有效成分百分含量，总量最大值时，即为最佳采收期。

二、生药一般采收原则

用有效成分含量或有效成分总量来指导动植物类生药的采收，虽然比较合理，但还需要做大量的科研工作，同时很多生药有效成分目前尚未明确或有效成分在植物生长发育过程中的变化规律还不清楚，因此，利用传统的采药经验及根据各种药用部分的生长特点，掌握合理的采收季节，制定采收的原则，仍是十分重要的。

（1）根和根茎类：宜在植物生长停止，花叶萎谢的休眠期，秋后春前采集。此时根或根茎中储藏的营养物质最为丰富，通常有效成分含量也较高。丹参在秋后收获其丹参酮含量较其他季节收获高 2～3 倍。但也有例外情况，如柴胡、明党参在春天采收较好，平原栽培的川芎在夏季小满至芒种间采收质量较好。有的天然药物由于植株枯萎较早，则在夏季采收，如太子参、延胡索等。

（2）茎木类：一般在秋、冬两季采收，如鸡血藤、钩藤等。有些茎木类药材全年可采，如苏木、降香、沉香等。

（3）叶类：一般在植株生长最旺盛，开花前或花盛开而果实、种子尚未成熟时采收，如大青叶、紫苏叶等。但桑叶需经霜后采收，枇杷叶需落地后收集。

（4）花类：一般在花初开放时采收。开放过久则色泽受到影响，有效成分含量也会相应地减少。如金银花、辛夷、丁香、槐米等皆在花蕾时采收。而玫瑰花、旋覆花、洋金花则要求在花初开时采收，红花则在花冠由黄变红时采收。

（5）果实种子类：除较特殊的如覆盆子、青皮、枳实等采收未成熟果或幼果外，一般以果实充分成熟或完全成熟时采收，如瓜蒌、山楂、枸杞子等；种子应在完全成熟后采收，如牵牛子、决明子、马钱子等。

（6）皮类：树皮类多在春夏之交（清明至夏至）采收，此时树皮营养及液汁多，容易剥离，如黄柏、厚朴、杜仲等。根皮多在秋季采收，通常在挖根后剥取，或趁鲜抽去木心，如牡丹皮、五加皮等。树皮、根皮的采收，容易损害植物生长，应当注意采收方法。有些干皮的采收可结合林木采伐来进行。

（7）全草类：多在植株充分生长，茎叶茂盛时采收。茵陈则有两个采收时间，春季幼苗时采收（习称“绵茵陈”），花蕾长成时采割（习称“茵陈蒿”）。

（8）藻、菌、地衣类：采收情况不一，如茯苓在立秋后采收质量好；马勃宜在子实体刚成熟期采收，过迟则孢子飞散；冬虫夏草在夏初子座出土孢子未发散时采挖；海藻在夏、秋两季采捞；松萝全年均可采收。

（9）动物类：动物类天然药物的采收因种类不同而异，一般根据生长和活动季节捕捉。昆虫类生药，必须掌握其孵化发育活动季节，以卵鞘入药的如桑螵蛸，应在三月中旬前采收，过时则孵化成虫；以成虫入药的，均应在活动期捕捉；有翅昆虫在清晨露水未干时便于捕捉。两栖类动物如中国林蛙（哈士蟆），则于秋末当其进入“冬眠期”时捕捉；鹿茸须在清明后适时锯取，过时则骨化为角。

（10）矿物类：一般不受季节限制，全年可采，大多与采矿相结合进行收集和选取。

总之，具体到每个产地，每个品种，要具体分析。在综合考虑有效成份的积累量、药材产量和药理功效等因素的基础上，以有效成份绝对最大含量或最大生物效价作为采收的基本原则，同时考虑其他因素，综合分析、比较，确定最适采收期。在野生生药采收中要注意保护野生药源，计划采药，合理采挖。凡用地上部分者要留根；凡用地下部分者要采大留小、采密留稀、合理轮采；轮采要分区封山育药。有计划变野生为家种、家养。野生药用动物严禁滥捕。

第二节 生药的加工

一、产地加工

生药采收后，除少数如石斛、生地、芦根等鲜用外，大多数需进行产地加工，以促使其干燥，符合商品规格，保证质量，便于包装、运输与储藏。由于生药种类繁多，品种规格和地区用药习惯不同，加工方法也各不相同，现将常规生药初加工方法介绍如下。

（1）根及根茎类：采挖后，一般只须洗净泥土，除去非药用部分，如须根、芦头等，然后分大小，趁鲜切片、切块、切段，晒干或烘干即可，如丹参、白芷等。对一些肉质性、含水量大的块根、鳞茎类药材，如百部、天冬等，干燥前先用沸水略烫一下，然后再切片晒干。有些药材如桔梗、半夏须趁鲜刮去外皮再晒干。明党参、北沙参应先入沸水烫一下，再刮去外皮，洗净晒干。对于含浆汁丰富、淀粉多的何首乌、生地等生药，采收后洗净，趁鲜蒸制，然后切片晒干或烘干。此外，有些需进行特殊产地加工，如浙贝母采收后，要擦破鳞茎外皮，加石灰吸出内部水分才易干燥；白芍先要经沸水煮一下，去皮，再通过反复“发汗”晾晒，才能完全干燥；元胡采收后先分大小，置箩筐中擦去外皮，洗净，沥干后转入沸水中煮至内心黄色，晒干，才能保证药材的色泽及质量要求。

（2）皮类：一般在采集后，趁鲜切成适合配方大小的块片，晒干即可。但有些品种采收后应先除去栓皮，如黄柏、刮丹皮等。厚朴、杜仲先应入沸水中微烫，取出堆放，让其“发汗”，待内皮层变为紫褐色时，再蒸软，刮去栓皮，切成丝、块丁或卷成筒状，晒干或烘干。

（3）花类：为了保持花类药材颜色鲜艳，花朵完整，此类药材采摘后，应置通风处摊开阴干或低温迅速烘干，如金银花、野菊花等。

（4）叶、草类：此类药材采收后，可趁鲜切成丝、段或扎成一定重量及大小的捆把晒干，如枇杷叶等。对含芳香挥发性成分的药材，如薄荷、藿香等，宜阴干，忌晒，以避免有效成分损失。

（5）果实、籽仁类：一般采摘后，直接干燥即可，但也有的需经过烘烤、烟熏等加工过程。如乌梅，采摘后分档，用火烘或焙干，然后闷 2～3 天，使其色变黑。山茱萸采摘后，放入沸水中煮 5～10min，捞出，捏出籽仁，然后将果肉洗净晒干。宣木瓜采摘后，趁鲜纵剖两半，置笼屉蒸 10～20min 取出，切面向上反复晾晒至干。

（6）动物类：多数捕捉后，用沸水烫死，然后晒干即可，如斑蝥、土鳖虫等。全蝎用 10%食盐水煮几分钟，捞起阴干。蜈蚣用两端较尖的竹片插入头尾部晒干，或用沸水烫死晒干或烘干。蛤蚧捕获后，击毙，剖开腹部，除去内脏，擦净血（勿用水洗），用竹片将身体及四肢撑开，然后用白纸条缠尾并用其血粘贴在竹片上，以防尾部干后脱落，然后用微火烘干，两只合成一对。

二、干燥

药材采收后，应迅速加工、干燥，避免霉烂变质。对植物类药材，采收后尽可能趁鲜加工成饮片，以减少重复加工时浪费药材和损失有效成分。常用的干燥方法有以下几种。

（1）自然干燥：包括晒干、阴干，是最经济、简便的方法，多数生药均可用本法。但需注意的是，含挥发油的生药如薄荷、当归等；外表色泽或所含有效成分受日晒易变色、变质的生药如红花、金银花等；在烈日下晒后易开裂的生药如郁金、厚朴等均不宜用晒干法。

（2）人工干燥：利用人工加温的方法使生药干燥。一定要严格掌握与控制好温度，一般用 50～60℃干燥，可抑制植物体内酶的作用，避免苷与生物碱成分的分解。除特殊干燥外，一般为了防止花和全草类生药因水分引起的发酵、腐烂、变色或成分因加热而变化较多的，干燥应用 40℃以下低温处理为好。根及地下茎类药材以 30～65℃为宜；浆果类以 70～90℃为宜。

某些生药也可在装有石灰的干燥容器中进行干燥，如麝香等。生药干燥后仍含有一定量的水分，一般生药干燥后安全含水量为8%～11%。

第三节　生药的炮制

炮制后入药是中医用药的特点之一。中药炮制是在中医药理论的指导下，根据医疗、调剂和制剂的需要并结合生药的特性，进行一系列加工处理的方法和技术。

一、炮制的目的

1. 纯净生药

除去杂质和非药用部分，使其纯净，以保证临床用药的安全、有效和剂量的准确。

2. 改变或缓和药物性能

有的生药通过炮制，可改变或缓和其性能，以适应临床需要。

3. 增强药物疗效

有的生药经过炮制后，可提高其有效成分的溶出率，并使溶出物易于吸收，从而增强疗效；有的辅料可以与生药起协同作用，增强疗效。

4. 降低或消除生药的毒性或副作用

经过炮制后可降低或消除其毒性或副作用，保证用药安全。

5. 便于调剂和制剂

矿石、贝甲及某些种子类生药质坚难碎，有效成分不易煎出，也不便调剂和制剂。炮制后，质地酥脆，利于调剂、制剂。

6. 有利于储藏及保存药效

生药经过加热处理，可以进一步除去水分、杀死虫卵、破坏酶的活性，有利于生药储藏。

7. 矫味矫臭，便于服用

有些动物药及其他具有腥臭气味的生药，服用后常引起恶心、呕吐，经过水漂或酒、醋、蜜、麸、砂等制后，可起到矫臭矫味的作用。

二、炮制的方法

中药炮制的方法按照《中国药典》的分类方法可以分为净制、切制和炮制三大类。

1. 净制

净制即净选加工，是中药炮制的第一道工序。其目的是除去生药中杂质和非药用部分，同时也便于进一步炮制或调剂、制剂。

2. 切制

切制是中药炮制的第二道工序。除少数生药经过净制后可直接入药外，一般均须切制。

生药切制分为手工切制、机器切制，切制前必须经过软化处理。

饮片的类型，取决于生药自然状况（质地、形态）和各种不同的需要（炮炙、鉴别、用药要求、饮片外观要求）等，常见的有：极薄片、薄片、厚片、直片、斜片、宽丝、细丝、段（咀、节）、块等。生药切成饮片后，因含水量较高，易发生霉变或有效成分发生改变，影响药物的疗效，必须及时进行干燥。干燥后的饮片，放凉后再进行储藏。

3. 炮制

（1）炒法：将净制或切制后的生药或饮片置预热容器内，用不同火力连续加热，并不断翻动至一定程度的炮制方法称炒法。炒法因加辅料和不加辅料分为清炒、加辅料炒。清炒法根据炒制时间长短和加热温度的高低又分为炒黄、炒焦、炒炭。加辅料炒根据所加辅料的不同分为麸炒、米炒、土炒、滑石粉炒、蛤粉炒。

（2）炙法：将净生药或饮片与液体辅料拌炒，使辅料逐渐渗入生药组织内部的方法称为炙法。根据所用辅料不同分以下几类：酒炙、醋炙、蜜炙、盐水炙、姜汁炙、油炙。

（3）煅法：将净制后的生药，置无烟炉火中或适当耐火容器中烧至红透的方法称煅法。有些生药煅红后，还需趁热投入液体辅料中，称为淬。因生药质地不同，常采用明煅法、煅淬法、煅炭法。

（4）蒸法：取净制生药，加入液体辅料拌匀（清蒸除外），置适宜的容器内，加热蒸透或至规定的程度，取出，干燥。

（5）煮法：取净制生药加水或液体辅料共煮，煮至液体完全被吸尽，或切开内无白心时，取出，干燥。

（6）煨法：将净制生药用湿面或湿纸包裹，或用吸油纸均匀地隔层分放，进行加热处理，或将药材埋入麸皮、滑石粉中，用文火炒至规定程度，取出，放凉。

（7）燀法：取净制生药投入沸水中浸煮短暂时间，捞出分离种皮的方法。

（8）制霜法：药物经过去油制成松散粉末，或析出细小结晶或升华、煎熬成粉渣的方法称制霜法。根据操作方法不同，可分为去油制霜、渗出制霜、升华制霜、煎煮制霜。

三、炮制对生药化学成分与药效的影响

生药所含的各种化学成分是发挥其药效的物质基础。经炮制后，生药中各种化学成分发生量或质的改变，从而影响或改变了药物的作用。因此，研究炮制前后生药化学成分的变化，以及这些变化对药效的影响，对阐明炮制机理、推进炮制工艺革新、提高炮制质量具有重要意义。

1. 炮制对生物碱类成分与药效的影响

炮制对含生物碱类成分的生药及药效的影响主要是增强生物碱在水中的溶解度，提高疗效，破坏有毒生物碱，降低毒性。

2. 炮制对苷类成分与药效的影响

炮制对含苷类成分生药及药效的影响主要是杀酶保苷，有利于苷类成分的保存，或者使苷类成分分解，产生新成分，从而改变药物的作用。

3. 炮制对挥发油类成分与药效的影响

加热炮制可使挥发油含量显著降低，因此炮制含挥发油药材时要少加热或不加热。但有些药物需要经炮制减少或除去挥发油，以达到医疗的需要。

4. 炮制对鞣质类成分与药效的影响

鞣质能溶于水和乙醇等极性较大的溶剂中，尤其易溶于热水，故在软化药材时应少泡多润，不宜用热水泡洗。鞣质遇铁会产生沉淀和颜色变化，故含鞣质的中药炮制时应尽量

避免与铁器接触。

5. 炮制对有机酸类成分与药效的影响

有机酸大多易溶于水，炮制时应尽量避免与水接触，防止有效成分流失。可因加热而被破坏，酸性降低，从而降低其刺激性。对金属有一定的腐蚀性，所以炮制时不宜采用金属容器，以防容器腐蚀和药物变色、变味。

6. 炮制对油脂类成分与药效的影响

油脂多存在于种子类药材中，通常具有润肠通便或致泻等作用，有的有毒性。为缓和其泻下作用或降低毒性，可用去油制霜法除去部分油脂类成分。

7. 炮制对无机盐类成分与药效的影响

无机盐类成分多易溶于水，应尽量避免长时间用水处理。矿物类、贝甲类及化石类药材所含有效成分多为无机盐，质地较为坚硬，常采用煅烧或煅淬的炮制方法，使其质地酥脆，易于粉碎，方便调剂和制剂，提高疗效。有些含结晶水的无机盐类药材，经过炮制可使其失去结晶水，生成无水化合物，达到新的医疗目的。

第四节　生药的储藏

生药品质的好坏，除与采收加工得当与否有密切关系外，储藏保管对其品质亦有直接影响，如果储藏保管不当，就会产生不同的变质现象，降低或失去疗效。

一、生药在储藏中常见的变质现象及原因

（1）虫蛀：指害虫侵入药材内部所引起的破坏作用，严重影响药材疗效，以至不能药用。一般害虫生长繁殖条件为温度在 16～35℃之间，相对湿度在 70%以上，药材中含水量在 13%以上。含淀粉、脂肪油、糖类、蛋白质等成分多的药材较易虫蛀。

（2）发霉：又称霉变，指生药受潮后在适宜温度（20～35℃）、湿度（相对湿度在 75%以上，或生药含水量超过 15%）和足够的营养条件下其表面或内部寄生和繁殖的霉菌所致的发霉现象。发霉可以溶蚀生药组织，以至有效成分发生分解变化而失效。

（3）变色：指生药的固有颜色发生变异的现象。每种生药都有相对固定的色泽，是生药品质的重要标志之一。如果储藏不当，则会引起生药色泽变异，以至变质。生虫、发霉、温度、湿度、日光、氧气和杀虫剂等也与变色有关。

（4）泛油：又称“走油”，是指某些含挥发油、油脂、糖类等成分的生药，在受热或受潮时其表面返软、发黏、颜色变浑、呈现油状物质并发出油败气味的现象。生药的泛油，除表明成分的损失外，也常与药材的变质有关。

（5）气味散失：指饮片固有的气味在外界因素的影响下，或储藏日久气味散失或变淡薄。

此外，有的药材在储藏过程中，还可发生融化粘结、潮解与风化等品质变异现象。

二、防止生药变质的措施和方法

1. 加强管理

应按规范化要求，制定严格的管理制度，保持经常性的检查，保证库房干燥、清洁、

通风。

2. 防治措施

（1）干燥法：干燥可以除去生药中多余的水分，同时可杀死害虫和虫卵，起到防治虫、霉，久储不变质的效果。

（2）密封法：利用严密的库房或包装，将生药密封，使生药与外界空气隔离，从而减少湿气、害虫、霉菌等侵入的机会，能较好的保持生药的品质。

（3）经验储藏法（对抗同储法）：如牡丹皮与泽泻同储，则泽泻不易生虫，牡丹皮不易变色；西红花与冬虫夏草同储于低温干燥的地方，则冬虫夏草可久储不坏；柏子仁与滑石块或明矾存放在一起，可防止柏子仁泛油和发霉；花椒、细辛等可防止动物类生药的虫蛀等。

（4）冷藏法：采用低温（0～10℃）储存生药，可以有效地防止生药的生虫、发霉、变色、泛油等变质现象的发生。

（5）化学药剂熏蒸杀虫法：目前常用的熏蒸杀虫剂是磷化铝。

（6）气调养护法：气调养护法是在密闭条件下，人为调整空气的组成，造成一个低氧的环境，抑制害虫和微生物的生长繁殖及生药自身的氧化反应，以保持生药品质的一种方法。

第五节　我国道地生药分布状况及合理开发与保护

一、道地生药概念

道地生药习称“道地药材”，是指具有特定的种质、特定的产区和特定的生产技术和加工方法、疗效确切显著、为历代医家常用的传统中药材。

道地药材往往冠以地域名，如川贝母、云木香、关防风、怀地黄等。

二、道地药材形成条件

（1）特定的种质：是指生药亲代传递给子代的遗传物质，它往往存在于特定品种之中。优良的种质是道地药材形成的必要条件。

（2）特定的产区：是指得天独厚的自然地理条件，即生态环境。俗话说一方水土养一方人，同样一方水土养一方生药。因此，“道地药材”离不开其特有的生态环境。

（3）特定的生产技术和加工方法：是指悠久的栽培历史和科学的种植技术、独特的加工炮制技术。由于野生资源有限，许多“道地药材”都是由野生变家种（家养）后保留和形成的，这种“道地”性的形成与产区悠久的栽培历史和科学的种植技术是分不开的。

三、全国各大产区所产道地生药

（1）关药：通常指东北地区所产道地生药。著名的关药有人参、鹿茸、防风、细辛、五味子、田鸡油等。

（2）北药：通常指河北、山东、山西等省和内蒙古自治区中部和东部等地区所产道地生药。主要有北沙参、金银花、连翘、远志、黄芩、枸杞子、东阿阿胶等。

（3）怀药：泛指河南境内所产道地生药。如著名的“四大怀药”：怀地黄、怀山药、怀牛膝、怀菊花。

（4）浙药：浙江及沿海大陆所产道地生药，以著名的“浙八味”为代表，如浙贝母、杭白芍、白术、玄参、延胡索、杭菊花、杭麦冬、温郁金等。

（5）江南药：包括湘、鄂、苏、皖、闽、赣等淮河以南各省区所产的道地生药。安徽的亳菊、滁菊、贡菊等；江苏的茅苍术、石斛等；福建的建泽泻、蕲蛇等；江西枳壳、鸡血藤等。

（6）川药：指四川所产道地生药。四川是我国著名的生药产区，所产药材居全国第一位。如川贝母、川芎、川牛膝、川黄连等。

（7）云、贵药：云药包括滇南和滇北所出产的道地生药，如三七、天麻、茯苓、木香等；贵药是以贵州为主产地的道地生药，著名的贵药有天麻、杜仲、天冬、朱砂等。

（8）广药：又称“南药”，系指广东，广西南部、海南、台湾等地出产的道地生药。槟榔、砂仁、巴戟天、益智仁是我国著名的“四大南药”。肉桂、三七和蛤蚧都是广西的著名道地生药。

（9）西药：指西安以西的广大地区，包括陕、甘、宁、青、新及内蒙西部所产的道地生药。甘肃主产当归、大黄、党参；宁夏主产枸杞子、甘草；青海盛产麝香、马鹿茸、川贝母、冬虫夏草、肉苁蓉；新疆盛产甘草、紫草、麻黄、大黄、肉苁蓉、马鹿茸等；内蒙古的甘草、黄芪、防风等。

（10）藏药：指青藏高原所产道地生药。以野生资源为主，冬虫夏草、雪莲花、炉贝母、红景天习称“四大藏药”。

四、生药资源的开发与保护

生药资源具有有限性、可解体性和地域性，其蕴藏量是有限的。由于人们需求量日趋增大，开发利用的手段不尽科学和合理，缺少必要的保护和科学的管理，致使许多生药资源迅速减少，有些种类甚至到了濒临灭绝的地步，优良种质正在逐步消失。药用植物稀有、濒危按程度不同可分为濒危种、稀有种和渐危种三类。

（1）濒危种：指处于有绝灭危险的药用植物。这些种类仅生存在特殊或脆弱的生态环境或有限的地方。其生境和环境的自然或人为改变，都会直接影响种群的大小、存亡，并使一些适应能力差的种类数量骤减或消亡。

（2）稀有种：指那些并不是立即有绝灭危险的，稀有的，特有的单型科、单种属和少数种属的代表种类。

（3）渐危种：目前虽还有一定数量的野生资源，但因森林砍伐和植被破坏、过度开发利用使生态恶化，造成分布范围和居群植株数量减少，如不及时加以保护、控制采伐，很有可能成为濒危或稀有种。

资源的可持续发展是我国的一项基本国策，重视生药资源的开发与保护，正确处理生产与保护的关系，对实行全面、协调、可持续发展具有十分重要的意义。

（一）生药资源的开发利用

生药资源开发利用主要是以开发药物为主，并扩展到如保健食品、化妆品、香料、色素、矫味剂、解酒剂、保健香烟、兽药、农药等多方面的开发。开发的过程往往是多层次、多途径的。随着人类生产活动范围的不断扩大和医药需求量的逐年增加，野生的生药资源正逐年减少，有些品种正濒临灭绝。因此，要做好生药资源的开发利用，应做好以下几方面工作：积极开展野生生药的栽培研究，变野生为家种，以及扩大药用部位，从而解决野生资源不足的问题；建立生药的自然保护区，研究生药资源与生态平衡的关系，做到有计划地种植和采收；根据植物化学分类理论和已有研究成果，从生药的近缘植（动）物中寻找具有与正品相似化学成分和药效的新品种，扩大生药的天然资源。

（二）生药资源保护及可持续利用

生药资源开发与资源保护是矛盾的两个方面，正确处理好开发与保护的关系，对本行业的可持续发展起着重要的作用。改革开放以来，党和政府十分重视资源的保护，及时出台了一系列资源保护政策法规，建立了全国生药监测系统和国家生药种质资源保护体系等以保护现有生药主要物种，对我国生药资源的保护及合理利用起到了重要作用。但由于利益驱使，一些不法分子滥采、滥伐、滥猎现象仍非常严重，野生资源仍以惊人的速度消失。因此，生药资源保护及可持续利用工作形势严峻、任重道远。

第三章

生药的鉴定

本章教学目标

☆了解生药鉴定的目的和意义及一般程序。

☆掌握生药鉴定的依据（三级标准）及基原鉴定、性状鉴定、显微鉴定和理化鉴定的一般方法。

当今生药鉴定工作的意义和重要性，越来越显得突出，也是一个急待解决的难题。一方面它是生药各项工作之首，直接关系到生药各项研究工作结论的正确与错误，临床疗效的好与坏，经济效益的获得与损失等；另一方面又必须看到其艰巨性和复杂性。因为，我国中药使用的历史悠久，品种繁多，地区习用品各异，类似品、代用品、民间用药不断涌现，同名异物、异名同物的现象普遍存在，多数药材是植物体（或动物体）的某一部分，有的药材外形很相似，药材之间难于区别，要将商品药材准确鉴定出具体品种，尚具难度。因此，生药鉴定是一项重要而艰巨的工作。随着现代科学技术的发展，生药的鉴定工作也将会越来越完善。

第一节　生药鉴定的依据

生药鉴定的依据是国家药品标准，即国家食品药品监督管理局颁布的《中华人民共和国药典》、药品注册标准和其他药品标准。药品标准属于国家强制性标准。它规定了药品的质量指标、检验方法以及生产工艺等技术要求。是对生药品质和检验方法所作的技术规定，是生药生产、供应、使用、检验和管理部门共同遵循的法定依据。

第二节　生药鉴定的一般程序

生药鉴定是依据国家药品标准，对生药的真实性、纯度、质量进行评价和鉴定。生药鉴定程序大体分为三步。

一、取样

药材取样是指选取供鉴定用的药材样品。取样的代表性直接影响到鉴定结果的正确性。因此，必须重视取样的各个环节。

（一）取样原则

（1）取样记录：取样前，应注意品名、产地、规格、等级及包件式样是否一致，检查包装的完整性、清洁程度以及有无水迹、霉变或其他物质污染等，作详细记录。凡有异常情况的包件，应单独检验。

（2）取样要求：总包件数在100件以下，取样5件；100～1000件按5%取样；超过1000件，超过部分按1%取样；不足5件的逐件取样；贵重药材不论包件多少均逐件取样。

（3）取样量：对破碎、粉末状或大小$1cm^3$以内的药材，可用采样器（探子）抽取样品，每一包件至少在不同部位抽取2～3份样品。包件少的抽取总量应不少于实验用量的3倍；包件多的，每一包件的取样量一般药材100～500g；粉末状药材25g；贵重药材5～10g；个体大的药材，根据实际情况抽取代表性的样品，可在包件不同部位分别抽取。

（二）取平均样品的方法

将所取样品混合拌匀即为总样品，从总样品中取平均样品。方法如下。

（1）个体较小的药材：应摊成正方形，依对角线划“×”字，分成四等份，取用对角两份；再如上操作，反复几次至最后剩余的量足够完成所有必要的试验以及留样数为止。

（2）个体大的药材：可用其他适当方法取平均样品。平均样品的量一般不得少于实验所需用的3倍，即1/3供实验室分析用，另1/3供复核用，其余1/3则为留样保存，留样保存期至少应为1年。

二、鉴定

根据所抽取的不同样品及检测要求，选择不同的鉴定方法进行鉴定。生药品种（真伪）鉴定内容，包括来源（原植物、原动物和矿物）鉴定、性状鉴定、显微鉴定和理化鉴定等方法。各种方法有其特点和适用对象，由于生药鉴定的样品较为复杂，有完整的、有碎块的、也有粉末状的。因此，有时还需要几种方法配合进行鉴定，这要根据检品的具体情况和要求灵活掌握。生药的质量（优劣）鉴定是检查样品中有无杂质及其数量是否超过规定的限量、有效成分或指标性成分是否达标等，生药品质优良度主要通过杂质检查及水分、灰分、浸出物、有效成分的含量来确定。

三、结果

凡在实验过程中的一切原始数据、所观察到的现象及结果，均应详细记录，不得任意涂改。并据此出具鉴定报告。

第三节　生药鉴定的方法

生药的鉴定方法，是以检品和标准品进行对照鉴定。所以要积累标准品、伪劣品实物标本及鉴定资料。常用的鉴定方法有：来源（原植、动、矿物）鉴定、性状鉴定、显微鉴定和理化鉴定等。

一、来源（原植、动、矿物）鉴定

来源鉴定也称基原鉴定，是应用植（动、矿）物的分类学知识，对生药来源进行鉴定研究，确定其正确的学名，保证应用品种准确无误。

二、性状鉴定

性状鉴定主要利用感观（眼看、手摸、鼻闻、口尝等）进行宏观鉴定（鉴别药材的外观性状）。这些方法在我国中药宝库中积累了丰富的鉴别经验，它具有简单、易行、迅速的特点。是生药鉴定必备的基本功之一。一般包括 7 个方面：形状、大小、颜色、表面特征、质地、折断面、气味。特殊的还有水试和火试。

（一）形状

形状与药用部位有关，同类生药的形状一般都有共同点，即具有形态上的规律。在传统经验鉴别中，总结了许多经典的术语，就是对生药性状的高度概括。记住并理解这些经典的术语，对快速鉴别生药具有非常大的帮助。

（二）大小

生药的长短、粗细、厚薄，常有一定的幅度，掌握生药的大小，有利于生药的宏观鉴定。

（三）颜色

颜色既反映生药的特点，又能说明其质量。色泽变化与生药质量有关，如黄芩应是黄棕色，保管不当，其成分黄芩苷在酶作用下水解成苷元黄芩素，黄芩素具 3 个邻位酚羟基，易氧化成醌类而显绿色，黄芩变绿后质量降低。又如丹参色红，紫草色紫，乌梅色黑，黄连色黄。这些均说明药材的色泽是衡量生药质量好坏的重要因素。

（四）表面特征

表面特征是性状鉴别的主要依据，指生药表面光滑或粗糙；有无纹、皱、槽、沟、连珠等；是否可见节、根痕、叶痕、皮孔或毛茸等。

（五）质地

指生药的软硬、坚韧、疏松、致密、轻重以及粉性、黏性、绵性、柴性、角质、油润等特征。例：南沙参“松泡”（质轻松，断面多裂隙）；山药“粉性”（富含淀粉，折断时有粉尘散落）；当归“油润”（质地柔软，含油而润泽）；郁金“角质”（质地坚硬，断面半透明状或有光泽）。道地黄芪质地柔韧、粉性，质劣的黄芪质地坚硬、柴性。

（六）折断面

（1）折断时的现象：常见的现象有易折断、不易折断、有粉尘散落（甘草）、有胶丝相连（杜仲）等。

（2）折断时的断面特征：呈纤维性（黄柏）、呈颗粒性（肉桂）、呈裂片状（苦楝皮）、断面平坦（牡丹皮）。

（3）横切面特征：主要是指断面纹理、皮木比例、维管束的排列方式、射线的分布、棕色油点的有无等。例：经验鉴别中的常见术语：“菊花心”（黄芪）、“车轮纹”（粉防已）、“星点”（大黄）、“云锦纹”（何首乌）、“罗盘纹”（商陆）、“朱砂点”（茅苍术）、“亮星”（牡丹皮）等，均是描述生药的重要特征。

（七）气味

气味与生药所含成分及含量有关，不但是生药品种鉴别的重要依据，也是衡量生药质量的标准之一。若生药的气味改变，就要考虑其品质是否存在问题。

（八）水试

水试法是利用生药在水中或遇水发生沉浮、溶解、颜色变化及透明度、膨胀性、旋转性、黏性、酸碱性变化等特殊现象进行鉴别。如西红花水液染成金黄色；秦皮水浸液在日光下显碧蓝色荧光；苏木投热水中，水显鲜艳的桃红色；葶苈子、车前子等加水浸泡，种子变黏滑，体积膨胀；熊胆的小碎粒投入清水中即在水面上旋转，旋转停止后呈现下沉的黄线而不扩散。这些现象与内含成分或组织构造有关。

（九）火试

用火烧之，能产生特殊的气味、颜色、烟雾、闪光和响声等现象，可以此来鉴别生药。如降香微有香气，点燃则香气浓烈，有油流出，烧后留有白灰；麝香用火烧时有轻微爆鸣声，起油点如珠，似烧毛发但无臭味，灰为白色；海金沙易点燃并产生爆鸣声及闪光。

三、显微鉴定

显微鉴定是利用显微镜来观察生药的组织构造、细胞形状以及内含物的特征，以鉴定生药的真伪和纯度的方法。显微鉴定常配合来源、性状及理化鉴定等方法解决实际问题。当生药的外形不易鉴定，或生药破碎或呈粉末状时，此法较为常用。《中国药典》已将显微鉴定应用到很多生药和中成药制剂的鉴别中，通过观察和比较生药的内部组织构造以及细胞的形状、大小和排列状况、细胞壁和细胞内含物的性质、各种晶体及其分布，可以准确地鉴别生药。进行显微鉴定时必须具有植物（动物）解剖的基本知识，掌握制片的基本技术。显微鉴定是生药品种真伪和质量评价的重要手段之一。

显微鉴定常用显微切片法、粉末制片法、组织解离制片法、磨薄制片法。

四、理化鉴定

理化鉴定是根据生药所含成分及其理化性质，利用某些物理的、化学的或仪器分析方法，鉴定生药的真实性、纯度和品质优劣程度，统称为理化鉴定。通过理化鉴定分析生药中所含主要化学成分或有效成分的有无和含量多少，以及有害物质的有无等。近年来，现代分析仪器迅猛发展，为生药鉴定提供了许多迅速、简便而准确的方法。特别是对不同科属来源的生药与同名异物混淆品。由于所含化学成分类型往往不同，理化鉴别是一种简便、快速、有效的方法。

（一）物理常数测定

包括相对密度、旋光度、折光率、硬度、黏稠度、沸点、凝固点、熔点等的测定。这对挥发油、油脂类、树脂类、液体类（如蜂蜜等）和加工品类（如阿胶等）生药的真实性和纯度的鉴定，具有特别重要的意义。生药中如掺有其他物质，物理常数就会随之改变。

（二）常规检查

（1）水分测定：水分是储藏过程中保证质量的一项重要标志。生药中如果含有超过安全水分的过量水分，生药就易霉烂变质，有效成分分解，质量下降。因此，控制其含水量对保证其质量有重要意义。水分测定的方法常用的有烘干法和甲苯法。也可应用红外线自动水分测定仪代替烘干法测定生药或中成药半成品的水分含量，简便而快速，但不是法定方法。含挥发油成分的贵重生药的水分测定可采用减压干燥法，具体方法见2010版《中国药典》附录。

（2）灰分测定：生药中的灰分，是将生药粉碎、加热，高温灼烤至灰化，经过炭化后遗留的不挥发性无机盐类（生理灰分），以及生药表面附着的不挥发性无机盐类（酸不溶性灰分），合称为总灰分。各种生药在无外来掺杂物时，总灰分应在一定范围以内，故所测灰分数值高于正常范围时，表示有可能在加工或运输储存等环节中有其他无机物污染或掺杂。生药中最常见的无机物质为泥土、砂石等，测定灰分的目的是限制生药中的泥沙等杂质。2010 版《中国药典》规定了生药总灰分的最高限量，它对保证生药的纯度具有重要意义。

（3）膨胀度：膨胀度是衡量生药膨胀性质的指标，指每 1g 干燥生药在水或其他规定的溶剂中，在一定的时间与温度条件下膨胀后所占有的体积毫升数。主要用于含黏液质、胶质和半纤维素类生药。如葶苈子、车前子等含有丰富黏液质的果实、种子类生药。例如：按 2010 版《中国药典》检查北葶苈子膨胀度不得低于 12，远远大于南葶苈子不得低于 3 的膨胀度。

（4）酸败度：酸败度是指油脂或含油脂的种子类生药，在储藏过程中发生复杂的化学变化，产生游离脂肪酸、过氧化物和低分子醛类、酮类等分解产物，出现异臭味，影响生药的感观性质和内在质量。测定其酸值、羰基值或过氧化值，以控制含油脂种子类生药的酸败程度。

（5）色度：含挥发油类生药，易在储藏过程中氧化、聚合而致变质。

（6）吸收度：2010 版《中国药典》对西红花、红花、莪术规定了吸收度值。

（7）有害物质的检查：在生药品质鉴定和研究中，有害物质的检查是一项重要内容，是确保生药“安全、有效、可控”的首项。目前对生药中有害物质如农药残留、黄曲霉菌毒素及重金属等分析鉴定已引起极大重视。

（三）一般理化鉴别

（1）呈色反应：利用生药的某些化学成分能与某些试剂产生特殊的颜色反应来鉴别。这是最常用的鉴定方法，一般在试管中进行，亦有直接在生药饮片或粉末上滴加各种试液，观察呈现的颜色以了解某成分所存在的部位。

（2）沉淀反应：利用生药的某些化学成分能与某些试剂产生特殊的沉淀反应来鉴别。

（3）泡沫反应和溶血指数的测定：利用皂苷的水溶液振摇后能产生持久性的泡沫和溶解红细胞的性质，可测定含皂苷类成分生药的泡沫指数或溶血指数，并作为质量指标。

（4）微量升华：是利用生药中所含的某些化学成分，在一定温度下能升华，获得升华物，显微镜下观察其结晶形状、颜色及化学反应。如大黄粉末升华物有黄色针状（低温）、枝状和羽状（高温）结晶，加碱液则呈红色（蒽醌）。斑蝥的升华物为白色柱状或小片状结晶（斑蝥素），加碱液溶解，再加酸又析出结晶。

（5）显微化学反应：显微化学反应是将生药粉末、切片或浸出液，置于载玻片上，滴加某些化学试剂，显微镜下观察其产生的沉淀、结晶或特殊颜色。如黄连粉末滴加稀盐酸，可见针簇状盐酸小檗碱结晶。

（6）荧光分析：利用生药中所含的某些化学成分，在紫外光或自然光下能产生一定颜色的荧光性质进行鉴别。

① 直接取生药饮片、粉末或浸出物在紫外光灯下观察。如国产沉香与进口沉香在荧光显微镜下观察，国产者粉末中部分颗粒显海蓝色，部分显灰绿色荧光；进口者粉末中部分颗粒显竹篁绿色，部分显枯绿色荧光。秦皮水浸出液在自然光下显碧蓝色荧光。

② 有些生药本身不产生荧光，但用酸、碱或其他化学方法处理后，可使某些成分在紫外光灯下产生可见荧光。如芦荟水溶液与硼砂共热，所含芦荟素即起反应，显黄绿色荧光。

③ 有些生药表面附有地衣或真菌，也可能有荧光出现。荧光分析还可用于检查生药的变质情况。

④ 利用荧光显微镜观察生药化学成分存在的部位。如黄连折断面显金黄色荧光，木质部尤为显著，说明在木质部小檗碱含量较高。

此外还有色谱法、光谱法、X 射线衍射法、热分析法、电泳法、浸出物测定、含量测定、DNA 分子遗传标记技术、指纹图谱质控技术、组织化学色谱法、计算机技术等也都应用到生药的鉴定上。

目标检测

1. 生药、生药学的含义？
2. 道地药材的含义？四大怀药指的是那些生药？
3. 生药为什么要炮制？
4. 根及根茎类生药采收、产地加工的一般原则。
5. 生药鉴定的方法有哪些？取样的原则和方法有哪些？

第二篇

各　论

第四章

根及根茎类生药

本章教学目标

☆了解根与根茎类生药识别的基本知识。

☆掌握根与根茎类重要生药的性状鉴定、显微鉴定、理化鉴定方法以及药理作用。

☆能够识别鉴定常用根及根茎类生药的真伪优劣。

古往今来，许多传说如服食人形何首乌能够成仙、人参娃娃不系红绳就会跑掉等，令人心驰神往，那么现实生活中又是怎样的呢？答案就在下面。

根与根茎类生药的入药部位均是植物的地下器官，商品上不加区分。植物学上，根与根茎是植物的不同器官，它们的外形和组织构造有很多相似之处。有些根与根茎类生药在形态上难以区分，或作同一生药使用；有些根类生药常带有根茎，或带有地上茎残基；有的生药的上端为根茎，向下逐渐过渡为根，二者之间在外形无明显的分界，因此根与根茎在商品上不加区分，习惯上统称为"根类生药"。

第一节　根及根茎类生药的植物学特征及鉴定的一般规律

根和根茎类生药在药用植物中占相当大的比例。根类和根茎类是植物的不同器官，彼此在外形和内部构造上差别极大，但在性状特征、组织结构、细胞形态以及内含物与化学成分的种类和数量方面又具有共性。下面分别介绍根和根茎类生药的性状鉴定与显微鉴定的一般特征。

一、根类生药

根类生药是指药用为根或以根为主带有部分根茎的生药。

根类生药大多数来源于双子叶植物；少数来源于单子叶植物。根类生药的一般性状特征和组织构造特征如下。

（一）性状鉴别

对根类生药作性状鉴别时，主要考查的内容是：形状、大小、颜色、表面、质地、折断现象、断面及气味等。很多根类生药性状很具特征性，经验丰富者很容易综合这些特征，迅速作出判别。根不同于茎，没有节和节间，一般不生叶和芽，故无叶痕或芽痕。

根类生药一般多呈圆柱形或长圆锥形（如白芍）；有的弯曲或扭转（如银柴胡）；块根

多呈纺锤形（如郁金）或圆锥形（如川乌）；少数根细长，集生于根茎上（如威灵仙、白薇、龙胆等），习称“马尾形”。根的表面常有纹理，有的可见突起皮孔。有的根顶端带有根茎和茎基，根茎俗称“芦头”，上有地上茎残痕，俗称“芦碗”，如人参等。根的质地有质重坚实（如三七），体轻松泡（如南沙参）之分。根折断时有的呈粉性（含淀粉粒，如粉葛、山药），或呈纤维性（如黄芪）、角质状（如白芍）等。

根类生药的横断面，能初步判断该生药是双子叶植物的根或单子叶植物的根。双子叶植物根常具栓皮、形成层的环纹、中央无髓，自中心向外有放射状的纹理，木部尤为明显。少数双子叶根可见异常构造，如何首乌等。单子叶植物的根常无栓皮，横切面内有一圈内皮层环纹；中柱多较皮部小，中央有髓部，自中心向外无放射状纹理（如麦冬）。

（二）显微鉴别

1. 双子叶植物根

结合植物学知识注意观察初生构造、次生构造、三生构造。

2. 单子叶植物根

一般只有初生构造。

二、根茎类生药

根茎类是地下茎的总称，包括根状茎、块茎、球茎和鳞茎。根茎类生药包括药用为地下茎或以根茎为主带有部分根的生药。绝大多数根茎类生药取自于多年生草本植物，单子叶植物为多，其次双子叶植物，蕨类植物较少。

（一）性状鉴别

首先应根据生药的性状区别为根状茎、块茎、球茎或鳞茎，然后观察生药的性状、大小、颜色、表面、质地、断面及气味等。在外形上，根茎类生药与地上茎相似，有节和节间，单子叶植物尤为明显（如香附）；鳞茎呈扁平皿状，节间极短。节上常有退化的鳞片状或膜质状的叶、叶柄基部残余物或叶痕；根茎上端或顶端常有地上茎残基或茎痕，侧面和下面有细长的不定根或根痕（如升麻）。蕨类植物的根茎常有鳞片或密生棕黄色鳞毛。

根茎类生药形状不一，有圆柱形、纺锤形、扁球形或不规则团块状等。

双子叶植物根茎维管束环状排列，中央有明显的髓部。单子叶植物根茎通常可见内皮层环纹，皮层及中柱均有维管束散布，髓部不明显。

（二）显微鉴别

根茎的构造和该植物的地上茎构造大体相同。

1. 蕨类植物根茎

全由初生组织构成。木质部无导管，只有管胞。中柱大多称为网状中柱，每一个维管束称为原生中柱或称分体中柱，大多为周韧型。分体中柱的形状、数目和排列方式是鉴定品种的重要依据。

2. 双子叶植物根茎

（1）次生构造：一般根茎类生药为次生构造。最外层通常为数列木栓细胞。皮层中可见叶迹维管束或斜向通过的根迹维管束。草本植物的根茎维管束大多为无限外韧型，少数为双韧型，多呈环状排列，束间被射线分隔，有髓。

（2）三生构造：同根类一样，少数植物根茎（如蓼科、龙胆科、菊科、虎耳草科等）

也具有异常构造。这些特殊维管束具有标识性，是根茎类生药鉴定的重要依据。

3. 单子叶植物根茎

一般只具初生构造。表皮一列通常存在。皮层中常稀疏散在叶迹维管束。内皮层大多明显。水生植物根茎的皮层和中柱间可有通气组织。中柱中散布有许多有限（闭锁型）维管束，多数为外韧型，少数为周木型，这种中柱又称为散生中柱。靠近中柱鞘部位的维管束形体较小，排列紧密；渐向中央的维管束形体较大，排列稀疏。髓部不明显。

鳞茎多来自于单子叶植物，入药部分主要是肥厚的鳞叶。鳞叶的组织构造大体与单子叶植物叶的构造相似。

三、根与根茎类生药显微鉴别要领

根及根茎类生药的显微鉴别包括两方面的内容：一是作横切片，进行组织结构观察（必要时作纵向切片或径向切片观察）；二是制作粉末片，进行细胞形态、后含物观察。总之，要注意下列内容的观察。

（1）保护组织的类型、细胞形状、胞壁性质。

（2）机械厚壁组织（石细胞、各种纤维）的多少、存在部位、形状、胞壁厚度和木化程度等。

（3）分泌组织的有无、形状，分泌物的性质和反应。

（4）细胞后含物的有无、种类、理化性质等。

（5）输导组织中导管分子的形状、大小、端壁的穿孔类型及侧壁的增厚纹理等。

此外，根类生药附带的根茎、地上茎或叶柄残基，根茎类生药附带的鳞叶或不定根等，对生药的鉴定也有帮助，不能忽视。

第二节　根及根茎类生药

大黄* Rhei Radix et Rhizoma

【来源】为蓼科植物掌叶大黄 *Rheum palmatum* L.、唐古特大黄 *Rheum tanguticum* Maxim. ex Balf.或药用大黄 *Rheum officinale* Baill.的干燥根及根茎。前两种习称“北大黄”，后一种习称“南大黄”。

【产地】掌叶大黄主产于甘肃、青海与四川等地，多为栽培，产量占大黄的大部分；唐古特大黄主产于青海、甘肃、西藏等地，野生或栽培；药用大黄产于四川等地，产量小，栽培或野生。

【采收加工】秋末茎叶枯萎或次春发芽前采挖生长 3 年以上的植物地下部分。除去细根，刮去粗皮（忌用铁器），切块或段，焙干或绳穿成串阴干。出口商品需除尽外皮。饮片临床有大黄、酒大黄、熟大黄、大黄炭四种炮制规格。（炮制方法见 2010 版《中国药典》附录 Ⅱ D，以下同。）

【性状特征】呈类圆柱形、圆锥形、卵圆形或不规则块状，长 3～17cm，直径 3～10cm。除尽外皮者表面黄棕色至红棕色，有的可见类白色网状纹理及星点（异型维管束）散在，残留的外皮棕褐色，多具绳孔及粗皱纹。质坚实，有的中心稍松软，断面淡红棕色或黄棕色，显颗粒性；根茎髓部宽广，有星点环列或散在；根木部发达，具放射状纹理，形成层环明显，

无星点。气清香，味苦而微涩，嚼之粘牙，有沙粒感。（图 4-1，图 4-2，图 4-3，图 4-4）

传统鉴定以“色黄，体质充实”、“星点明显”为优。

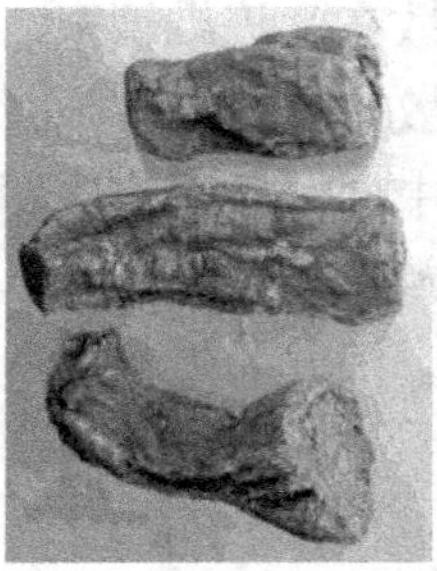

图 4-1 大黄生药

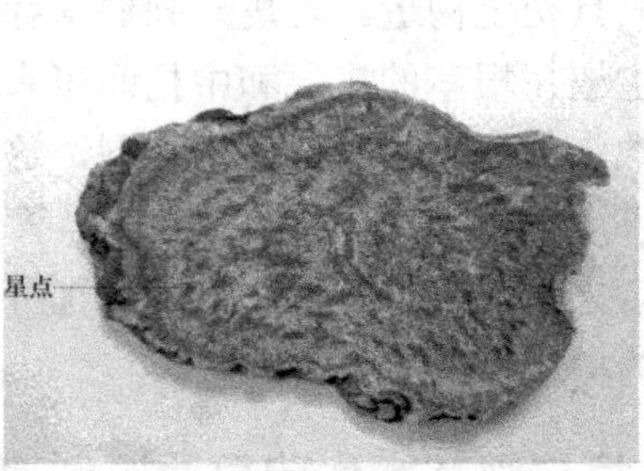

图 4-2 大黄根茎断面（星点）

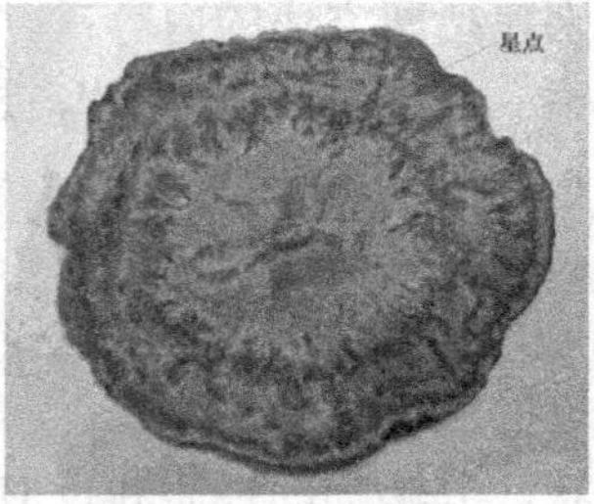

图 4-3 大黄根横切面

【显微特征】三种大黄的显微特征相似。

横切面：根木栓层及栓内层大多已除去。韧皮部筛管群明显；薄壁组织发达。形成层成环。木质部射线较密，宽 2～4 列细胞，内含棕色物；导管非木化，常 1 至数个相聚，稀疏排列。薄壁细胞含草酸钙簇晶，并含多数淀粉粒。根茎髓部宽广，其中常见黏液腔，内有红棕色物；异型维管束散在，形成层成环，木质部位于形成层外方，韧皮部位于形成层内方，射线呈星状射出。（图 4-4）

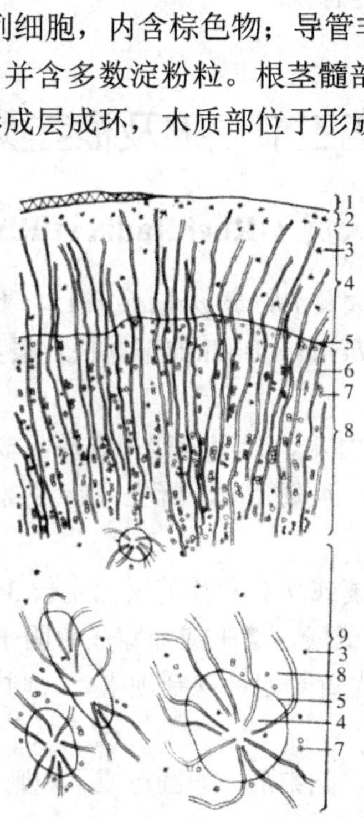

图 4-4 大黄根横切面简图

1. 木栓层 2. 皮层残迹 3. 草酸钙簇晶 4. 韧皮部 5. 形成层 6. 射线 7. 导管 8. 木质部 9. 髓

粉末：黄棕色。草酸钙簇晶直径 20～160μm，有的至 190μm。具缘纹孔导管、网纹导管、螺纹导管及环纹导管非木化。淀粉粒甚多，单粒类球形或多角形，直径 3～45μm，脐点星状；复粒由 2～8 分粒组成。（图 4-5）

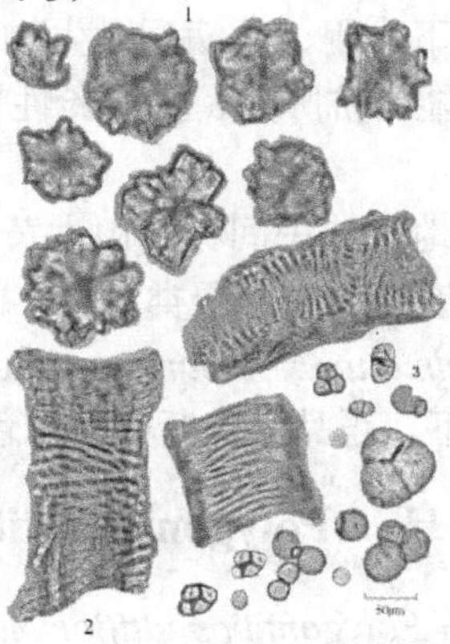

图 4-5　大黄（掌叶大黄根茎）粉末图

1. 草酸钙簇晶　2. 导管　3. 淀粉粒

【化学成分】主要含蒽醌衍生物、鞣质、苯丁酮苷类、芪苷类以及色原酮类、有机酸、糖等。2010 版《中国药典》规定本品按干燥品计算，含芦荟大黄素（$C_{15}H_{10}O_5$）、大黄酸（$C_{15}H_8O_6$）、大黄素（$C_{15}H_{10}O_5$）、大黄酚（$C_{15}H_{10}O_4$）和大黄素甲醚（$C_{16}H_{12}O_5$）的总量不得少于 1.5%。

【理化鉴定】

（1）荧光检查：取本品粉末 0.2g，加甲醇 2ml，温浸 10min，放冷，取上清液 10μl，点于滤纸上，以 45%乙醇展开，取出，晾干，放置 10min，置紫外光灯（365nm）下检视，不得显持久的亮紫色荧光。（检查土大黄苷）

（2）微量升华：取大黄粉末少量，进行微量升华，得黄色结晶，随升华温度升高，依次见菱形或针状、树枝状、羽毛状结晶，结晶加氢氧化钠（钾）液或氨水，溶解并显红色（羟基蒽醌类反应）。

（3）羟基蒽醌类反应：取本品粉末约 0.2g，加入 10%硫酸 10ml 与氯仿 10ml，回流 15min，放冷，分取氯仿层，加氢氧化钠试液 5ml，振摇，碱液层显红色。

（4）薄层色谱：取本品粉末 0.1g，加甲醇 20ml，浸泡 1h，滤过，取滤液 5ml，蒸干，残渣加水 10ml 使溶解，滴加盐酸 1ml，加热回流 30min，立即冷却，用乙醚 20ml 分 2 次振摇提取，合并乙醚提取液，蒸干，残渣加三氯甲烷 1ml 使溶解，作为供试品溶液。另取大黄对照生药 0.1g，同法制成对照生药溶液。再取大黄酸对照品，加甲醇制成每 1ml 含 1mg 的对照品溶液。照薄层色谱法（2010 版《中国药典》附录Ⅵ B）试验，吸取上述三种溶液各 4μl，分别点于同一以羧甲基纤维素钠为黏合剂的硅胶 H 薄层板上，以石油醚（30～60℃）-甲酸乙酯-甲酸（15∶5∶1）的上层溶液为展开剂，展开，取出，晾干，置紫外光灯（365nm）下检视。供试品色谱中，在与对照生药色谱相应的位置上，显 5 个相同的橙黄色荧光主斑点；置氨蒸气中熏后，斑点变为红色。

【古今应用】苦，寒。归脾、胃、大肠、肝、心包经。泻热通肠，凉血解毒，逐瘀通经。用于实热便秘，积滞腹痛，泻痢不爽，湿热黄疸，血热吐衄，目赤，咽肿，肠痈腹痛，痈肿疔疮，瘀血经闭，跌打损伤，外治水火烫伤；上消化道出血。酒大黄善清上焦血分热毒。用于目赤咽肿，齿龈肿痛。熟大黄泻下力缓，泻火解毒。用于火毒疮疡。大黄炭凉血化瘀止血。用于血热有瘀出血症。用量3～30g，用于泻下不宜久煎。外用适量，研末调敷患处。

现代药理研究大黄具有泻下作用、抗病原微生物作用、止血和活血作用、保肝、利胆作用、抗炎、镇痛、改善肾功能、抗肿瘤、抗实验性胃溃疡以及降血脂和减肥等作用。

【附注】

（1）同属一些植物在部分地区或民间称“山大黄”或“土大黄”等而作药用。伪品大黄多为波叶大黄组，基本不含或很少含蒽醌类成分，故不能致泄。

（2）除信州大黄 *Rheum palmatum x Rheum* coreanum 外，伪品大黄的根茎皆无星点。

（3）置紫外灯（365nm）下，正品大黄断面显棕色荧光，伪品大黄断面显蓝紫色荧光。

何首乌* Polygoni Multiflori Radix

【来源】为蓼科植物何首乌 *Polygonum multiflorum* Thunb.的干燥根。

【产地】主产于四川、贵州、河南、湖北、广西、广东等地。

【采收加工】秋、冬季叶枯萎时采挖，削去两端，洗净，个大的切成厚片，干燥。

【性状特征】呈团块状或不规则纺锤形，长6～15cm，直径4～12cm。表面红棕色或红褐色，皱缩不平，有浅沟，并有横长皮孔样突起及细根痕。体重，质坚实，不易折断，断面浅黄棕色或浅红棕色，显粉性，皮部有4～11个类圆形异型维管束环列，形成云锦状花纹，中央木部较大，有的呈木心。气微，味微苦而甘涩。生首乌断面的云锦花纹比较独特，不易冒充，可以作为鉴别要点。（图4-6，图4-7）

传统鉴定以体重质坚粉性足为优。

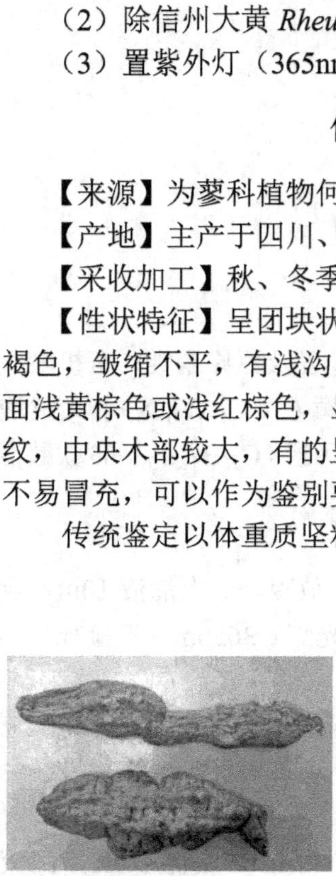

图4-6 何首乌（块根）外形

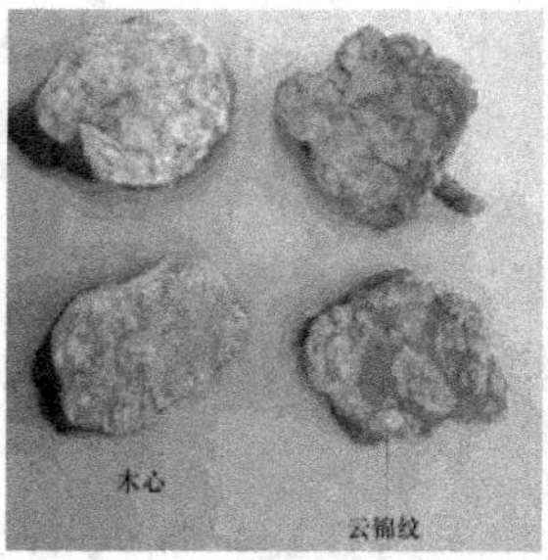

图4-7 何首乌断面

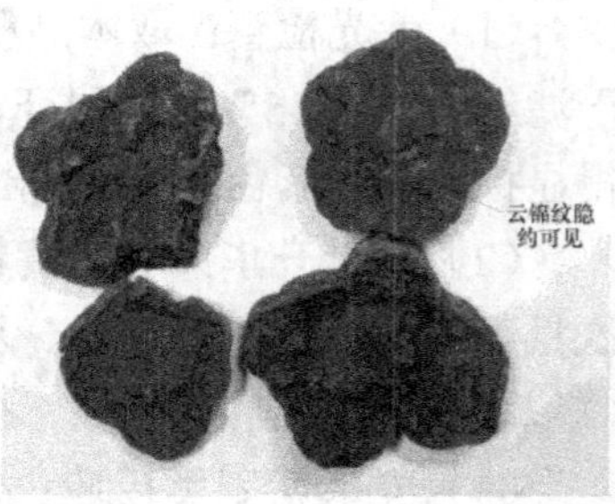

图4-8 制何首乌（切片）

【显微特征】横切面：木栓层为数列细胞，充满棕色物。韧皮部较宽，散有类圆形异型维管束4～11个，为外韧型，导管稀少。根的中央形成层成环；木质部导管较少，周围有管胞及少数木纤维。薄壁细胞含草酸钙簇晶及淀粉粒。（图4-9，图4-10）

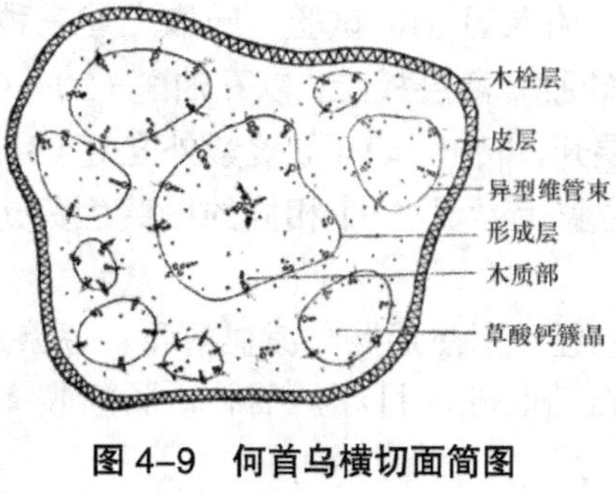

图4-9 何首乌横切面简图

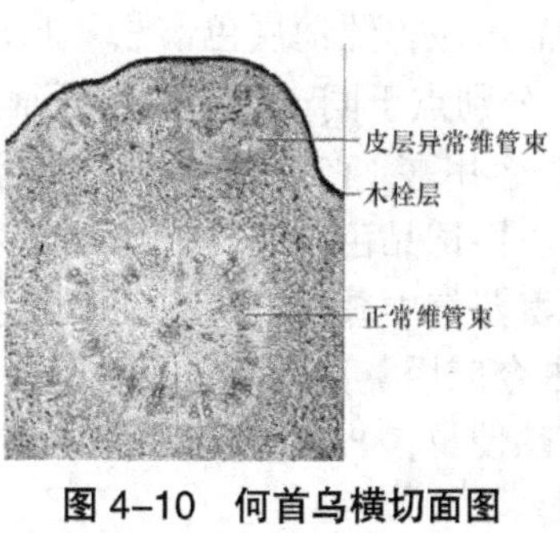

图4-10 何首乌横切面图

粉末：黄棕色。淀粉粒单粒类圆形，直径 4～50μm，脐点人字形、星状或三叉状，大粒者隐约可见层纹；复粒由 2～9 分粒组成。草酸钙簇晶直径 10～80（160）μm，偶见簇晶与较大的方形结晶合生。棕色细胞类圆形或椭圆形，壁稍厚，胞腔内充满淡黄棕色、棕色或红棕色物质，并含淀粉粒。具缘纹孔导管直径 17～178μm。棕色块散在，形状、大小及颜色深浅不一。

【化学成分】主要含卵磷脂、蒽醌衍生物。2010 版《中国药典》规定本品按干燥品计算，含 2，3，5，4'-四羟基二苯乙烯-2-O-β-D-葡萄糖苷（$C_{20}H_{22}O_9$）不得少于 1.0%。含结合蒽醌以大黄素（$C_{15}H_{10}O_5$）和大黄素甲醚（$C_{16}H_{12}O_5$）的总量计，不得少于 0.10%。

【理化鉴定】取本品粉末 0.25g，加乙醇 50ml，加热回流 1h，滤过，滤液浓缩至 3ml，作为供试品溶液。另取何首乌对照生药 0.25g，同法制成对照生药溶液。照薄层色谱法（2010 版《中国药典》附录Ⅵ B）试验，吸取上述两种溶液各 2μl，分别点于同一以羧甲基纤维素钠为黏合剂的硅胶 H 薄层板上使成条状，以三氯甲烷-甲醇（7∶3）为展开剂，展至约 3.5cm，取出，晾干，再以三氯甲烷-甲醇（20∶1）为展开剂，展至约 7cm，取出，晾干，置紫外光灯（365nm）下检视。供试品色谱中，在与对照生药色谱相应的位置上，显相同颜色的荧光条斑。

【古今应用】苦、甘、涩，微温。归肝、心、肾经。解毒消痈，润肠通便；用于瘰疬疮痈，肠燥便秘，风疹瘙痒，久疟体虚，肠燥便秘。用量 3～6g。

现代药理研究本品具有补益、抗衰老、降血脂、强心、保肝作用。

【附注】

（1）制何首乌*Polygoni Multiflori Radix Praeparata 为何首乌的炮制加工品。取何首乌片或块，照炖法（2010 版《中国药典》附录Ⅱ D）用黑豆汁拌匀，置非铁质的适宜容器内，炖至汁液吸尽；或照蒸法（2010 版《中国药典》附录Ⅱ D），清蒸或用黑豆汁拌匀后蒸，蒸至内外均呈棕褐色，或晒至半干，切片，干燥。每 100kg 何首乌片（块），用黑豆 10kg。

黑豆汁制法：取黑豆 10kg，加水适量，煮约 4h，熬汁约 15kg，豆渣再加水煮约 3h，熬汁约 10kg，合并得黑豆汁约 25kg。

制何首乌呈不规则皱缩状的块片，厚约 1cm。表面黑褐色或棕褐色，凹凸不平。质坚硬，断面角质样，棕褐色或黑色（图 4-8）。气微，味微甘而苦涩。苦、甘、涩，微温。归肝、心、肾经。补肝肾，益精血，乌须发，强筋骨，化浊降脂。用于血虚萎黄，眩晕耳鸣，须发早白，腰膝酸软，肢体麻木，崩漏带下，高脂血症。用量 6～12g。

（2）首乌藤*（夜交藤）Polygoni Multiflori Caulis 为蓼科植物何首乌 *Polygonum multiflorum* Thunb. 的干燥藤茎。秋、冬二季采割，除去残叶，捆成把或趁鲜切段，干燥。呈长圆柱形，稍扭曲，具分枝，长短不一，直径 4～7mm。表面紫红色或紫褐色，粗糙，具扭曲的纵皱纹，节部略膨大，有侧枝痕，外皮菲薄，可剥离。质脆，易折断，断面皮部紫红色，木部黄白色或淡棕色，导管孔明显，髓部疏松，类白色。切段者皮部紫红色或紫褐色，木部黄白色或淡棕色，导管孔明显，髓部疏松，类白色。气微，味微苦涩。性平，味甘。养血安神，祛风通络。用于失眠多梦，血虚身痛，风湿痹痛，皮肤瘙痒。用量 9～15g；外用适量，煎水洗患处。

（3）白首乌（耳叶牛皮消）在古代亦做首乌入药。

（4）制首乌的伪品现在多为红薯染色冒充。正品味涩，伪品味甜且无木心。

牛膝* Achyranthis Bidentatae Radix

【来源】为苋科植物牛膝 *Achyranthes bidentata* Bl.的干燥根。

【产地】主产于河南习称“怀牛膝”，为“四大怀药”之一。河北、山东等地亦产，皆为栽培品。

【采收加工】冬季茎叶枯萎时采挖，除去须根、泥沙及残留芦头，捆成小把，晒至干皱后，将顶端切齐，晒干。饮片临床有牛膝、酒牛膝两种炮制规格。

【性状特征】呈细长圆柱形，挺直或稍弯曲，长 15～70cm，直径 0.4～1cm。表面灰黄色或淡棕色，有微扭曲的细纵皱纹、排列稀疏的侧根痕和横长皮孔样的突起。质硬脆，易折断，受潮后变软，断面平坦，淡棕色，略呈角质样而油润，中心维管束木质部较大，黄白色，其外周散有多数黄白色点状维管束，断续排列成 2～4 轮。气微，味微甜而稍苦涩。（图 4-11，图 4-12）

传统鉴定以根长肉厚、皮细腻色黄白为优。

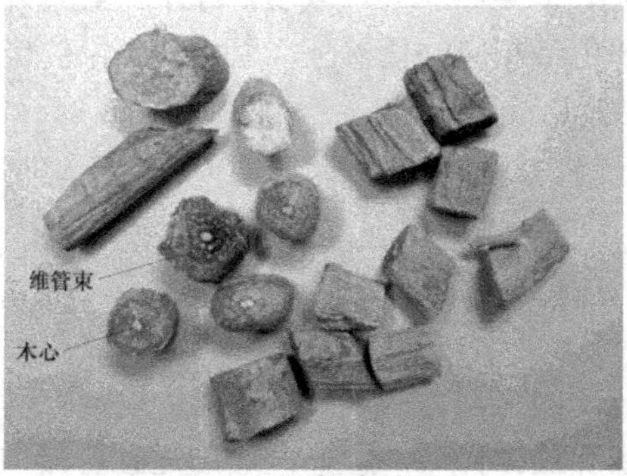

图 4-11 怀牛膝根

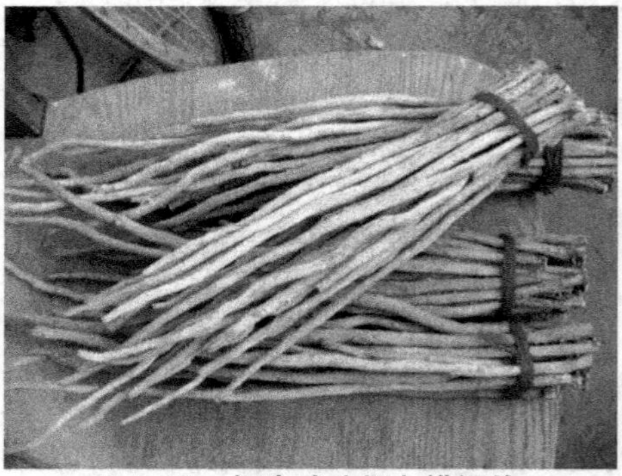

图 4-12 怀牛膝（根）横切片

【显微特征】横切面：木栓层为数列扁平细胞，切向延伸。栓内层较窄。异型维管束外韧型，断续排列成 2～4 轮，最外轮维管束较小，有时仅 1 至数个导管，束间形成层几连接成环，向内维管束较大；木质部由导管及小的木纤维组成，根中心木质部集成 2～3 群。薄壁细胞含草酸钙砂晶。（图 4-13）

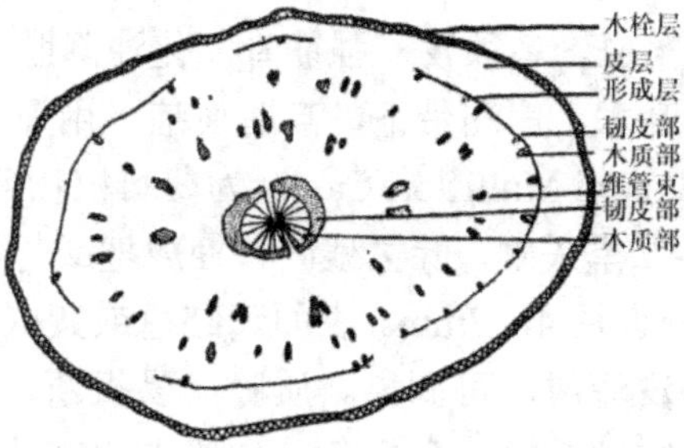

图 4-13 怀牛膝（根）横切面简图

【化学成分】主要含有三萜皂苷、甾类化合物及氨基酸、多糖肽、生物碱和香豆素等。2010 版《中国药典》规定本品按干燥品计算，含 β-蜕皮甾酮（$C_{27}H_{44}O_7$）不得少于 0.030%。

【古今应用】苦、甘、酸，平。归肝、肾经。补肝肾，强筋骨，逐瘀通经，引血下行。用于腰膝酸痛，筋骨无力，经闭癥瘕，肝阳眩晕。用量 5～12g。

现代药理研究本品具有促进蛋白合成、抗炎和镇痛、兴奋子宫和抗生育、活血化瘀、免疫调节、抗病毒、抗肿瘤、抗衰老、降压，降血糖，降血脂，利胆和利尿作用。

【附注】

（1）牛膝目前伪品较少，但药材种植时化肥施的比较严重（如壮根粉），根较为粗壮。

（2）川牛膝* Cyathulae Radix 为苋科植物川牛膝 *Cyathula officinalis* Kuan 的干燥根。主产于四川。秋、冬二季采挖，除去芦头、须根及泥沙，烘或晒至半干，堆放回润，再烘干或晒干。饮片临床有川牛膝、酒川牛膝两种炮制规格。呈近圆柱形，微扭曲，向下略细或有少数分枝，长 30～60cm，直径 0.5～3cm。表面黄棕色或灰褐色，具纵皱纹、支根痕和多数横长的皮孔样突起。质韧，不易折断，断面浅黄色或棕黄色，维管束点状，排列成数轮同心环。气微，味甜。（图 4-14，图 4-15）

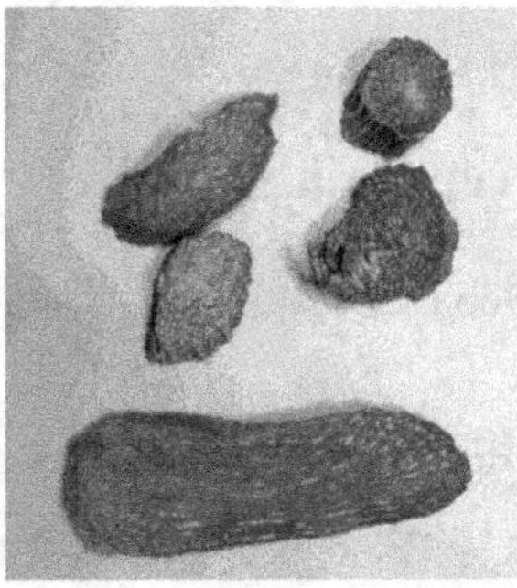

图 4-14　川牛膝（根）横切面

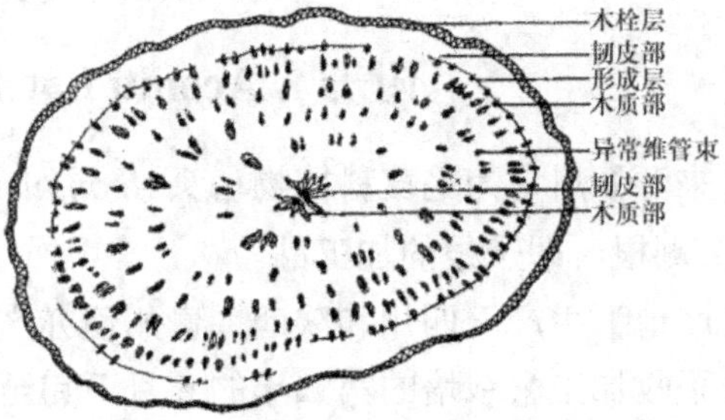

图 4-15　川牛膝（根）横切面简图

甘、微苦，平。归肝、肾经。逐瘀通经，通利关节，利尿通淋。用于经闭癥瘕，关节痹痛，足痿筋挛，尿血血淋，跌扑损伤。具有抗炎、镇痛、抗生育、降血脂作用。用量 5～10g。川牛膝市场常见掺伪有牛蒡根混入。

太子参* Pseudostellariae Radix

【来源】为石竹科植物孩儿参 *Pseudostellaria heterophylla* （Miq.） Pax ex Pax et Hoffm. 的干燥块根。

【产地】主产福建、江苏、山东、安徽等地。主为栽培。

【采收加工】夏季茎叶枯萎时采挖，洗净，除去须根，置沸水中略烫后晒干或直接晒干。

【性状特征】块根呈细长纺锤形或细长条形，稍弯曲，长 3～10cm，直径 0.2～0.6cm。表面黄白色，较光滑，微有纵皱纹，凹陷处有须根痕。顶端有茎痕。质硬而脆，易折断。断面平坦，类白色，有粉性（晒干品）；淡黄白色，角质样（烫制品）。气微，味微甘。（图 4-16）

传统鉴定以身干、饱满、黄白色、无须根者为优。

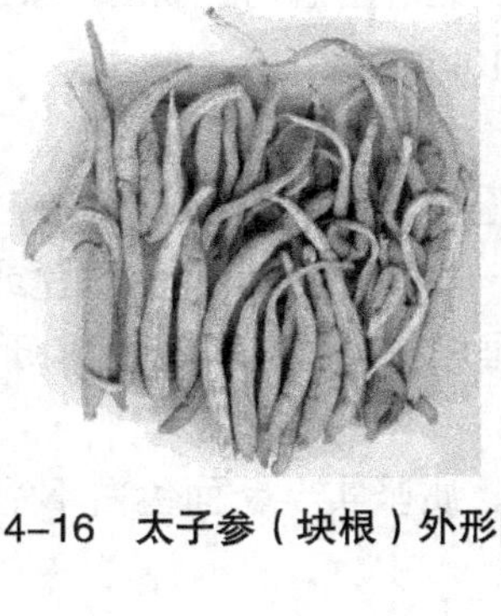

图 4-16　太子参（块根）外形图

【化学成分】皂苷，β-谷甾醇，胡萝卜苷，多种氨基酸，太子参环肽，多糖等。2010版《中国药典》规定本品按干燥品计算，含太子参环肽 B（$C_{40}H_{58}O_8N_8$）不得少于 0.020%。

【古今应用】甘、微苦，平。归脾、肺经。益气健脾，生津润肺。用于脾虚体倦，食欲不振，病后虚弱，气阴不足，自汗口渴，肺燥干咳。用量 9～30g。

现代药理研究本品具有“适应原”样作用、抗疲劳、抗应激作用，能增强机体免疫力。

【附注】

（1）本品产于福建者较为光亮、粗壮饱满，产于安徽者色稍暗、有纵皱纹。

（2）伪品主要为淡竹叶根，亦有陈货及提取货。淡竹叶根中心有一细小木心。实践工作中要注意鉴别。

川乌* Aconiti Radix

附子* Aconiti Lateralis Radix Preparata

【来源】川乌为毛茛科植物乌头 *Aconitum carmichaelii* Debx.的干燥主根，即母根。附子为乌头侧根，即子根的加工品。

【产地】主产于四川和陕西，贵州现亦产。四川江油是主要产区及加工区。

【采收加工】栽培的第二年的 6 月下旬至 8 月上旬采挖，除去茎叶、须根及泥沙，将母根与子根分开，母根晒干后称为“川乌”。较大的子根习称为“泥附子”。乌头毒性极大，需要炮制入药，尤其是内服品。附子是“泥附子”按不同炮制方法加工而成，常按大小分类，加工成以下规格。

（1）盐附子：取个大、均匀的泥附子，洗净，浸入食用胆巴水溶液（主含氯化镁）中过夜，再加食盐，继续浸泡，每日取出晾晒，并逐渐延长晒晾时间，直至附子表面出现大量结晶盐粒（盐霜）、体质变硬为止。

（2）黑顺片：选中等大小的子根，洗净，浸入食用胆巴水溶液中数日，连同浸液煮至透心，捞出，水漂，纵切成厚约 0.5cm 的片，再用水浸漂，用调色液（红糖与菜油炒成）使附片染成浓茶色，取出，蒸透至出现油面、光泽后，烘至半干，再晒干或继续烘干。

（3）白附片：取大小均匀的泥附子，洗净，浸入食用胆巴的水溶液中数日，连同浸液煮至透心，捞出，剥去外皮，纵切成厚约 0.3cm 的片，用水浸漂，取出，蒸透，晒干。

（4）黑顺片、白附片可直接入药。盐附子还需炮制，成淡附片方可入药。

（5）淡附片：取盐附子，用清水浸漂，每日换水 2～3 次，至盐分漂尽，与甘草、黑豆加水共煮透心，至切开后口尝无麻舌感时，取出，除去甘草，黑豆，切薄片，晒干。每 100kg 盐附子，用甘草 5kg、黑豆 10kg。

【性状特征】

（1）川乌：呈不规则长圆锥形，稍弯曲，长 2～7.5cm，直径 1.2～2.5cm，顶端常残留粗大的短段残茎，中部多向一侧膨大，表面棕褐色或灰棕色，皱缩，有小瘤状侧根及子根脱离后的痕迹。质坚实，断面类白色或浅灰黄色，形成层环纹呈多角形。气微，味辛辣、麻舌。（图 4-17）

传统鉴定以个大、饱满、质坚实、断面色白不空心者为优。

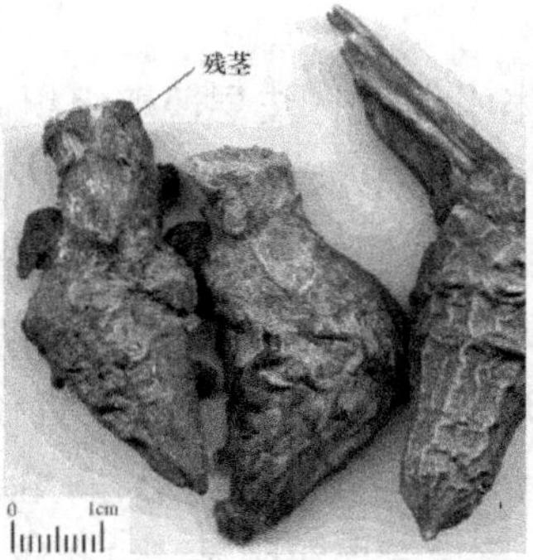

图 4-17　生川乌外形图

（2）盐附子：圆锥形，长 4～7cm，直径 3～5cm。表面灰黑色，被盐霜，顶端有凹陷的芽痕，周围有瘤状突起的支根或支根痕。体重。横切面灰褐色，可见充满盐霜的小空隙及多角形形成层环纹，环纹内侧导管束排列不整齐。气微，味咸而麻，刺舌。（图 4-18）

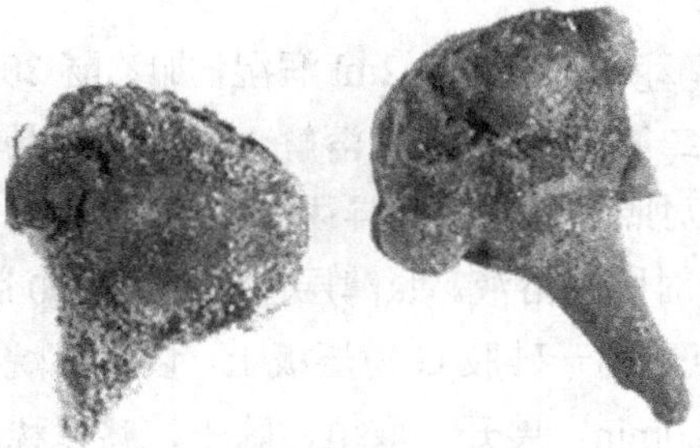

图 4-18　盐附子外形图

注：2010 版《中国药典》规定盐附子仅做性状检测。

（3）黑顺片：系纵切片，上宽下窄，长 1.7～5cm，宽 0.9～3cm，厚 0.2～0.5cm。外皮黑褐色，切面暗黄色，油润具光泽，半透明状，并有纵向导管束。质硬而脆，断面角质样。气微，味淡。（图 4-19）

（4）白附片：无外皮，黄白色，半透明，厚约 0.3cm。（图 4-20）

（5）淡附片：呈纵切片，上宽下窄，长 1.7～5cm，宽 0.9～3cm，厚 0.2～0.5cm。外皮褐色。切面褐色，半透明，有纵向导管束。质硬，断面角质样。气微，味淡，口尝无麻舌感。

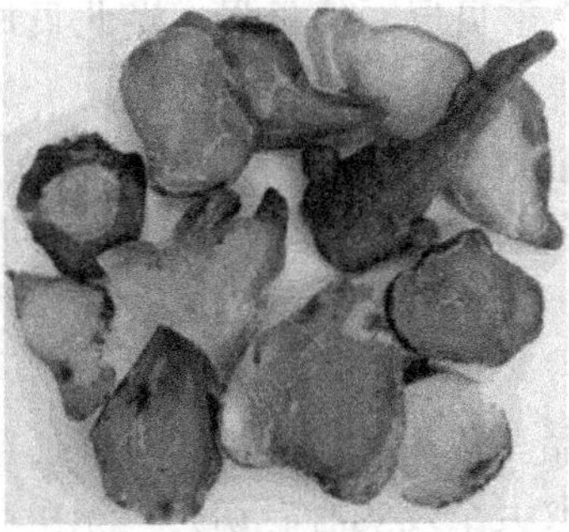

图 4-19　黑顺片外形图

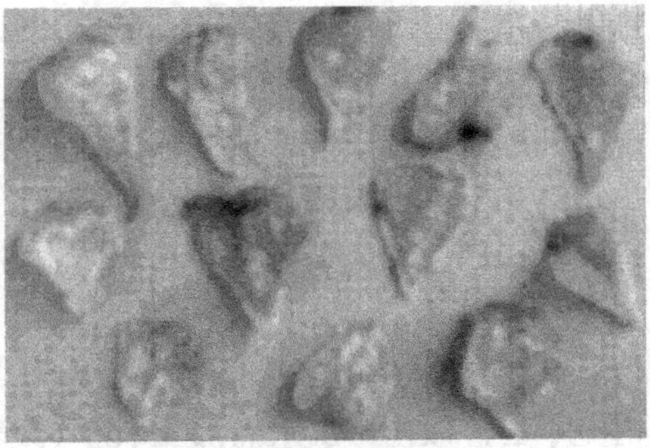

图 4-20　白附片外形图

【显微特征】川乌。

横切面：后生皮层为棕色木栓化细胞；皮层薄壁组织偶见石细胞，单个散在或数个成群，类长方形、方形或长椭圆形，胞腔较大；内皮层不甚明显。韧皮部散有筛管群；内侧偶见纤维束。形成层类多角形。其内外侧偶有 1 至数个异型维管束。木质部导管多列，呈径向或略呈“V”形排列。髓部明显。薄壁细胞充满淀粉粒。

粉末：灰黄色。淀粉粒单粒球形、长圆形或肾形，直径 3～22μm；复粒由 2～15 分粒组成。石细胞近无色或淡黄绿色，呈类长方形、类方形、多角形或一边斜尖，直径 49～117μm，长 113～280μm，壁厚 4～13μm，壁厚者层纹明显，纹孔较稀疏。后生皮层细胞棕色，有的壁呈瘤状增厚突入细胞腔。导管淡黄色，主为具缘纹孔，直径 29～70μm，末端平截或短尖，穿孔位于端壁或侧壁，有的导管分子粗短拐曲或纵横连接。

【化学成分】主含生物碱类成分。2010 版《中国药典》规定川乌按干燥品计算，含苯甲酰乌头原碱（$C_{32}H_{45}NO_{10}$）、苯甲酰次乌头原碱（$C_{31}H_{43}NO_9$）、苯甲酰新乌头原碱（$C_{31}H_{43}NO_{10}$）的总量应为 0.07%～0.15%。

【理化鉴定】取本品粉末 2g，加氨试液 2ml 润湿，加乙醚 20ml，超声处理 30min，过滤，低温回收溶剂至干，残渣加二氯甲烷 1ml 使溶解，作为供试品溶液。另取乌头碱对照品、次乌头碱对照品、新乌头碱对照品适量，加异丙醇-三氯甲烷（1∶1）混合溶液制成每 1ml 各含 1mg 的混合溶液，作为对照品溶液。照薄层色谱法（2010 版《中国药典》Ⅵ B）试验，吸取上述溶液各 5μl，分别点于同一硅胶 G 薄层板上，以正己烷-乙酸乙酯-甲醇（6.4∶3.6∶1）为展开剂，氨蒸气饱和 20min，展开，取出，晾干，喷以稀碘化铋钾试液。供试品色谱中，在与对照品色谱相应位置上，显相同颜色的斑点。

【古今应用】

（1）川乌：辛、苦，热；有大毒。归心、肝、肾、脾经。祛风除湿，温经止痛。用于风寒湿痹，关节疼痛，心腹冷痛，寒疝作痛，麻醉止痛。一般炮制后用。生品内服宜慎；孕妇禁用；不宜与半夏、瓜蒌、瓜蒌子、瓜蒌皮、天花粉、川贝母、浙贝母、平贝母、伊贝母、湖北贝母、白蔹、白及同用。

现代药理研究川乌具有强心升压、抗炎、镇痛与局麻作用。

（2）附子：辛、甘，大热；有毒。归心、肾、脾经。回阳救逆，补火助阳，散寒止痛。用于亡阳虚脱，肢冷脉微，心阳不足，胸痹心痛，虚寒吐泻，脘腹冷痛，肾阳虚衰，阳痿宫冷，阴寒水肿，阳虚外感，寒湿痹痛。用量 3～15g，先煎，久煎。孕妇慎用；不宜与半夏、瓜蒌、瓜蒌子、瓜蒌皮、天花粉、川贝母、浙贝母、平贝母、伊贝母、湖北贝母、白蔹、白及同用。

现代药理研究附子能增加冠脉、脑血管及股动脉血流量，具有抗寒冷作用。

生川乌和附子毒性极强。急性中毒时，表现为呼吸兴奋、流延、运动麻痹、末期痉挛、呕吐样开口运动，称为乌头碱症状。乌头碱的致死量为 3～5mg。

【附注】

（1）制川乌* Aconiti Radix Cocta 为川乌的炮制加工品。取川乌，大小个分开，用水浸泡至内无干心，取出，加水煮沸 4～6h（或蒸 6～8h）至取大个及实心者切开内无白心，口尝微有麻舌感时，取出，晾至六成干，切片，干燥。呈不规则或长三角形的片。表面黑褐色或黄褐色，有灰棕色形成层环纹。体轻，质脆，断面有光泽。气微，微有麻舌感。辛、苦，热；有毒。归心、肝、肾、脾经。祛风除湿，温经止痛。用于风寒湿痹，关节疼痛，心腹冷痛，寒疝作痛及麻醉止痛。用量 1.5～3g，先煎、久煎。孕妇慎用；不宜与半夏、瓜蒌、瓜蒌子、瓜蒌皮、天花粉、川贝母、浙贝母、平贝母、伊贝母、湖北贝母、白蔹、白及同用。

川乌商品主要为炮制品。在我国黄河以北有以小附子当制川乌的习惯，不符合 2010 版《中国药典》的要求，小附子有自母根摘下的痕迹而无地上茎残迹，切面亦坚实，实际工作中注意鉴别。（图 4-21，图 4-22）

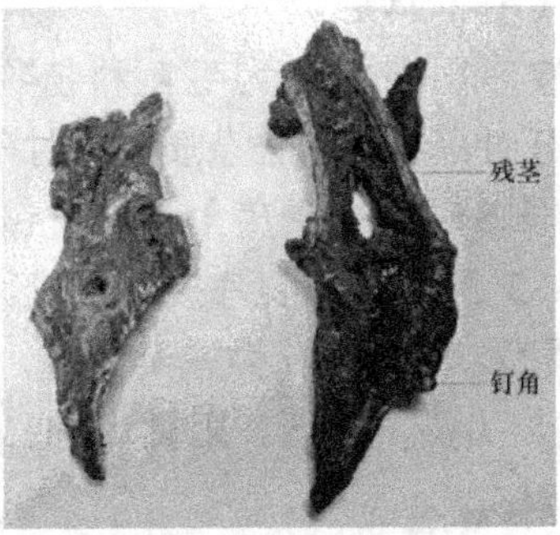

图 4-21　制川乌　（纵切片）

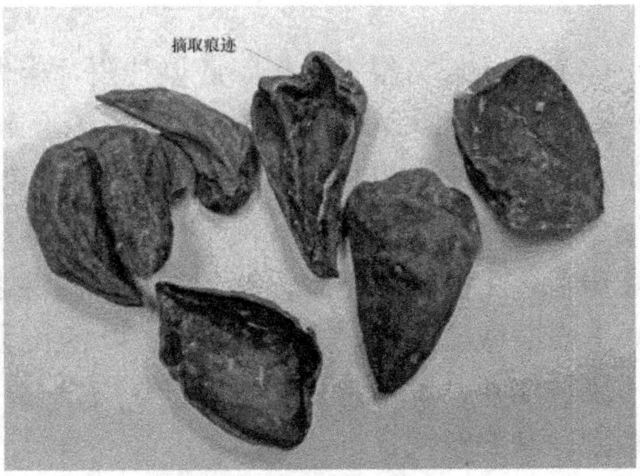

图 4-22　小附子（制片）

（2）草乌* Aconiti Kusnezoffii Radix 为毛茛科植物北乌头 *Aconitum kusnezoffii* Reichb.的干燥块根。秋季茎叶枯萎时采挖，除去须根和泥沙，干燥。多野生。全国大部分地区有分布。呈不规则长圆锥形，略弯曲，长 2～7cm，直径 0.6～1.8cm。顶端常有残茎和少数不定根残基，有的顶端一侧有一枯萎的芽，一侧有一圆形或扁圆形不定根残基。表面灰褐色或黑棕褐色，皱缩，有纵皱纹、点状须根痕及数个瘤状侧根。质硬，断面灰白色或暗灰色，有裂隙，形成层环纹多角形或类圆形，髓部较大或中空。气微，味辛辣、麻舌。

辛、苦，热；有大毒。归心、肝、肾、脾经。祛风除湿，温经止痛。用于风寒湿痹，关节疼痛，心腹冷痛，寒疝作痛及麻醉止痛。一般炮制后用。生品内服宜慎；孕妇禁用；不宜与半夏、瓜蒌、瓜蒌子、瓜蒌皮、天花粉、川贝母、浙贝母、平贝母、伊贝母、湖北贝母、白蔹、白及同用。

生药多为母根，性状与生川乌相似，但形状更为皱缩、瘦削。

（3）制草乌* Aconiti Kusnezoffii Radix Cocta 为草乌的炮制加工品。取草乌，大小个分开，用水浸泡至内无干心，取出，加水煮至取大个切开内无白心、口尝微有麻舌感时，取出，晾至六成干后切薄片，干燥。呈不规则圆形或近三角形的片。表面黑褐色，有灰白色多角形形成层环和点状维管束，并有空隙，周边皱缩或弯曲。质脆。气微，味微辛辣，稍有麻舌感。辛、苦，热；有毒。归心、肝、肾、脾经。功用同草乌。用量 1.5～3g，宜先煎、久煎。使用注意同制川乌。

制草乌在我国北方某些地区有以制川乌当制草乌用的习惯，亦不符合《中国药典》要求。川乌生药外形如鸟之头，草乌生药外形如鸟之喙，即草乌外形较川乌为瘦削，实践工作中要注意区分。（图 4-23）

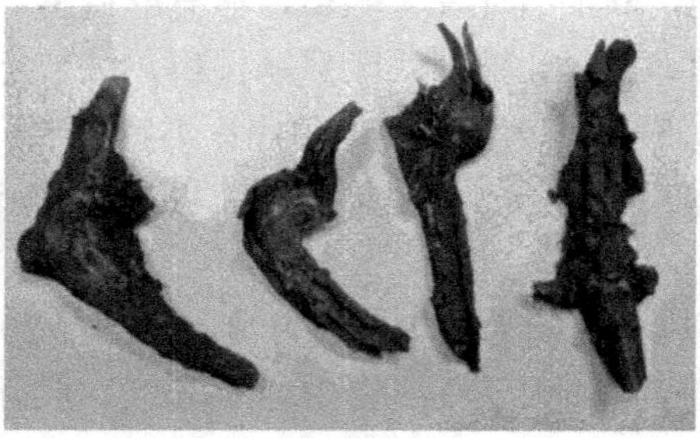

图 4-23 制草乌

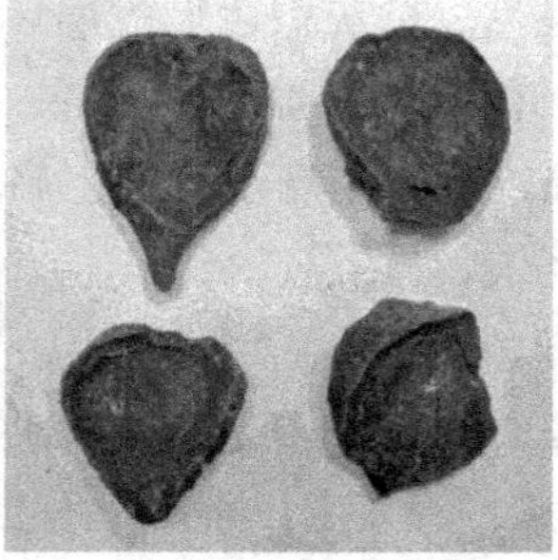

图 4-24 挂附片

（4）附子规格很多，但不应以挂附片当做黑顺片。（图 4-24）

（5）草乌叶* Aconiti kusnezoffii Folium 为蒙古族习用药材。为毛茛科植物北乌头 *Aconitum kusnezoffii* Reichb.的干燥叶。夏季叶茂盛花未开时采收，除去杂质，及时干燥。多皱缩卷曲、破碎。完整叶片展平后呈卵圆形，3 全裂，长 5～12cm，宽 10～17cm；灰绿色或黄绿色；中间裂片菱形，渐尖，近羽状深裂；侧裂片 2 深裂；小裂片披针形或卵状披针形。上表面微被柔毛，下表面无毛；叶柄长 2～6cm。质脆。气微，味微咸辛。辛、涩，平；有小毒。清热，解毒，止痛。用于热病发热，泄泻腹痛，头痛，牙痛。用量 1～1.2g，多入丸散用。孕妇慎用。

（6）白附子* Typhonii Rhizoma 为天南星科植物独角莲 *Typhonium giganteum* Engl.的干燥块茎。秋季采挖，除去须根和外皮，晒干。呈椭圆形或卵圆形，长 2～5cm，直径 1～3cm。表面白色至黄白色，略粗糙，有环纹及须根痕，顶端有茎痕或芽痕。质坚硬，断面白色，粉性。气微，味淡、麻辣刺舌。

取净白附子，分开大小个，浸泡，每日换水 2～3 次，数日后如起黏沫，换水后加白矾（每 100kg 白附子，用白矾 2kg），泡 1 日后再进行换水，至口尝微有麻舌感为度，取出。将生姜片、白矾粉置锅内加适量水，煮沸后，倒入白附子共煮至无白心，捞出，除去生姜片，晾至六七成干，切厚片，干燥，为制白附子。每 100kg 白附子，用生姜、白矾各 12.5kg。呈类圆形或椭圆形厚片，外表皮淡棕色，切面黄色，角质。味淡，微有麻舌感。辛，温；有毒。归胃、肝经。祛风痰，定惊搐，解毒散结，止痛。用于中风痰壅，口眼㖞斜，语言謇涩，惊风癫痫，破伤风，痰厥头痛，偏正头痛，瘰疬痰核，毒蛇咬伤。用量 3～6g。一般炮制后用，外用生品适量捣烂，熬膏或研末以酒调敷患处。孕妇慎用；生品内服宜慎。

白芍* Paeoniae Radix Alba

【来源】为毛茛科植物芍药 *Paeonia lactiflora* Pall.的干燥根。

【产地】主产于浙江东阳、缙云（杭白芍），安徽（亳白芍），均为栽培。

【采收加工】种植后 3～4 年收获，常在立夏或立冬前后采挖，洗净，除去头尾及细根，按粗细分别放入沸水中煮至断面透心，冷浸，刮去外皮（或刮去外皮后再煮），晒干。

【性状特征】根呈圆柱形，平直或稍弯曲，两端平截，长 5～18cm，直径 1～2.5cm。表面类白色或淡红棕色，光洁或有纵皱纹及细根痕，偶有残存的棕褐色外皮。质坚实，不易折断，断面较平坦，类白色或微带棕红色，形成层环明显，射线放射状。气微，味微苦、酸。（图 4-25，图 4-26）

传统鉴定以条粗、质坚实、无白心或裂隙者为优。

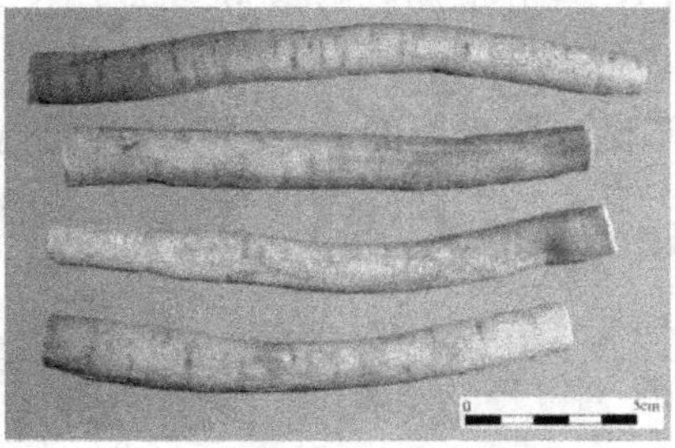

图 4-25　白芍（根）外形图

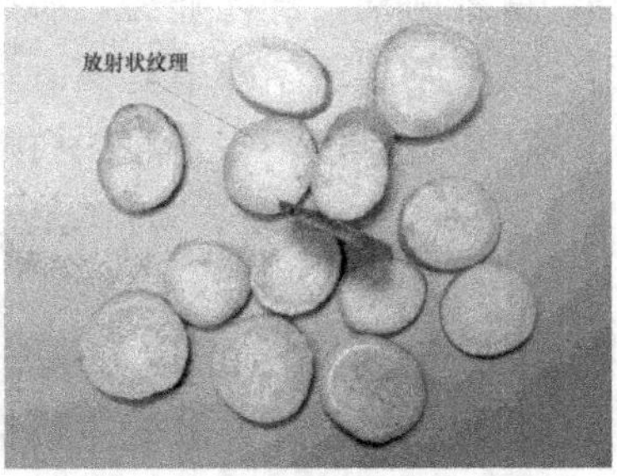

图 4-26　白芍（根）横切片

【显微特征】粉末黄白色。糊化淀粉粒团块甚多。草酸钙簇晶直径 11～35μm，存在于薄壁细胞中，常排列成行，或一个细胞中含数个簇晶。具缘纹孔导管和网纹导管直径 20～65μm。纤维长梭形，直径 15～40μm，壁厚，微木化，具大的圆形纹孔。

【化学成分】主含单萜苷类。2010 版《中国药典》规定本品按干燥品计算，含芍药苷（$C_{23}H_{28}O_{11}$）不得少于 1.6%。

【理化鉴定】取本品粉末 0.5g，加乙醇 10ml，振摇 5min，过滤，滤液蒸干，残渣加乙醇 1ml 使溶解，作为供试品溶液。另取芍药苷对照品，加乙醇制成每 1ml 含 1mg 溶液，作为对照品溶液。照薄层色谱法（2010 版《中国药典》附录Ⅵ B）试验，吸取上述两种溶液各 10μl，分别点于同一硅胶 G 薄层板上，以三氯甲烷-乙酸乙酯-甲醇-甲酸（40∶5∶10∶0.2）为展开剂，展开，取出，晾干，喷以 5%香草醛硫酸溶液，加热至斑点显色清晰。供试品色谱中，在与对照品色谱相应的位置上，显相同的蓝紫色斑点。

【古今应用】苦、酸，微寒。归肝、脾经。养血调经，敛阴止汗，柔肝止痛，平抑肝阳。用于血虚萎黄，月经不调，自汗，盗汗，胁痛，腹痛，四肢挛痛，头痛眩晕。用量 6～15g。不宜与藜芦同用。

现代药理研究本品具有解热镇痛抗炎、解痉、镇静催眠、护肝、扩张冠状动脉、抗病原微生物、抗溃疡作用、免疫调节作用。

【附注】

（1）赤芍* Paeoniae Radix Rubra 为毛茛科植物芍药 *Paeonia lactiflora* Pall.或川赤芍 *Paeonia veitchii* Lynch 的干燥根。野生。主产于我国北方。药用一般不去外皮。根呈圆柱形，稍弯曲，长 5～40cm，直径 0.5～3cm。表面棕褐色，粗糙，有纵沟及皱纹，并有须根痕及横长的皮孔样突起，有的外皮易脱落。质硬而脆，易折断，断面粉白色或粉红色，皮部窄，木部放射状纹理明显，有的有裂隙。气微香，味微苦、酸涩。（图 4-27，图 4-28）

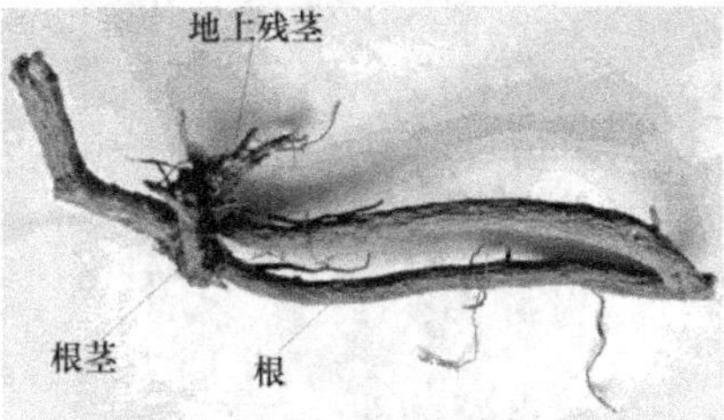

图 4-27　赤芍（根）外形图

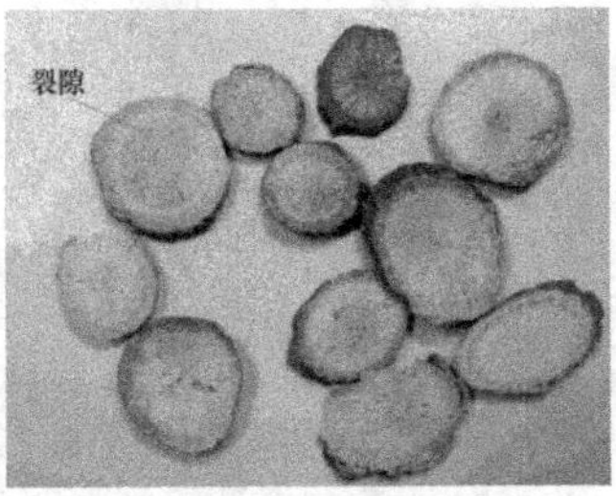

图 4-28　赤芍（根）横切片

苦，微寒。归肝经。清热凉血，散瘀止痛。用于热入营血，温毒发斑，吐血衄血，目赤肿痛，肝郁胁痛，经闭痛经，癥瘕腹痛，跌扑损伤，痈肿疮疡。用量 6～12g。不宜与藜芦同用。现代常用于治疗冠心病。

（2）市场上有把不去外皮的白芍（即黑白芍）当做赤芍使用的，不符合传统用药习惯。

黄连* Coptidis Rhizoma

【来源】为毛茛科植物黄连 *Coptis chinensis* Franch.、三角叶黄连 *C. deltoidea* C. Y. Cheng et Hsiao 或云连 *C.teeta* Wall.的干燥根茎。

【产地】黄连主产于四川东部、湖北西部，商品称为“味连”，主为栽培；三角叶黄连产于四川洪雅、峨眉，习称“雅连”，有少量野生；云连主产于云南西北部，习称“云连”，现有栽培。

【采收加工】秋季采挖，除去须根及泥沙，干燥，摘去残留须根。饮片临床有黄连片、萸黄连、姜黄连、酒黄连四种规格。

【性状特征】

（1）味连：多集聚成簇，常弯曲，形如鸡爪，习称“鸡爪黄连”，单枝根茎长 3～6cm，直径 0.3～0.8cm。表面深黄色或黄褐色，粗糙，有不规则结节状隆起、须根及须根残基，有的节间表面平滑如茎秆，习称“过桥”，长 1～4cm。上部多残留褐色鳞叶，顶端常留有残余的茎或叶柄。质硬，断面不整齐，皮部橙红色或暗棕色，木部鲜黄色或橙黄色，呈放射状排列，髓部有的中空。气微，味极苦。（图 4-29，图 4-30，图 4-31）

传统鉴定以条粗长、质坚实、断面红黄为优。

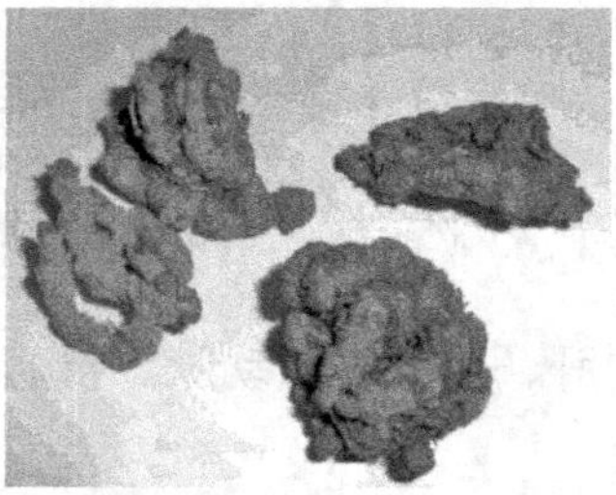

图 4–29 味连（鸡爪）

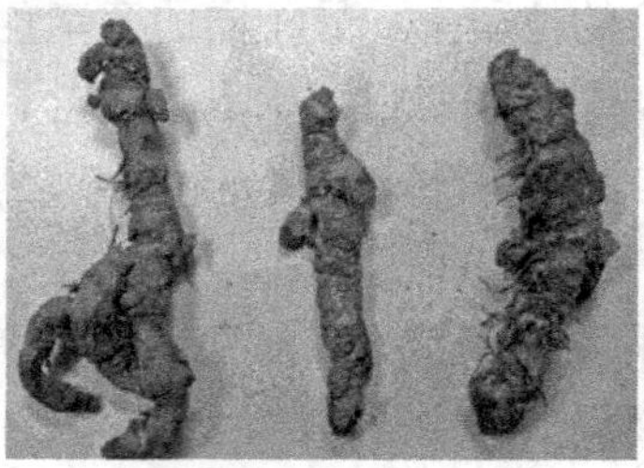

图 4–30 味连（单支）

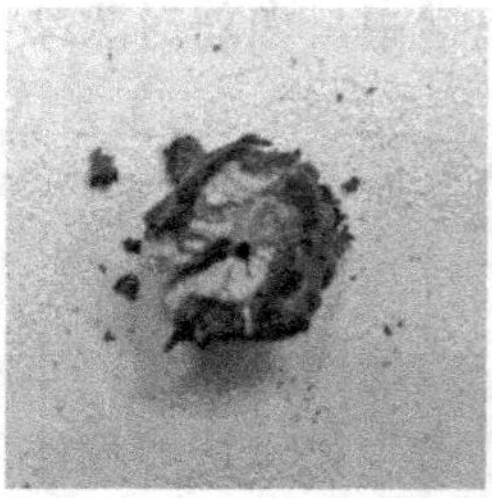

图 4–31 味连（断面）

（2）雅连：多为单枝，略呈圆柱形，微弯曲，长 4～8cm。直径 0.5～1cm。“过桥”较长。顶端有少许残茎。（图 4-32，图 4-33）

传统鉴定以粗壮如蚕为优。

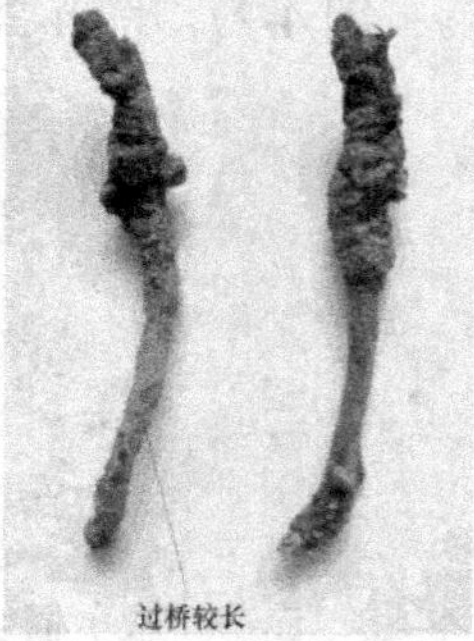

图 4–32 雅连生药

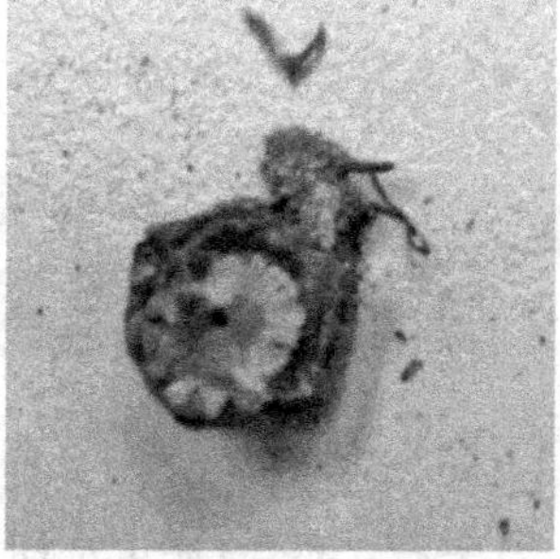

图 4–33 雅连断面

（3）云连：多为单枝，较细小，弯曲呈钩状，似蝎尾。传统鉴定以条细，节多，须根少，色黄者为优。

【显微特征】

（1）横切面。

味连：木栓层为数列细胞，其外有表皮，常脱落。皮层较宽，石细胞单个或成群散在。中柱鞘纤维成束或伴有少数石细胞，均显黄色。维管束外韧型，环列。木质部黄色，均木化，木纤维较发达。髓部均为薄壁细胞，无石细胞。（图 4-34）

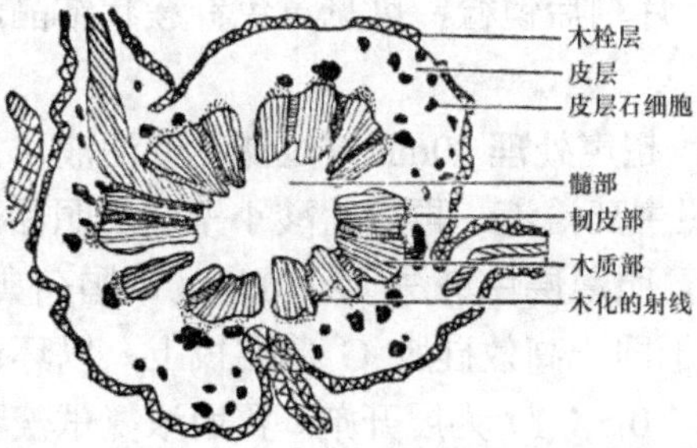

图 4–34　味连横切面简图

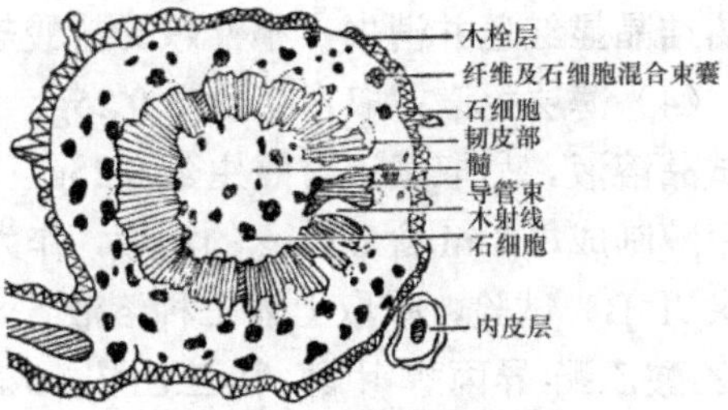

图 4–35　雅连横切面简图

雅连：髓部有石细胞。（图 4-35）

云连：皮层、中柱鞘及髓部均无石细胞。

（2）粉末：棕黄色。① 石细胞鲜黄色，类圆形、类方形、类多角形，直径 25～64μm，壁厚 9～28μm。② 木纤维众多，鲜黄色，壁具裂隙状，或呈稀疏点状纹孔。③ 韧皮纤维鲜黄色，纺锤形或长梭形，壁较厚，纹孔较稀。④ 导管主为孔纹导管，少数为具缘纹孔、螺纹、网纹导管。⑤ 淀粉粒长圆形、肾形、类球形或卵形，复粒少数由 2～4 个分粒复合而成。⑥ 鳞叶表皮细胞绿黄色或黄棕色，略呈长方形，壁微波状弯曲。（图 4-36）

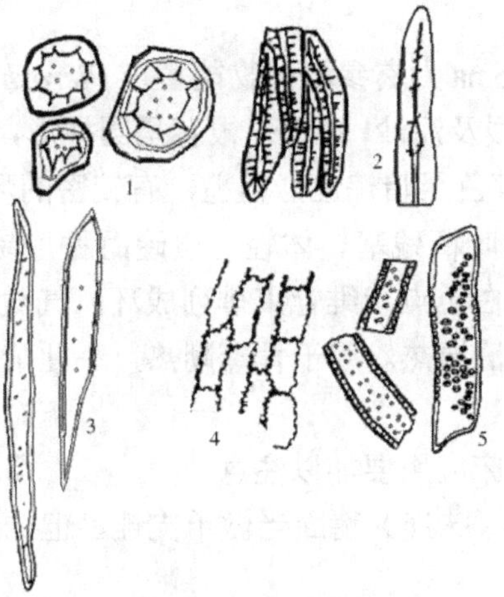

图 4–36　味连粉末特征图

1. 石细胞　2. 韧皮纤维　3. 木纤维　4. 磷叶表皮细胞　5. 导管

【化学成分】根茎含多种异喹啉类生物碱。酚性成分有阿魏酸、绿原酸等。2010 版《中国药典》规定本品按干燥品计算，以盐酸小檗碱计，含小檗碱（$C_{20}H_{17}NO_4$）不得少于 5.5%，表小檗碱（$C_{20}H_{17}NO_4$）不得少于 0.80%，黄连碱（$C_{19}H_{13}NO_4$）不得少于 1.6%，巴马汀（$C_{21}H_{21}NO_4$）不得少于 1.5%。

【理化鉴定】

（1）荧光鉴别：黄连根茎折断面在紫外光灯下观察可见金黄色荧光，木质部尤为显著。

（2）取黄连细粉 1g，加甲醇 10ml，置水浴上加热至沸腾；放冷，滤过。① 取滤液 5 滴，加稀盐酸 1ml 与漂白粉少量，显樱红色。② 取滤液 5 滴，加 5%没食子酸乙醇溶液 2～3 滴，置水浴上蒸干，趁热加硫酸数滴，显深绿色（小檗碱）。

（3）取粉末或切片，加稀盐酸或 30%硝酸 1 滴，片刻后镜检，可见黄色针簇状结晶，加热结晶显红色并消失（小檗碱的盐酸盐或硝酸盐）。

（4）薄层色谱：取本品粉末 0.25g，加甲醇 25ml，超声处理 30min，过滤，取滤液作为供试品溶液。另取黄连对照生药 0.25g，同法制成对照生药溶液。再取盐酸小檗碱对照品，加甲醇制成每 1ml 含 0.5mg 的溶液，作为对照品溶液。照薄层色谱法（2010 版《中国药典》附录Ⅵ B）试验，吸取上述三种溶液各 1μl，分别点于同一高效硅胶 G 薄层板上，以环己烷-乙酸乙酯-异丙醇-甲醇-水-三乙胺（3∶3.5∶1∶1.5∶0.5∶1）为展开剂，置用浓氨试液预饱和 20min 的展开缸内，展开，取出，晾干，置紫外光灯（365nm）下检视。供试品色谱中，在与对照生药色谱相应的位置上，显 4 个以上相同颜色的荧光斑点；对照品色谱相应的位置上，显相同颜色的荧光斑点。

【古今应用】苦，寒。归心、脾、胃、肝、胆、大肠经。清热燥湿，泻火解毒。用于湿热痞满，呕吐吞酸，泻痢，黄疸，高热神昏，心火亢盛，心烦不寐，心悸不宁，血热吐衄，目赤，牙痛，消渴，痈肿疔疮；外治湿疹，湿疮，耳道流脓。酒黄连善清上焦火热。用于目赤，口疮。姜黄连清胃和胃止呕。用于寒热互结，湿热中阻，痞满呕吐。萸黄连舒肝和胃止呕。用于肝胃不和，呕吐吞酸。用量 2～5g。外用适量。

现代药理研究本品具有抑菌、抗炎、抗溃疡、降血压作用。

【附注】

（1）胡黄连* Picrorhizae Rhizoma 为玄参科植物胡黄连 *Picrorhiza scrophulariiflora* Pennell 的干燥根茎。秋季采挖，除去须根及泥沙，晒干。根茎呈圆柱形，略弯曲，偶有分枝，长 3～12cm，直径 0.3～1cm。表面灰棕色至暗棕色，粗糙，有较密的环状节，具稍隆起的芽痕或根痕，上端密被暗棕色鳞片状的叶柄残基。体轻，质硬而脆，易折断，断面略平坦，淡棕色至暗棕色，木部有 4～10 个类白色点状维管束排列成环。气微，味极苦。苦，寒。归肝、胃、大肠经。退虚热，除疳热，清湿热。用于骨蒸潮热，小儿疳热，湿热泻痢，黄疸尿赤，痔疮肿痛。用量 3～10g。

黄连走下，胡黄连走上，临床应用要加以注意。

（2）市场多以粗壮的鸡爪连（味连）掰断当做单支连，但味连与雅连的断面特征有别，且雅连的过桥较长。

延胡索*（元胡） Corydalis Rhizoma

【来源】为罂粟科植物延胡索 *Corydalis yanhusuo* W. T. Wang 的干燥块茎。

【产地】主产于浙江东阳、陕西汉中，销全国各地并出口。商品称元胡。

【采收加工】夏初植株枯萎后采挖块茎，除去地上部分及须根，洗净。入沸水中煮至块茎内部无白心时为度，捞出晒干。饮片临床有延胡索、醋延胡索两种规格。

【性状特征】呈不规则的扁球形，直径0.5～1.5cm。表面黄色或黄褐色，有不规则网状皱纹。顶端有略凹陷的茎痕，底部常有疙瘩状突起。质硬而脆，断面黄色，角质样，有蜡样光泽。气微，味苦。（图4-37，图4-38）

传统鉴定以个大、饱满、质坚实、断面色黄者为优。

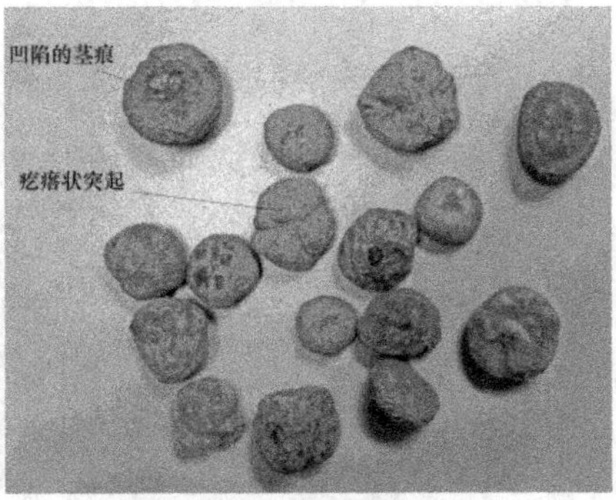

图4-37　延胡索生药

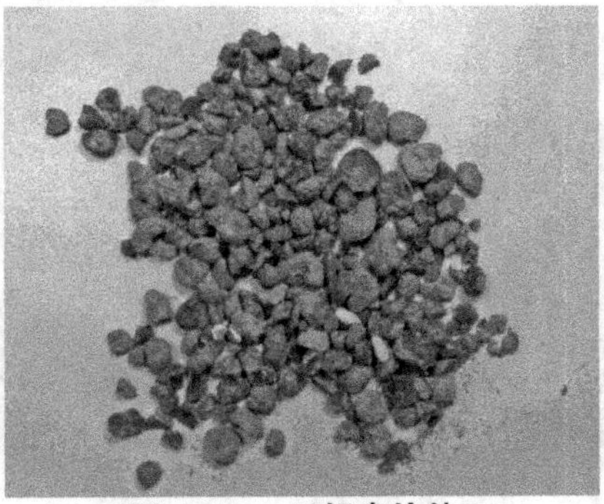
图4-38　延胡索饮片

【显微特征】粉末绿黄色。糊化淀粉粒团块淡黄色或近无色。下皮厚壁细胞绿黄色，细胞多角形、类方形或长条形，壁稍弯曲，木化，有的成连珠状增厚，纹孔细密。螺纹导管直径16～32μm。

【化学成分】含20多种异喹啉类生物碱。2010版《中国药典》规定本品按干燥品计算，含延胡索乙素（$C_{21}H_{25}NO_4$）不得少于0.050%。

【理化鉴定】薄层色谱：取本品粉末1g，加甲醇50ml，超声处理30min，过滤，滤液蒸干，残渣加水10ml使溶解，加浓氨试液调至碱性，用乙醚振摇提取3次，每次10ml，合并乙醚液，蒸干，残渣加甲醇1ml使溶解，作为供试品溶液。另取延胡索对照生药1g，同法制成对照生药溶液。再取延胡索乙素对照品，加甲醇制成每1ml含0.5mg的溶液，作为对照品溶液。照薄层色谱法（2010版《中国药典》附录Ⅵ B）试验，吸取上述三种溶液各2～3μl，分别点于同一用1%氢氧化钠溶液制备的硅胶G薄层板上，以甲苯-丙酮（9∶2）为展开剂，展开，取出，晾干，置碘缸中约3min后取出，挥尽板上吸附的碘后，置紫外光灯（365nm）下检视。供试品色谱中，在与对照生药和对照品色谱相应的位置上，显相同颜色的荧光斑点。

【古今应用】辛、苦，温。归肝、脾经。活血，利气，止痛。用于胸胁、脘腹疼痛，经闭痛经，产后瘀阻，跌扑肿痛。用量3～9g；研末吞服，一次1.5～3g。

现代药理研究本品具有镇痛、镇静、安定作用，抗溃疡，调节内分泌系统。

【附注】市场上有以薯蓣的珠芽（即零余子）冒充延胡索的，但零余子断面色较深，实践工作中应注意鉴别。

板蓝根* Isatidis Radix

【来源】为十字花科植物菘蓝 *Isatis indigotica* Fort. 的干燥根。

【产地】主产于安徽、河北、甘肃、黑龙江、河南、江苏，均为栽培。

【采收加工】秋季采挖，带泥曝晒至半干扎把，去泥，理直后晒干或烘干。

【性状特征】呈圆柱形，稍扭曲，长 10～20cm，直径 0.5～1cm。表面淡灰黄色或淡棕黄色，有纵皱纹、横长皮孔样突起及支根痕。根头略膨大，可见暗绿色或暗棕色轮状排列的叶柄残基和密集的疣状突起。体实，质略软，断面皮部黄白色，木部黄色。气微，味微甜后苦涩。（图 4-39，图 4-40）

传统鉴定以条长、粗大、体实为优。

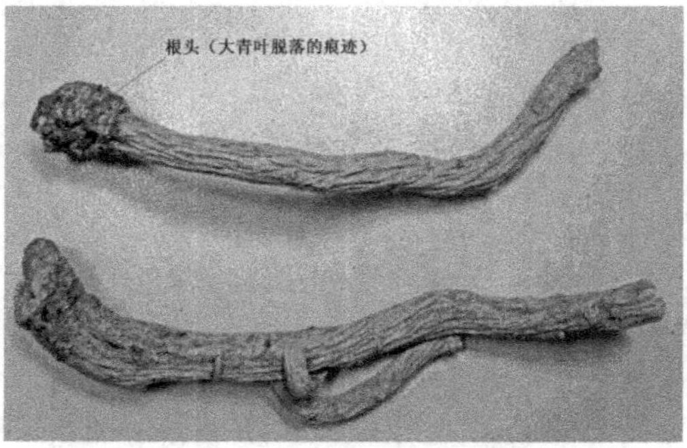

图 4-39 板蓝根生药

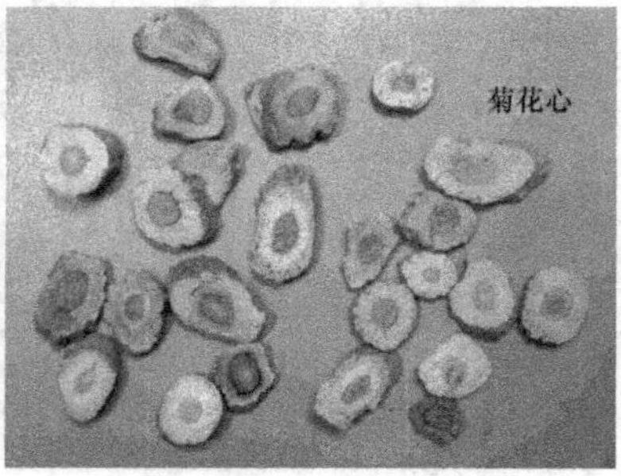

图 4-40 板蓝根饮片

【化学成分】含靛蓝、靛玉红、芥子苷、腺苷、氨基酸等成分。2010 版《中国药典》规定本品按干燥品计算，含（R，S）-告依春（C_5H_7NOS）不得少于 0.020%。

【古今应用】苦，寒。归心、胃经。清热解毒，凉血利咽。用于温毒发斑，舌绛紫暗，痄腮，喉痹，烂喉丹痧，大头瘟疫，丹毒，痈肿。用量 9～15g。

现代药理研究本品具有抗病毒、抗菌、解热和抗炎作用。

【附注】

（1）板蓝根的栽培品，由于产地的不同断面木质部有黄色及白色的区别。

（2）南板蓝根* Baphicacanthis Cusiae Rhizoma et Radix 为爵床科植物马蓝 *Baphicacanthus cusia* （Nees）Bremek. 的干燥根茎及根。夏、秋二季采挖，除去地上茎，洗净，晒干。根茎呈类圆形，多弯曲，有分枝，长 10～30cm，直径 0.1～1cm。表面灰棕色，具细纵纹；节膨大，节上长有细根或茎残基；外皮易剥落，呈蓝灰色。质硬而脆，易折断，断面不平坦，皮部蓝灰色，木部灰蓝色至淡黄褐色，中央有髓。根粗细不一，弯曲有分枝，细根细长而柔韧。气微，味淡。苦，寒。归心、胃经。清热解毒，凉血消斑。用于温疫时毒，发热咽痛，温毒发斑，丹毒。用量 9～15g。

苦参* Sophorae flavescentis Radix

【来源】为豆科植物苦参 *Sophora flavescens* Ait. 的干燥根。

【产地】产于辽宁、吉林、山西、河南、河北等省。其他大部分省区亦产。

【采收加工】春、秋二季采挖，除去根头及小支根，洗净，干燥，或趁鲜切片，干燥。

【性状特征】呈长圆柱形，下部常有分枝，长 10～30cm，直径 1～6.5cm。表面灰棕色或棕黄色，具纵皱纹及横长皮孔样突起，外皮薄，多破裂反卷，易剥落，剥落处显黄色，光滑。质硬，不易折断，断面纤维性；切片厚 3～6mm；切面黄白色，具放射状纹理及裂隙，有的具异型维管束呈同心性环列或不规则散在。气微，味极苦。（图 4-41，图 4-42）

传统鉴定以条匀、皮细、味苦者为优。

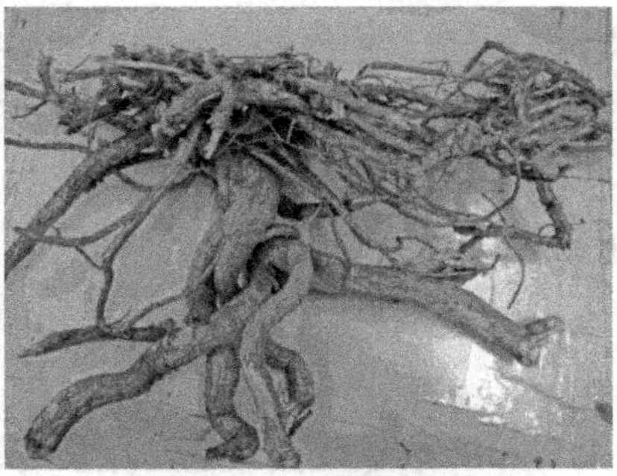

图 4-41　苦参生药

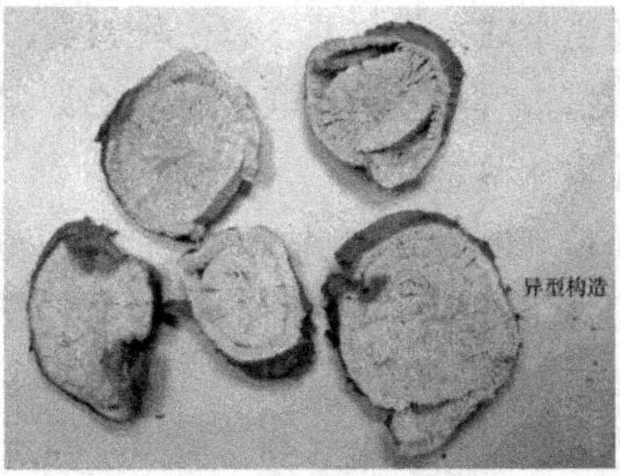

图 4-42　苦参饮片

【显微特征】横切面：木栓层为 8～12 列细胞，有时栓皮剥落；韧皮部有多数纤维常数个至数十个成束；束间形成层有的不明显；木质部自中央向外分叉为 2～4 束，木质部束导管 1～2 列，直径至 72μm，木纤维常沿切向排列；射线宽 5～15 列细胞，中央有少数细小导管及纤维束散在；薄壁细胞中含众多淀粉粒及草酸钙方晶。（图 4-43）

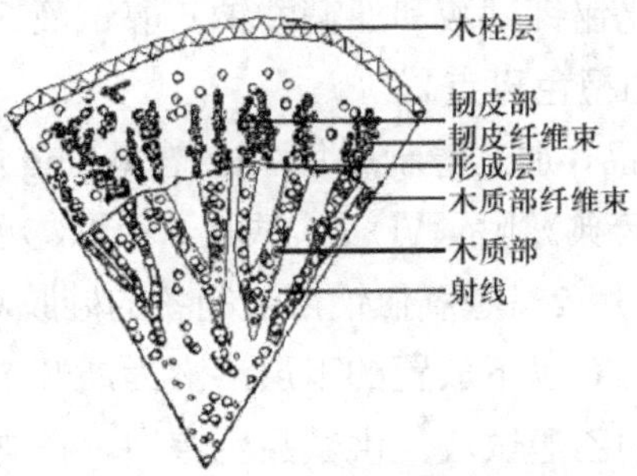

图 4-43　苦参横切面简图

粉末：粉末淡黄色。木栓细胞淡棕色，横断面观呈扁长方形，壁微弯曲；表面观呈类多角形，平周壁表面有不规则细裂纹，垂周壁有纹孔呈断续状。纤维和晶纤维，多成束；纤维细长，直径 11～27μm，壁厚，非木化；纤维束周围的细胞含草酸钙方晶，形成晶纤维，含晶细胞的壁不均匀增厚，草酸钙方晶，呈类双锥形、菱形或多面形，直径约至 237μm。淀粉粒，单粒类圆形或长圆形，直径 2～20μm，脐点裂缝状，大粒层纹隐约可见；复粒较多，由 2～12 分粒组成。（图 4-44）

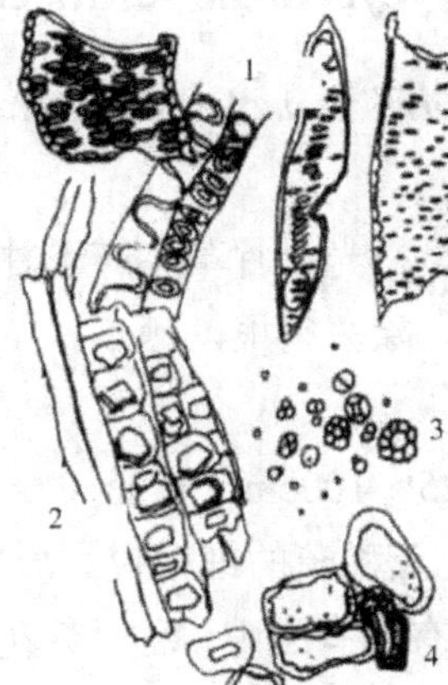

图 4-44　苦参粉末图

1. 导管　2. 晶纤维　3. 淀粉粒　4. 石细胞

【化学成分】主要含有生物碱类、黄酮类、三萜类。2010 版《中国药典》规定本品按干燥品计算，含苦参碱（$C_{15}H_{24}N_2O$）和氧化苦参碱（$C_{15}H_{24}N_2O_2$）的总量不得少于 1.2%。

【理化鉴定】

（1）颜色反应：取本品横切片，加氢氧化钠试液数滴，栓皮即呈橙红色，渐变为血红色，久置不消失，木质部不呈现颜色反应。

（2）薄层色谱。

① 取本品粉末 0.5g，加浓氨试液 0.3ml、三氯甲烷 25ml，放置过夜，滤过，滤液蒸干，残渣加三氯甲烷 0.5ml 使溶解，作为供试品溶液，另取苦参碱对照品、槐定碱对照品，加乙醇制成每 1ml 各含 0.2mg 的混合溶液，作为对照品溶液。照薄层色谱法（2010 版《中国药典》附录Ⅵ B）试验，吸取上述两种溶液各 4μl，分别点于同一用 2%氢氧化钠溶液制备的硅胶 G 薄层板上，以甲苯-丙酮-甲醇（8∶3∶0.5）为展开剂，展开，展距 8cm，取出，晾干，再以甲苯-乙酸乙酯-甲醇-水（2∶4∶2∶1）10℃以下放置的上层溶液为展开剂，展开，取出，晾干，依次喷以碘化铋钾试液和亚硝酸钠乙醇试液。供试品色谱中，在与对照品色谱相应的位置上，显相同的橙色斑点。

② 取氧化苦参碱对照品，加乙醇制成每 1ml 含 0.2mg 的溶液，作为对照品溶液。照薄层色谱法（2010 版《中国药典》附录Ⅵ B）试验，吸取①项下的供试品溶液及上述对照品溶液各 4μ1，分别点于同一用 2%氢氧化钠溶液制备的硅胶 G 薄层板上，以三氯甲烷-甲醇-浓氨试液（5∶0.6∶0.3）10℃以下放置的下层溶液为展开剂，展开，取出，晾干，依次喷以碘化铋钾试液和亚硝酸钠乙醇试液。供试品色谱中，在与对照品色谱相应的位置上，显相同的橙色斑点。

【古今应用】苦，寒。归心、肝、胃、大肠、膀胱经。清热燥湿，杀虫，利尿。用于热痢，便血，黄疸尿闭，赤白带下，阴肿阴痒，湿疹，湿疮，皮肤瘙痒，疥癣麻风；外治滴虫性阴道炎。用量 4.5～9g。外用适量，煎汤洗患处。不宜与藜芦同用。

现代药理研究本品具有抗心律失常、利尿消肿、抗肿瘤、平喘、抗菌作用。

【附注】本品断面有的可见异型构造。

甘草* Glycyrrhizae Radix et Rhizoma

【来源】为豆科植物甘草 *Glycyrrhiza uralensis* Fisch.、胀果甘草 *G. inflata* Bat.或光果甘草 *G. glabra* L. 的干燥根及根茎。

【产地】甘草主产于内蒙、甘肃；光果甘草主产于甘肃；胀果甘草主产于新疆。

【采收加工】春、秋二季采挖，除去须根，晒干。

【性状特征】

（1）甘草：根呈圆柱形，长 25～100cm，直径 0.6～3.5cm。外皮松紧不一。表面红棕色，具显著的纵皱纹、沟纹、皮孔及稀疏的细根痕。质坚实，断面纤维性，黄白色，有粉性，形成层环明显；射线放射状，有的有裂隙，称“菊花心”。根茎呈圆柱形，表面有芽痕，断面中部有髓。气微，味甜而特殊。（图 4-45，图 4-46）

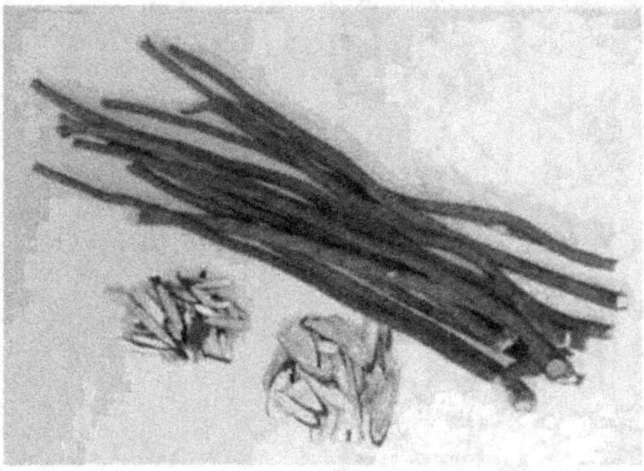

图 4–45 甘草生药

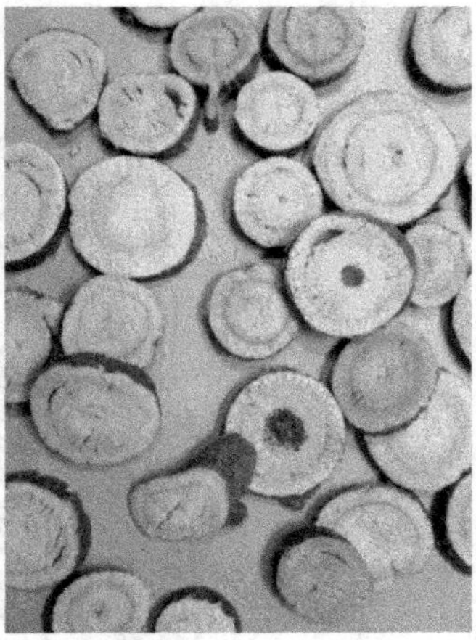

图 4–46 甘草饮片

（2）光果甘草：根及根茎质地较坚实，有的分枝，外皮不粗糙，多红棕色或灰棕色，皮孔细而不明显。

（3）胀果甘草：根及根茎木质粗壮，有的分枝，外皮粗糙，多灰棕色或灰褐色。质坚硬，木质纤维多，粉性小。根茎不定芽多而粗大。

传统鉴定以条粗、皮细而紧、红棕色、质坚、体重、粉性大、甜味浓者为优。

【显微特征】三种甘草的组织构造相似。

横切面：木栓层为数列棕色细胞；栓内层较窄；韧皮部射线宽广，多弯曲，常现裂隙；纤维多成束，非木化或微木化，周围薄壁细胞常含草酸钙方晶；筛管群常因压缩而变形。束内形成层明显；木质部射线宽 3～5 列细胞；导管较多，直径约至 160μm；木纤维成束，周围薄壁细胞亦含草酸钙方晶。根中心无髓；根茎中心有髓（图 4-47）。

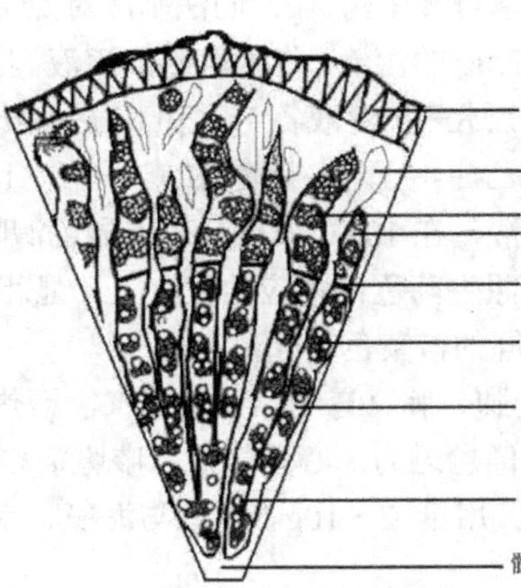

图 4–47 甘草横切面简图

粉末：淡棕黄色。纤维成束，直径 8～14μm，壁厚、微木化，周围薄壁细胞含草酸钙方晶，形成晶纤维。草酸钙方晶多见。具缘纹孔导管较大，稀有网纹导管。木栓细胞红棕色、多角形，微木化。（图 4-48）

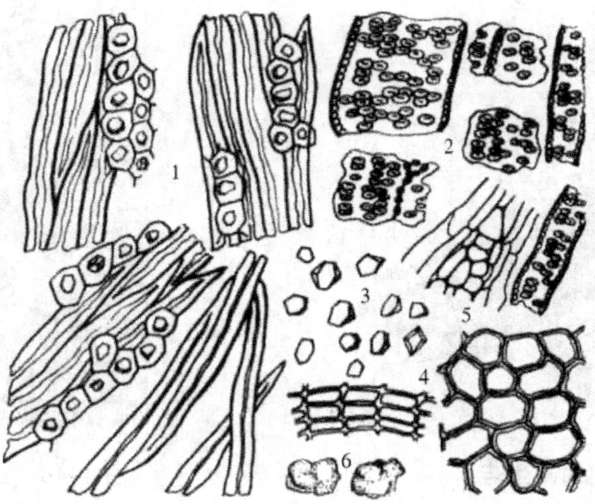

图 4-48 甘草粉末特征图

1. 晶纤维 2. 导管 3. 方晶 4. 木栓细胞 5. 射线细胞 6. 色素细胞

【化学成分】主要含有三萜类、黄酮类。2010 版《中国药典》规定本品按干燥品计算，含甘草苷（$C_{21}H_{22}O_9$）不得少于 0.50%，甘草酸（$C_{42}H_{62}O_{16}$）不得少于 2.0%。

【理化鉴定】定性鉴别。

（1）甘草甜素反应：取粉末少量，置白瓷板上，加 80%硫酸溶液数滴，均显黄色，渐变为橙黄色。

（2）薄层色谱：取本品粉末 1g，加乙醚 40ml，加热回流 1h，过滤，弃去醚液，药渣加甲醇 30ml，加热回流 1h，过滤，滤液蒸干，残渣加水 40ml 使溶解，用正丁醇提取 3 次，每次 20ml，合并正丁醇液，用水洗涤 3 次，弃去水液，正丁醇液蒸干，残渣加甲醇 5ml 使溶解，作为供试品溶液。另取甘草对照生药 1g，同法制成对照生药溶液。再取甘草酸单铵盐对照品，加甲醇制成每 1ml 含 2mg 的溶液，作为对照品溶液。照薄层色谱法（2010 版《中国药典》附录Ⅵ B）试验，吸取上述三种溶液各 1～2μl，分别点于同一用 1%氢氧化钠溶液制备的硅胶 G 薄层板上，以乙酸乙酯-甲酸-冰醋酸-水（15∶1∶1∶2）为展开剂，展开，取出，晾干，喷以 10%硫酸乙醇溶液，在 105℃加热至斑点显色清晰，置紫外光灯（365nm）下检视。供试品色谱中，在与对照生药色谱相应的位置上，显相同颜色的荧光斑点；在与对照品色谱相应的位置上，显相同的橙黄色荧光斑点。

【古今应用】甘，平。归心、肺、脾、胃经。补脾益气，清热解毒，祛痰止咳，缓急止痛，调和诸药。用于脾胃虚弱，倦怠乏力，心悸气短，咳嗽痰多，脘腹、四肢挛急疼痛，痈肿疮毒，缓解药物毒性、烈性。用量 2～10g。不宜与海藻、京大戟、红大戟、甘遂、芫花同用。

现代药理研究本品具有抗溃疡作用、盐皮质激素样作用、糖皮质激素样的抗炎症作用、镇咳祛痰、解毒作用及保肝、降血脂、抗凝血、抗心律失常、抗癌等作用。

【附注】

（1）炙甘草* Glycyrrhizae Radix et Rhizoma Praeparata Cum Melle 为甘草的炮制加工品。取甘草片，照蜜炙法（2010 版《中国药典》附录Ⅱ D）炒至黄色至深黄色，不黏手时取出，晾凉。呈类圆形或椭圆形切片。外表皮红棕色或灰棕色，微有光泽。切面黄色至深黄色，形成层环明显，射线放射状。略有黏性。具焦香气，味甜。甘，平。归心、肺、脾、胃经。补脾和胃，益气复脉。用于脾胃虚弱，倦怠乏力，心动悸，脉结代。用量、注意同甘草。

（2）伪品刺果甘草 *Glycyrrhiza pallidiflora* Maxim.味苦涩，苦甘草（苦豆子）*Sophora alopecurcides* L.味极苦。

黄芪* Astragali Radix

【来源】为豆科植物蒙古黄芪 *Astragalus membranaceus*（Fisch.）Bge. var. *mongholicus*（Bge.）Hsiao 或膜荚黄芪 *A. membranaceus*（Fisch.）Bge.的干燥根。

【产地】主产于甘肃、内蒙古、山西、黑龙江等地。质量以内蒙古黄芪为好，销全国各地并出口。栽培或野生。

【采收加工】春、秋二季采挖，除去须根及根头，晒干。

【性状特征】根呈圆柱形，有的有分枝，上端较粗，长 30～90cm，直径 1～3.5cm。表面淡棕黄色或淡棕褐色，有不整齐的纵皱纹或纵沟。质硬而韧，不易折断，断面纤维性强，并显粉性，皮部黄白色，木部淡黄色，有放射状纹理及裂隙，习称“玉栏、金井、菊花心”。老根中心偶呈枯朽状，黑褐色或呈空洞。气微，味微甜，嚼之微有豆腥味。（图 4-49，图 4-50）

传统鉴定以条粗长、质韧、断面色黄白、无黑心及空心、味甜、粉性足者为优。

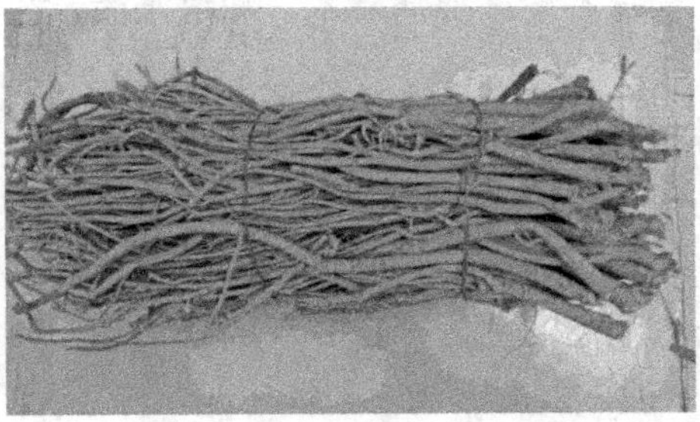

图 4–49　黄芪生药

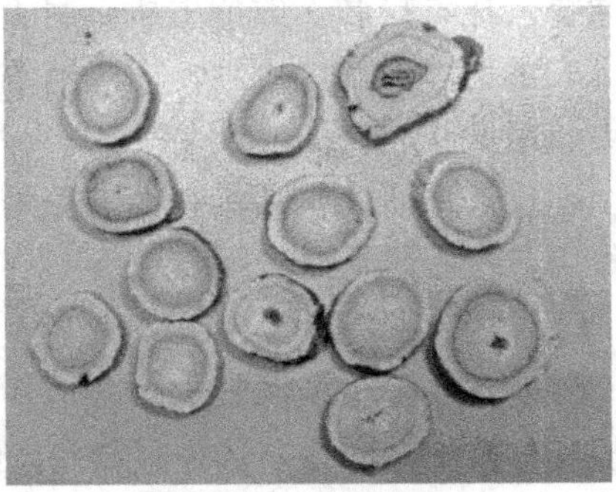

图 4–50　黄芪饮片

【显微特征】根横切面：木栓细胞多列。栓内层为 3～5 列厚角细胞。韧皮部射线外侧常弯曲，有裂隙；纤维成束，壁厚，木化或微木化，与筛管群交互排列；近栓内层处有时可见石细胞。形成层成环。木质部导管单个散在或 2～3 个相聚；导管间有木纤维；射线中有时可见单个或 2～4 个成群的石细胞。薄壁细胞含淀粉粒。

粉末：黄白色。纤维成束或散离，直径 8～30μm，壁厚，表面有纵裂纹，初生壁常与次生壁分离，两端常断裂成须状，或较平截。具缘纹孔导管无色或橙黄色，具缘纹孔排列紧密。石细胞少见，圆形、长圆形或形状不规则，壁较厚。

【化学成分】主要含有皂苷类、黄酮类、多糖类成分。2010 版《中国药典》规定本品按干燥品计算，含黄芪甲苷（$C_{41}H_{68}O_{14}$）不得少于 0.040%，含毛蕊异黄酮葡萄糖苷（$C_{22}H_{22}O_{10}$）不得少于 0.020%。

【理化鉴定】薄层色谱法。

（1）取本品粉末 3g，加甲醇 20ml，加热回流 1h，过滤，滤液加于中性氧化铝柱（100～

120目，5g，内径10～15mm）上，用40%甲醇100ml洗脱，收集洗脱液，蒸干，残渣加水30ml使溶解，用水饱和的正丁醇振摇提取2次，每次20ml，合并正丁醇液；用水洗涤2次，每次20ml；弃去水液，正丁醇液蒸干，残渣加甲醇0.5ml使溶解，作为供试品溶液。另取黄芪甲苷对照品，加甲醇制成每1ml含1mg的溶液，作为对照品溶液。照薄层色谱法（2010版《中国药典》附录Ⅵ B）试验，吸取上述两种溶液各2 μl，分别点于同一硅胶G薄层板上，以三氯甲烷-甲醇-水（13∶7∶2）的下层溶液为展开剂，展开，取出，晾干，喷以10%硫酸乙醇溶液，在105℃加热至斑点显色清晰。供试品色谱中，在与对照品色谱相应的位置上，日光下显相同的棕褐色斑点；紫外光灯（365nm）下显相同的橙黄色荧光斑点。

（2）取本品粉末2g，加乙醇30ml，加热回流20min，过滤，滤液蒸干，残渣加0.3%氢氧化钠溶液15ml使溶解，过滤，滤液用稀盐酸调节pH值至5～6，用乙酸乙酯15ml振摇提取，分取乙酸乙酯液，用铺有适量无水硫酸钠的滤纸过滤，滤液蒸干。残渣加乙酸乙酯1ml使溶解，作为供试品溶液。另取黄芪对照生药，同法制成对照生药溶液。照薄层色谱法（2010版《中国药典》附录Ⅵ B）试验，吸取上述两种溶液各10μl，分别点于同一硅胶G薄层板上，以三氯甲烷-甲醇（10∶1）作为展开剂，展开，取出，晾干，置氨蒸气中熏后置紫外光灯（365nm）下检视。供试品色谱中，在与对照生药色谱相应的位置上，显相同颜色的荧光主斑点。

【古今应用】甘，微温。归肺、脾经。补气升阳，固表止汗，利水消肿，生津养血，行滞通痹，托毒排脓，敛疮生肌。用于气虚乏力，食少便溏，中气下陷，久泻脱肛，便血崩漏，表虚自汗，气虚水肿，内热消渴，血虚萎黄，半身不遂，痹痛麻木，痈疽难溃，久溃不敛。用量9～30g。

现代药理研究本品具有调节免疫功能、抗衰老和抗应激作用、对实验性肾炎、肝炎保护作用、抗心肌缺血作用。

【附注】

（1）本品野生资源较少，各地多有栽培，市场上流通的主为产自甘肃的栽培品。其根细长，分枝少，产量高，豆腥味差，绵性小，质量一般。

（2）炙黄芪* Astragali Radix Praeparata Cum Melle为黄芪的炮制加工品。取黄芪片，照蜜炙法（2010版《中国药典》附录Ⅱ D）炒至不粘手。呈圆形或椭圆形的厚片，直径0.8～3.5cm，厚0.1～0.4cm。外表皮淡棕黄色或淡棕褐色，略有光泽，可见纵皱纹或纵沟。切面皮部黄白色，木部淡黄色，有放射状纹理和裂隙，有的中心偶有枯朽状，黑褐色或呈空洞。具蜜香气，味甜，略带黏性，嚼之微有豆腥味。甘，温。归肺、脾经。益气补中。用于气虚乏力，食少便溏。用量 9～30g。

（3）红芪* Hedysari Radix为豆科植物多序岩黄芪*Hedysarum polybotrys* Hand.-Mazz.的干燥根。主产于甘肃南部，主销甘肃、广东、福建并出口。春、秋二季采挖，除去须根和根头，晒干。根呈圆柱形，上端略粗。表面灰红棕色，有纵皱纹、横长皮孔样突起及少数支根痕，外皮易脱落，剥落处淡黄色。质硬而韧，不易折断，断面纤维性，并显粉性，皮部黄白色，木部淡黄棕色，射线放射状，形成层环浅棕色。气微，味微甜，嚼之有豆腥味。甘，微温。归肺、脾经。补气升阳，固表止汗，利水消肿，生津养血，行滞通痹，托毒排脓，敛疮生肌。用于气虚乏力，食少便溏，中气下陷，久泻脱肛，便血崩漏，表虚自汗，气虚水肿，内热消渴，血虚萎黄，半身不遂，痹痛麻木，痈疽难溃，久溃不敛。用量9～30g。

（4）炙红芪* Hedysari Radix Praeparata Cum Melle 为红芪的炮制加工品。取红芪片，照蜜炙法（2010 版《中国药典》附录Ⅱ D）炒至不粘手。呈圆形或椭圆形的厚片，直径 0.4～1.5cm，厚 0.2～0.4cm。外表皮红棕色，略有光泽，可见纵皱纹和残留少数支根痕。切面皮部浅黄色，形成层环浅棕色，木质部浅黄棕色至浅棕色，可见放射状纹理。具蜜香气，味甜，略带黏性，嚼之有豆腥味。甘，温。归肺、脾经。补中益气。用于气虚乏力，食少便溏。用量 9～30g。

葛根* Puerariae Lobatae Radix

【来源】为豆科植物野葛 *Pueraria lobata*（Willd.）Ohwi 的干燥根。习称野葛。

【产地】主产于辽宁、河北、湖南、河南、浙江、四川等。

【采收加工】秋、冬二季采挖，趁鲜切成厚片或小块，干燥。

【性状特征】呈纵切的长方形厚片或小方块，长 5～35cm，厚 0.5～1cm。外皮淡棕色，有纵皱纹，粗糙。切面黄白色，纹理不明显。质韧，纤维性强。气微，味微甜。（图 4-51）

传统鉴定以质坚实、粉性足为优。

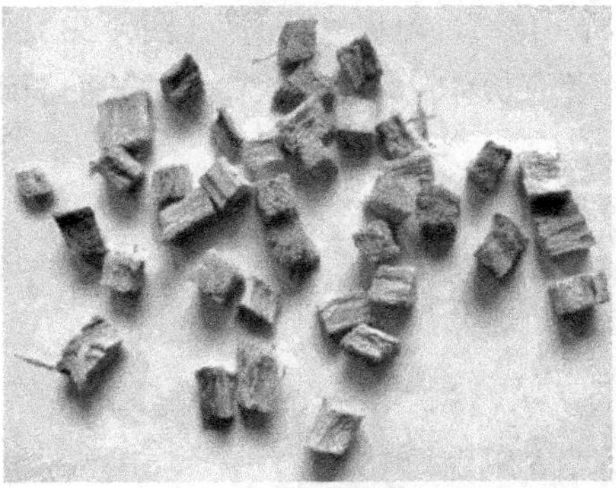

图 4-51 葛根

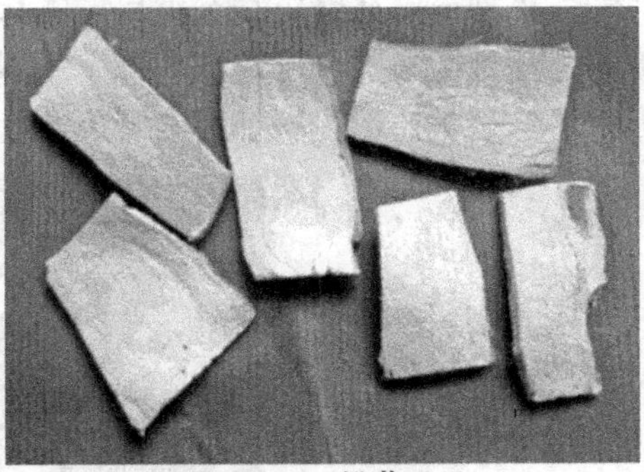

图 4-52 粉葛

【显微特征】粉末淡棕色。淀粉粒单粒球形，直径 3～37μm，脐点点状、裂缝状或星状；复粒由 2～10 分粒组成。纤维多成束，壁厚，木化，周围细胞大多含草酸钙方晶，形成晶纤维，含晶细胞壁木化增厚。石细胞少见，类圆形或多角形，直径 38～70μm。具缘纹孔导管较大，具缘纹孔六角形或椭圆形，排列极为紧密。

【化学成分】含多种异黄酮类化合物。2010 版《中国药典》规定本品按干燥品计算，含葛根素（$C_{21}H_{20}O_9$）不得少于 2.4%。

【理化鉴定】取本品粉末 0.8g，加甲醇 10ml，放置 2h，过滤，滤液蒸干，残渣加甲醇 0.5ml 使溶解，作为供试品溶液。另取葛根对照生药 0.8g，同法制成对照生药溶液。再取葛根素对照品，加甲醇制成每 1ml 含 1mg 的溶液，作为对照品溶液。照薄层色谱法（2010 版《中国药典》附录Ⅵ B）试验，吸取上述三种溶液各 10μl，分别点于同一硅胶 G 薄层板上，使成条状，以三氯甲烷-甲醇-水（7∶2.5∶0.25）为展开剂，展开，取出，晾干，置紫外光灯（365nm）下检视。供试品色谱中，在与对照生药色谱和对照品色谱相应的位置上，显相同颜色的荧光条斑。

【古今应用】甘、辛，凉。归脾、胃、肺经。解肌退热，生津止渴，透疹，升阳止泻，通经活络，解酒毒。用于外感发热头痛，项背强痛，口渴，消渴，麻疹不透，热痢，泄泻，眩晕头痛，中风偏瘫，胸痹心痛，酒毒伤中。用量 10～15g。

现代药理研究本品具有解热、松弛或收缩平滑肌、扩张冠状动脉、增加冠脉血流量、降低血压和血管阻力、改善脑循环及外周循环、抗凝血作用。

【附注】粉葛* Puerariae Thomsonii Radix 为豆科植物甘葛藤 *Pueraria thomsonii* Benth.的干燥根。秋、冬二季采挖，除去外皮，稍干，截段或再纵切两半或斜切成厚片，干燥。呈圆柱形、类纺锤形或半圆柱形，长 12～15cm，直径 4～8cm；有的为纵切或斜切的厚片，大小不一。表面黄白色或淡棕色，未去外皮的呈灰棕色。体重，质硬，富粉性，横切面可见由纤维形成的浅棕色同心性环纹，纵切面可见由纤维形成的数条纵纹。气微，味微甜（图 4-52）。总黄酮含量远低于野葛。甘、辛，凉。归脾、胃经。解肌退热，生津止渴，透疹，升阳止泻，通经活络，解酒毒。用于外感发热头痛，项背强痛，口渴，消渴，麻疹不透，热痢。泄泻，眩晕头痛，中风偏瘫，胸痹心痛，酒毒伤中。用量 10～15g。

人参* Ginseng Radix et Rhizoma

【来源】为五加科植物人参 *Panax ginseng* C．A．Mey．的干燥根及根茎。栽培的又称“园参”；播种在山林野生状态下自然生长的又称“林下山参”，习称“籽海”（图 4-53）。即林下人工播种山参的种子，称“籽海”。其特点是年久者芦长体灵，皮老纹深，须长而清疏；须上有珍珠疙瘩，形体特征可与野山参相媲美。

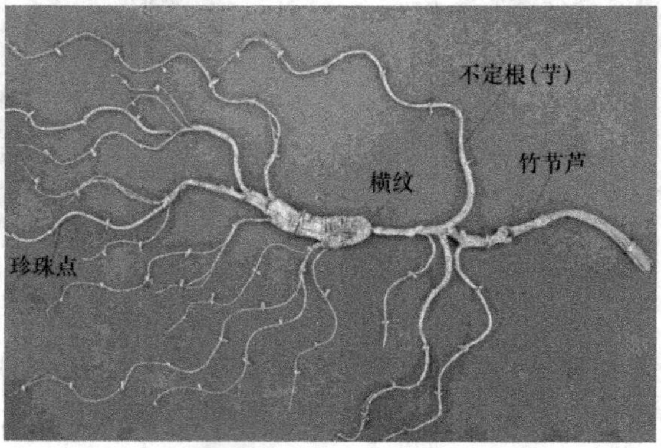

图 4-53 林下参

【产地】主产于吉林、辽宁、黑龙江等省。栽培品习称“园参”。野生品产量甚少，习称“山参”。

【采收加工】多于秋季采挖，洗净经晒干或烘干。根据茎叶的多少初步判断生长年限。

第一年生者（指播种第二年）生一“三出复叶”，俗称“三花”。

第二年生出一枚“掌状复叶”，俗称“巴掌”。

第三年生出二枚复叶，俗称“二甲子”。

第四年生出三枚复叶，并开始抽生出花序，俗称“灯台子”。

第五年生出四枚复叶，俗称“四品叶”。

第六年生出五枚复叶，俗称“五品叶”。

第七年至多年生出最多六枚复叶，俗称“六品叶”。

园参于 9～10 月采收栽培 6 年的人参，新鲜人参称“水子”或“水参”。水子加工成不同规格的商品，主要有以下三种。

（1）生晒参：取洗净的鲜参，除去支根，晒干。如不除去支根晒干，则称“全须生晒参”。山参加工成为“全须生晒山参”。

（2）红参：取洗净的鲜参，除去根茎部的不定根及支根，或仅除去细支根及须根，蒸3小时后，取出晒干或烘干。其中芦长、体长（大于 8.3cm）、带有较长支根者，称“边条红参”，其他称普通“红参”。剪下的支根及须根，用此法加工者，则称“红直须”。

（3）活性参（冻干参）：近来研究用真空冷冻干燥法加工人参，可防止有效成分总皂苷的损失，提高产品质量。

【性状特征】

（1）全须生晒参：一般分芦、艼、体、腿、须等部。主根呈纺锤形或圆柱形，长 3～15cm，直径 1～2cm。表面灰黄色，上部或全体有疏浅断续的粗横纹及明显的纵皱，下部有支根 2～3 条，并着生多数细长的须根．须根上常有不明显的细小疣状突出，习称“珍珠点”。根茎（芦头）长 1～4cm，直径 0.3～1.5cm，多拘挛而弯曲，具不定根（艼）和稀疏的凹窝状茎痕（芦碗）。质较硬，断面淡黄白色，显粉性，形成层环纹棕黄色，皮部有黄棕色的点状树脂道及放射状裂隙（菊花心）。气香特异、味微苦、甘。主根多与根茎近等长或较短，呈圆柱形、菱角形或人字形，长 1～6cm。表面灰黄色，具纵皱纹，上部或中下部有环纹。支根多为 2～3 条，须根少而细长，清晰不乱，有较明显的疣状突起。根茎细长，少数粗短，中上部具稀疏或密集而深陷的茎痕。不定根较细，多下垂。（图 4-54）

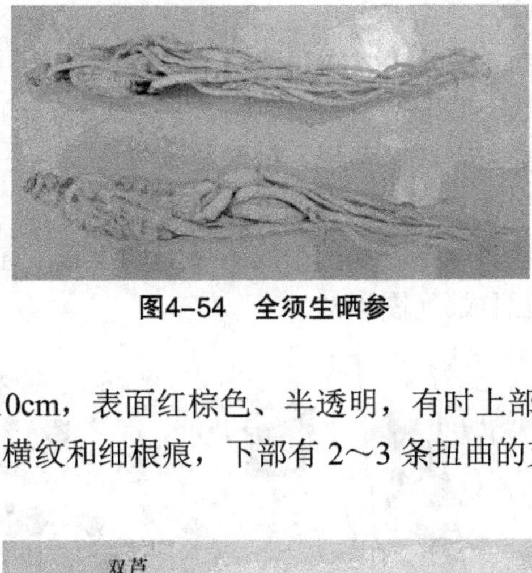

图4–54　全须生晒参

（2）红参：主根 3～10cm，表面红棕色、半透明，有时上部有不透明的灰黄色斑块，习称“黄马褂”。有纵沟、横纹和细根痕，下部有 2～3 条扭曲的支根。质硬脆，断面平坦、角质样。（图 4-55）

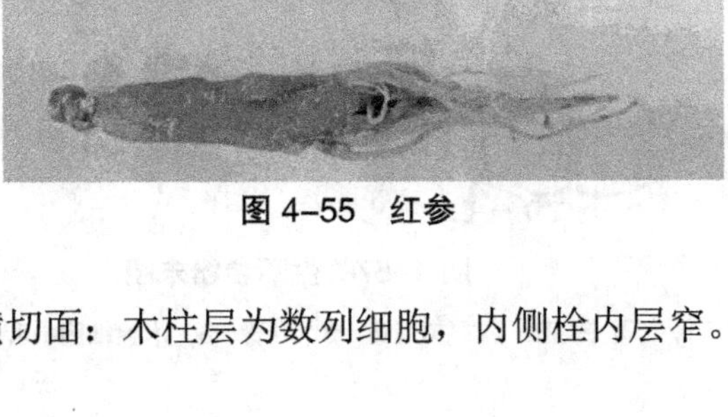

图 4–55　红参

【显微特征】生晒参横切面：木栓层为数列细胞，内侧栓内层窄。韧皮部外侧有裂隙，可见颓废组织，内侧薄壁细胞排列较紧密。有树脂道散在，圆形或者椭圆形，内含黄色分泌物，分泌细胞1～2列，近形成层处有较多树脂道环列。形成层成环明显。木质部射线宽广，导管多成单列，断续排列成放射状，导管旁偶有非木化的纤维。薄壁细胞含草酸钙簇晶。（图4-56）

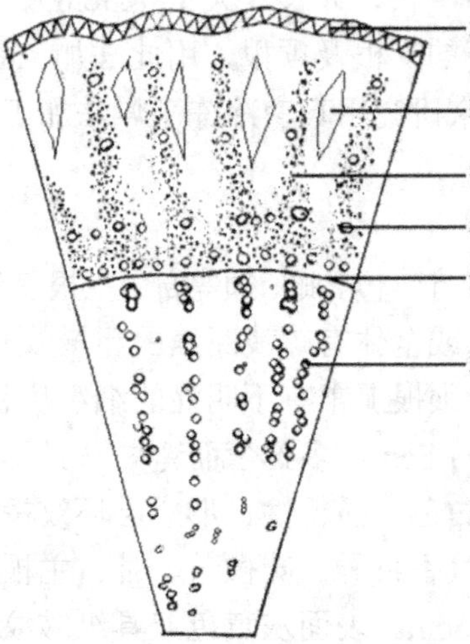

图4-56 生晒参横切面简图

粉末：淡黄白色。

（1）树脂道碎片呈管状，易见，含黄色块状分泌物。

（2）草酸钙簇晶直径20～68μm，棱角锐尖。

（3）木栓细胞表面现类方形或多角形，壁细波状弯曲。

（4）网纹导管及梯纹导管直径10～56μm。

（5）淀粉粒甚多，单粒类球形、半圆形或不规则多角形，直径4～20μm，脐点点状或裂缝状；复粒由2～6分粒组成。（图4-57）

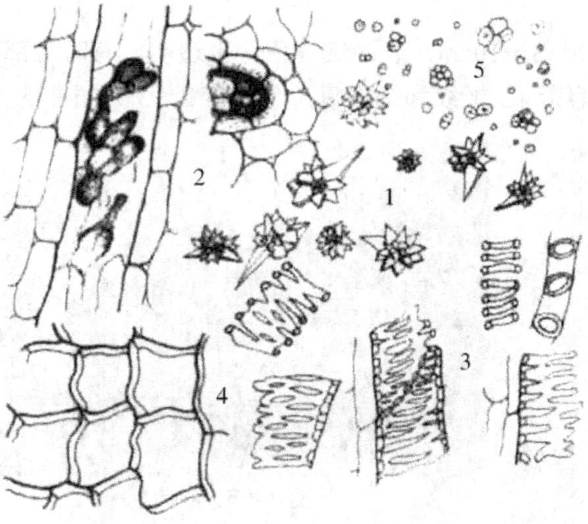

图4-57 生晒参粉末图

1. 草酸钙簇晶 2. 树脂道 3. 导管 4. 木栓细胞 5. 淀粉粒

【化学成分】主要含人参皂苷。2010版《中国药典》规定本品按干燥品计算，含人参皂苷 Rg_1（$C_{42}H_{72}O_{14}$）和人参皂苷 Re（$C_{48}H_{82}O_{18}$）的总量不得少于 0.30%，人参皂苷 Rb_1（$C_{54}H_{92}O_{23}$）不得少于 0.20%。

【理化鉴定】

（1）甾萜类反应：粉末的乙醇提取物滴加三氯化锑氯饱和溶液，蒸干，显紫色。

（2）薄层色谱：取本品粉末 1g，加三氯甲烷 40ml，加热回流 1h，弃去三氯甲烷液，药渣挥干溶剂，加水 0.5ml 搅拌湿润，加水饱和正丁醇 10ml，超声处理 30min，吸取上清液加 3 倍量氨试液，摇匀，放置分层，取上层液蒸干，残渣加甲醇 1ml 使溶解，作为供试品溶液。另取人参对照生药 1g，同法制成对照生药溶液。再取人参皂苷 Rb_1、人参皂苷 Re、人参皂苷 Rf 及人参皂苷 Rg_1 对照品，加甲醇制成每 1ml 各含 2mg 的混合溶液，作为对照品溶液。照薄层色谱法（2010版《中国药典》附录Ⅵ B）试验，吸取上述三种溶液各 1～2μl，分别点于同一硅胶 G 薄层板（厚 500μm）上，以三氯甲烷-乙酸乙酯-甲醇-水（15∶40∶22∶10）10℃以下放置的下层溶液为展开剂，展开，取出，晾干，喷以 10%硫酸乙醇溶液，在 105℃加热至斑点显色清晰，分别置日光及紫外光灯（365nm）下检视。供试品色谱中，在与对照生药和对照品色谱相应位置上，分别显相同颜色的斑点或荧光斑点。

【古今应用】甘、微苦，微温。归脾、肺、心、肾经。大补元气，复脉固脱，补脾益肺，生津养血，安神益智。用于体虚欲脱，肢冷脉微，脾虚食少，肺虚喘咳，津伤口渴，内热消渴，气血亏虚，久病虚羸，惊悸失眠，阳痿宫冷。用量 3～9g，另煎兑服；也可研粉吞服，一次 2g，一日 2 次。不宜与藜芦、五灵脂同用。

现代药理研究本品能增强机体各种有害因素的非特异性抵抗力，人参皂苷有抗疲劳、抗应激和抗突变作用。调节中枢神经系统的兴奋过程与抑制过程的平衡，减慢心率及抗心律失常，对骨髓的造血功能有保护和刺激作用，并有抑制血小板聚集、降血脂和抗动脉粥样硬化的作用，促性腺激素样作用，调整物质代谢，免疫增强和调节作用，抗衰老、抗肿瘤与保护肝脏等作用。

【附注】

（1）人参叶* Ginseng Folium 为五加科植物人参 *Panax ginseng* C．A. Mey.的干燥叶。秋季采收，晾干或烘干。常扎成小把，呈束状或扇状，长 12～35cm，掌状复叶带有长柄，暗绿色，3～6 枚轮生。小叶通常 5 枚，偶有 7 枚或 9 枚，呈卵形或倒卵形。基部的小叶长 2～8cm，宽 1～4cm；上部的小叶大小相近，长 4～16cm，宽 2～7cm。基部楔形，先端渐尖，边缘具细锯齿及刚毛，上表面叶脉生刚毛，下表面叶脉隆起。纸质，易碎。气清香，味微苦而甘。含人参皂苷。苦、甘，寒。归肺、胃经。补气，益肺，祛暑，生津。用于气虚咳嗽，暑热烦躁，津伤口渴，头目不清，四肢倦乏。用量 3～9g。不宜与藜芦、五灵脂同用。

根茎、茎、花蕾、果实中亦含多种人参皂苷，总皂苷含量均较人参高许多，药理作用也与人参相似，其中花、果和叶均已开发成多种保健品和化妆品。

（2）市场上最常见的是工艺参，即以小参的芦头经修剪再黏合在一起，形成长脖芦，冒充山参或林下参，实践工作中要加以注意。

（3）高丽参（朝鲜红参），来源与人参相同，产于朝鲜与韩国。有红参和白参两种。商品主流为红参，又称“别直参”，加工方法与中国红参相似，采收生长 6 年以上根及根茎，去除地上茎叶，除净泥土。蒸后，压成方柱形，干燥即为朝鲜红参。

本品为类方形，常具双芦，称“蝴蝶芦”；芦头与参体连接处平直，称“将军肩”或称“齐肩膀”；皮纹细腻，显黄色与红棕色交错的不规则细纵纹，称“蟋蟀纹”。断面平坦，红棕色呈角质状发亮，香气浓郁，味甘苦持久，嚼之不易溶化。

（4）西洋参* Panacis Quinquefolii Radix 为五加科植物西洋参 *Panax quinquefolium* L. 的干燥根。均系栽培品，秋季采挖，洗净，晒干或低温干燥。原主产加拿大和美国。现我国东北（吉林）、华北（河北）已引种栽培。呈纺锤形、圆柱形或圆锥形，长 3～12cm，直径 0.8～2cm。表面浅黄褐色或黄白色，可见横向环纹和线形皮孔状突起，并有细密浅纵皱纹和须根痕。主根中下部有一至数条侧根，多已折断。有的上端有根茎（芦头），环节明显，茎痕（芦碗）圆形或半圆形，具不定根（艼）或已折断。体重，质坚实，不易折断，断面平坦，浅黄白色，略显粉性，皮部可见黄棕色点状树脂道，形成层环纹棕黄色，木部略呈放射状纹理。气微而特异，味微苦、甘（图 4-58）。原皮西洋参和生晒参粗看极易混淆，工作中注意区分。

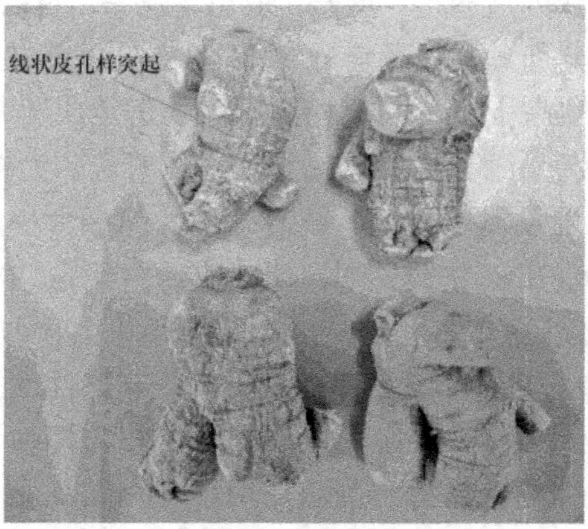

图 4-58 西洋参

甘、微苦，凉。归心、肺、肾经。补气养阴，清热生津。用于气虚阴亏，虚热烦倦，咳喘痰血，内热消渴，口燥咽干。用量 3～6g，另煎兑服。不宜与藜芦同用。现代药理研究本品具有镇静、抗惊厥、抗缺氧、抗应激、免疫增强作用以及增加心肌血流量、降低冠脉阻力、减少心肌耗氧量、抗心律失常等药理作用。

三七* Notoginseng Radix et Rhizoma

【来源】为五加科植物三七 *Panax notoginseng*（Burk.）F.H.Chen 的干燥根和根茎。

【产地】云南，广西，贵州，四川等省，但以云南文山所产的三七质量最好，为地道药材。

【采收加工】春季开花前采挖称“春七”，根饱满，质量好；11 月种子成熟后采挖称“冬七”，根质较次。挖取根后除去地上茎叶，洗净，分开主根、支根（称“筋条”）及茎基（称“剪口”），干燥。

【性状特征】

（1）主根：呈类圆锥形或圆柱形，长 1～6cm，直径 1～4cm。表面灰褐色或灰黄色，有断续的纵皱纹和支根痕。顶端有茎痕，周围有瘤状突起。体重，质坚实，断面灰绿色、黄绿色或灰白色，木部微呈放射状排列。气微，味苦回甜。

（2）筋条：呈圆柱形或圆锥形，长2～6cm，上端直径约0.8cm，下端直径约0.3cm。

（3）剪口：呈不规则的皱缩块状或条状，表面有数个明显的茎痕及环纹，断面中心灰绿色或白色，边缘深绿色或灰色。

传统鉴定以个大、体重、质坚、表面光滑、断面灰绿色或黄绿色者（铜皮铁骨）为优。（图4-59）

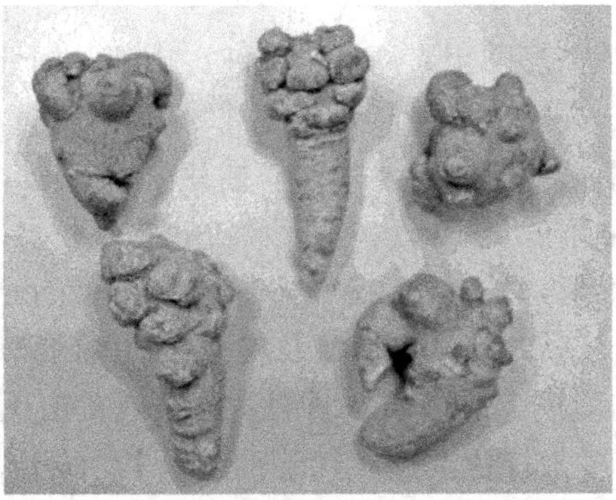

图4–59　三七

【显微特征】粉末灰黄色。淀粉粒甚多，单粒圆形、半圆形或圆多角形，直径4～30μm；复粒由2～10余分粒组成。树脂道碎片含黄色分泌物。梯纹导管、网纹导管及螺纹导管直径15～55μm。草酸钙簇晶少见，直径50～80μm。

【化学成分】含总皂苷。2010版《中国药典》规定本品按干燥品计算，含人参皂苷Rg_1（$C_{42}H_{72}O_{14}$）、人参皂苷Rb_1（$C_{54}H_{92}O_{23}$）及三七皂苷R_1（$C_{47}H_{80}O_{18}$）的总量不得少于5.0%。

【理化鉴定】取本品粉末0.5g，加水5滴，搅匀，再加以水饱和的正丁醇5ml，密塞，振摇10min，放置2h，离心，取上清液，加3倍量以正丁醇饱和的水，摇匀，放置使分层（必要时离心），取正丁醇层，蒸干，残渣加甲醇1ml使溶解，作为供试品溶液。另取人参皂苷Rb1对照品、人参皂苷Re对照品、人参皂苷Rg1对照品及三七皂苷R1对照品，加甲醇制成每1ml各含0.5mg的混合溶液，作为对照品溶液。照薄层色谱法（2010版《中国药典》附录Ⅵ B）试验，吸取上述两种溶液各1μl，分别点于同一硅胶G薄层板上，以三氯甲烷-乙酸乙酯-甲醇-水（15∶40∶22∶10）10℃以下放置的下层溶液为展开剂，展开，取出，晾干，喷以硫酸溶液（1→10），在105℃加热至斑点显色清晰。供试品色谱中，在与对照品色谱相应的位置上，显相同颜色的斑点；置紫外光灯（365nm）下检视，显相同的荧光斑点。

【古今应用】甘、微苦，温。归肝、胃经。散瘀止血，消肿定痛。用于咯血，吐血，衄血，便血，崩漏，外伤出血，胸腹刺痛，跌扑肿痛。用量3～9g；研粉吞服，一次1～3g。外用适量。孕妇慎用。

【附注】

（1）三七茎、叶、花均含皂苷类成分，并有类似三七的药理作用。

（2）近来市场上常见的伪品为经加工雕刻的莪术个货。实际工作中注意鉴别。

（3）菊科植物菊三七、景天科植物景天三七或费菜的根茎，民间习称“土三七”。呈拳形块状，表面灰棕色或棕黄色，全体有瘤状突起。质坚实，切断面淡黄色，中心有髓部。均不宜作三七药用。

白芷* Angelicae Dahuricae Radix

【来源】为伞形科植物白芷 *Angelica dahurica*（Fisch.ex Hoffm.）Benth. et Hook.f.，或杭白芷 *Angelica dahurica*（Fisch.ex Hoffm.）Benth.et Hook.f. var. *formosana*（Boiss.）Shan et Yuan 的干燥根。

【产地】白芷、川白芷主产四川、河南、浙江、山西、河北。杭白芷产于浙江、福建、台湾。

【采收加工】当年春播后到第二年春季（未抽芽前）采挖，除去残茎、须根及泥土（不用水洗），晒干或炕干。晒干或炕干。

【性状特征】呈长圆锥形，长 10～25cm，直径 1.5～2.5cm。表面灰棕色或黄棕色，根头部钝四棱形或近圆形，具纵皱纹、支根痕及皮孔样的横向突起（习称疙瘩丁），有的排列成四纵行。顶端有凹陷的茎痕。质坚实，断面黄白色或灰白色，油润，形成层环棕色，近方形或近圆形，皮部散有多数棕色油点。气芳香，味辛，微苦。（图 4-60，图 4-61）

传统鉴定以粗壮、坚实、粉性足、油点多、香气浓者为优。

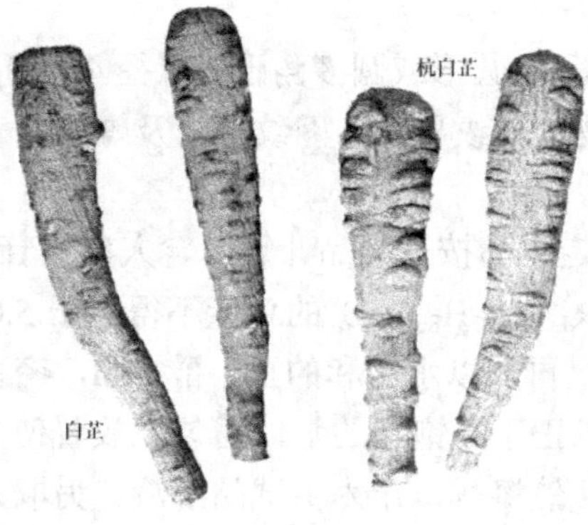

图 4-60 白芷

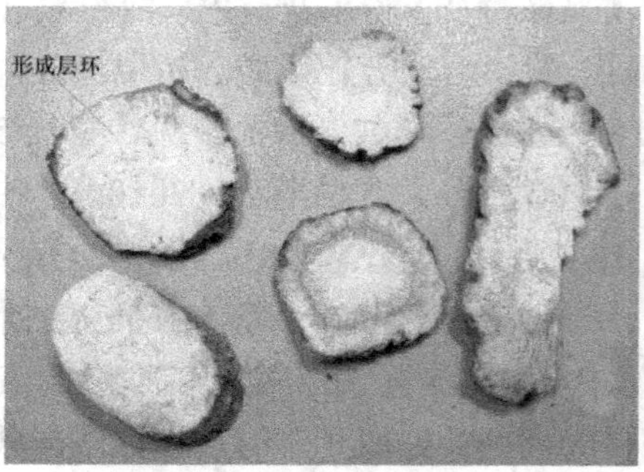

图 4-61 白芷饮片

【显微特征】粉末：黄白色。淀粉粒甚多，单粒圆球形、多角形、椭圆形或盔帽形，直径 3～25μm，脐点点状、裂缝状、十字状、三叉状、星状或人字状；复粒多由 2～12 分粒组成。网纹导管、螺纹导管直径 10～85μm。木栓细胞多角形或类长方形，淡黄棕色。油管多已破碎，含淡黄棕色分泌物。

【化学成分】挥发油，香豆精衍生物。2010 版《中国药典》规定本品按干燥品计算，含欧前胡素（$C_{16}H_{14}O_4$）不得少于 0.080%。

【理化鉴定】

（1）取粉末 0.5g，加乙醚适量冷浸，振摇后过滤，取滤液 2 滴，滴于滤纸上，置紫外光灯下观察，显蓝色荧光。（香豆素类荧光反应）

（2）异羟肟酸铁反应：取粉末 0.5g，加乙醚 3ml，振摇 5min 后，静置 20min，分取上层清液 1ml，加 7%盐酸羟胺甲醇溶液与 20%氢氧化钾的甲醇溶液各 2～3 滴，摇匀，在水浴上微热，冷却后，加稀盐酸调节 pH 值至 3～4，再加 1%三氯化铁乙醇溶液 1～2 滴，显

紫红色。（检查香豆素类）

（3）薄层色谱：取本品粉末 0.5g，加乙醚 10ml，浸泡 1h，时时振摇，过滤，滤液挥干，残渣加乙酸乙酯 1ml 使溶解，作为供试品溶液。另取白芷对照生药 0.5g，同法制成对照生药溶液。另取欧前胡素对照品、异欧前胡素对照品，加乙酸乙酯制成每 1ml 各含 1mg 的混合溶液，作为对照品溶液。照薄层色谱法（2010 版《中国药典》附录Ⅵ B）试验，吸取上述三种溶液各 4μl，分别点于同一硅胶 G 薄层板上。以石油醚（30～60℃）-乙醚（3∶2）为展开剂，在 25℃以下展开，取出，晾干，置紫外光灯（365nm）下检视。供试品色谱中，在与对照生药和对照品色谱相应的位置上，显相同颜色的荧光斑点。

【古今应用】辛，温。归胃、大肠、 肺经。解表散寒，祛风止痛，宣通鼻窍，燥湿止带，消肿排脓。用于感冒头痛，眉棱骨痛，鼻塞流涕，鼻鼽，鼻渊，牙痛，带下，疮疡肿痛。用量 3～10g。现代药理研究本品具有抗炎、解热镇痛、解痉、抗菌、抗癌、抗辐射作用。

【附注】以硫黄熏透后，断面显粉性。

当归* Angelicae Sinensis Radix

【来源】为伞形科植物当归 *Angelica sinensis*（Oliv.）Diels 的干燥根。

【产地】主要栽培于甘肃岷县、武都、漳县、成县、宕昌、舟曲、文县等地，以甘肃岷县和宕昌产量多，质量佳。

【采收加工】选生长 2 年以上者，秋末采挖，除去须根及泥沙，待水分稍蒸发后，捆成小把，上棚，用烟火慢慢熏干。当归不宜太阳晒，否则易枯硬如干柴，也不宜用煤火熏，否则色泽发黑，均影响质量。饮片临床有当归、酒当归两种炮制规格。

【性状特征】略呈圆柱形，下部有支根 3～5 条或更多，长 15～25cm。表面黄棕色至棕褐色，具纵皱纹及横长皮孔样突起。根头（归头）直径 1.5～4cm，具环纹，上端圆钝，有紫色或黄绿色的茎及叶鞘的残基；主根（归身）表面凹凸不平；支根（归尾）直径 0.3～1cm，上粗下细，多扭曲，有少数须根痕。质柔韧，断面黄白色或淡黄棕色，皮部厚，有裂隙及多数棕色点状分泌腔，木部色较淡，形成层环黄棕色。有浓郁的香气，味甘、辛、微苦。

传统鉴定以主根粗长、油润、外皮黄棕色、断面黄白色、香气浓、味甘者为优。柴性大、干枯无油或断面呈绿褐色者不可供药用。（图 4-62，图 4-63）

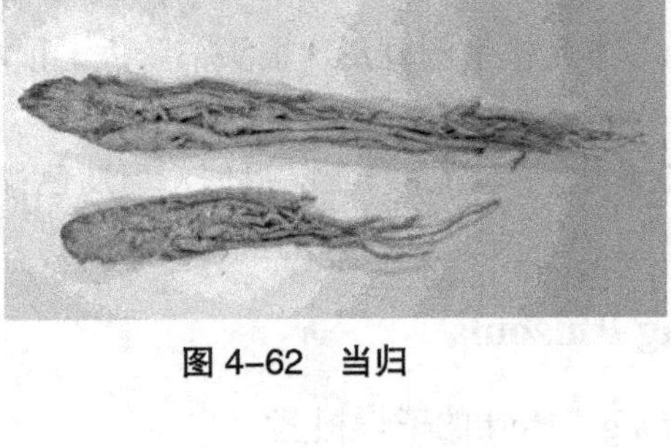

图 4-62　当归

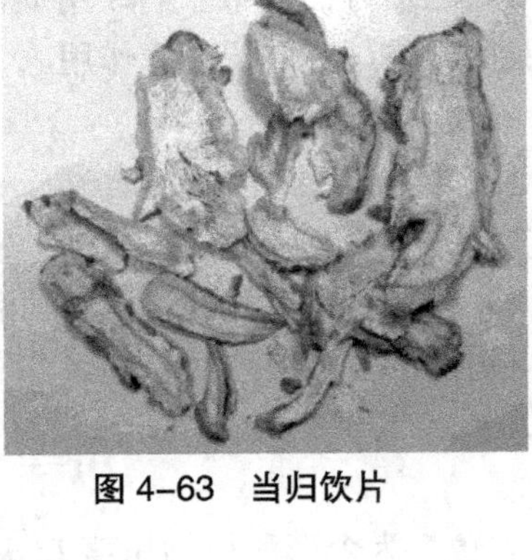

图 4-63　当归饮片

【显微特征】横切面：木栓层为数列细胞。栓内层窄，有少数油室。韧皮部宽广，多裂隙，油室和油管类圆形，直径25～160μm，外侧较大，向内渐小，周围分泌细胞6～9个。形成层成环。木质部射线宽3～5列细胞；导管单个散在或2～3个相聚，呈放射状排列；薄壁细胞含淀粉粒。

粉末：淡黄棕色。韧皮薄壁细胞纺锤形，壁略厚，表面有极微细的斜向交错纹理，有时可见菲薄的横隔。梯纹导管和网纹导管多见，直径约至80μm。有时可见油室碎片。

【化学成分】主要含挥发油和水溶液性成分。2010版《中国药典》规定本品含挥发油不得少于0.4%（ml/g）。含阿魏酸（$C_{10}H_{10}O_4$）不得少于0.050%。

【理化鉴定】

（1）本品横切面加碘试液1～2滴，皮部逐渐显出星星点点的蓝色。

（2）薄层色谱：取本品粉末0.5g，加乙醚20ml，超声处理10min，过滤，滤液蒸干，残渣加乙醇1ml使溶解，作为供试品溶液。另取当归对照生药0.5g，同法制成对照生药溶液。照薄层色谱法（2010版药典附录Ⅵ B）试验吸取上述两种溶液各10μl，分别点于同一硅胶G薄层板上，以正己烷-乙酸乙酯（4∶1）为展开剂，展开，取出，晾干，置紫外光灯（365nm）下检视。供试品色谱中，在与对照生药色谱相应的位置上，显相同颜色的荧光斑点。

取本品粉末3g，加1%碳酸氢钠溶液50ml，超声处理10min，离心取上清液用稀盐酸调节pH值至2～3，用乙醚振摇提取2次，每次20ml，合并乙醚液，挥干，残渣加甲醇1ml使溶解，作为供试品溶液。另取阿魏酸对照品，藁本内酯对照品，加甲醇制成每1ml含1mg的溶液，作为对照品溶液。照薄层色谱法（2010版《中国药典》附录Ⅵ B）试验，吸取上述三种溶液各10μl，分别点于同一硅胶G薄层板上，以环己烷-二氯甲烷-乙酸乙酯甲酸（4∶1∶1∶0.1）为展开剂，展开，取出，晾干，置紫外光灯（365nm）下检视。供试品色谱中，在与对照品色谱相应的位置上，显相同颜色的荧光斑点。

【古今应用】甘、辛，温。归肝、心、脾经。补血活血，调经止痛，润肠通便。用于血虚萎黄，眩晕心悸，月经不调，经闭痛经，虚寒腹痛，风湿痹痛，跌扑损伤，痈疽疮疡，肠燥便秘。酒当归活血通经。用于经闭痛经，风湿痹痛，跌扑损伤。用量6～12g。

现代药理研究本品能增加心肌血液供给，降低心肌耗氧量，降低血管阻力，增加循环血流量，并能抗心律失常，抑制血小板聚集。对外周血管有明显扩张作用。促进血红蛋白及红细胞的生成，具抗贫血作用。能改善肺通气功能，提高机体防御能力，并具有降低血压作用。能多方面调节子宫平滑肌活动。降血脂、抗氧化、清除自由基、抗辐射、免疫增强、保护肝脏与广谱抗菌等作用。

【附注】

（1）混淆品：欧当归 *Levisticum offcinale* Koch，本品根呈圆柱形，根头部膨大，顶端有两个以上的茎痕及叶柄残基。

（2）近来多有用甘肃栽培的独活片混入当归饮片中，其断面与正品近似，但皮色稍淡、气味有别，实践中应注意鉴别。

川芎* Chuanxiong Rhizoma

【来源】为伞形科植物川芎 *Ligusticum chuanxiong* Hort.的干燥根茎。

【产地】主产于四川灌县、崇庆，产量大，品质优。

【采收加工】平原栽培者于栽后第二年 5～6 月间，当茎上的节盘显著突出，并略带紫色时采挖；山地栽培者于 8～9 月采挖，除去泥沙，晒后以小火烘干，再去须根，不宜日光暴晒或急火烘干，以免影响色泽和质量。

【性状特征】为不规则结节状拳形团块，直径 2～7cm。表面黄褐色，粗糙皱缩，有多数平行隆起的轮节，顶端有凹陷的类圆形茎痕，下侧及轮节上有多数小瘤状根痕。质坚实不易折断，断面黄白色或灰黄色，散有黄棕色的油室，形成层环呈波状。气浓香，味苦、辛，稍有麻舌感，微回甜。（图 4-64，图 4-65）

传统鉴定以个大饱满、质坚实、断面色黄白、香气浓、油性大者为优。

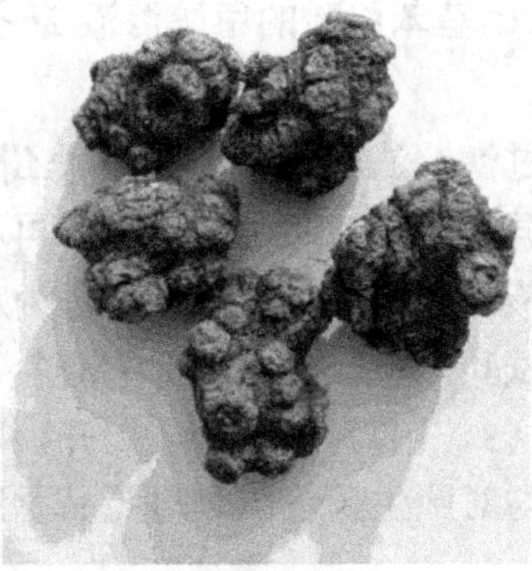

图 4-64　川芎

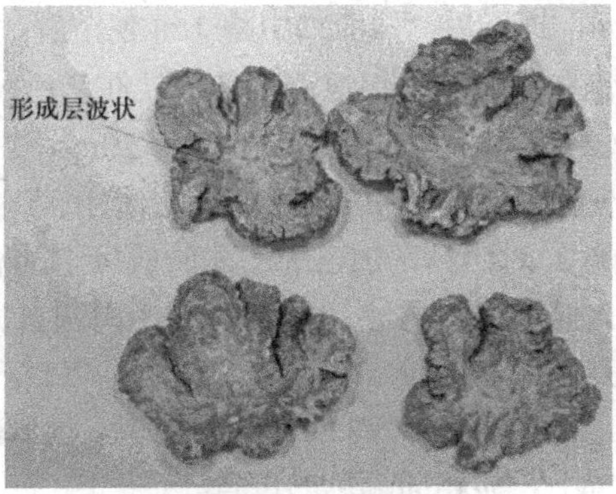

图 4-65　川芎饮片

【显微鉴别】横切面：木栓层为 10 余列细胞。皮层狭窄，散有根迹维管束，其形成层明显。韧皮部宽广，形成层环波状或不规则多角形。木质部导管多角形或类圆形，大多单列或排成“V”形，偶有木纤维束。髓部较大。薄壁组织中散有多数油室，类圆形、椭圆形或形状不规则，淡黄棕色，靠近形成层的油室小，向外渐大；薄壁细胞中富含淀粉粒，有的薄壁细胞中含草酸钙晶体，呈类圆形团块或类簇晶状。（图 4-66）

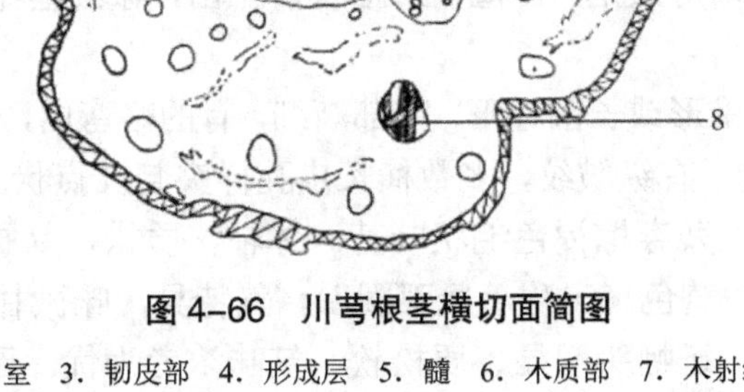

图 4-66　川芎根茎横切面简图

1. 木栓层　2. 油室　3. 韧皮部　4. 形成层　5. 髓　6. 木质部　7. 木射线　8. 根迹维管束

粉末：淡黄棕色或灰棕色。淀粉粒较多，单粒椭圆形、长圆形、类圆形、卵圆形或肾形，直径 5～16μm，长约 21μm，脐点点状、长缝状或人字状；偶见复粒，由 2～4 分粒组成。草酸钙晶体存在于薄壁细胞中，呈类圆形团块或类簇晶状，直径 10～25μm。木栓细胞深黄棕色，表面观呈多角形，微波状弯曲。油室多已破碎，偶可见油室碎片，分泌细胞壁薄，含有较多的油滴。导管主为螺纹导管，亦有网纹导管及梯纹导管，直径 14～50μm。

【化学成分】含挥发油、生物碱、酚类及有机酸类等。2010 版《中国药典》规定本品按干燥品计算，含阿魏酸（$C_{10}H_{10}O_4$）不得少于 0.10%。

【理化鉴定】

（1）取本品粉末 1g，加石油醚（30～60℃）5ml，放置 10h，时时振摇，静置，取上清液 1ml，挥干后，残渣加甲醇 1ml 使溶解，再加 2%3,5-二硝基苯甲酸的甲醇溶液 2～3 滴与甲醇饱和的氢氧化钾溶液 2 滴，显红紫色。

（2）取本品粉末 1g，加乙醚 20ml，加热回流 1h，过滤，滤液挥干，残渣加乙酸乙酯 2ml 使溶解，作为供试品溶液。另取川芎对照生药 1g，同法制成对照生药溶液。再取欧当归内酯 A 对照品，加乙酸乙酯制成每 1ml 含 0.1mg 的溶液（置棕色量瓶中），作为对照品溶液。照薄层色谱法（2010 版《中国药典》附录Ⅵ B）试验，吸取上述三种溶液各 10 μl，分别点于同一硅胶 GF_{254} 薄层板上，以正己烷-乙酸乙酯（3∶1）为展开剂，展开，取出，晾干，置紫外光灯（254nm）下检视。供试品色谱中，在与对照生药色谱和对照品色谱相应的位置上，显相同颜色的斑点。

【古今应用】辛，温。归肝、胆、心包经。活血行气，祛风止痛。用于胸痹心痛，胸胁刺痛，跌扑肿痛，月经不调，经闭痛经，癥瘕腹痛，头痛，风湿痹痛。用量 3～10g。

现代药理研究本品具有扩张冠状动脉、显著增加冠脉血流量、改善循环、抗血栓、镇静、抗放射及抗菌等作用。

【附注】

（1）奶芎，系栽培川芎用的芎苓子，断面奶白色。

（2）有用川芎个子挂上泥浆增重后再切成饮片的情况，实践中应注意鉴别。

防风* Saposhnikoviae Radix

【来源】为伞形科植物防风 *Saposhnikovia divaricata* （Turcz.） Schischk.的干燥根。

【产地】主产于东北三省，内蒙古亦产，其中黑龙江产量大，品质优，销全国，为道地药材，习称“关防风”。

【采收加工】春、秋均可采挖，在植物未抽苔前挖出，除去茎叶及泥土，先晒至八成干，捆把后，再晒至足干。

【性状特征】呈长圆锥形或长圆柱形，下部渐细，有的略弯曲，长 15～30cm，直径 0.5～2cm。表面灰棕色，粗糙，有纵皱纹，多数横长皮孔样突起及点状的细根痕。根头部有明显密集的环纹，有的环纹上残存棕褐色毛状叶基。体轻，质松，易折断，断面不平坦，皮部浅棕色，有裂隙，木部浅黄色（习称“凤眼圈”）。气特异，味微甘。（图 4-67，图 4-68）

传统鉴定以条粗壮、蚯蚓头明显、质松软、气味浓者为优。已抽苔、质坚硬、有柴性成空心者质次，不作药用。

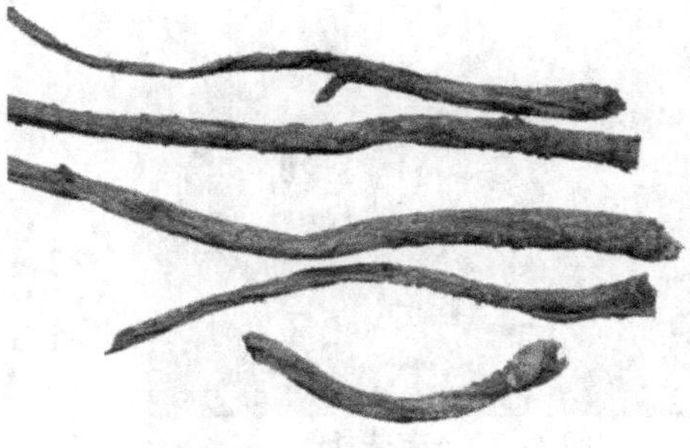

图 4-67　防风

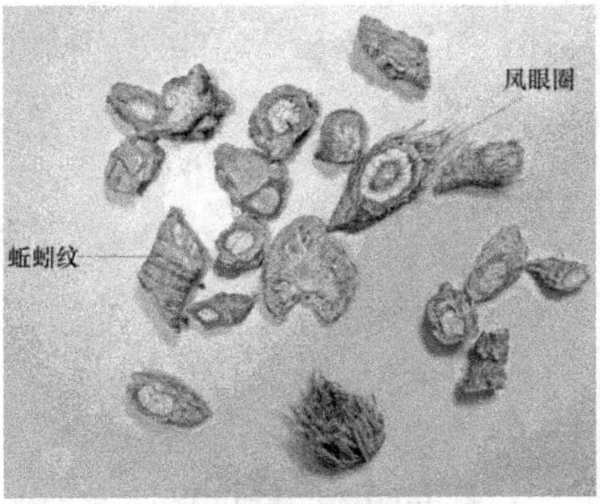

图 4-68　防风饮片

【显微特征】横切面：木栓层为 5～30 列细胞。栓内层窄，有较大的椭圆形油管。韧皮部较宽，有多数类圆形油管，周围分泌细胞 4～8 个，管内可见金黄色分泌物；射线多弯曲，外侧常成裂隙。形成层明显。木质部导管甚多，呈放射状排列。根头处有髓，薄壁组织中偶见石细胞。

粉末：淡棕色。油管直径 17～60μm，充满金黄色分泌物。叶基维管束常伴有纤维束。网纹导管直径 14～85μm。石细胞少见，黄绿色，长圆形或类长方形，壁较厚。

【化学成分】根含挥发油，香豆精。2010 版《中国药典》规定本品按干燥品计算，含升麻素苷（$C_{22}H_{28}O_{11}$）和 5-0-甲基维斯阿米醇苷（$C_{22}H_{28}O_{10}$）的总量不得少于 0.24%。

【古今应用】辛、甘，微温。归膀胱、肝、脾经。祛风解表，胜湿止痛，止痉。用于感冒头痛，风湿痹痛，风疹瘙痒，破伤风。用量 5～10g。

现代药理研究本品具有解热、镇痛、抗惊厥、抗菌、抗炎、抗病原微生物等作用。

【附注】

（1）关防风的新鲜断面没有“凤眼圈”，“凤眼圈”是切片后闷堆而出。

（2）河北栽培的防风，其根部粗壮、断面无裂隙，气味偏浊，性状改变较大。

柴胡* Bupleuri Radix

【来源】为伞形科植物柴胡 *Bupleurum chinense* DC.或狭叶柴胡 *B. scorzonerifolium* Willd.的干燥根。前者习称“北柴胡”（硬柴胡），后者习称“南柴胡”（红柴胡）。

【产地】北柴胡主产于河北、辽宁、河南、陕西；南柴胡主产于东北。

【采收加工】一般生长 2～3 年即可采收。于春初发芽前或秋末落叶后挖根部。除净茎苗（若用茎苗时，须切割后烘干捆成把），去净泥土晒干即可。饮片临床有北柴胡、醋北柴胡、南柴胡、醋南柴胡四种炮制规格。

【性状特征】

（1）北柴胡：根圆柱形或长圆锥形，下部有分枝，长 6～15cm，直径 0.3～0.8cm。根头膨大，顶端残留 3～15 个茎基或短纤维状叶基。表面棕褐色或浅棕色，有纵皱纹、支根痕及皮孔。质硬而韧，不易折断，断面显片状纤维性。皮部浅棕色，木部黄白色。气微香，味微苦。（图 4-69）

（2）南柴胡：根较细，常弯曲，分枝少，表面棕褐色或红棕色，有深皱纹，近根头处多具细密环纹，顶端有多数细毛状枯叶纤维，质较脆，易折断，断面略平坦，不显纤维性，具败油气。（图 4-70）

传统鉴定以条粗长、残留苗茎短、须根少者为优。北柴胡质量较好。

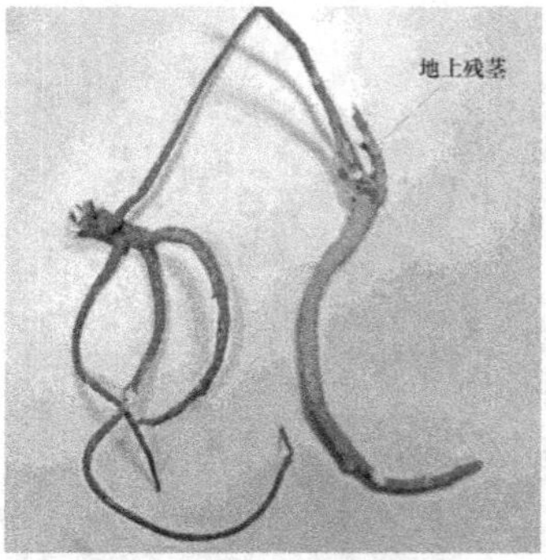

图 4-69 北柴胡

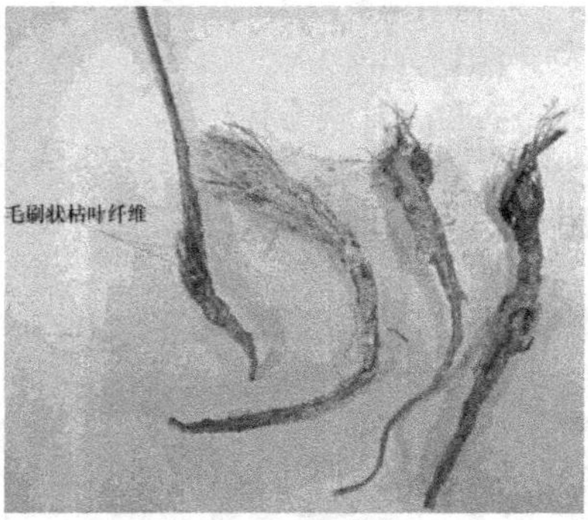

图 4-70 南柴胡

【化学成分】根含三萜皂苷，少量挥发油、甾醇类及多糖；地上部分主要含黄酮类。2010版《中国药典》规定本品按干燥品计算，含柴胡皂苷 a（$C_{42}H_{68}O_{13}$）和柴胡皂苷 d（$C_{42}H_{68}O_{13}$）的总量不得少于 0.30%。

【理化鉴定】薄层色谱：取本品粉末 0.5g，加甲醇 20ml，超声处理 10min，过滤，滤液浓缩至约 5ml，作为供试品溶液。另取北柴胡对照生药 0.5g，同法制成对照生药溶液。再取柴胡皂苷 α 对照品、柴胡皂苷 d 对照品，加甲醇制成每 1ml 各含 0.5mg 的混合溶液，作为对照品溶液。照薄层色谱法（2010 版《中国药典》附录Ⅵ B）试验。吸取上述三种溶液各 5μl，分别点于同一硅胶 G 薄层板上．以乙酸乙酯-乙醇-水（8∶2∶1）为展开剂，展开，取出，晾干。喷以 2%对二甲氨基苯甲醛的 40%硫酸溶液，在 60℃加热至斑点显色清晰，置日光及紫外光灯（365nm）下检视。供试品色谱中，在与对照生药及对照品色谱相应的位置上，显相同颜色的斑点或荧光斑点。

【古今应用】辛、苦，微寒。归肝、胆、肺经。疏散退热，疏肝解郁，升举阳气。用于感冒发热，寒热往来，胸胁胀痛，月经不调，子宫脱垂，脱肛等。用量 3～10g。

现代药理研究本品具有解热、镇静与镇痛、抗肝损伤、抗炎、预防消化道溃疡、抗菌、抗病毒及抗肿瘤作用。

【附注】

（1）柴胡的栽培品，其地上茎明显较粗，可以做为鉴别点。

（2）柴胡的混淆品甚多，其中大叶柴胡 *Bupleurum longiradiatum* Turcz.有毒，不可当柴胡用。大叶柴胡根茎有密集的环节、断面中空，香气较浓。（图 4-71）

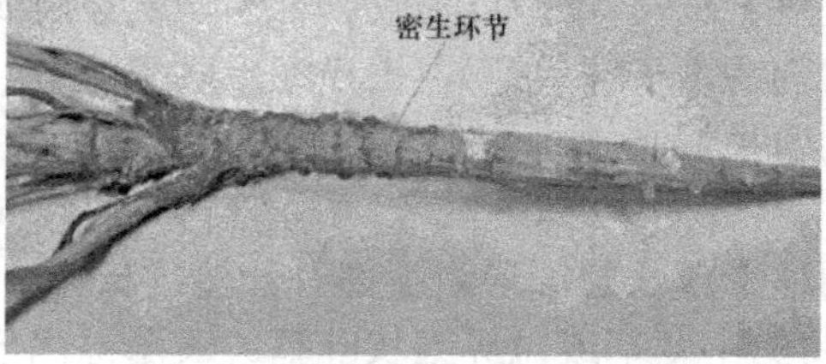

图 4-71 大叶柴胡

龙胆* Gentianae Radix et Rhizoma

【来源】为龙胆科植物龙胆 *Gentiana scabra* Bge.、条叶龙胆 *Gentiana manshurica* Kitag.、三花龙胆 *Gentiana triflora* Pall.和坚龙胆 *Gentiana rigescens* Franch.的干燥根和根茎。前三种习称“龙胆”或“北龙胆”，后一种习称“坚龙胆”。

【产地】条叶龙胆主产于东北地区，河南、江苏、江西、湖南、广东、广西等省区亦产。龙胆主产东北地区，全国除西北及西藏外均产。三花龙胆主产东北及内蒙古等省区。坚龙胆主产云南省。

【采收加工】春、秋季来挖，洗净，干燥。以秋季采挖的质量较好。

【性状特征】

（1）龙胆：根茎呈不规则的块状，长1～3cm，直径0.3～1cm；表面暗灰棕色或深棕色。上端有茎痕或残留茎基，周围和下端着生多数细长的根。根圆柱形，略扭曲，长10～20cm，直径0.2～0.5cm；表面淡黄色或黄棕色，上部多有显著的横皱纹，下部较细，有纵皱纹及支根痕。质脆，易折断，断面略平坦，皮部黄白色或淡黄棕色，木部色较浅，呈点状环列。气微，味甚苦。（图4-72）

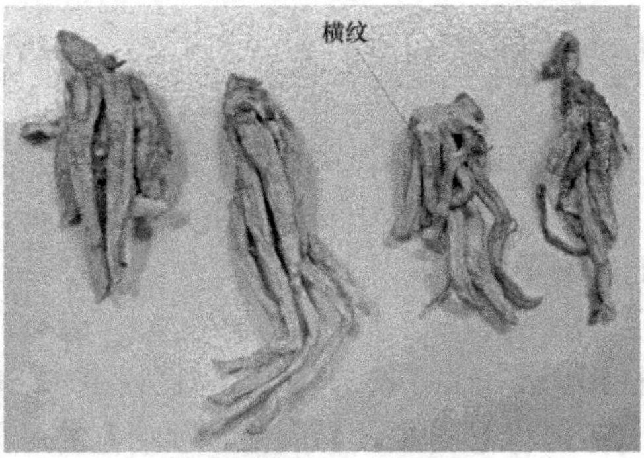

图4-72 龙胆

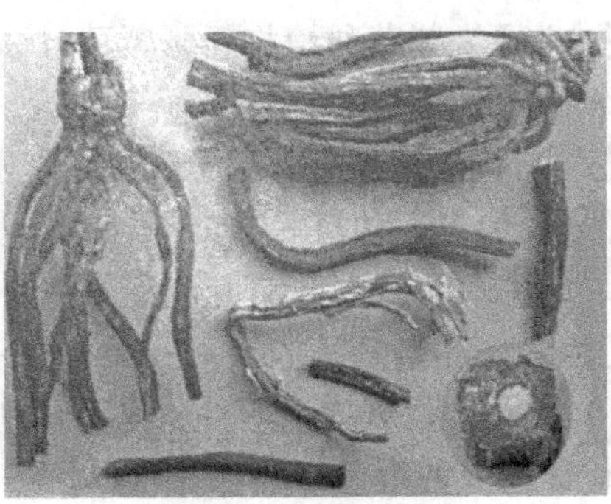

图4-73 坚龙胆

（2）坚龙胆：表面无横皱纹，外皮膜质，易脱落，木部黄白色，易与皮部分离。（图4-73）

传统鉴定以根粗长、无碎断、苦味浓者为优。

【显微特征】横切面。

（1）龙胆：表皮细胞有时残存，外壁较厚。皮层窄；外皮层细胞类方形，壁稍厚，木栓化；内皮层细胞切向延长，每一细胞由纵向壁分隔成数个类方形小细胞。韧皮部宽广，有裂隙。形成层不甚明显。木质部导管3～10个群束。髓部明显。薄壁细胞含细小草酸钙针晶。（图4-74）

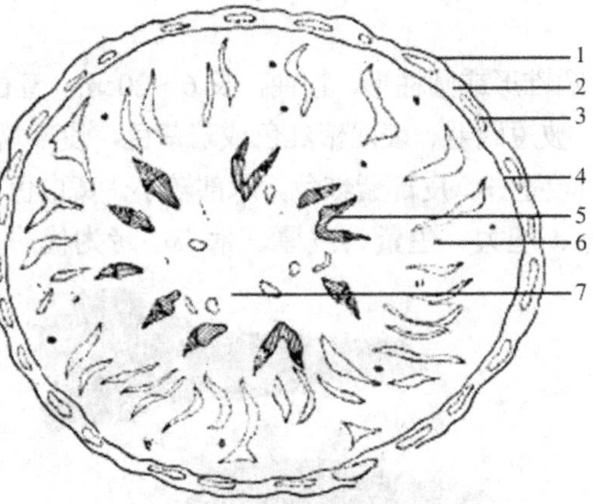

图4-74 龙胆根横切面简图

1．外皮层 2．皮层 3．裂隙 4．内皮层 5．木质部 6．筛管群 7．髓

（2）坚龙胆：内皮层以外组织多已脱落。木质部导管发达，均匀密布。无髓部。

【化学成分】龙胆苦苷、龙胆碱。2010 版《中国药典》规定本品按干燥品计算，龙胆含龙胆苦苷（$C_{16}H_{20}O_9$）不得少于 3.0%；坚龙胆含龙胆苦苷（$C_{16}H_{20}O_9$）不得少于 1.5%。

【古今应用】苦，寒。归肝、胆经。清热燥湿，泻肝胆火。用于湿热黄疸，阴肿阴痒，带下，湿疹瘙痒，肝火目赤，耳鸣耳聋，胁痛口苦，强中，惊风抽搐。用量 3～6g。

现代药理研究本品具有保肝利胆、抗炎、抗菌、降压、镇静、镇痛、抗肿瘤及健胃等作用。

【附注】近来商品中多有以牛膝的细根或须根掺入北龙胆，其断面结构与北龙胆迥然有别，可资区别。

紫草* Arnebiae Radix

【来源】为紫草科植物新疆紫草 *Arnebia euchroma*（Royle）Johnst. 或内蒙紫草 *Arnebia guttata* Bunge.的干燥根。

【产地】新疆紫草主产于新疆，产量大，质量佳；内蒙紫草主产于东北及华北。

【采收加工】种植后第二年 10 月中下旬即可采收。采收时连同地上茎一起挖出，去净泥土，切忌水洗，去掉地上茎及芦头，捆成小把，晒干即可。

【性状特征】

（1）新疆紫草（软紫草）：呈不规则的长圆柱形，多扭曲，长 7～20cm，直径 1～2.5cm。表面紫红色或紫褐色，皮部疏松，呈条形片状，常 10 余层重叠，易剥落。顶端有的可见分歧的茎残基。体轻，质松软，易折断，断面不整齐，木部较小，黄白色或黄色。气特异，味微苦、涩。（图 4-75）

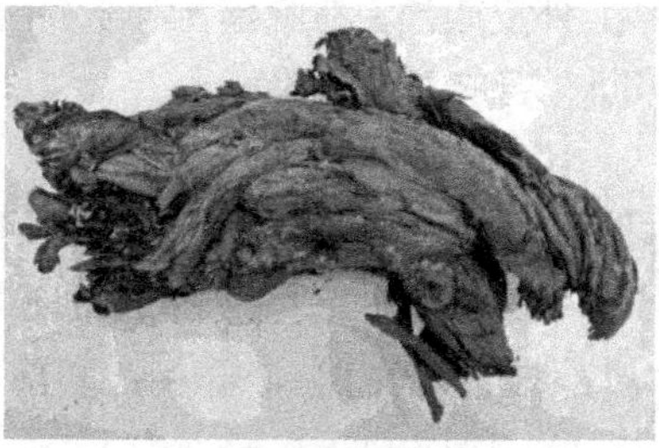

图 4-75 新疆紫草

（2）内蒙紫草：呈圆锥形或圆柱形，扭曲，长 6～20cm，直径 0.5～4cm。根头部略粗大，顶端有残茎 1 个或多个，被短硬毛。表面紫红色或暗紫色，皮部略薄，常数层相叠，易剥离。质硬而脆，易折断，断面较整齐，皮部紫红色，木部较小，黄白色。气特异，味涩。（图 4-76）

传统鉴定以条粗长、肥大、色紫、皮厚、木心小者为优。

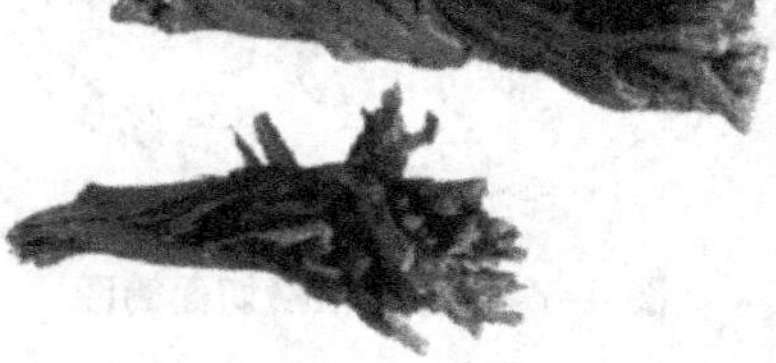

图 4-76 内蒙紫草

【显微特征】粉末：深紫红色。非腺毛单细胞，直径 13～56μm，基部膨大成喇叭状，壁具纵细条纹，有的胞腔内含紫红色色素。栓化细胞红棕色，表面观呈多角形或圆多角形，含紫红色色素。薄壁细胞较多，淡棕色或无色，大多充满紫红色色素。导管主为网纹导管，少有具缘纹孔导管，直径 7～110μm。

【化学成分】含多种萘醌类素。2010 版《中国药典》规定本品按干燥品计算，含 β，β'-二甲基丙烯酰阿卡宁（$C_{21}H_{22}O_6$）不得少于 0.30%。

【理化鉴定】取本品粉末 0.5g，加石油醚（60～90℃）20ml，超声处理 20min，过滤，滤液浓缩至 1ml，作为供试品溶液。另取紫草对照生药 0.5g，同法制成对照生药溶液。照薄层色谱法（2010 版《中国药典》附录Ⅵ B）试验，吸取上述两种溶液各 4μl，分别点于同一硅胶 G 薄层板上，以环己烷-甲苯-乙酸乙酯-甲酸（5∶5∶0.5∶0.1）为展开剂，展开，取出，晾干。供试品色谱中，在与对照生药色谱相应的位置上，显相同的紫红色斑点；再喷以 10%氢氧化钾甲醇溶液，斑点变为蓝色。

【古今应用】甘、咸，寒。归心、肝经。清热凉血，活血解毒，透疹消斑。用于血热毒盛，斑疹紫黑，麻疹不透，疮疡，湿疹，水火烫伤。用量 5～10g。外用适量，熬膏或用植物油浸泡涂擦。

现代药理研究本品具有抗病原微生物、抗炎、抗生育、止血、抗癌、降血糖、解热以及兴奋心脏等作用。

【附注】自 2005 版《中国药典》，硬紫草已不做为紫草的来源。

丹参* Salviae Miltiorrhizae Radix et Rhizoma

【来源】为唇形科植物丹参 *Salvia miltiorrhiza* Bge.的干燥根及根茎。

【产地】主产于山东、河北、安徽、河南、四川、江苏，销全国，主为栽培，全国各地有少部分野生。

【采收加工】冬季采挖，除去茎叶，晒干，或先堆积发热，使内部变为紫黑色，再晒干。饮片临床有丹参、酒丹参两种炮制规格。

【性状特征】根茎短粗，顶端有时残留茎基。根数条，长圆柱形，略弯曲，有的分枝并具须状细根，长 10～20cm，直径 0.3～1cm。表面棕红色或暗棕红色，粗糙，具纵皱纹。老根外皮疏松，多显紫棕色，常呈鳞片状剥落。质硬而脆，断面疏松，有裂隙或略平整而致密，皮部棕红色，木部灰黄色或紫褐色，导管束黄白色，呈放射状排列。气微，味微苦涩。传统鉴定以条粗壮、紫红色者为优。

栽培品较粗壮，直径 0.5～1.5cm。表面红棕色，具纵皱，外皮紧贴不易剥落。质坚实，断面较平整，略呈角质样。（图 4-77，图 4-78）

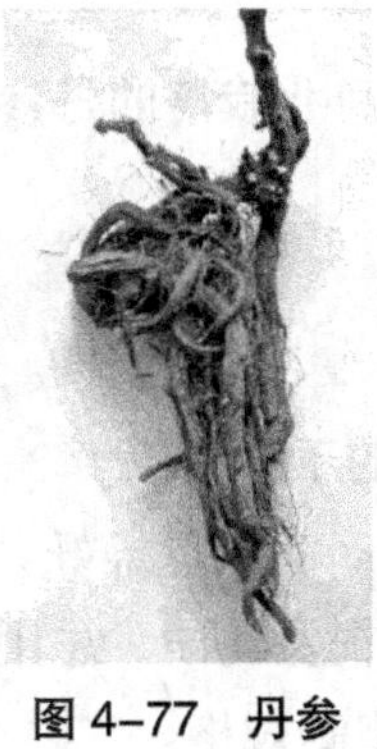

图 4-77　丹参

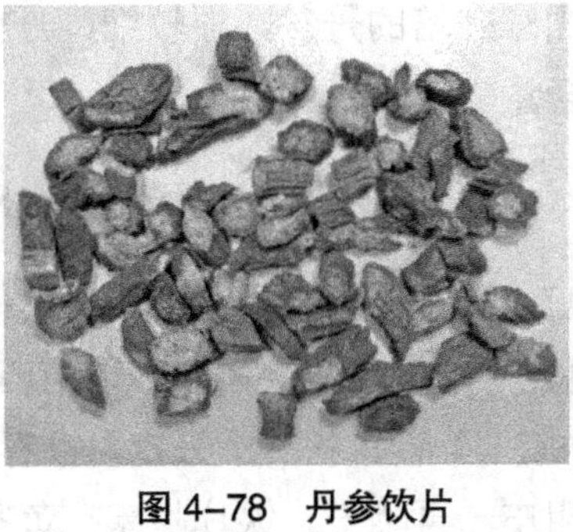

图 4-78　丹参饮片

【显微特征】粉末红棕色。石细胞类圆形、类三角形、类长方形或不规则形，也有延长呈纤维状，边缘不平整，直径14～70μm，长可达257μm，孔沟明显，有的胞腔内含黄棕色物。木纤维多为纤维管胞，长梭形，末端斜尖或钝圆，直径12～27μm，具缘纹孔点状，纹孔斜裂缝状或十字形，孔沟稀疏。网纹导管和具缘纹孔导管直径11～60μm。

【化学成分】主要含二萜类色素及水溶性酚性成分。2010版《中国药典》规定本品含丹参酮ⅡA（$C_{19}H_{18}O_3$）不得少于0.20%。

【理化鉴定】薄层色谱：取本品粉末1g，加乙醚5ml，振摇，放置1h，过滤，滤液挥干，残渣加乙酸乙酯1ml使溶解，作为供试品溶液。另取丹参对照药材1g，同法制成对照生药溶液。再取丹参酮Ⅱ A对照品，加乙酸乙酯制成每1ml含2mg的溶液，作为对照品溶液。照薄层色谱法（2010版《中国药典》附录Ⅵ B）试验，吸取上述三种溶液各5μl，分别点于同一硅胶G薄层板上，以石油醚（60～90℃）-乙酸乙酯（4∶1）为展开剂，展开，取出，晾干。供试品色谱中，在与对照生药色谱相应的位置上，显相同颜色的斑点；在与对照品色谱相应的位置上，显相同的暗红色斑点。

取本品粉末0.2g，加75%甲醇25ml，加热回流1h，滤过，滤液浓缩至1ml，作为供试品溶液。另取丹酚酸B对照品，加75%甲醇制成每1ml含2mg的溶液，作为对照品溶液。照薄层色谱法（2010版《中国药典》附录Ⅵ B）试验，吸取上述两种溶液各5μl，分别点于同一硅胶GF_{254}薄层板上，以甲苯-三氯甲烷-乙酸乙酯-甲醇-甲酸（2∶3∶4∶0.5∶2）为展开剂，展开，取出，晾干，置紫外光灯（254nm）下检视。供试品色谱中，在与对照品色谱相应的位置上，显相同颜色的斑点。

【古今应用】苦，微寒。归心、肝经。活血祛瘀，通经止痛，清心除烦，凉血消痈。用于胸痹心痛，脘腹胁痛，癥瘕积聚，热痹疼痛，心烦不眠，月经不调，痛经经闭，疮疡肿痛。用量10～15g。不宜与藜芦同用。

现代药理研究本品具有扩张冠状动脉，显著增加冠脉流量，对抗心肌缺血，缩小心肌梗死范围，改善内脏及外周微循环障碍。降低血液粘度、抑制凝血、激活纤溶、促进纤维蛋白溶解、对抗血栓形成、抑菌作用、保护肝脏、促进细胞再生、抗肿瘤、抗肝与肺纤维化、抗胃溃疡、抗炎、抗脂质过氧化、清除氧自由基、促进创伤愈合、改善肾功能等作用。

【附注】

（1）丹参的栽培品与野生品相比，性状变化较大。

（2）山东栽培的丹参，根较细，丹参酮ⅡA含量较高；河北栽培的丹参，根较粗，丹参酮ⅡA含量较低。

黄芩* Scutellariae Radix

【来源】为唇形科植物黄芩 *Scutellaria baicalensis* Georgi 的干燥根。

【产地】主产于东北、华北。以山西产量最多，河北承德产者质量最好。

【采收加工】春、秋二季采挖，以春季采挖较好。除去须根及泥沙，忌用水洗，晒至半干后撞去粗皮，再晒干。饮片临床有黄芩片、酒黄芩片两种炮制规格。

【性状特征】呈圆锥形，扭曲，长 8～25cm，直径 1～3cm。表面棕黄色或深黄色，有稀疏的疣状细根痕，上部较粗糙，有扭曲的纵皱或不规则的网纹，下部有顺纹和细皱纹。质硬而脆，易折断，断面黄色，中心红棕色；老根中心呈枯朽状或中空，暗棕色或棕黑色。气微，味苦。传统鉴定以色鲜黄、中实、苦味明显者为优。

栽培品年头短的较细长，多有分枝。表面浅黄棕色，外皮紧贴，纵皱纹较细腻。断面黄色或浅黄色，略呈角质样。味微苦。（图 4-79，图 4-80）

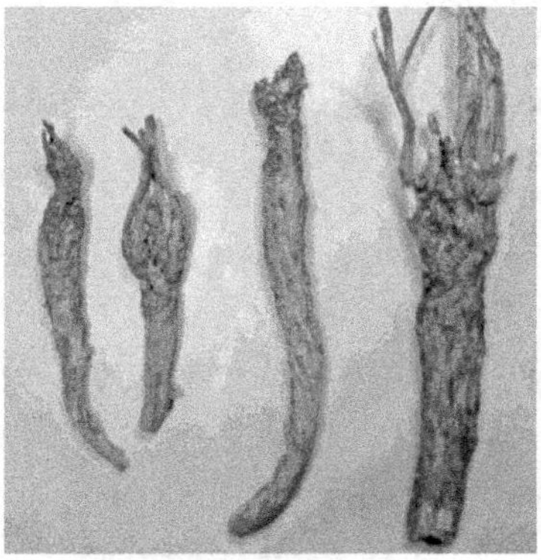

图 4–79　黄芩

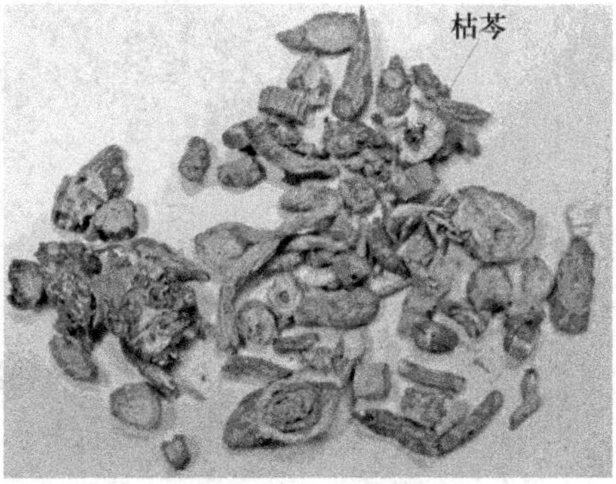

图 4–80　黄芩饮片

【显微特征】根横切面：木栓层 8～20 列细胞，外缘常破裂。栓内层狭窄。韧皮部宽广有多数石细胞和纤维，石细胞多分布于外侧，纤维多分布于内侧。形成层成环。老根木质部中有栓化细胞环。（图 4-81）

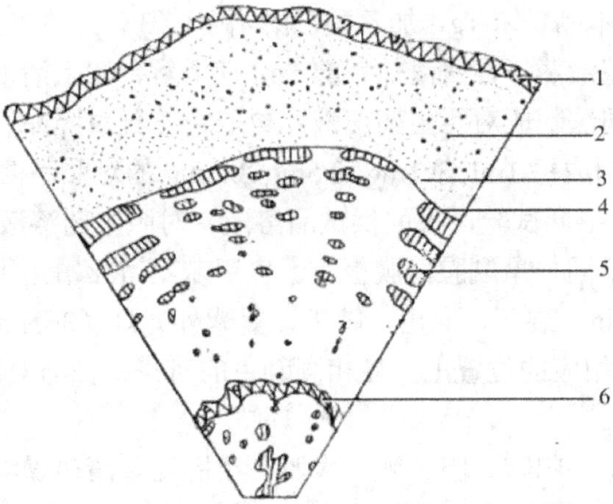

图 4–81　黄芩横切面简图

1．木栓层　2．石细胞　3．韧皮部　4．形成层　5．木质部　6．木栓形成层环

粉末：黄色。韧皮纤维单个散在或数个成束，梭形，长 60～250μm，直径 9～33μm，壁厚，孔沟细。石细胞类圆形、类方形或长方形，壁较厚或甚厚。木栓细胞棕黄色，多角形。网纹导管多见，直径 24～72μm。木纤维多碎断，直径约 12μm，有稀疏斜纹孔。淀粉粒甚多，单粒类球形，直径 2～10μm，脐点明显，复粒由 2～3 分粒组成。（图 4-82）

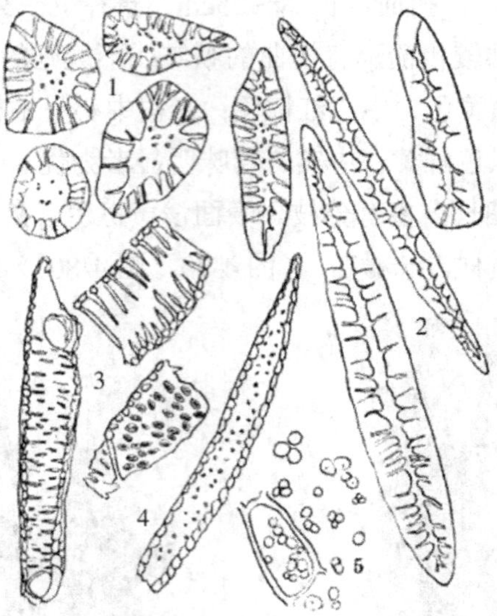

图 4-82 黄芩粉末图

1. 石细胞 2. 韧皮纤维 3. 导管 4. 木纤维 5. 淀粉粒

【化学成分】含多种黄酮类化合物。2010 版《中国药典》规定本品按干燥品计算，含黄芩苷（$C_{21}H_{18}O_{11}$）不得少于 9.0%。

【理化鉴定】

（1）取本品粉末 2g，加乙醇 20ml，加热回流 15min，过滤。取滤液 1ml，加醋酸铅试液 2～3 滴，即生成桔黄色沉淀；另取滤液 1ml，加镁粉少量与盐酸 3～4 滴，显红色。

（2）薄层色谱：取本品粉末 1g，加乙酸乙酯-甲醇（3∶1）的混合溶液 30ml，加热回流 30min，放冷，过滤，滤液蒸干，残渣加甲醇 5ml 使溶解，取上清液作为供试品溶液。另取黄芩对照品生药 1g，同法制成对照生药溶液。再取黄芩苷对照品、黄芩素对照品、汉黄芩素对照品，加甲醇分别制成每 1ml 含 1mg、0.5mg、0.5mg 的对照品溶液。照薄层色谱法（2010 版《中国药典》附录Ⅵ B）试验，吸取供试品溶液、对照生药溶液各 2μl 及上述三种对照品溶液各 1μl，分别点于同一聚酰胺薄膜板上。以甲苯-乙酸乙酯-甲醇-甲酸（10∶3∶1∶2）为展开剂，预饱和 30min，展开，取出，晾干，置紫外光灯（365nm）下检视。供试品色谱中，在与对照生药色谱相应的位置上，显相同颜色的斑点；在与对照品色谱相应的位置上，显三个相同的暗色斑点。

【古今应用】苦，寒。归肺、胆、脾、大肠、小肠经。清热燥湿，泻火解毒，止血，安胎。用于湿温、暑湿，胸闷呕恶，湿热痞满，泻痢，黄疸，肺热咳嗽，高热烦渴，血热吐衄，痈肿疮毒，胎动不安。用量 3～10g。

现代药理研究本品具有抗病原微生物、抗变态反应、镇静与降压作用、利胆与解痉作用、利尿、解热、抗凝血、降血脂、抗氧化、抗炎、解毒等作用。

【附注】

（1）黄芩遇水或受潮根变黄绿色，这是因为黄芩苷被酶解所致，在采集加工及储存的时候要加以注意。

（2）甘肃黄芩 *Scutellaria rehderiana* Diele 的栽培品甚多，与黄芩的栽培品性状相近，但断面色较淡，木质部导管束排列成环，实践中应注意鉴别。

细辛* Asari Radix et Rhizoma

【来源】为马兜铃科植物北细辛 *Asarum heterotropoides* Fr.Schmidt var. *mandshuricum*（Maxim.） Kitag.、汉城细辛 *A. sieboldii* Miq.var. *seoulense* Nakai 或华细辛 *A. sieboldii* Miq. 的干燥根及根茎。

【产地】北细辛主产于辽宁、吉林、黑龙江，产量大，现多为栽培品；汉城细辛亦产于辽宁、吉林、黑龙江，产量小；华细辛主产于陕西、四川、湖北等省。前两种细辛习称“辽细辛”，为辽宁道地药材。

【采收加工】夏季果熟期或初秋采挖，除去地上部分和泥沙，阴干。

【性状特征】

（1）北细辛：常卷曲成团。根茎横生呈不规则圆柱状，具短分枝，长 1～10cm，直径 0.2～0.4cm；表面灰棕色，粗糙，有环形的节，节间长 0.2～0.3cm，分枝顶端有碗状的茎痕。根细长，密生节上，长 10～20cm，直径 0.1cm；表面灰黄色，平滑或具纵皱纹；有须根及须根痕；质脆，易折断，断面平坦，黄白色或白色。气辛香，味辛辣、麻舌。（图 4-83）

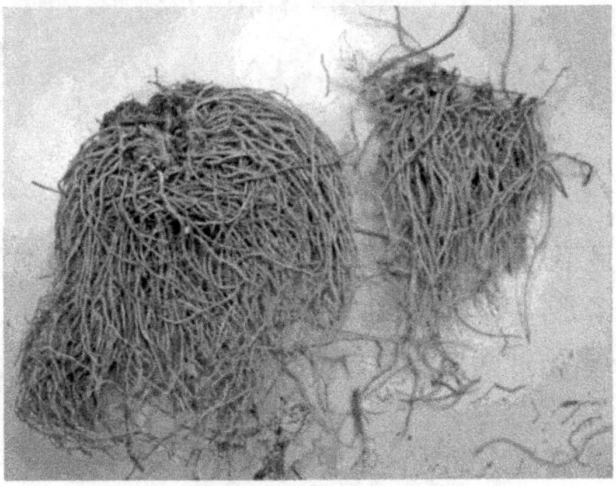

图 4-83　细辛

（2）汉城细辛：根茎直径 0.1～0.5cm，节间长 0.1～1cm。

（3）华细辛：根茎长 5～20cm，直径 0.1～0.2cm，节间长 0.2～1cm。气味较弱。

传统鉴定以气香、味辛辣为优。

【化学成分】含挥发油。2010 版《中国药典》规定本品含挥发油不得少于 2.0%（ml/g）

【古今应用】辛，温。归心、肺、肾经。解表散寒，祛风止痛，通窍，温肺化饮。用于风寒感冒，头痛，牙痛，鼻塞流涕，鼻鼽，鼻渊，风湿痹痛，痰饮喘咳。用量 1～3g。散剂每次服 0.5～1g。外用适量。不宜与藜芦同用。

现代药理研究本品具有解热、镇痛、抗炎、平喘、祛痰抑菌作用。

地黄* Rehmanniae Radix

【来源】为玄参科植物地黄 *Rehmannia glutinosa* Libosch.的新鲜或干燥块根。

【产地】我国大部分地区均有栽培，主产于河南、山东、山西等。主要为栽培。以河南产者质佳，习称“怀地黄”。

【采收加工】秋季采挖，除去茎、叶、芦头及须根，洗净，鲜用者习称“鲜地黄”；将根于55～60℃缓缓烘培至约八成干且内部颜色变黑时，捏成团块状，为“生地黄”；取生地黄蒸至内外全成黑色为“熟地黄”。

【性状特征】

（1）鲜地黄：呈纺锤形或条状，长8～24cm，直径2～9cm。外皮薄，表面浅黄红色，具弯曲的皱纹、横长皮孔以及不规则疤痕。肉质，易断，断面皮部淡黄白色，可见橘红色油点，木部黄白色，导管呈放射状排列。气微、味微甜、微苦。（图4-84）

传统鉴定以粗壮、色红黄者为好。

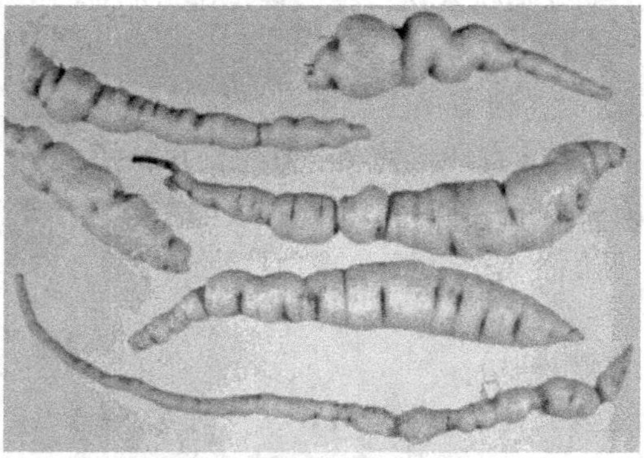

图4-84 鲜地黄

（2）生地黄：多呈不规则的团块或长圆形，中间膨大，两端稍细，长6～12cm，直径3～6cm，有的细小，长条形，稍扁而扭曲。表面灰黑色或灰棕色，极皱缩，具不规则横曲纹。体重，质较软，不易折断，断面灰黑色、黄黑色或乌黑色，有光泽，具黏性。无臭，味微甜。（图4-85）

传统鉴定以块大、体重、断面乌黑色者为好。

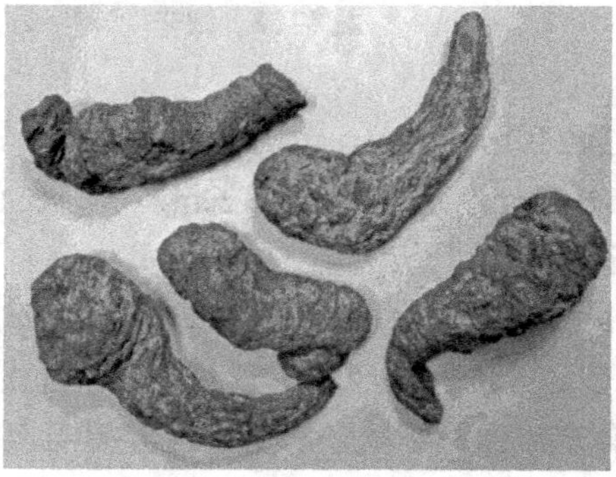

图4-85 生地黄

【化学成分】含环烯醚萜苷类成分。2010版《中国药典》规定生地黄按干燥品计算，含梓醇（$C_{15}H_{22}O_{10}$）不得少于0.20%，含毛蕊花糖苷（$C_{29}H_{36}O_{15}$）不得少于0.020%。

【古今应用】

（1）鲜地黄：甘、苦，寒。归心、肝、肾经。清热生津，凉血，止血。用于热病伤阴，舌绛烦渴，温毒发斑，吐血，衄血，咽喉肿痛。用量 12～30g。

（2）生地黄：甘，寒。归心、肝、肾经。清热凉血，养阴生津。用于热入营血，温毒发斑，吐血衄血，热病伤阴，舌绛烦渴，津伤便秘，阴虚发热，骨蒸痨热，内热消渴。用量 10～15g。

现代药理研究本品具有免疫调节与抗炎、降血糖、止血、生血与活血、抗“阴虚”作用及强心、利尿、降压、护肝、镇静等作用。

【附注】

（1）熟地黄* Rehmanniae Radix Praeparata 为生地黄的炮制加工品。取生地黄，照酒炖法（2010 版《中国药典》规定附录Ⅱ D）炖至酒吸尽，取出，晾晒至外皮黏液稍干时，切厚片或块，干燥，即得。每 100kg 生地黄，用黄酒 30～50kg。或取生地黄，照蒸法（2010 版《中国药典》规定附录Ⅱ D）蒸至黑润，取出，晒至约八成干时，切厚片或块，干燥，即得。为不规则的块片、碎块，大小、厚薄不一。表面乌黑色，有光泽，黏性大。质柔软而带韧性，不易折断，断面乌黑色，有光泽。气微，味甜。甘，微温。归肝、肾经。补血滋阴，益精填髓。用于血虚萎黄，心悸怔忡，月经不调，崩漏下血，肝肾阴虚，腰膝酸软骨蒸潮热，盗汗遗精，内热消渴，眩晕，耳鸣，须发早白。用量 9～15g。

（2）熟地黄的劣品为个子货挂上泥浆再切片染色，用开水一烫便知；熟地黄的伪品以前有用玄参冒充的，但熟地黄新渣为深黄黑色并非黑色，实践工作中应注意鉴别。

（3）玄参* Scrophulariae Radix 为玄参科植物玄参 *Scrophularia ningpoensis* Hemsl.的干燥根。主产于浙江，均为栽培品。冬季茎叶枯萎时（10～11 月）采挖。除去根茎、幼芽、须根及泥沙，晒或烘至半干，堆放 3～6 天，发汗至内部变黑色，反复数次至干燥。根呈类圆柱形，中间略粗或上粗下细，有的微弯曲似羊角状，长 6～20cm，直径 1～3cm。表面灰黄色或灰褐色，有不规则的纵沟、横向皮孔样突起及稀疏的横裂纹和凹点状须根痕。质坚实，不易折断，断面黑色，微有光泽。气特异似焦糖，味甘、微苦。以水浸泡，水呈墨黑色。以条粗壮、质坚实、断面色黑者为佳。（图 4-86，图 4-87）

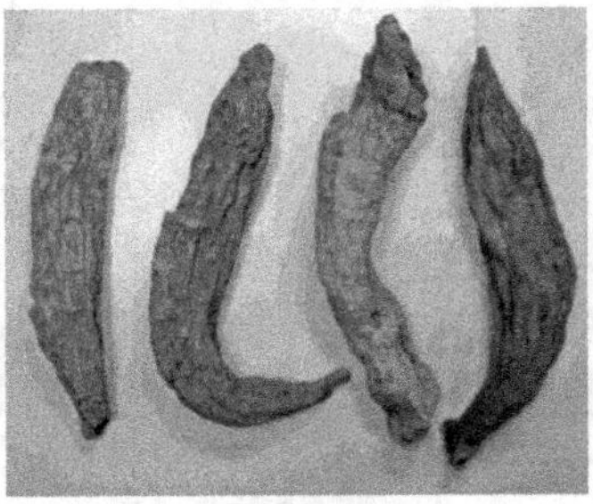

图 4–86　玄参

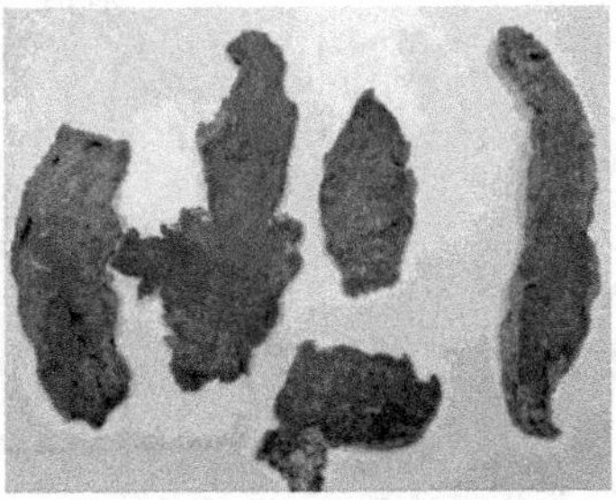

图 4–87　玄参饮片

甘、苦、咸，微寒。归肺、胃、肾经。清热凉血，滋阴降火，解毒散结。用于热入营血，温毒发斑，热病伤阴，舌绛烦渴，津伤便秘，骨蒸痨嗽，目赤，咽痛，白喉，瘰疬，痈肿疮毒。用量 9～10g。不宜与藜芦同用。

巴戟天* Morindae Officinalis Radix

【来源】为茜草科植物巴戟天 *Morinda officinalis* How 的干燥根。

【产地】主产于广东、广西、福建等省区。

【采收加工】全年均可采挖，去净泥土，除去须根，晒至六七成干，轻轻捶扁，晒干。饮片临床有巴戟肉、盐巴戟天、制巴戟天三种炮制规格。

【性状特征】为扁圆柱形，略弯曲，长短不等，直径0.5～2cm。表面灰黄色或暗灰色，具纵纹及横裂纹，有的皮部横向断离露出木部；质韧，断面皮部厚，紫色或淡紫色，易与木部剥离；木部坚硬，黄棕色或黄白色，直径1～5mm。气微，味甘而微涩（图4-88）。

传统鉴定以条粗、呈连珠状、肉厚紫黑色而油润、木心小者为优。

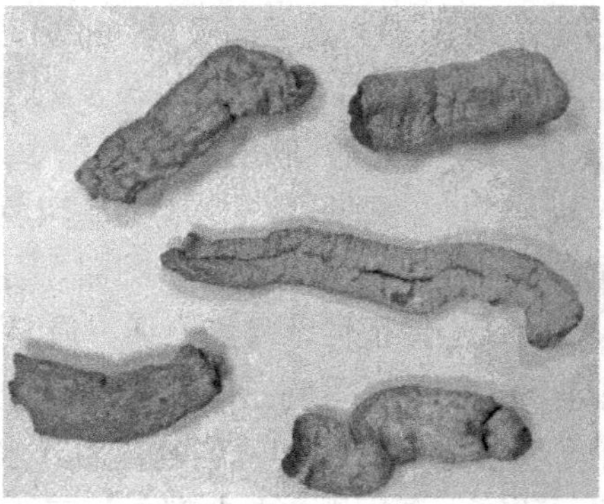

图4-88 巴戟天

【显微特征】横切面：木栓层细胞多列。皮层外侧石细胞单个或数个成群，断续排列成环，石细胞多呈类方形。薄壁细胞含草酸钙针晶束。韧皮部较宽，近形成层处草酸钙针晶束较多。形成层环明显。木质部导管单个散在或2～3个相聚，成放射状排列；木纤维（纤维管胞）发达；木射线宽1～3列细胞。（图4-89）

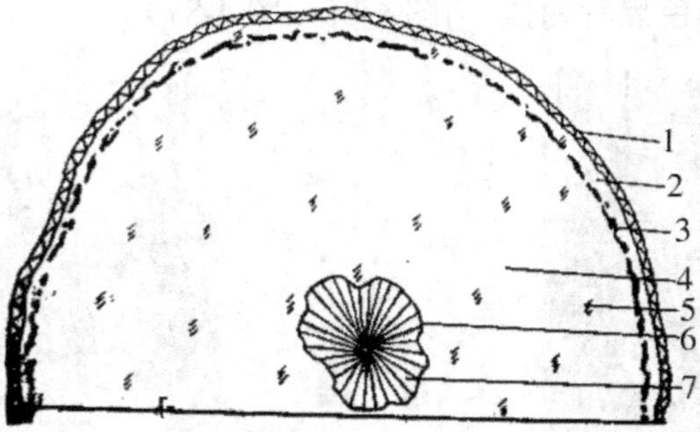

图4-89 巴戟天横切面简图

1. 木栓层 2. 皮层 3. 石细胞带 4. 韧皮部 5. 草酸钙针晶束 6. 形成层 7. 木质部

粉末：粉末淡紫色或紫褐色。石细胞淡黄色，类圆形、类方形、类长方形、长条形或不规则形，有的一端尖，直径21～96μm，壁厚至39μm，有的层纹明显，纹孔及孔沟明显，有的石细胞形大，壁稍厚。草酸钙针晶多成束存在于薄壁细胞中，针晶长至184μm。具缘纹孔导管淡黄色，直径至105μm，具缘纹孔细密。纤维管胞长梭形，具缘纹孔较大，纹孔口斜缝状或相交成人字形、十字形。（图4-90）

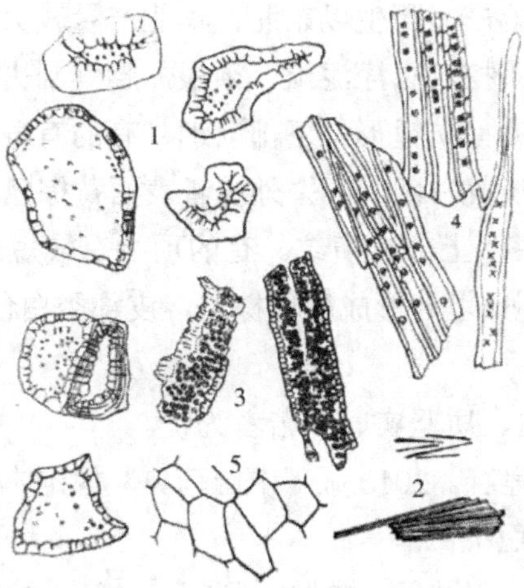

图 4-90　巴戟天粉末图

1. 石细胞　2. 草酸钙针晶束　3. 导管　4. 木纤维　5. 木栓细胞

【化学成分】含蒽醌类化合物、维生素 C 及糖类、树脂和多种氨基酸。2010 版《中国药典》规定本品按干燥品计算，含耐斯糖（$C_{24}H_{42}O_{21}$）不得少于 2.0%。

【古今应用】辛、甘，微温。归肝、肾经。补肾阳，强筋骨，祛风湿。用于阳痿遗精、宫冷不孕、月经不调、少腹冷痛、风湿痹痛、筋骨痿软。

现代药理研究本品具有升白细胞、雌激素样、促肾上腺皮质激素作用、抗癌抗炎、降压、安定、利尿等作用。

【附注】

（1）药典品的巴戟天来源不能与古代本草的记载相符，药典品的巴戟天始载于 1927 年曹炳章的《增订伪药条辨》。

（2）生药的纵纹是采集加工时先捶扁再抽心，有横纹不扁的是先抽心不捶扁的缘故，与品种无关。

（3）巴戟天常见混淆品。

① 同属植物羊角藤 *Morinda umbellata* L.的根，在广东、福建和江西称“建巴戟”。木质心大，肉少。断面皮部较薄，木部占 60%～70%。

② 同属植物假巴戟 *M.shuanghuaensis* C.Y.Chen et M.S.Huang 的根。不呈念珠状，根皮菲薄，松脆，揉之易落。木心粗，约占根直径的 80%以上。

③ 木兰科植物铁箍散 *Schisandra propinqua*（Wall.）Baill.var.sinensis Oliv.的根及茎藤，生药称“香巴戟”，在四川、贵州少数地区作巴戟天用。呈圆柱形，表面红棕色或棕褐色，木质心占 80%以上。

④ 茜草科植物四川虎刺 *Damnacanthus officinarum* Huang 的根，生药称“恩施巴戟”。呈短圆柱形或呈连珠状，略弯曲。断面肉质，黄白色或略带淡紫色，中心具一直径约 1～2mm 去木心后留下的圆形孔洞。气微，味微甜。

桔梗* Platycodonis Radix

【来源】为桔梗科植物桔梗 *Platycodon grandiflorum*（Jacq.）A. DC.的干燥根。

【产地】全国大部分地区均产，野生以东北、华北产量较大，栽培以安徽产量较大。

【采收加工】春、秋两季采挖，去净泥土、须根，趁鲜刮去外皮或不去外皮，干燥。

【性状特征】呈圆柱形或略呈纺锤形，下部渐细，有的有分枝，略扭曲，长7～20cm，直径0.7～2cm。表面白色或淡黄白色，不去外皮者表面黄棕色至灰棕色，具纵扭皱沟，并有横长的皮孔样斑痕及支根痕，上部有横纹。有的顶端有较短的根茎或不明显，其上有数个半月形茎痕。质脆，断面不平坦，形成层环棕色，皮部类白色，有裂隙，木部淡黄白色。气微，味微甜后苦。

传统鉴定以根肥大、色白、质坚实、味苦者为优。

【化学成分】含多种三萜皂苷。2010版《中国药典》规定本品按干燥品计算，含桔梗皂苷D（$C_{57}H_{92}O_{28}$）不得少于0.10%。

【古今应用】苦、辛，平。归肺经。宣肺，利咽，祛痰，排脓。用于咳嗽痰多，胸闷不畅，咽痛音哑，肺痈吐脓。用量3～10g。

现代药理研究桔梗煎剂及粗皂苷有祛痰、镇咳、抗炎、抑菌、镇静、镇痛、解热、抗溃疡、扩张血管与降血糖等作用；桔梗皂苷有溶血作用。

【附注】据研究，桔梗不去皮，其醇浸出物含量更高。

党参* Codonopsis Radix

【来源】为桔梗科植物党参 *Codonopsis pilosula*（Franch.）Nannf.、素花党参 *Codonopsis pilosula* Nannf.var.*modesta*（Nannf.）L.T.Shen.或川党参 *Codonopsis tangshen* Oliv.的干燥根。

【产地】主产于甘肃、山西、四川等地，主为栽培，少有野生。多生于山地灌木丛中及林缘。党参本主产于山西，故称“潞党”，现甘肃大面积栽培，形状稍有变化，称“白条党”。素花党参主产于甘肃文县，称“文党”。川党参主产于四川南坪、松潘等地。

【采收加工】秋季采挖，除去地上部分及须根，洗净泥土，晒至半干，用手或木板搓揉使皮部与木质部贴紧，饱满柔软，然后再晒再搓，反复3～4次，晒至七八成干时，捆成小把，晒干。

【性状特征】

（1）党参：呈长圆柱形，稍弯曲，长10～35cm，直径0.4～2cm。表面黄棕色至灰棕色，根头部有多数疣状突起的茎痕及芽，每个茎痕的顶端呈凹下的圆点状；根头下有致密的环状横纹，向下渐稀疏，有的达全长的一半，栽培品环状横纹少或无；全体有纵皱纹及散在的横长皮孔样突起，支根断落处常有黑褐色胶状物。质稍硬或略带韧性，断面稍平坦，有裂隙或放射状纹理，皮部淡黄白色至淡棕色，木部淡黄色。有特殊香气，味微甜。（图4-91，图4-92）

（2）素花党参：长10～35cm，直径0.5～2.5cm。表面黄白色至灰黄色，根头下致密的环状横纹常达全长的一半以上。断面裂隙较多，皮部灰白色至淡棕色。

（3）川党参：长10～45cm，直径0.5～2cm。表面灰黄色至黄棕色，有明显不规则的纵沟。质较软而结实，断面裂隙较少，皮部黄白色。

传统鉴定以根条肥大粗壮、肉质柔润、香气浓、甜味重、嚼之无渣者为优。

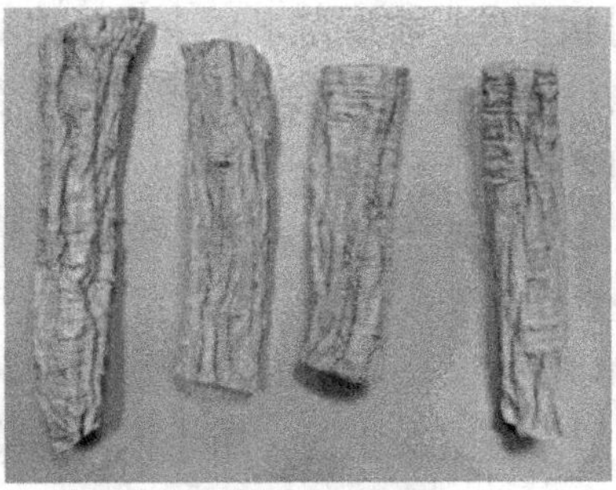

图 4-91 党参

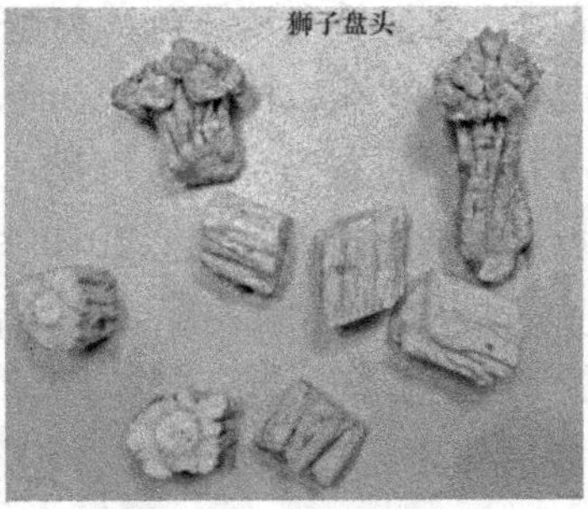

图 4-92 党参饮片

【性状特征】横切面：木栓细胞数列至 10 数列，外侧有石细胞，单个或成群。栓内层窄。韧皮部宽广，外侧常现裂隙，散有淡黄色乳管群，并常与筛管群交互排列。形成层成环。木质部导管单个散在或数个相聚，呈放射状排列。薄壁细胞含菊糖。

【化学成分】含皂苷、菊糖、果糖、生物碱。

【古今应用】甘，平。归脾、肺经。健脾益肺，养血生津。用于脾肺气虚，食少倦怠，咳嗽虚喘，气血不足，面色萎黄，心悸气短，津伤口渴，内热消渴。用量 9～30g。不宜与藜芦同用。

现代药理研究本品具有免疫增强与调节作用、增加心、脑、下肢及内脏的血流量、抗缺氧、抗急性心肌缺血、改善微循环以及短暂的降压作用、提高机体适应性、促进和改善学习和记忆过程、抗衰老、抗溃疡、升高血糖以及中枢抑制等作用。

【附注】党参商品目前主要为两大系列：一是文党，二是白条党。白条党外观好，但经硫黄熏过，质量不及文党。

木香* Aucklandiae Radix

【来源】为菊科植物木香 *Aucklandia lappa* Decne.的干燥根。

【产地】木香本为进口生药，由广州口岸进口，故称“广木香”，后在我国云南地区栽培成功，故而又称“云木香”。目前栽培产区扩大，重庆地区也大面积栽培。

【采收加工】秋、冬二季采挖 2～3 年生的根，除去泥沙、茎叶及须根，切段或纵剖成瓣，风干、晒干或低温烘干。干燥后撞去粗皮。饮片临床有木香、煨木香两种炮制规格。

【性状特征】呈圆柱形或半圆柱形，长 5～10cm，直径 0.5～5cm。表面黄棕色至灰褐色，有明显的皱纹、纵沟及侧根痕。质坚，不易折断，断面灰褐色至暗褐色，周边灰黄色或浅棕黄色，形成层环棕色，有放射状纹理及散在的褐色点状油室。气香特异，味微苦。（图 4-93、图 4-94）

传统鉴定以质坚实、香气浓、油点多者为优。

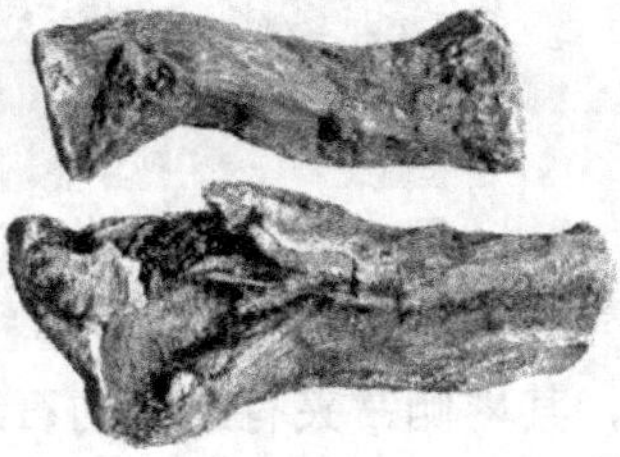

图 4-93 木香

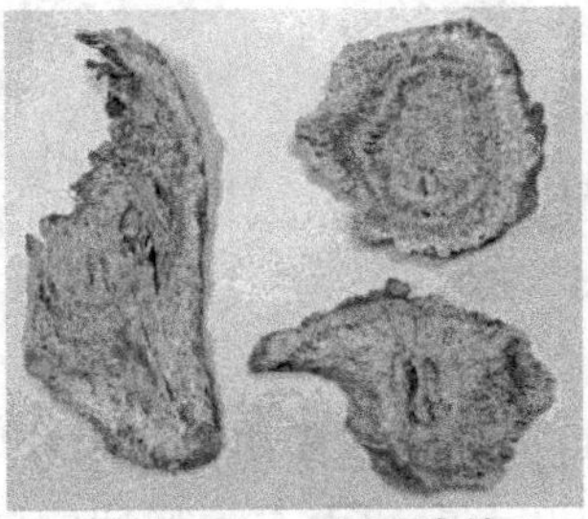

图 4-94 木香饮片

【显微特征】粉末黄绿色。菊糖多见，表面现放射状纹理。木纤维多成束，长梭形，直径16～24μm，纹孔口横裂缝状、十字状或人字状。网纹导管多见，也有具缘纹孔导管，直径30～90μm。油室碎片有时可见，内含黄色或棕色分泌物。

【化学成分】含挥发油。2010版《中国药典》规定本品按干燥品计算，含木香烃内酯（$C_{15}H_{20}O_2$）和去氢木香内酯（$C_{15}H_{18}O_2$）的总量不得少于1.5%。

【古今应用】辛、苦，温。归脾、胃、大肠、三焦、胆经。行气止痛，健脾消食。用于胸胁、脘腹胀痛，泻痢后重，食积不消，不思饮食。煨木香实肠止泻。用于泄泻腹痛。用量3～6g。

【附注】川木香* Vladimiriae Radix为菊科植物川木香 *Vladimiria souliei*（Franch.）Ling.灰毛川木香 *Vladimiria souliei*（Franch.）Ling var. *cinerea* Ling的干燥根。主产四川。呈圆柱形（习称"铁杆木香"）或有纵槽的半圆柱形（习称"槽子木香"），稍弯曲，较粗长。表面黄褐色或暗褐色或棕褐色，具纵皱纹，外皮脱落处可见丝瓜络状细筋脉（瓜瓤）；根头偶有黑色发黏的胶状物，习称"油头"。含挥发油。辛、苦，温。归脾、胃、大肠、胆经。行气止痛。用于胸胁、脘腹胀痛，肠鸣腹泻，里急后重。用量3～9g。

白术* Atractylodis Macrocephalae Rhizoma

【来源】为菊科植物白术 *Atractylodes macrocephala* Koidz.的干燥根茎。

【产地】主产浙江、安徽、河北、湖北、湖南等省。多系栽培。野生品自成规格、产量稀少。

【采收加工】冬季霜降前后，下部叶枯黄、上部叶变脆时采挖2～3年生的根茎，除去茎叶及细根，除去泥沙。烘干或晒干，再除去须根。饮片临床有白术、麸炒白术两种炮制规格。

【性状特征】为不规则的肥厚团块，长3～13cm，直径1.5～7cm。表面灰黄色或灰棕色，有瘤状突起及断续的纵皱和沟纹，并有须根痕，顶端有残留茎基（俗称"白术腿"）和芽痕。下部两侧膨大似如意头，一般称为"云头"。质坚硬不易折断，断面不平坦，黄白色至淡棕色，有棕黄色的点状油室散在；烘干者断面略疏松，色较深或有裂隙。生晒术断面角质样外圈皮部黄白色，中间木部淡黄色或淡棕色，略有菊花纹及分散的棕黄色油点，常显油性。气清香，味甘、微辛，嚼之略带黏性。（图4-95，图4-96，图4-97）

传统鉴定以个大、质坚实、断面黄白色、香气浓者为优。

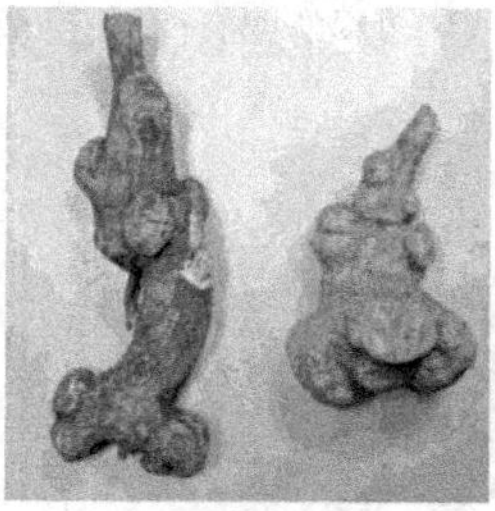

图4-95 白术

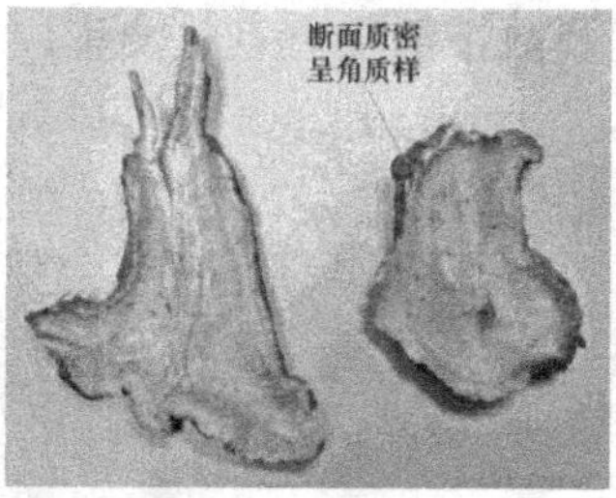

图4-96 白术饮片（生晒品）

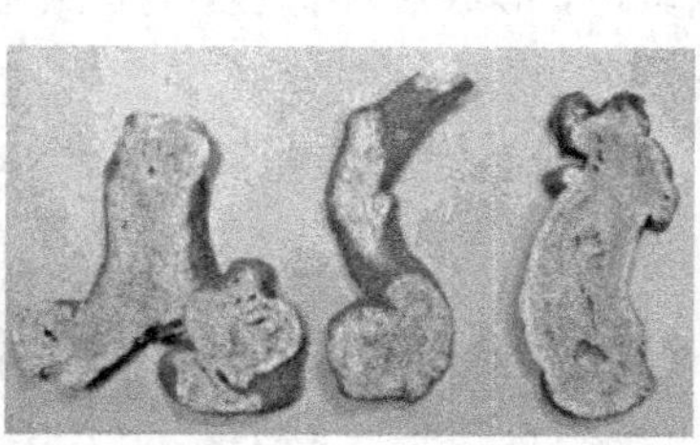

图4-97 白术饮片（烘干品）

【显微特征】根茎横切面：木栓层为数列扁平细胞，其内侧常夹有断续的石细胞环。皮层、韧皮部及木射线中有大型油室散在，油室圆形至长圆形。形成层环明显。木质部导管群放射状排列，中部有纤维束围绕导管，二者共形成菱形，靠近中央有时亦可见纤维束。中央有髓部。薄壁细胞中含菊糖及草酸钙针晶。（图 4-98）

粉末：淡黄棕色。① 草酸钙针晶细小，长 10～32μm，存在于薄壁细胞中，少数针晶直径至 4μm。② 纤维黄色，大多成束，长梭形，直径约至 40μm，壁甚厚，木化，孔沟明显。③ 石细胞淡黄色，类圆形、多角形、长方形或少数纺锤形，直径 37～64μm。④ 导管分子短小，为网纹及具缘纹孔，直径至 48μm。⑤ 薄壁细胞含菊糖，表面显放射状纹理。（图 4-99）

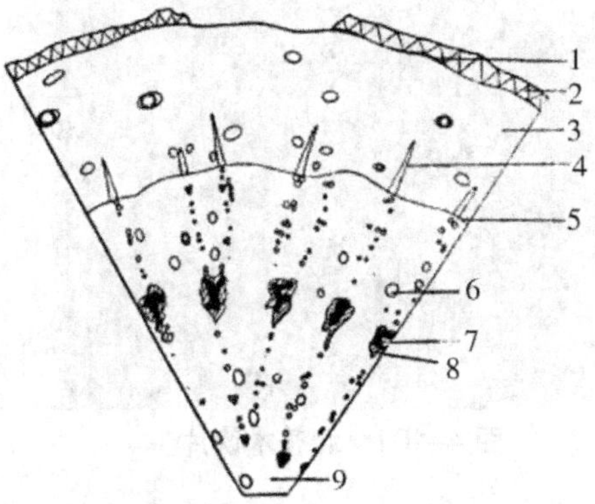

图 4-98　白术（根茎）横切面简图

1. 石细胞　2. 木栓层　3. 皮层　4. 韧皮部　5. 形成层　6　油室　7. 纤维　8. 导管　9. 髓

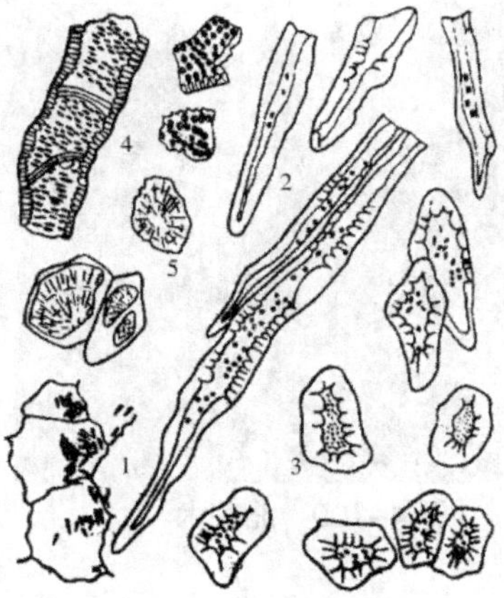

图 4-99　白术粉末图

1. 草酸钙针晶　2. 纤维　3. 石细胞　4. 导管　5. 菊糖

【化学成分】含挥发油、白术内酯、糖类（主要为甘露、果糖）、维生素 A 等。

【古今应用】苦、甘，温。归脾、胃经。健脾益气，燥湿利水，止汗，安胎。用于脾虚食少，腹胀泄泻，痰饮眩悸，水肿，自汗，胎动不安。用量 6～12g。

现代药理研究本品具有兴奋造血功能、强壮、利尿、降血糖、抗肿瘤作用。

【附注】炒白术的伪品较多，约有以下数种。

（1）白芍根头片炒后冒充炒白术。

（2）土木香炒后冒充炒白术。

（3）菊三七片炒后冒充炒白术。

苍术* Atractylodis Rhizoma

【来源】为菊科植物茅苍术 *Atractylodes lancea*（Thunb.）DC. 或北苍术 *Atractylodes chinensis*（DC.）Koidz. 的干燥根茎。

【产地】茅苍术主产于江苏。北苍术主产于华北、东北及西北地区。江苏茅山一带出产者质量最优，称为“茅术”。

【采收加工】春、秋两季挖取根茎，除去茎、叶、细根、泥土，晒干，撞去须根。饮片临床有苍术、麸炒苍术两种炮制规格。

【性状特征】

（1）茅苍术：呈不规则连珠状或结节状圆柱形，略弯曲，偶有分枝，长 3～10cm，直径 1～2cm。表面灰棕色，有皱纹、横曲纹及残留的须根，顶端具茎痕及残留的茎基。质坚实，易折断，断面黄白色或灰白色，散有多数橙黄色或棕红色油点，习称“朱砂点”，断面暴露稍久，常可析出白色细针状结晶，习称“起霜”。气香特异，味微甘、辛、苦。

（2）北苍术：呈疙瘩块状或结节状圆柱形，长 4～9cm，直径 1～4cm。表面黑棕色，除去外皮者黄棕色。质较疏松，断面散有黄棕色油室，无白毛状结晶析出。香气较淡，味辛、苦。（图 4-100，图 4-101）

传统鉴定以个大质坚实、断面朱砂点多、香气浓者为优。茅苍术优于北苍术。

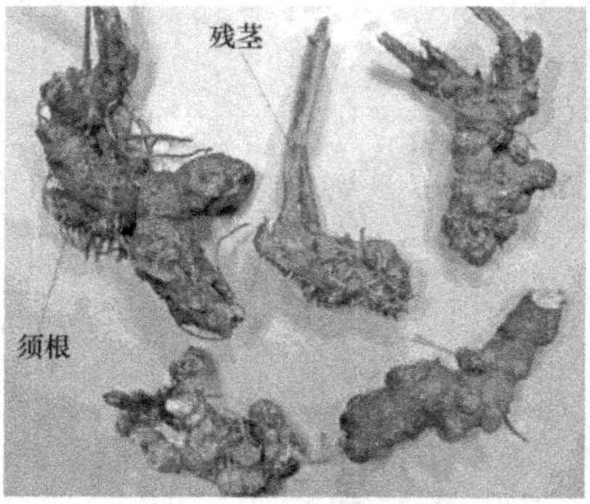

图 4-100 北苍术

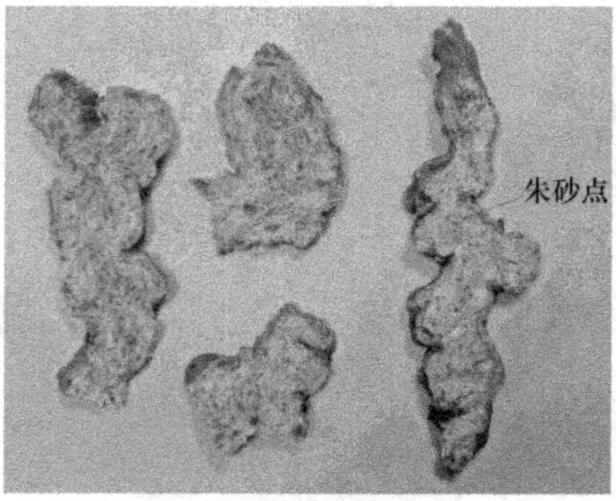

图 4-101 北苍术饮片

【化学成分】茅苍术根茎含挥发油、苍术素、苍术素醇及苍术酮等。北苍术根茎挥发油中主成分为苍术醇、苍术酮、苍术素等。2010 版《中国药典》规定本品按干燥品计算，含苍术素（$C_{13}H_{10}O$）不得少于 0.20%。

【理化鉴定】

（1）取生药粉末 1g，加乙醚 10ml，振摇浸渍约 10min，过滤。取滤液数滴置蒸发皿中，挥去乙醚，加 5%对二甲氨基苯甲醛的 10%硫酸溶液 1ml，显玫瑰红色，100℃烘烤片刻出现绿色。

（2）取上述乙醚液数滴同法操作，于残渣中加 50%硫酸 1 滴，少量香荚兰醛与乙醇数滴，显樱红色。

（3）薄层色谱：取本品粉末 0.8g，加甲醇 10ml，超声处理 15min，过滤，取滤液作为供试品溶液。另取苍术对照生药 0.8g，同法制成对照生药溶液。再取苍术素对照品，加甲醇制成每 1ml 含 0.2mg 的溶液，作为对照品溶液。照薄层色谱法（2010 版《中国药典》附录Ⅵ B）试验，吸取供试品溶液和对照生药溶液各 6μl、对照品溶液 2μl，分别点于同一硅胶 G 薄层板上，以石油醚（60～90℃）-丙酮（9∶2）为展开剂，展开，取出，晾干，喷以 10%硫酸乙醇溶液，加热至斑点显色清晰。供试品色谱中，在与对照生药色谱和对照品色谱相应的位置上，显相同颜色的斑点。

【古今应用】辛、苦，温。归脾、胃、肝经。燥湿健脾，祛风散寒，明目。用于脘腹胀满、泄泻、水肿、脚气痿躄、风湿痹痛、风寒感冒、夜盲。用量 3～9g。烟熏可用于室内空间消毒。

现代药理研究具有抗菌抗病毒、降血糖、双向调节胃肠运动机能、抗癌、抗缺氧作用。

【附注】

（1）有学者研究，茅苍术是特定生长环境下的苍术变型，更有学者认为北苍术亦为苍术变型，不是单独品种。

（2）在辽宁某些地区，如大连、鞍山，北苍术根茎并不作疙瘩块状或结节状圆柱形，而与茅苍术相似，呈不规则连珠状或结节状圆柱形。

（3）苍术商品中，关苍术、朝鲜苍术常有混入。关苍术，有很多学者认为应归为白术类。

半夏* Pinelliae Rhizoma

【来源】为天南星科植物半夏 *Pinellia ternata* （Thunb.）Breit.的干燥块茎。

【产地】主产于四川、浙江、湖北、湖南、河南、贵州等地。

【采收加工】夏、秋季采挖，洗净，除去外皮及须根，晒干。

【性状特征】呈类球形，有的稍偏斜，直径 1～1.5cm。表面白色或浅黄色，顶端有凹陷的茎痕，周围密布麻点状根痕；下面钝圆，较光滑。质坚实，断面洁白，富粉性。气微，味辛辣、麻舌而刺喉。（图 4-102）

传统鉴定以色白、质坚实、粉性足者为优。

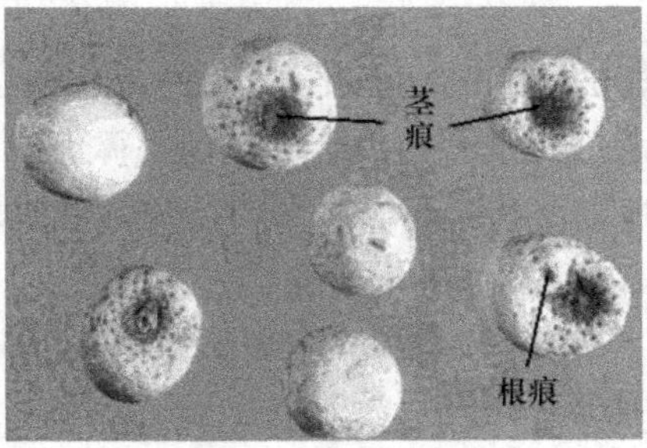

图 4-102　半夏

【显微特征】粉末：类白色。淀粉粒甚多，单粒类圆形、半圆形或圆多角形，直径 2～20μm，脐点裂缝状、人字状或星状；复粒由 2～6 分粒组成。草酸钙针晶束存在于椭圆形黏液细胞中，或随处散在，针晶长 20～144μm。螺纹导管直径 10～24μm。（图 4-103）

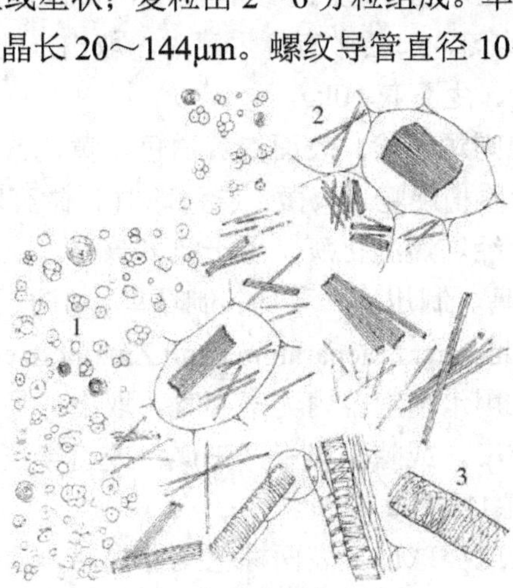

图 4-103　半夏粉末

1．淀粉粒　2．草酸钙针晶束　3．螺纹导管

【化学成分】β和γ-氨基丁酸、天门冬氨酸、谷氨酸、精氨酸、丝氨酸、甘氨酸、瓜氨酸等多种氨基酸，左旋麻黄碱，尿黑酸及其葡萄糖苷，原儿茶醛等。2010 版《中国药典》规定本品按干燥品计算，含总酸以琥珀酸（$C_4H_6O_4$）计，不得少于 0.25%。

【理化鉴定】取本品粉末 1g，加乙醇 10ml，加热回流 1h，过滤，滤液浓缩至 0.5ml，作为供试品溶液。另取半夏对照生药 1g，同法制成对照生药溶液。照薄层色谱法（2010 版《中国药典》附录Ⅵ B）试验，吸取上述两种溶液各 5μl，分别点于同一硅胶 G 薄层板上，以石油醚（60～90℃）-乙酸乙酯-丙酮-甲酸（30∶6∶4∶0.5）为展开剂，展开，取出，晾干，喷以 10%硫酸乙醇溶液，在 105℃加热至斑点显色清晰。供试品色谱中，在与对照生药色谱相应的位置上，显相同颜色的斑点。

【古今应用】辛、温；有毒。归脾、胃、肺经。燥湿化痰，降逆止呕，消痞散结。用于湿痰寒痰，咳喘痰多，痰饮眩悸，风痰眩晕，痰厥头痛，呕吐反胃，胸脘痞闷，梅核气；外治痈肿痰核。内服一般炮制后使用，3～9g。外用适量，磨汁涂或研末以酒调敷患处。不宜与川乌、制川乌、草乌、制草乌、附子同用；生品内服宜慎。

现代药理研究本品具有中枢镇咳、催吐与镇吐、抗肿瘤作用。

【附注】

（1）清半夏* Pinelliae Rhizoma Praeparatum Cum Alumine 为半夏的炮制加工品。取净半夏，大小分开，用 8%白矾溶液浸泡至内无干心，口尝微有麻舌感，取出，洗净，切厚片，干燥。每 100kg 净半夏，用白矾 20kg。呈椭圆形、类圆形或不规则的片。切面淡灰色至灰白色，可见灰白色点状或短线状维管束迹，有的残留栓皮处下方显淡紫红色斑纹。质脆，易折断，断面略呈角质样。气微，味微涩、微有麻舌感。辛，温。归脾、胃、肺经。燥湿化痰。用于湿痰咳嗽，胃脘痞满，痰涎凝聚，咯吐不出。用量 3～9g。不宜与川乌、制川乌、草乌、制草乌、附子同用。

（2）法半夏* Pinelliae Rhizoma Praeparatum 为半夏的炮制加工品。取半夏，大小分开，用水浸泡至内无干心，取出；另取甘草适量，加水煎煮二次，合并煎液，倒入用适量水制成的石灰液中，搅匀，加入上述已浸透的半夏，浸泡，每日搅拌 1～2 次，并保持浸液 pH 值至 12 以上，至剖面黄色均匀，口尝微有麻舌感时，取出，洗净，阴干或烘干，即得。每 100kg 净半夏，用甘草 15kg、生石灰 10kg。

呈类球形或破碎成不规则颗粒状。表面淡黄白色、黄色或棕黄色。质较松脆或硬脆，断面黄色或淡黄色，颗粒者质稍硬脆。气微，味淡略甘、微有麻舌感。

辛，温。归脾、胃、肺经。燥湿化痰。用于痰多咳喘，痰饮眩悸，风痰眩晕，痰厥头痛。用量 3～9g。不宜与川乌、制川乌、草乌、制草乌、附子同用。

（3）姜半夏* Pinelliae Rhizoma Praeparatum Cum Zingibere et Alumine 为半夏的炮制加工品。取净半夏，大小分开，用水浸泡至内无干心时，取出；另取生姜切片煎汤，加白矾与半夏共煮透，取出半夏，晾干，或晾至半干，干燥；或将半夏切薄片后再干燥。每 100kg 净半夏，用生姜 25kg、白矾 12.5kg。

呈片状、不规则颗粒状或类球形。表面棕色至棕褐色。质硬脆，断面淡黄棕色，常具角质样光泽。气微香，味淡、微有麻舌感，嚼之略粘牙。

辛，温。归脾、胃、肺经。温中化痰，降逆止呕。用于痰饮呕吐，胃脘痞满。3～9g。不宜与川乌、制川乌、草乌、制草乌、附子同用。

（4）水半夏，系天南星科犁头尖属植物鞭檐犁头尖 *Typhonium flagelliforme*（Lodd.）Blume 的块茎。呈圆锥形，不似半夏钝圆，亦无降逆作用，不可当半夏用。

（5）天南星* Arisaematis Rhizoma 为天南星科植物天南星 *Arisaema erubescens*（Wall.）Schott、异叶天南星 *Arisaema heterophyllum* Bl.或东北天南星 *Arisaema amurense* Maxim.的干燥块茎。秋、冬二季茎叶枯萎时采挖，除去须根及外皮，干燥。呈扁球形，高 1～2cm，直径 1.5～6.5cm。表面类白色或淡棕色，较光滑，顶端有凹陷的茎痕，周围有麻点状根痕，有的块茎周边有小扁球状侧芽。质坚硬，不易破碎，断面不平坦，白色，粉性。气微辛，味麻辣。含氨基酸及肽类、强心苷类、皂苷类化合物，另含钙、磷、铝、锌等 21 种微量元素。苦、辛，温；有毒。归肺、肝、脾经。散结消肿。外用治痈肿，蛇虫咬伤。外用生品适量，研末以醋或酒调敷患处。孕妇慎用；生品内服宜慎。

（6）制天南星* Arisaematis Rhizoma Preparatum 本品为天南星的炮制加工品。取净天南星，按大小分别用水浸泡，每日换水 2～3 次，如起白沫时，换水后加白矾（每 100 kg 天南星，加白矾 2kg），泡一日后，再进行换水，至切开口尝微有麻舌感时取出。将生姜片、白矾置锅内加适量水煮沸后，倒入天南星共煮至无干心时取出，除去姜片，晾至四至六成干，切薄片，干燥。每 100kg 天南星，用生姜、白矾各 12.5kg。呈类圆形或不规则形的薄片。黄色或淡棕色，质脆易碎，断面角质状。气微，味涩，微麻。苦、辛，温；有毒。归肺、肝、脾经。燥湿化痰，祛风止痉，散结消肿。用于顽痰咳嗽，风痰眩晕，中风痰壅，口眼喎斜，半身不遂，癫痫，惊风，破伤风；外用治痈肿，蛇虫咬伤。用量 3～9g。

虎掌曾被视为半夏伪品，李时珍《本草纲目》亦归为天南星。但据中检所专家研究，虎掌实系半夏栽培退化所致。

天花粉* Trichosanthis Radix

【来源】为葫芦科植物栝楼 *Trichosanthes kirilowii* Maxim.和双边栝楼 *Trichosanthes rosthornii* Harms 的干燥根。

【产地】主产于河北、山东，主为栽培。

【采收加工】春、秋季均可采挖，以秋季采者为佳。挖出后，洗净泥土，刮去粗皮，切厚片或纵剖成瓣，干燥。

【性状特征】呈不规则圆柱形、纺锤形或瓣块状，长 8～16cm，直径 1.5～5.5cm。表面黄白色或淡棕黄色，有纵皱纹、细根痕及略凹陷的横长皮孔，有的有黄棕色外皮残留。质坚实，断面白色或淡黄色，富粉性，横切面可见黄色木质部，略呈放射状排列，纵切面可见黄色条纹状木质部。无臭，味微苦。（图 4-104）

传统鉴定以块大、色白、粉性、质地细腻、筋脉少者为优。

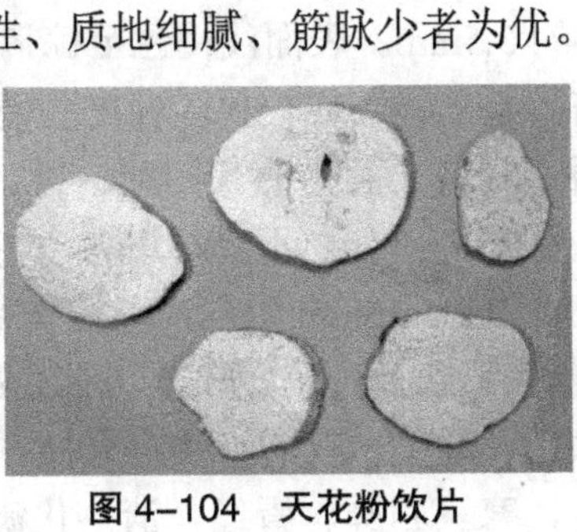

图 4-104 天花粉饮片

【显微特征】粉末类白色。淀粉粒甚多，单粒类球形、半圆形或盔帽形，直径6～48μm，脐点点状、短缝状或人字状，层纹隐约可见；复粒由2～14分粒组成，常由一个大的分粒与几个小分粒复合。具缘纹孔导管大，多破碎，有的具缘纹孔呈六角形或方形，排列紧密。石细胞黄绿色，长方形、椭圆形、类方形、多角形或纺锤形，直径27～72μm，壁较厚，纹孔细密。

【化学成分】含皂苷及天花粉蛋白和瓜氨酸、γ-氨基丁酸等十多种氨基酸，胆碱，多糖，甾醇类等。

【古今应用】甘、微苦，微寒。归肺、胃经。清热泻火，生津止渴，消肿排脓。用于热病烦渴，肺热燥咳，内热消渴，疮疡肿毒。用量10～15g。孕妇慎用；不宜与川乌、制川乌、草乌、制草乌、附子同用。

现代药理研究天花粉蛋白注射液临床可用于中期妊娠引产、治疗恶性葡萄胎和绒毛上皮癌。

【附注】

（1）安徽栽培的天花粉，粉性足，储存日久即变色。

（2）瓜蒌* Trichosanthis Fructus 为葫芦科植物栝楼 *Trichosanthes kirilowii* Maxim.或双边栝楼 *Trichosanthes rosthornii* Harms 的干燥成熟果实。主产于山东、河南、河北。呈类球形或宽椭圆形，长7～15cm，直径6～10cm。表面橙红色或橙黄色，皱缩或较光滑，顶端有圆形的花柱残基，基部略尖，具残存的果梗。轻重不一。质脆，易破开，内表面黄白色，有红黄色丝络，果瓤橙黄色，黏稠，与多数种子粘结成团。具焦糖气，味微酸、甜。含三萜皂苷、氨基酸、糖类、有机酸等。甘、微苦，寒。归肺、胃、大肠经。清热涤痰，宽胸散结，润燥滑肠。用于肺热咳嗽，痰浊黄稠，胸痹心痛，结胸痞满，乳痈，肺痈，肠痈，大便秘结。9～15g。不宜与川乌、制川乌、草乌、制草乌、附子同用。现代药理研究本品具有扩张冠脉、增加冠脉流量、抗心肌缺血、耐缺氧、抗心律失常等作用。

（3）瓜蒌子* Trichosanthis Semen 为葫芦科植物栝楼或双边栝楼的干燥成熟种子。秋季采摘成熟果实，剖开，取出种子，洗净，晒干。栝楼：呈扁平椭圆形，长12～15mm，宽6～10mm，厚约3.5mm。表面浅棕色至棕褐色，平滑，沿边缘有1圈沟纹。顶端较尖，有种脐，基部钝圆或较狭。种皮坚硬；内种皮膜质，灰绿色，子叶2，黄白色，富油性。气微，味淡。双边栝楼：较大而扁，长15～19mm，宽8～10mm，厚约2.5mm。表面棕褐色，沟纹明显而环边较宽。顶端平截。含脂肪油，油中含油酸、亚油酸及多种甾醇类化合物。甘，寒。归肺、胃、大肠经。润肺化痰，滑肠通便。用于燥咳痰黏，肠燥便秘。用量9～15g。不宜与川乌、制川乌、草乌、制草乌、附子同用。

（4）炒瓜蒌子* Trichosanthis Semen Tostum 为瓜蒌子的炮制加工品。取瓜蒌子，照炒法（2010版《中国药典》附录Ⅱ D），用文火炒至微鼓起，取出，放凉。呈扁平椭圆形，长12～15mm，宽6～10mm，厚度约3.5mm。表面浅褐色至棕褐色，平滑，偶有焦斑，沿边缘有1圈沟纹，顶端较尖，有种脐，基部钝圆或较狭。种皮坚硬；内种皮膜质，灰绿色，子叶2，黄白色，富油性。气略焦香，味淡。甘，寒。归肺、胃、大肠经。润肺化痰，滑肠通便。用于燥咳痰黏，肠燥便秘。用量9～15g。不宜与川乌、制川乌、草乌、制草乌、附子同用。

（5）瓜蒌皮* Trichosanthis Pericarpium 为葫芦科植物栝楼或双边栝楼的干燥成熟果皮。秋季采摘成熟果实，剖开，除去果瓤及种子，阴干。常切成2至数瓣，边缘向内卷曲，长6～12cm。外表面橙红色或橙黄色，皱缩，有的有残存果梗；内表面黄白色。质较脆，易折断。具焦糖气，味淡、微酸。甘，寒。归肺、胃经。清热化痰，利气宽胸。用于痰热咳嗽，胸闷胁痛。用量 6～10g。不宜与川乌、制川乌、草乌、制草乌、附子同用。

石菖蒲*　Acori Tatarinowii Rhizoma

【来源】为天南星科植物石菖蒲 *Acorus tatarinowii* Schott 的干燥根茎。

【产地】主产于四川、湖北、浙江、江苏。

【采收加工】秋、冬季采挖，除去茎叶、须根及泥沙，晒干。

【性状特征】呈扁圆柱形，多弯曲，常有分枝，长 3～20cm，直径 0.3～1cm。表面棕褐色或灰棕色，粗糙，有疏密不匀的环节，节间长 0.2～0.8cm，具细纵纹，一面残留须根或圆点状根痕；叶痕呈三角形，左右交互排列，有的其上有毛鳞状的叶基残余。质硬，断面纤维性，类白色或微红色，内皮层环明显，可见多数维管束小点及棕色油细胞。气芳香，味苦、微辛。（图 4-105）

传统鉴定以条粗、断面类白色、香气浓者为优。

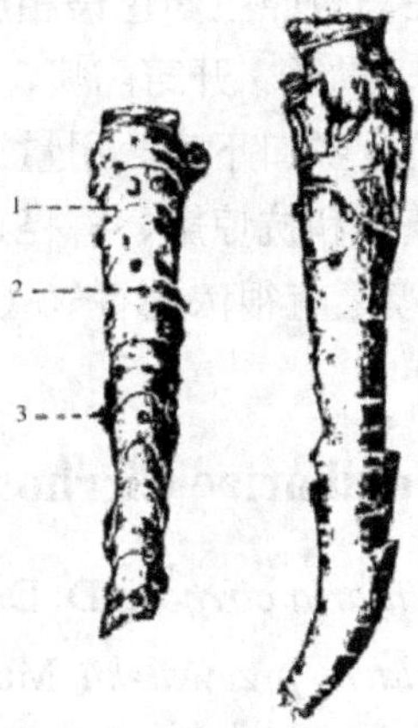

图 4-105　石菖蒲外形

1. 环节　2. 根痕　3. 叶痕

【显微特征】横切面：表皮细胞外壁增厚，棕色，有的含红棕色物。皮层宽广，散有纤维束及叶迹维管束；叶迹维管束外韧型，维管束鞘纤维成环，木化；内皮层明显。中柱维管束周木型及外韧型，维管束鞘纤维较少。纤维束及维管束鞘纤维周围细胞中含草酸钙方晶，形成晶纤维。薄壁组织中散有类圆形油细胞，并含淀粉粒。（图 4-106）

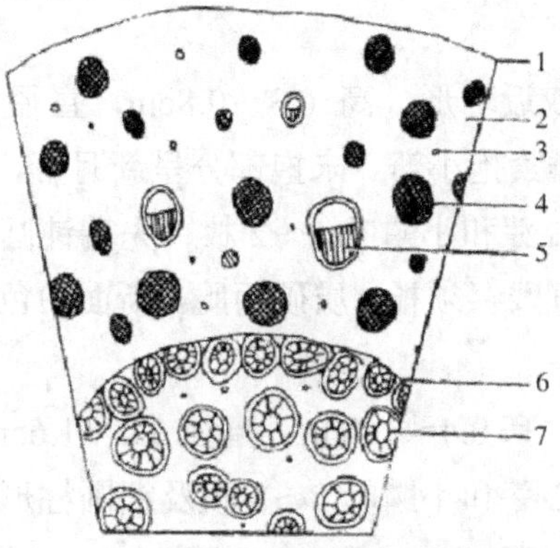

图 4-106　石菖蒲横切面简图

1. 表皮细胞　2. 皮层　3. 油细胞　4. 纤维束　5. 叶迹维管束　6. 内皮层　7. 中柱维管束

粉末：灰棕色。淀粉粒单粒球形、椭圆形或长卵形，直径 2～9μm；复粒由 2～20（或更多）分粒组成。纤维束周围细胞中含草酸钙方晶，形成晶纤维。草酸钙方晶呈多面形、类多角形、双锥形，直径 4～16μm。分泌细胞呈类圆形或长圆形，胞腔内充满黄绿色、橙红色或红色分泌物。

【化学成分】根茎含挥发油。2010 版《中国药典》规定本品含挥发油不得少于 1.0%。

【理化鉴定】薄层色谱：取本品粉末 0.2g，加石油醚（60～90℃）20ml，加热回流 1h，过滤，滤液蒸干，残渣加石油醚（60～90℃）1ml 使溶解，作为供试品溶液。另取石菖蒲对照生药 0.2g，同法制成对照生药溶液。照薄层色谱法（2010 版《中国药典》附录Ⅵ B）试验，吸取上述两种溶液各 2μl，分别点于同一硅胶 G 薄层板上，以石油醚（60～90℃）-乙酸乙酯（4∶1）为展开剂，展开，取出，晾干，放置约 1h，置紫外光灯（365nm）下检视。供试品色谱中，在与对照生药色谱相应的位置上，显相同颜色的荧光斑点；再以碘蒸气熏至斑点显色清晰，供试品色谱中，在与对照生药色谱相应的位置上，显相同颜色的斑点。

【古今应用】辛、苦，温。归心、胃经。开窍豁痰，醒神益智，化湿开胃。用于神昏癫痫，健忘失眠，耳鸣耳聋，脘痞不饥，噤口下痢。用量 3～10g。

现代药理研究本品具有镇静、镇痛和抗惊厥、解痉、抗缺氧、抗菌作用。

【附注】水菖蒲，习生于水边，嗅之有很浓的香气（水泡子味），故又称“臭菖蒲”。根茎比石菖蒲粗壮、不扁，断面海绵样。

川贝母* Fritillariae Cirrhosae Bulbus

【来源】为百合科植物川贝母 *Fritillaria cirrhosa* D. Don、暗紫贝母 *Fritillaria unibracteata* Hsiao et K.C. Hsia、甘肃贝母 *Fritillaria przewalskii* Maxim.、梭砂贝母 *Fritillaria delavayi* Franch.、太白贝母 *Fritillaria taipaiensis* P. Y. Li 或瓦布贝母 *Fritillaria unibracteata* Hsiao et K.C. Hsiavar. *wabuensis*（S. Y.Tang et S. C.Yue）Z.D.Liu, S.Wanget S. C. Chen 的干燥鳞茎。按性状不同分别习称“松贝”、“青贝”、“炉贝”和“栽培品”。

【产地】暗紫贝母主产于四川阿坝地区；甘肃贝母主产甘肃、青海及四川；川贝母主产于四川、云南、西藏；梭砂贝母主产于青海、四川、云南，过去集散于打箭炉（今四川康定），故称“炉贝”，因表面有棕色斑块，又称“虎皮贝”。

【采收加工】夏、秋季或积雪融化时采挖，除去须根、粗皮及泥沙，晒干或低温干燥。

【性状特征】

（1）松贝：呈类圆锥形或近球形，高 0.3～0.8cm，直径 0.3～0.9cm。表面类白色。外层鳞叶 2 瓣，大小悬殊，大瓣紧抱小瓣，未抱部分呈新月形，习称“怀中抱月”；顶部闭合，内有类圆柱形、顶端稍尖的心芽和小鳞叶 1～2 枚；先端钝圆或稍尖，底部平，微凹入，中心有 1 灰褐色的鳞茎盘，偶有残存须根。质硬而脆，断面白色，富粉性。气微，味微苦。（图 4-107）

（2）青贝：呈类扁球形，高 0.4～1.4cm，直径 0.4～1.6cm。外层鳞叶 2 瓣，大小相近，相对抱合，顶部开裂，内有心芽和小鳞叶 2～3 枚及细圆柱形的残茎。

（3）炉贝：呈长圆锥形，高 0.7～2.5cm，直径 0.5～2.5cm。表面类白色或浅棕黄色，有的具棕色斑点。外层鳞叶 2 瓣，大小相近，顶部开裂而略尖，基部稍尖或较钝。（图 4-108）

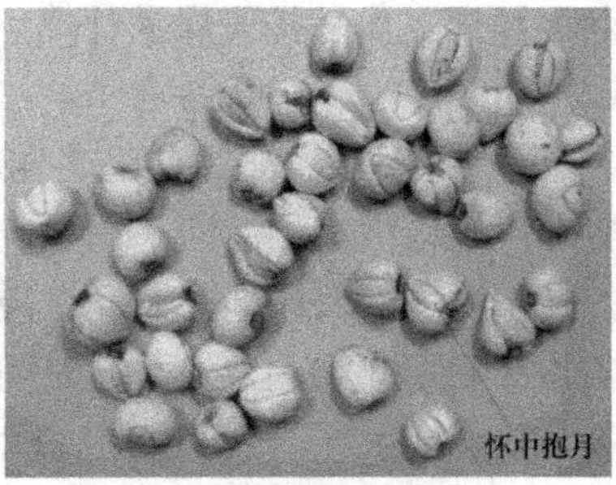

图 4–107 松贝

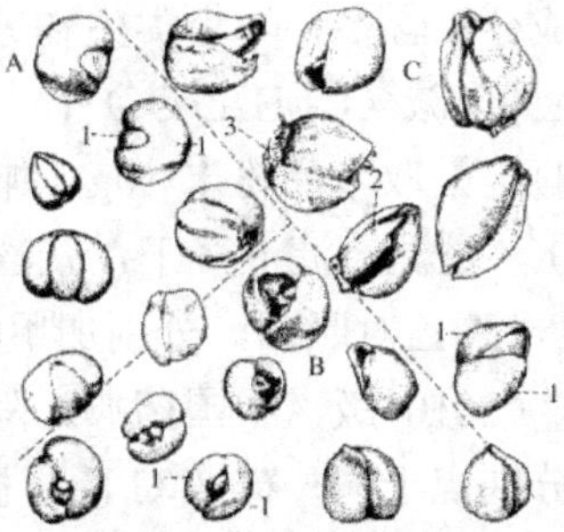

图 4–108　A 松贝 B 青贝 C 炉贝

1. 外层鳞片　2. 心芽　3. 鳞茎盘

栽培品呈类扁球形或短圆柱形，高 0.5～2cm，直径 1～2.5cm。表面类白色或浅棕黄色，稍粗糙，有的具浅黄色斑点。外层鳞叶 2 瓣，大小相近，顶部多开裂而较平。传统鉴定均以个小、完整、色洁白、质坚实、粉性足者为优。 松贝最佳，青贝次之，炉贝又次之。

【显微特征】粉末类白色或浅黄色。

（1）松贝、青贝：淀粉粒甚多，广卵形、长圆形或不规则圆形，有的边缘不平整或略作分枝状，直径 5～64μm，脐点短缝状、点状、人字状或马蹄状，层纹隐约可见。表皮细胞类长方形，垂周壁微波状弯曲，偶见不定式气孔，圆形或扁圆形。螺纹导管直径 5～26μm（图 4-109，图 4-110）

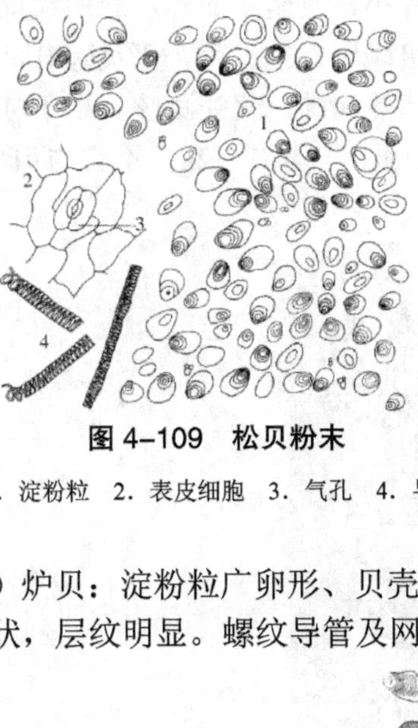

图 4–109　松贝粉末

1. 淀粉粒　2. 表皮细胞　3. 气孔　4. 导管

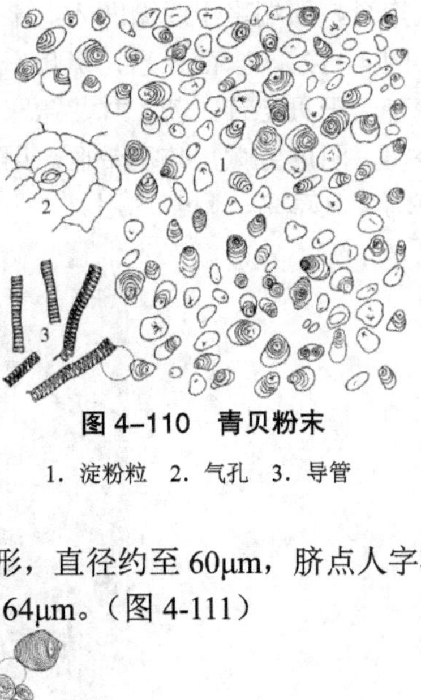

图 4–110　青贝粉末

1. 淀粉粒　2. 气孔　3. 导管

（2）炉贝：淀粉粒广卵形、贝壳形、肾形或椭圆形，直径约至 60μm，脐点人字状、星状或点状，层纹明显。螺纹导管及网纹导管直径可达 64μm。（图 4-111）

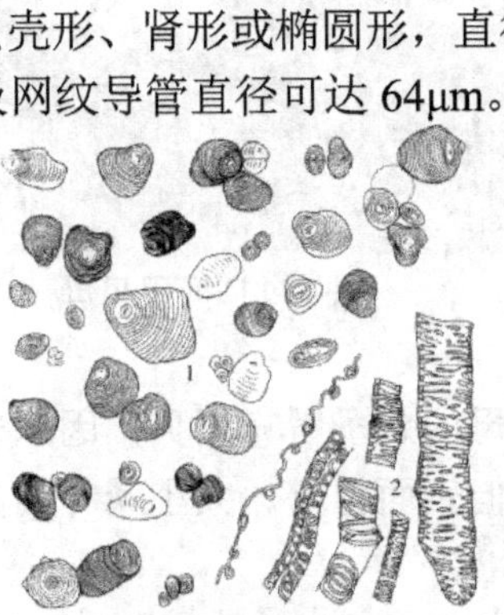

图 4–111　炉贝粉末

1. 淀粉粒　2. 导管

【化学成分】含多种异甾类生物碱。2010 版《中国药典》规定本品按干燥品计算，含总生物碱以西贝母碱（$C_{27}H_{43}NO_3$）计，不得少于 0.050%。

【理化鉴定】取本品粉末 10g，加浓氨试液 10ml，密塞，浸泡 1h，加二氯甲烷 40ml，超声处理 1h，过滤，滤液蒸干，残渣加甲醇 0.5ml 使溶解，作为供试品溶液。另取贝母辛对照品、贝母素乙对照品，分别加甲醇制成每 1ml 各含 1mg 的溶液，作为对照品溶液。照薄层色谱法（2010 版《中国药典》附录Ⅵ B）试验。吸取供试品溶液 1～6μl、对照品溶液各 2μl，分别点于同一硅胶 G 薄层板上，以乙酸乙酯-甲醇-浓氨试液-水（18∶2∶1∶0.1）为展开剂，展开，取出，晾干，依次喷以稀碘化铋钾试液和亚硝酸钠乙醇试液。供试品色谱中，在与对照品色谱相应的位置上，显相同颜色的斑点。

【古今应用】苦、甘，微寒。归肺、心经。清热润肺，化痰止咳，散结消痈。用于肺热燥咳，干咳少痰，阴虚劳嗽，痰中带血，瘰疬，乳痈，肺痈。用量 3～10g；研粉冲服，一次 1～2g。不宜与川乌、制川乌、草乌、制草乌、附子同用。

现代药理研究本品具有镇咳祛痰、降压、松弛平滑肌作用。

【附注】

（1）平贝母* Fritillariae Ussuriensis Bulbus 为百合科植物平贝母 *Fritillaria ussuriensis* Maxim.的干燥鳞茎。春季采挖，除去外皮、须根及泥沙，晒干或低温干燥。呈扁球形，高 0.5～1cm，直径 0.6～2cm。表面乳白色或淡黄白色，外层鳞叶 2 瓣，肥厚，大小相近或一片稍大抱合，顶端略平或微凹入，常稍开裂；中央鳞片小。质坚实而脆，断面粉性。气微，味苦（图 4-112）。含西贝素，贝母辛，西贝素苷，平贝碱甲、乙、丙，平贝碱苷，平贝宁，平贝宁苷，平贝定苷。苦、甘，微寒。归肺、心经。清热润肺，化痰止咳。用于肺热燥咳，干咳少痰，阴虚劳嗽，咳痰带血。用量 3～9g；研粉冲服，一次 1～2g。不宜与川乌、制川乌、草乌、制草乌、附子同用。

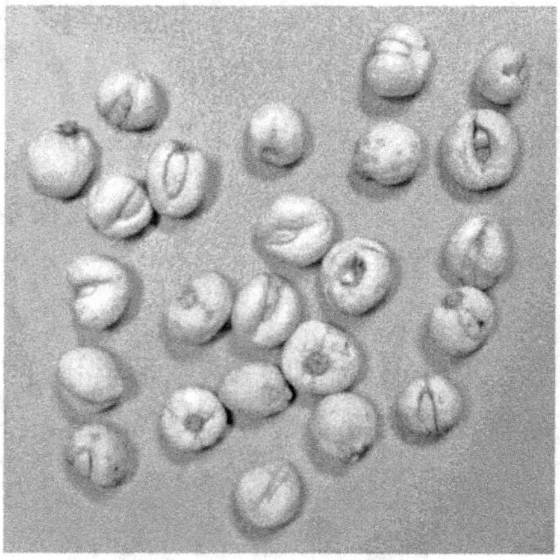

图 4-112 平贝母

（2）流通商品中多用平贝母的栽子冒充川贝，因系未成熟，故不呈扁平状而呈圆形，亦为大小鳞叶悬殊相互抱合，但表面粗糙、大小鳞叶间界线不清与正品有别，实践工作中注意鉴别。

（3）伊贝母* Fritillariae Pallidiflorae Bulbus 为百合科植物新疆贝母 *Fritillaria walujewii* Regel 或伊犁贝母 *Fritillaria pallidiflora* Schrenk 的干燥鳞茎。5～7 月间采挖，除去泥沙，晒

干，再去须根和外皮。新疆贝母：呈扁球形，高 0.5～1.5cm。表面类白色，光滑。外层鳞叶 2 瓣，月牙形，肥厚，大小相近而紧靠。顶端平展而开裂，基部圆钝，内有较大的鳞片和残茎、心芽各 1 枚。质硬而脆，断面白色，富粉性。气微，味微苦。伊犁贝母：呈圆锥形，较大。表面稍粗糙，淡黄白色。外层鳞叶两瓣，心脏形，肥大，一片较大或近等大抱合。顶端稍尖，少有开裂，基部微凹陷。苦、甘，微寒。归肺、心经。清热润肺，化痰止咳。用于肺热燥咳，干咳少痰，阴虚痨嗽，咳痰带血。用量 3～9g。不宜与川乌、制川乌、草乌、制草乌、附子同用。

浙贝母* Fritillariae Thunbergii Bulbus

【来源】为百合科植物浙贝母 *Fritillaria thunbergii* Miq.的干燥鳞茎。

【产地】主产浙江，安徽、江苏亦产。

【采收加工】初夏植株枯萎时采挖，洗净。大小分开，大者除去芯芽，习称“大贝”；小者不去芯芽，习称“珠贝”。分别撞擦，除去外皮，拌以煅过的贝壳粉，吸去擦出的浆汁，干燥；或取鳞茎，大小分开，洗净，除去芯芽，趁鲜切成厚片，洗净，干燥，习称“浙贝片”。

【性状特征】

（1）大贝：为鳞茎外层的单瓣鳞叶，略呈新月形，高 1～2cm，直径 2～3.5cm。外表面类白色至淡黄色，内表面白色或淡棕色，被有白色粉末。质硬而脆，易折断，断面白色至黄白色，富粉性。气微，味微苦。（图 4-113）

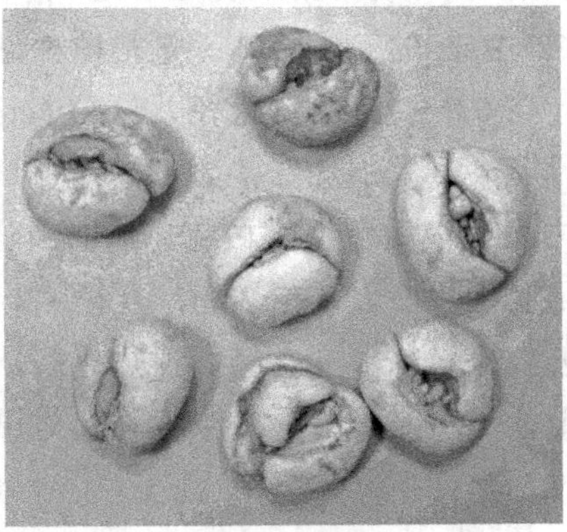

图 4-113　浙贝母

（2）珠贝：为完整的鳞茎，呈扁圆形，高 1～1.5cm，直径 1～2.5cm。表面类白色，外层鳞叶 2 瓣，肥厚，略似肾形，互相抱合，内有小鳞叶 2～3 枚及干缩的残茎。

传统鉴定以鳞叶肥厚、质坚实、色白、粉性足者为优。

（3）浙贝片：为鳞茎外层的单瓣鳞叶切成的片。椭圆形或类圆形，直径 1～2cm，边缘表面淡黄色，切面平坦，粉白色。质脆，易折断，断面粉白色，富粉性。

【显微特征】粉末淡黄白色。淀粉粒甚多，单粒卵形、广卵形或椭圆形，直径 6～56μm，层纹不明显。表皮细胞类多角形或长方形，垂周壁连珠状增厚；气孔少见，副卫细胞 4～5 个。草酸钙结晶少见，细小，多呈颗粒状，有的呈棱形、方形或细杆状。导管多为螺纹，直径至 18μm。（图 4-114）

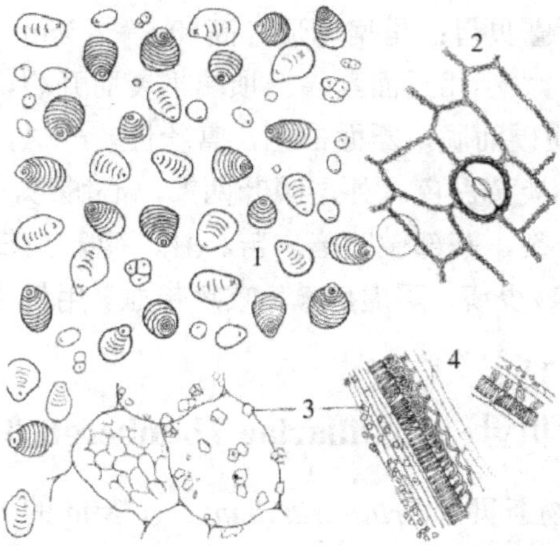

图 4-114 浙贝母粉末

1. 淀粉粒 2. 表皮细胞 3. 草酸钙结晶 4. 导管

【化学成分】含生物碱。2010 版《中国药典》规定本品按干燥品计算，含贝母素甲（$C_{27}H_{45}NO_3$）和贝母素乙（$C_{27}H_{43}NO_3$）的总量，不得少于 0.080%。

【古今应用】苦，寒。归肺、心经。清热化痰止咳，解毒散结消痈。用于风热咳嗽，痰火咳嗽，肺痈，乳痈，瘰疬，疮毒。用量 5～10g。不宜与川乌、制川乌、草乌、制草乌、附子同用。

【附注】湖北贝母 Fritillariae hupehensis Bulbus 为百合科植物湖北贝母 *Fritillaria hupehensis* Hsiao et K. C. Hsia 的干燥鳞茎。夏初植株枯萎后采挖，用石灰水或清水浸泡，干燥。呈扁圆球形，高 0.8～2.2cm，直径 0.8～3.5cm。表面类白色至淡棕色。外层鳞叶 2 瓣，肥厚，略呈肾形，或大小悬殊，大瓣紧抱小瓣，顶端闭合或开裂。内有鳞叶 2～6 枚及干缩的残茎。内表面淡黄色至类白色，基部凹陷呈窝状，残留有淡棕色表皮及少数须根。单瓣鳞叶呈元宝状，长 2.5～3.2cm，直径 1.8～2cm。质脆，断面类白色，富粉性。气微，味苦。微苦，凉。归肺、心经。清热化痰，止咳，散结。用于热痰咳嗽，痰核瘰疬，痈肿疮毒。用量 3～9g，研粉冲服。不宜与川乌、制川乌、草乌、制草乌、附子同用。

麦冬* Ophiopogonis Radix

【来源】为百合科植物麦冬 *Ophiopogon japonicus*（L.f）KerGawl.的干燥块根。

【产地】主产于四川、浙江。前者习称“川麦冬”，产量大；后者习称“杭麦冬”，质量好。

【采收加工】夏季采挖，洗净，反复曝晒、堆置，至七八成干，除去须根，晒干或微火烘干。

【性状特征】块根纺锤形，两端略尖，长 1.5～3cm，直径 0.3～0.6cm。表面黄白色或淡黄色，有细纵皱纹。质柔韧，断面黄白色，半透明，中柱细小。气微香，味甘、微苦，嚼之微有黏性。（图 4-115）

传统鉴定以个大、黄白色、半透明、质柔、嚼之发黏者为优。杭麦冬优于川麦冬。

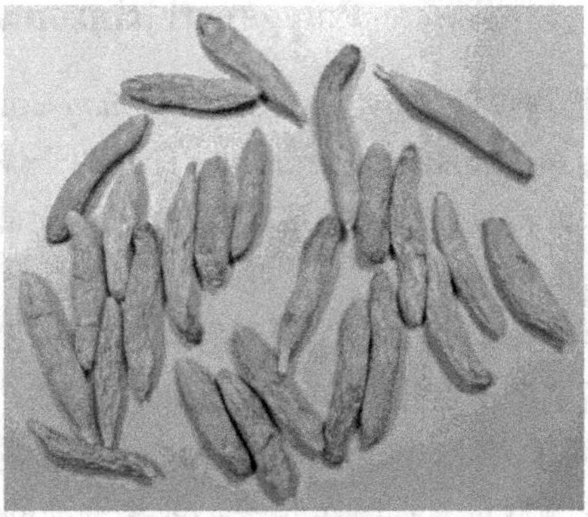

图 4-115　麦冬

【显微特征】横切面：表皮细胞 1 列或脱落，根被为 3～5 列木化细胞。皮层宽广，散有含草酸钙针晶束的黏液细胞，有的针晶直径至 10μm；内皮层细胞壁均匀增厚，木化，有通道细胞，外侧为 1 列石细胞，其内壁及侧壁增厚，纹孔细密。中柱较小，韧皮部束 16～22 个，木质部由导管、管胞、木纤维以及内侧的木化细胞连结成环层。髓小，薄壁细胞类圆形。

【化学成分】甾体皂苷、黄酮、挥发油类。2010 版《中国药典》规定本品按干燥品计算，含麦冬总皂苷以鲁斯可皂苷元（$C_{27}H_{42}O_4$）计，不得少于 0.12%。

【古今应用】甘、微苦，微寒。归心、肺、胃经。养阴生津，润肺清心。用于肺燥干咳，阴虚痨嗽，喉痹咽痛，津伤口渴，内热消渴，心烦失眠，肠燥便秘。用量 6～12g。

现代药理研究本品具有强心、抗心绞痛与抗休克、降血糖、免疫增强、抗菌、镇咳、抗炎、抗肿瘤等作用。

【附注】

（1）山麦冬* Liriopes Radix 为百合科植物湖北麦冬 *Liriope spicata*（Thunb.）Lour. var. *prolifera* Y. T. Ma 或短葶山麦冬 *Liriope muscari*（Decne.） Baily 的干燥块根。夏初采挖，洗净，反复暴晒、堆置，至近干，除去须根，干燥。

① 湖北麦冬：呈纺锤形，两端略尖，长 1.2～3cm，直径 0.4～0.7cm。表面淡黄色至棕黄色，具不规则纵皱纹。质柔韧，干后质硬脆，易折断，断面淡黄色至棕黄色，角质样，中柱细小。气微，味甜，嚼之发黏。

② 短葶山麦冬：稍扁，长 2～5cm，直径 0.3～0.8cm，具粗纵纹。味甘、微苦。甘、微苦，微寒。归心、肺、胃经。养阴生津，润肺清心。用于肺燥干咳，阴虚痨嗽，喉痹咽痛，津伤口渴，内热消渴，心烦失眠，肠燥便秘。用量 9～15g。

（2）天冬* Asparagi Radix 为百合科植物天冬 *Asparagus cochinchinensis*（Lour.）Merr. 的干燥块根。主产于贵州、四川、浙江。秋、冬二季采挖，洗净，除去茎基和须根，置沸水中煮或蒸至透心，趁热除去外皮，洗净，干燥。块根长纺锤形，略弯曲，长 5～18cm，直径 0.5～2cm；表面黄白色或淡黄棕色，半透明，光滑或具深浅不等的纵皱纹，偶有残存的灰棕色外皮；质硬或柔润，有粘性，断面角质样，中柱黄白色；气微，味甘、微苦。含多种甾体皂苷。养阴润燥，清肺生津。用于肺燥干咳，顿咳痰黏，腰膝酸痛，骨蒸潮热，内热消渴，热病津伤，咽干口渴，肠燥便秘。用量 6～12g。

黄精* Polygonati Rhizoma

【来源】为百合科植物滇黄精 *Polygonatum kingianum* Coll. et Hemsl.、黄精 *Polygonatum sibiricum* Red.或多花黄精 *Polygonatum cyrtonema* Hua.的干燥根茎。根据原植物和生药性状的差异，黄精可分为姜形黄精（原植物为多花黄精）、鸡头黄精（原植物为黄精）和大黄精（原植物为滇黄精）三种。

【产地】黄精主产于河北、内蒙古、陕西省等省区。多花黄精主产于贵州、湖南、云南、安徽、浙江等省。滇黄精主产于贵州、广西、云南等省区。

【采收加工】春、秋两季采挖，以秋季采者为好，栽培的于种后 3～4 年来收，除去地上部分及须根，洗净，晾晒后反复揉晒至足干，或将洗净的根茎置沸水中稍煮片刻后晒干或烘干。有的地区，在产区直接经蒸煮制成色黑的熟黄精。

【性状特征】

（1）鸡头黄精：呈结节状弯柱形，长 3～10cm，直径 0.5～1.5cm。结节长 2～4cm，略呈圆锥形，常有分枝。表面黄白色或灰黄色，半透明，有纵皱纹，茎痕圆形，直径 5～8mm。（图 4-116，图 4-117）

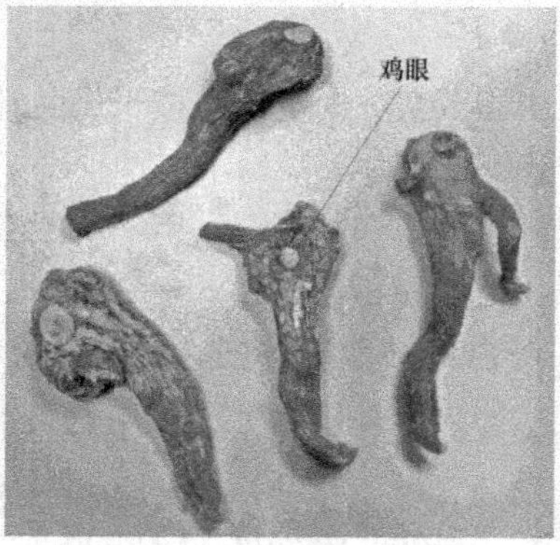

图 4-116 鸡头黄精

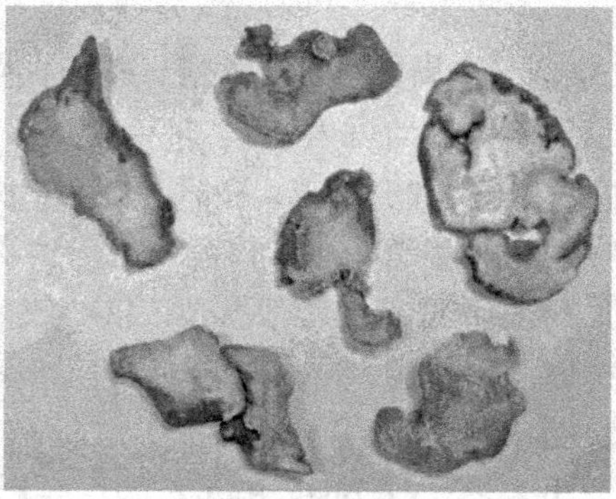

图 4-117 鸡头黄精饮片

（2）姜形黄精：呈长条结节块状，长短不等，常数个块状结节相连。表面灰黄色或黄褐色，粗糙，结节上侧有突出的圆盘状茎痕，直径 0.8～1.5cm。（图 4-118）

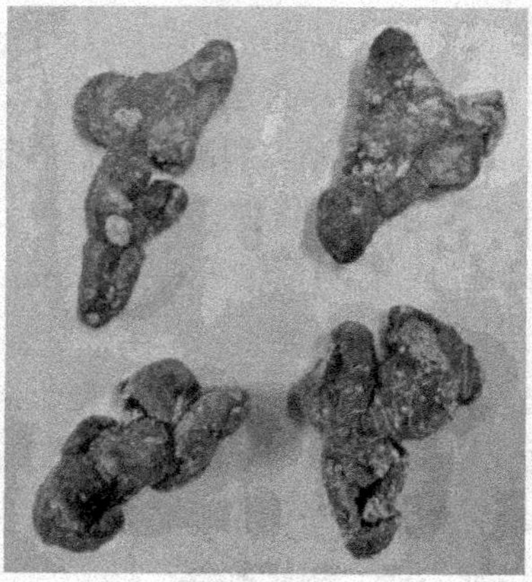

图 4-118 姜形黄精

（3）大黄精：呈肥厚肉质的结节块状，结节长可达10cm以上，宽3～6cm，厚2～3cm。表面淡黄色至黄棕色，具环节，有皱纹及须根痕，结节上侧茎痕呈圆盘状，圆周凹入，中部突出。质硬而韧，不易折断，断面角质，淡黄色至黄棕色。气微，味甜，嚼之有黏性（图4-119）

传统鉴定以块大、色黄、断面透明、味甜者为优。味苦者不可药用。

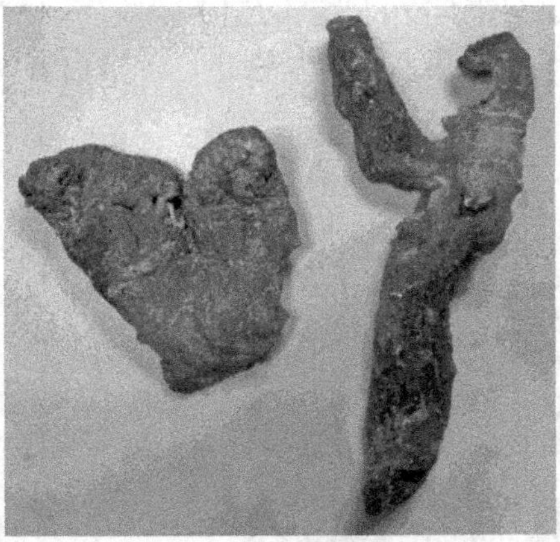

图4-119　大黄精

【化学成分】黄精的根茎含黏液质、淀粉、糖以及多种蒽醌类化合物。2010版《中国药典》规定本品按干燥品计算，含黄精多糖以无水葡萄糖（$C_6H_{12}O_6$）计，不得少于7.0%。

【古今应用】甘，平。归脾、肺、肾经。补气养阴，健脾，润肺，益肾。用于脾胃气虚，体倦乏力，胃阴不足，口干食少，肺虚燥咳，痨嗽咳血，精血不足，腰膝酸软，须发早白，内热消渴。用量9～15g。

现代药理研究本品具有强心，降血压，降血糖，降血脂，防止动脉粥样硬化，延缓衰老和抗菌等作用；黄精多糖具有免疫激活作用。

【附注】玉竹* Polygonati Odorati Rhizoma 为百合科植物玉竹 *Polygonatum odoratum* (Mill.) Druce 的干燥根茎。主产于湖南、河南。根茎长圆柱形，略扁，少有分枝。表面黄白色或淡黄棕色，半透明，具纵皱纹及微隆起的环节，有白色圆点状的须根痕和圆盘状茎痕；质硬而脆或稍软，易折断，断面角质样或颗粒性；气微，味甘，嚼之发黏。甘，微寒。归肺、胃经。养阴润燥，生津止渴。用于肺胃阴伤，燥热咳嗽，咽干口渴，内热消渴。用量6～12g。现代药理研究具有强心，降血压，降血糖，降血脂，防止动脉粥样硬化，延缓衰老和抗菌等作用。

山药* Dioscoreae Rhizoma

【来源】为薯蓣科植物薯蓣 *Dioscorea opposita* Thunb. 的干燥根茎。

【产地】主产河南。此外，山西、河北等地亦产。一般以河南博爱、沁阳、武陟、温县等地（古怀庆所属）所产质量最佳，习称“怀山药”。

【采收加工】11～12月采挖，切去根头，洗净泥土，用竹刀刮去外皮，晒干或烘干，即为毛山药。选择粗大的毛山药，用清水浸匀，再加微热，并用棉被盖好，保持湿润闷透，用硫磺熏后，放在木板上搓揉成圆柱状，将两头切齐，晒干打光，即为光山药。

【性状特征】

（1）毛山药：略呈圆柱形，弯曲而稍扁，长15～30cm，直径1.5～6cm；表面黄白色或浅黄色，有纵沟、纵皱纹及须根痕，两端不整齐体重，质坚实而脆，断面白色，颗粒状，粉性，气微，味淡、微酸，嚼之发黏。

（2）光山药：呈圆柱形，条匀挺直，两端齐平，长9～18cm，直径1.5～3cm；表面白色或黄白色，光滑细腻。（图4-120，图4-121）

传统鉴定以身长、条粗、质坚实、粉性足、色洁白者为优。光山药优于毛山药。

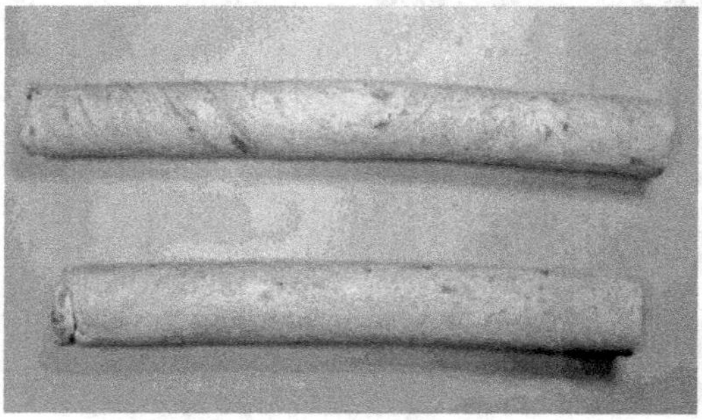

图4-120 光山药

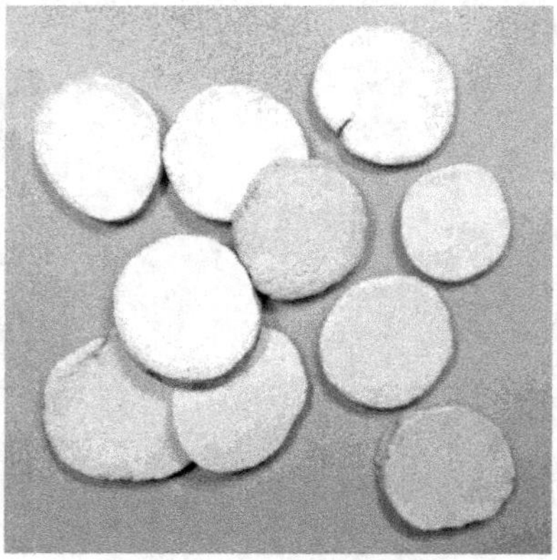

图4-121 光山药切片

【显微特征】粉末：类白色。淀粉粒单粒扁卵形、类圆形、三角状卵形或矩圆形，直径8～35μm，脐点点状、人字状、十字状或短缝状，可见层纹；复粒稀少，由2～3分粒组成。草酸钙针晶束存在于黏液细胞中，长约至240μm，针晶粗2～5μm。具缘纹孔、网纹、螺纹及环纹导管直径12～48μm。（图4-122）

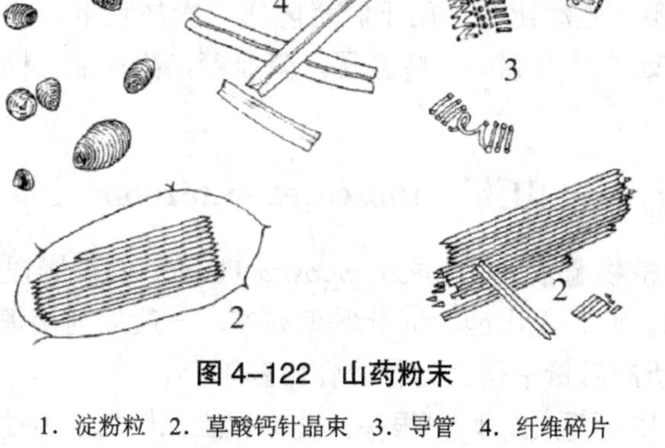

图4-122 山药粉末

1．淀粉粒 2．草酸钙针晶束 3．导管 4．纤维碎片

【化学成分】含薯蓣皂苷元，并含皂苷、胆碱、3，4-二羟基苯乙胺、甘露聚糖、植酸、

尿囊素、多巴胺、山药碱、止杈素、糖蛋白和氨基酸等。

【理化鉴定】

（1）氨基酸检查：取本品粗粉 5g，加水煮沸，过滤，滤液供试验用：（1）取滤液 1ml，加 5%氢氧化钠液 2 滴，再加稀硫酸铜液 2 滴，呈蓝紫色（检查蛋白质）。（2）取滤液 1ml，加费林试液 1ml，水浴加热，产生红色沉淀（检查还原糖类）。（3）取滤液滴于滤纸上，滴加 1%茚三酮丙酮液 2 滴，加热后立即显紫色（另以空白试剂对照为负反应）。

（2）蛋白质检查：取生药粉末或切片少许，加浓硝酸 1ml，呈鲜黄色。

【古今应用】甘，平。归脾、肺、肾经。补脾养胃，生津益肺，补肾涩精。用于脾虚食少，久泻不止，肺虚喘咳，肾虚遗精，带下，尿频，虚热消渴。麸炒山药补脾健胃。用于脾虚食少，泄泻便溏，白带过多。用量 15～30g。

现代药理研究本品具有降血糖、调节机体对非特异刺激反应性作用、刺激小肠运动、促进肠道内容物排空作用。

【附注】

（1）广西的栽培山药，粉性足，个头大，但质次，久储容易变色；以河南安庆所产为道地药材，而流通商品主流为河北栽培品，绵性足，质量亦好。

（2）伪品主要为木薯，其中心有木心，容易区别。（图 4-123）

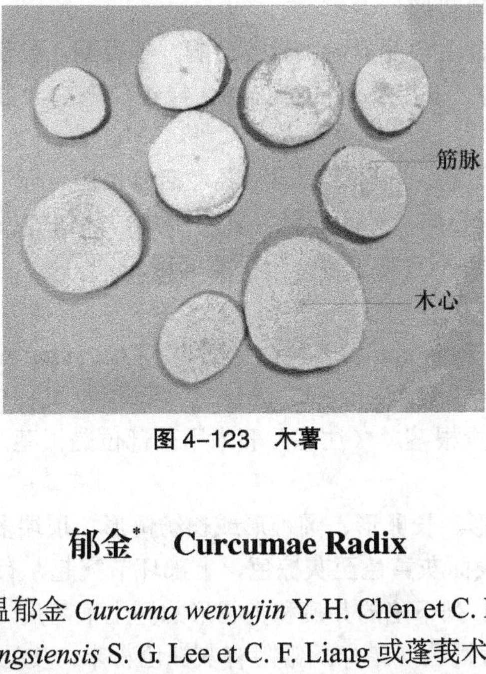

图 4-123　木薯

郁金* Curcumae Radix

【来源】为姜科植物温郁金 *Curcuma wenyujin* Y. H. Chen et C. Ling、姜黄 *Curcuma longa* L.、广西莪术 *Curcuma kwangsiensis* S. G. Lee et C. F. Liang 或蓬莪术 *Curcuma phaeocaulis* Val. 的干燥块根。前两者分别习称“温郁金”和“黄丝郁金”，其余按性状不同习称“桂郁金”或“绿丝郁金”。

【产地】分布江苏、浙江、福建、广东、广西、江西、四川、云南等地。

【采收加工】冬季茎叶枯萎后采挖，除去泥沙及细根，蒸或煮至透心，干燥。

【性状特征】

（1）温郁金：呈长圆形或卵圆形，稍扁，有的微弯曲，两端渐尖。长 3.5～7cm，直径 1.2～2.5cm。表面灰褐色或灰棕色，具不规则的纵皱纹，纵纹隆起处色较浅。质坚实，断面灰棕色，角质样；内皮层环明显。气微香，味微苦。

（2）黄丝郁金：呈纺锤形，有的一端细长，长 2.5～4.5cm，直径 1～1.5cm。表面棕灰色或灰黄色，具细皱纹，断面橙黄色，外周棕黄色至棕红色。气芳香，味辛辣。

（3）桂郁金：呈长圆锥形或长圆形，长 2～6.5cm，直径 1～1.8cm。表面具疏浅纵纹或较粗糙网状皱纹。气微，味微辛苦。

（4）绿丝郁金：呈长椭圆形，较粗壮，长 1.5～3.5cm，直径 1～1.2cm。气微，味淡。

【显微特征】横切面。

（1）温郁金：表皮细胞有时残存，外壁稍厚。根被狭窄，为 4～8 列细胞，壁薄，略呈波状，排列整齐。皮层宽约为根直径的 1/2，油细胞难察见，内皮层明显。中柱韧皮部束与木质部束各 40～55 个，间隔排列；木质部束导管 2～4 个，并有微木化的纤维，导管多角形，壁薄，直径 20～90μm。薄壁细胞中可见糊化淀粉粒。

（2）黄丝郁金：根被最内层细胞壁增厚。中柱韧皮部束与木质部束各 22～29 个，间隔排列；有的木质部导管与纤维连接成环。油细胞众多。薄壁组织中随处散有色素细胞。

（3）桂郁金：根被细胞偶有增厚，根被内方有 1～2 列厚壁细胞，成环，层纹明显。中柱韧皮部束与木质部束各 42～48 个，间隔排列；导管类圆形，直径可达 160μm。

（4）绿丝郁金：根被细胞无增厚。中柱外侧的皮层处常有色素细胞。韧皮部皱缩，木质部束 64～72 个，导管扁圆形。

【化学成分】黄丝郁金主含姜黄烯、芳姜黄酮、姜黄酮；温郁金主含莪二酮、姜烯、没药烯；桂郁金主含莪术醇、呋喃二烯、杜松烯；绿丝郁金主含吉马酮、芳姜黄酮；此外，郁金尚含有多糖。

【古今应用】辛、苦，寒。归肝、心、肺经。活血止痛，行气解郁，清心凉血，利胆退黄。用于胸胁刺痛，胸痹心痛，经闭痛经，乳房胀痛，热病神昏，癫痫发狂，血热吐衄，黄疸尿赤。用量 3g～10g。不宜与丁香、母丁香同用。

【附注】

（1）莪术* Curcumae Rhizoma 为姜科植物蓬莪术 *Curcuma phaeocaulis* Val.，或温郁金（又称温莪术）*C. wenyujin* Y. H. Chen et C. Ling，广西莪术（又称桂莪术） *C. kwangsiensis* S. G. lee et C. F. Liang 的干燥根茎。（注意，莪术用药部位是根茎，郁金用药部位是块根）。主产广西、四川。

① 蓬莪术：呈卵圆形、长卵形、圆锥形或长纺锤形，顶端多钝尖，基部钝圆，长 2～8cm，直径 1.5～4cm。表面灰黄色至灰棕色，上部环节突起，有圆形微凹的须根痕或残留的须根，有的两侧各有 1 列下陷的芽痕和类圆形的侧生根茎痕，有的可见刀削痕。体重，质坚实，断面灰褐色至蓝褐色，蜡样，常附有灰棕色粉末，皮层与中柱易分离，内皮层环纹棕褐色。气微香，味微苦而辛。

② 广西莪术：环节稍突起，断面黄棕色至棕色，常附有淡黄色粉末，内皮层环纹黄白色。

③ 温莪术：断面黄棕色至棕褐色，常附有淡黄色至黄棕色粉末。气香或微香。

含挥发油。辛、苦，温。归肝、脾经。行气破血，消积止痛。用于癥瘕痞块，瘀血经闭，胸痹心痛，食积胀痛。用量 6～9g。现代药理研究本品具有抗癌、抗凝血和抗生育等作用。

（2）姜黄* Curcumae longae Rhizoma 为姜科植物姜黄 *Curcuma longa* L.的干燥根茎。（注意，用药部位是根茎）。主产于四川、福建等地。呈不规则卵圆形、圆柱形或纺锤形，常弯曲，有的具短叉状分枝，长 2～5cm，直径 1～3cm。表面深黄色，粗糙，有皱缩纹理和明显环节，并有圆形分枝痕及须根痕。质坚实，不易折断，断面棕黄色至金黄色，角质样，有蜡样光泽，内皮层环纹明显，维管束呈点状散在。气香特异，味苦、辛。含挥发油。辛、苦，温。归脾、肝经。能破血行气、通经止痛。用于胸胁刺痛，闭经，癥瘕，风湿肩臂疼痛，跌打肿痛。用量 3～10g。 现代药理研究本品具有降血脂、抑制血小板聚集和增强纤溶活性、保肝、利胆、抗菌、抗炎、抗氧化、抗早孕及抗癌等作用。（图 4-124）

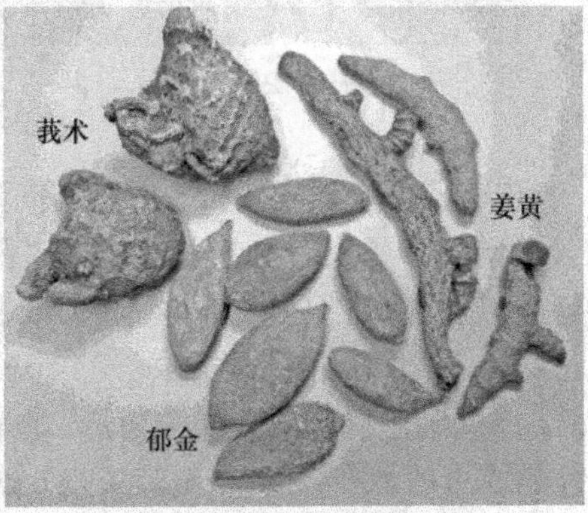

图 4–124　莪术、郁金、姜黄

（3）片姜黄* Wenyujin Rhizoma Concisum

为姜科植物温郁金 *Curcuma wenyujin* Y. H. Chen et C. Ling 的老根茎切片。（注意，是老根茎生切片）呈长圆形或不规则的片状，大小不一，长 3～6cm，宽 1～3cm，厚 0.1～0.4cm。外皮灰黄色，粗糙皱缩，有时可见环节及须根痕。切面黄白色至棕黄色，有一圈环纹及多数筋脉小点。质脆而坚实。断面灰白色至棕黄色，略粉质。气香特异，味微苦而辛凉。辛、苦，温。归脾、肝经。破血行气，通经止痛。用于胸胁刺痛，胸痹心痛，痛经经闭，癥瘕，风湿肩臂疼痛，跌扑肿痛。用量 3～9g。

天麻* Gastrodiae Rhizoma

【来源】为兰科植物天麻 *Gastrodia elata* Bl.的干燥块茎。

【产地】主产于四川、云南、湖北、陕西、贵州等地。原为野生，今多栽培。以安徽、陕西、四川、贵州、云南的产量较大，品质较好。

【采收加工】春、冬季均可采挖，3～5 月间采者称“春麻”，10～12 月间采者称“冬麻”，以冬麻的质量较佳。挖出后立即洗净，除去粗皮，蒸透，敞开，低温烘干。

【性状特征】块茎扁长椭圆形，皱缩而稍弯曲，长 3～15cm，宽 1.5～6cm，厚 0.5～2cm；顶端有残留茎基（春麻），或红棕色芽苞（冬麻），习称“鹦哥嘴”或“红小辫”，末端有自母麻脱落后留下的圆脐疤痕，习称“凹肚脐”。表面黄白色至淡黄棕色，有纵皱纹及多轮由潜伏芽排列而成的点状横环纹。质坚实，不易折断，断面较平坦，角质样光滑（起镜面），黄白色或淡棕色。气微，味甘。（图 4-125）

传统鉴定以个大、饱满、质坚实、断面半透明、无空心者为优。野天麻优于栽培天麻。

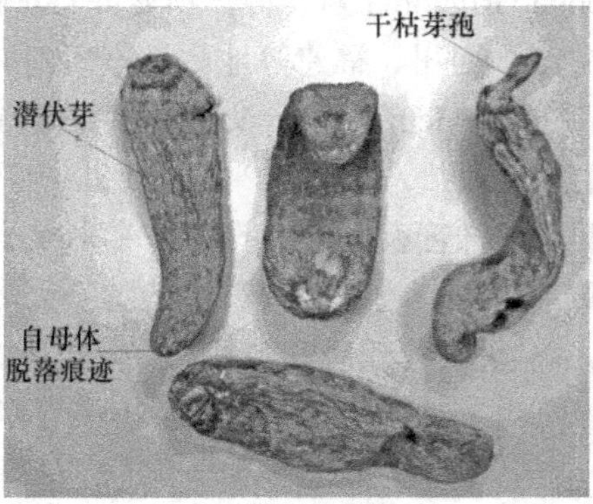

图 4-125 天麻

【显微特征】横切面：表皮有残留，下皮由 2～3 列切向延长的栓化细胞组成。皮层为 10 数列多角形细胞，有的含草酸钙针晶束。较老块茎皮层与下皮相接处有 2～3 列椭圆形厚壁细胞，木化，纹孔明显。中柱占绝大部分，有小型周韧维管束散在；薄壁细胞亦含草酸钙针晶束。

粉末：黄白色至黄棕色。厚壁细胞椭圆形或类多角形，直径 70～180μm，壁厚 3～8μm，木化，纹孔明显。草酸钙针晶成束或散在，长 25～75（93）μm。用醋酸甘油水装片观察含糊化多糖类物的薄壁细胞无色，有的细胞可见长卵形、长椭圆形或类圆形颗粒，遇碘液显棕色或淡棕紫色。螺纹导管、网纹导管及环纹导管直径 8～30μm。

【化学成分】主含天麻苷。2010 版《中国药典》规定本品按干燥品计算，含天麻素（$C_{13}H_{18}O_7$）不得少于 0.20%。

【古今应用】甘，平。归肝经。息风止痉，平抑肝阳，祛风通络。用于小儿惊风，癫痫抽搐，破伤风，头痛眩晕，手足不遂，肢体麻木，风湿痹痛。用量 3～10g。

现代药理研究本品具有镇静、镇痛与抗惊厥、降压、改善心肌循环，增加心肌供氧、抗凝血、免疫促进、抗衰老作用。

【附注】

（1）起镜面是纯干品才有的特征，不干没有这种特征。

（2）天麻的伪品鉴别。

① 紫茉莉：长圆锥形，无环节，断面具同心性环纹，具三生构造。

② 大丽菊：呈纺锤形，表面无点状环纹，嚼之粘牙。

③ 羊角天麻：表面有环纹根痕，但不皱缩。断面粉白色且中空。

④ 芭蕉芋：呈圆锥形，表面黄色有粉霜，未去皮的可见轮状环节，质坚。断面半角质状带粉性。有焦糖气。味甘。

第三节 本章其他常用生药

1. 三棱★Sparganii Rhizoma

黑三棱科植物黑三棱 *Sparganium stoloniferum* Buch. -Ham.的干燥块茎。呈圆锥形，略扁，

长 2～6cm，直径 2～4cm。表面黄白色或灰黄色，有刀削痕，须根痕小点状，略呈横向环状排列。体重，质坚实。气微，味淡，嚼之微有麻辣感。辛、苦，平。归肝、脾经。破血行气，消积止痛。用于癥瘕痞块，痛经，瘀血经闭，胸痹心痛，食积胀痛。用量 5～10g。孕妇禁用；不宜与芒硝、玄明粉同用。

2. 土茯苓*Smilacis Glabrae Rhizoma

为百合科植物光叶菝葜 *Smilax glabra* Roxb.的干燥根茎。略呈圆柱形，稍扁或呈不规则条块，有结节状隆起，具短分枝，长 5～22cm，直径 2～5cm。表面黄棕色或灰褐色，凹凸不平，有坚硬的须根残基，分枝顶端有圆形芽痕，有的外皮现不规则裂纹，并有残留的鳞叶。质坚硬。切片呈长圆形或不规则，厚 1～5mm，边缘不整齐；切面类白色至淡红棕色，粉性，可见点状维管束及多数小亮点；质略韧，折断时有粉尘飞扬，以水湿润后有黏滑感。气微，味微甘、涩。含菝葜皂苷类。甘、淡，平。归肝、胃经。解毒，除湿，通利关节。用于梅毒及汞中毒所致的肢体拘挛，筋骨疼痛；湿热淋浊，带下，痈肿，瘰疬，疥癣。用量 15～60g。

3. 大蒜*Allii Sativi Bulbus

为百合科植物大蒜 *Allium sativum* L. 的鳞茎。含大蒜素。辛，温。归脾、胃、肺经。解毒消肿，杀虫，止痢。用于痈肿疮疡，疥癣，肺痨，顿咳，泄泻，痢疾。用量 9～15g。

4. 知母*Anemarrhenae Rhizoma

为百合科植物知母 *Anemarrhena asphodeloides* Bge.的干燥根茎。春、秋二季采挖，除去须根和泥沙，晒干，习称“毛知母”；或除去外皮，晒干。呈长条状，微弯曲，略扁，偶有分枝，长 3～15cm，直径 0.8～1.5cm，一端有浅黄色的茎叶残痕。表面黄棕色至棕色，上面有一凹沟，具紧密排列的环状节，节上密生黄棕色的残存叶基，由两侧向根茎上方生长；下面隆起而略皱缩，并有凹陷或突起的点状根痕。质硬，易折断，断面黄白色。气微，味微甜、略苦，嚼之带黏性。含有多种甾体皂苷。苦、甘，寒。归肺、胃、肾经。清热泻火，滋阴润燥。用于外感热病，高热烦渴，肺热燥咳，骨蒸潮热，内热消渴，肠燥便秘。用量 6～12g。

5. 薤白*Allii Macrostemonis Bulbus

为百合科植物小根蒜 *Allium macrostemon* Bge.或薤 *Allium chinense* G.Don 的干燥鳞茎。夏、秋二季采挖，洗净，除去须根，蒸透或置沸水中烫透，晒干。小根蒜：呈不规则卵圆形，高 0.5～1.5cm，直径 0.5～1.8cm。表面黄白色或淡黄棕色，皱缩，半透明，有类白色膜质鳞片包被，底部有突起的鳞茎盘。质硬，角质样。有蒜臭，味微辣。薤：呈略扁的长卵形，高 1～3cm，直径 0.3～1.2cm。表面淡黄棕色或棕褐色，具浅纵皱纹。质较软，断面可见鳞叶 2～3 层，嚼之粘牙。 辛、苦，温。归心、肺、胃、大肠经。通阳散结，行气导滞。用于胸痹心痛，脘腹痞满胀痛，泻痢后重。用量 5～10g。

6. 山豆根*Sophorae Tonkinensis Radix et Rhizoma

为豆科植物越南槐 *Sophora tonkinensis* Gagnep.的干燥根和根茎。秋季采挖，除去杂质，洗净，干燥。根茎呈不规则的结节状，顶端常残存茎基，其下着生根数条。根呈长圆柱形，常有分枝，长短不等，直径 0.7～1.5cm。表面棕色至棕褐色，有不规则的纵皱纹及横长皮孔样突起。质坚硬，难折断，断面皮部浅棕色，木部淡黄色。有豆腥气，味极苦。主含苦参碱、氧化苦参碱。有抗癌、抗心律失常、抗溃疡及抗霉菌等作用。苦，寒；有毒。归肺、胃经。清热解毒，消肿利咽。用于火毒蕴结，乳蛾喉痹，咽喉肿痛，齿龈肿痛，口舌生疮。用量3～6g。

7. 北豆根★Menispermi Rhizoma

为防己科植物蝙蝠葛 *Menispermum dauricum* DC.的干燥根茎。呈细长圆柱形，弯曲，有分枝，长可达50cm，直径0.3～0.8cm。表面黄棕色至暗棕色，多有弯曲的细根，并可见突起的根痕和纵皱纹，外皮易剥落。质韧，不易折断，断面不整齐，纤维细，木部淡黄色，呈放射状排列，中心有髓。气微，味苦。含多种异喹啉类生物碱。苦，寒；有小毒。归肺、胃、大肠经。清热解毒，祛风止痛。用于咽喉肿痛，热毒泻痢，风湿痹痛。用量3～9g。

8. 千年健★Homalomenae Rhizoma

为天南星科植物千年健 *Homalomena occulta*（Lour.）Schott 的干燥根茎。呈圆柱形，稍弯曲，有的略扁，长15～40cm，直径0.8～1.5cm。表面黄棕色或红棕色，粗糙，可见多数扭曲的纵沟纹、圆形根痕及黄色针状纤维束。质硬而脆，断面红褐色，黄色针状纤维束多而明显，相对另一断面呈多数针眼状小孔及有少数黄色针状纤维束，可见深褐色具光泽的油点。气香，味辛、微苦。苦、辛，温。归肝、肾经。祛风湿，壮筋骨。用于风寒湿痹，腰膝冷痛，拘挛麻木，筋骨痿软。用量5～10g。

9. 升麻★Cimicifugae Rhizoma

为毛茛科植物大三叶升麻 *Cimicifuga heracleifolia* Kom.、兴安升麻 *Cimicifuga dahurica*（Turcz.） Maxim.或升麻 *Cimicifuga foetida* L.的干燥根茎。为不规则的长形块状，多分枝，呈结节状，长10～20cm，直径 2～4cm。表面黑褐色或棕褐色，粗糙不平，有坚硬的细须根残留，上面有数个圆形空洞的茎基痕，洞内壁显网状沟纹；下面凹凸不平，具须根痕。体轻，质坚硬，不易折断，断面不平坦，有裂隙，纤维性，黄绿色或淡黄白色。气微，味微苦而涩。辛、微甘，微寒。归肺、脾、胃、大肠经。发表透疹，清热解毒，升举阳气。用于风热头痛，齿痛，口疮，咽喉肿痛，麻疹不透，阳毒发斑，脱肛，子宫脱垂。用量3～10g。

10. 白头翁★Pulsatillae Radix

为毛茛科植物白头翁 *Pulsatilla chinensis*（Bge.）Regel 的干燥根。春、秋二季采挖，除去泥沙，干燥。呈类圆柱形或圆锥形，稍扭曲，长6～20cm，直径0.5～2cm。表面黄棕色或棕褐色，具不规则纵皱纹或纵沟，皮部易脱落，露出黄色的木部，有的有网状裂纹或裂隙，近根头处常有朽状凹洞。根头部稍膨大，有白色绒毛，有的可见鞘状叶柄残基。质硬而脆，断面皮部黄白色或淡黄棕色，木部淡黄色。气微，味微苦涩。含原白头翁素、白头翁素、三萜皂苷等。苦，寒。归胃、大肠经。清热解毒，凉血止痢。用于热毒血痢，阴痒带下。用量9～15g。

11. 威灵仙★Clematidis Radix et Rhizoma

为毛茛科植物威灵仙 *Clematis chinensis* Osbeck、棉团铁线莲 *Clematis hexapetala* Pall. 或东北铁线莲 *Clematis manshurica* Rupr. 的干燥根和根茎。秋季采挖，除去泥沙，晒干。威灵仙：根茎呈柱状，长1.5～10cm，直径0.3～1.5cm；表面淡棕黄色；顶端残留茎基；质较坚韧，断面纤维性；下侧着生多数细根。根呈细长圆柱形，稍弯曲，长7～15cm，直径0.1～0.3cm；表面黑褐色，有细纵纹，有的皮部脱落，露出黄白色木部；质硬脆，易折断，断面皮部较广，木部淡黄色，略呈方形，皮部与木部间常有裂隙。气微，味淡。棉团铁线莲：

根茎呈短柱状，长1～4cm，直径0.5～1cm。根长4～20cm，直径0.1～0.2cm；表面棕褐色至棕黑色；断面木部圆形。味咸。东北铁线莲：根茎呈柱状，长1～11cm，直径0.5～2.5cm。根较密集，长5～23cm，直径0.1～0.4cm；表面棕黑色；断面木部近圆形。味辛辣。含多种三萜皂苷及原白头翁素。辛、咸，温。归膀胱经。祛风湿，通经络。用于风湿痹痛，肢体麻木，筋脉拘挛，屈伸不利。用量6～10g。

12. 乌药★Linderae Radix

为樟科植物乌药 *Lindera aggregata*（Sims） Kosterm.的干燥块根。全年均可采挖，除去细根，洗净，趁鲜切片，晒干，或直接晒干。多呈纺锤状，略弯曲，有的中部收缩成连珠状，长6～15cm，直径1～3cm。表面黄棕色或黄褐色，有纵皱纹及稀疏的细根痕。质坚硬。切片厚0.2～2mm，切面黄白色或淡黄棕色，射线放射状，可见年轮环纹，中心颜色较深。气香，味微苦、辛，有清凉感。质老、不呈纺锤状的直根，不可供药用。含挥发油。辛，温。归肺、脾、肾、膀胱经。行气止痛，温肾散寒。用于寒凝气滞，胸腹胀痛，气逆喘急，膀胱虚冷，遗尿尿频，疝气疼痛，经寒腹痛。用量6～10g。

13. 北沙参★Glehniae Radix

为伞形科植物珊瑚菜 *Glehnia littoralis* Fr.Schmidt ex Miq.的干燥根。夏、秋二季采挖，除去须根，洗净，稍晾，置沸水中烫后，除去外皮，干燥。或洗净直接干燥。呈细长圆柱形，偶有分枝，长15～45cm，直径0.4～1.2cm。表面淡黄白色，略粗糙，偶有残存外皮，不去外皮的表面黄棕色。全体有细纵皱纹和纵沟，并有棕黄色点状细根痕；顶端常留有黄棕色根茎残基；上端稍细，中部略粗，下部渐细。质脆，易折断，断面皮部浅黄白色，木部黄色。气特异，味微甘。含香豆素类化合物。甘、微苦，微寒。归肺、胃经。养阴清肺，益胃生津。用于肺热燥咳，劳嗽痰血，胃阴不足，热病津伤，咽干口渴。用量5～12g。

14. 南沙参★Adenophorae Radix

为桔梗科植物轮叶沙参 *Adenophora tetraphylla*（Thunb.）Fisch.或沙参 *Adenophora stricta* Miq.的干燥根。春、秋二季采挖，除去须根，洗后趁鲜刮去粗皮，洗净，干燥。呈圆锥形或圆柱形，略弯曲，长7～27cm，直径0.8～3cm。表面黄白色或淡棕黄色，凹陷处常有残留粗皮，上部多有深陷横纹，呈断续的环状，下部有纵纹和纵沟。顶端具1或2个根茎。体轻，质松泡，易折断，断面不平坦，黄白色，多裂隙。气微，味微甘。轮叶沙参根含三萜皂苷及三萜类成分；沙参含呋喃香豆素类成分。甘，微寒。归肺、胃经。养阴清肺，益胃生津，化痰，益气。用于肺热燥咳，阴虚劳嗽，干咳痰黏，胃阴不足，食少呕吐，气阴不足，烦热口干。用量9～15g。不宜与藜芦同用。

15. 仙茅★Curculiginis Rhizoma

为石蒜科植物仙茅 *Curculigo orchioides* Gaertn.的干燥根茎。秋、冬二季采挖，除去根头和须根，洗净，干燥。呈圆柱形，略弯曲，长3～10cm，直径0.4～1.2cm。表面棕色至褐色，粗糙，有细孔状的须根痕和横皱纹。质硬而脆，易折断，断面不平坦，灰白色至棕褐色，近中心处色较深。气微香，味微苦、辛。辛，热；有毒。归肾、肝、脾经。补肾阳，强筋骨，祛寒湿。用于阳痿精冷，筋骨痿软，腰膝冷痛，阳虚冷泻。用量3～10g。

16. 白及★Bletillae Rhizoma

为兰科植物白及 *Bletilla striata*（ Thunb.）Reichb.f. 的干燥块茎。夏、秋二季采挖，除去须根，洗净，置沸水中煮或蒸至无白心，晒至半干，除去外皮，晒干。呈不规则扁圆形，多有2～3个爪状分枝，长1.5～5cm，厚0.5～1.5cm。表面灰白色或黄白色，有数圈同心环节和棕色点状须根痕，上面有突起的茎痕，下面有连接另一块茎的痕迹。质坚硬，不易折断，断面类白色，角质样。气微，味苦，嚼之有黏性。主含白及胶。苦、甘、涩，微寒。归肺、肝、胃经。收敛止血，消肿生肌。用于咯血，吐血，外伤出血，疮疡肿毒，皮肤皲裂。用量6～15g；研末吞服3～6g。外用适量。不宜与川乌、制川乌、草乌、制草乌、附子同用。

17. 白茅根★Imperatae Rhizoma

为禾本科植物白茅 *Imperata cylindrica* Beauv.var. major （Nees）C. E. Hubb.的干燥根茎。春、秋二季采挖，洗净，晒干，除去须根和膜质叶鞘，捆成小把。呈长圆柱形，长30～60cm，直径0.2～0.4cm。表面黄白色或淡黄色，微有光泽，具纵皱纹，节明显，稍突起，节间长短不等，通常长1.5～3cm。体轻，质略脆，断面皮部白色，多有裂隙，放射状排列，中柱淡黄色，易与皮部剥离。气微，味微甜。甘，寒。归肺、胃、膀胱经。凉血止盘，清热利尿。用于血热吐血，衄血，尿血，热病烦渴，湿热黄疸，水肿尿少，热淋涩痛。用量9～30g。

18. 白前★Cynanchi Stauntonii Rhizoma et Radix

为萝藦科植物柳叶白前 *Cynanchum stauntonii*（Decne.）Schltr.ex Levl.或芫花叶白前 *Cynanchum glaucescens*（Decne.）Hand.-Mazz.的干燥根茎和根。秋季采挖，洗净，晒干。柳叶白前：根茎呈细长圆柱形，有分枝，稍弯曲，长4～15cm，直径1.5～4mm。表面黄白色或黄棕色，节明显，节间长1.5～4.5cm，顶端有残茎。质脆，断面中空。节处簇生纤细弯曲的根，长可达10cm，直径不及1mm，有多次分枝呈毛须状，常盘曲成团。气微，味微甜。芫花叶白前：根茎较短小或略呈块状；表面灰绿色或灰黄色，节间长1～2cm。质较硬。根稍弯曲，直径约1mm，分枝少。辛、苦，微温。归肺经。降气，消痰，止咳。用于肺气壅实，咳嗽痰多，胸满喘急。用量3～10g。

19. 白薇★Cynanchi Atrati Radix et Rhizoma

为萝藦科植物白薇 *Cynanchum atratum* Bge.或蔓生白薇 *Cynanchum versicolor* Bge.的干燥根和根茎。春、秋二季采挖，洗净，干燥。根茎粗短，有结节，多弯曲。上面有圆形的茎痕，下面及两侧簇生多数细长的根，根长10～25cm，直径0.1～0.2cm。表面棕黄色。质脆，易折断，断面皮部黄白色，木部黄色。气微，味微苦。苦、咸，寒。归胃、肝、肾经。清热凉血，利尿通淋，解毒疗疮。用于温邪伤营发热，阴虚发热，骨蒸痨热，产后血虚发热，热淋，血淋，痈疽肿毒。用量5～10g。

20. 地榆★Sanguisorbae Radix

为蔷薇科植物地榆 *Sanguisorba officinalis* L.或长叶地榆 *Sanguisorba officinalis* L.var.*longifolia*（Bert.）Yu etLi 的干燥根。后者习称“绵地榆”。春季将发芽时或秋季植株枯萎后采挖，除去须根，洗净，干燥，或趁鲜切片，干燥。地榆：呈不规则纺锤形或圆柱形，稍弯曲，长5～25cm，直径0.5～2cm。表面灰褐色至暗棕色，粗糙，有纵纹。质硬，断面较平坦，粉红色或淡黄色，木部略呈放射状排列。气微，味微苦涩。绵地榆：呈长圆柱形，稍弯曲，着生于短粗的根茎上；表面红棕色或棕紫色，有细纵纹。质坚韧，断面黄棕色或红棕色，皮部有多数黄白色或黄棕色绵状纤维。气微，味微苦涩。苦、酸、涩，微寒。归肝、大肠经。凉血止血，解毒敛疮。用于便血，痔血，血痢，崩漏，水火烫伤，痈肿疮毒。

用量 9～15g。外用适量，研末涂敷患处。

21. 百部★Stemonae Radix

为百部科植物直立百部 *Stemona sessilifolia*（Miq.）Miq.、蔓生百部 *Stemona japonica*（Bl.）Miq.或对叶百部 Stemona tuberosa Lour.的干燥块根。春、秋二季采挖，除去须根，洗净，置沸水中略烫或蒸至无白心，取出，晒干。直立百部：呈纺锤形，上端较细长，皱缩弯曲，长 5～12cm，直径 0.5～1cm。表面黄白色或淡棕黄色，有不规则深纵沟，间或有横皱纹。质脆，易折断，断面平坦，角质样，淡黄棕色或黄白色，皮部较宽，中柱扁缩。气微，味甘、苦。蔓生百部：两端稍狭细，表面多不规则皱褶和横皱纹。对叶百部：呈长纺锤形或长条形，长 8～24cm，直径 0.8～2cm。表面浅黄棕色至灰棕色，具浅纵皱纹或不规则纵槽。质坚实，断面黄白色至暗棕色，中柱较大，髓部类白色。含多种生物碱。甘、苦，微温。归肺经。润肺下气止咳，杀虫灭虱。用于新久咳嗽，肺痨咳嗽，顿咳；外用于头虱，体虱，蛲虫病，阴痒。蜜百部润肺止咳。用于阴虚劳嗽。用量 3～9g。外用适量，水煎或酒浸。

22. 远志★Polygalae Radix

为远志科植物远志 *Polygala tenuifolia* Willd. 或卵叶远志 *Polygala sibirica* L. 的干燥根。春、秋二季采挖，除去须根和泥沙，晒干。呈圆柱形，略弯曲，长 3～15cm，直径 0.3～0.8cm。表面灰黄色至灰棕色，有较密并深陷的横皱纹、纵皱纹及裂纹，老根的横皱纹较密更深陷，略呈结节状。质硬而脆，易折斯，断面皮部棕黄色，木部黄白色，皮部易与木部剥离。气微，味苦、微辛，嚼之有刺喉感。含远志皂苷、细叶远志皂苷。苦、辛，温。归心、肾、肺经。安神益智，交通心肾，祛痰，消肿。用于心肾不交引起的失眠多梦、健忘惊悸、神志恍惚，咳痰不爽，疮疡肿毒，乳房肿痛。用量 3～10g。

23. 羌活★Notopterygii Rhizoma et Radix

为伞形科植物羌活 *Notopterygium incisum* Ting ex H.T. Chang 或宽叶羌活 *Notopterygium franchetii* H. de Boiss.的干燥根茎和根。春、秋二季采挖，除去须根及泥沙，晒干。羌活：为圆柱状略弯曲的根茎，长 4～13cm，直径 0.6～2.5cm，顶端具茎痕。表面棕褐色至黑褐色，外皮脱落处呈黄色。节间缩短，呈紧密隆起的环状，形似蚕，习称“蚕羌”；节间延长，形如竹节状，习称“竹节羌”。节上有多数点状或瘤状突起的根痕及棕色破碎鳞片。体轻，质脆，易折断，断面不平整，有多数裂隙，皮部黄棕色至暗棕色，油润，有棕色油点，木部黄白色，射线明显，髓部黄色至黄棕色。气香，味微苦而辛。宽叶羌活：为根茎和根。根茎类圆柱形，顶端具茎和叶鞘残基，根类圆锥形，有纵皱纹和皮孔；表面棕褐色，近根茎处有较密的环纹，长 8～15cm，直径 1～3cm，习称“条羌”。有的根茎粗大，不规则结节状，顶部具数个茎基，根较细，习称“大头羌”。质松脆，易折断，断面略平坦，皮部浅棕色，木部黄白色。气味较淡。含有挥发油。辛、苦，温。归膀胱、肾经。解表散寒，祛风除湿，止痛。用于风寒感冒，头痛项强，风湿痹痛，肩背酸痛。用量 3～10g。

24. 独活★Angelicae Pubescentis Radix

为伞形科植物重齿毛当归 *Angelica pubescens* Maxim.f. *biserrata* Shan et Yuan 的干燥根。春初苗刚发芽或秋末茎叶枯萎时采挖，除去须根和泥沙，烘至半干，堆置 2～3 天，发软后再烘至全干。根略呈圆柱形，下部 2～3 分枝或更多，长 10～30cm。根头部膨大，圆锥状，多横皱纹，直径 1.5～3cm，顶端有茎、叶的残基或凹陷。表面灰褐色或棕褐色，具纵皱纹，有横长皮孔样突起及稍突起的细根痕。质较硬，受潮则变软，断面皮部灰白色，有多数散在的棕色油室，木部灰黄色至黄棕色，形成层环棕色。有特异香气，味苦、辛、微麻舌。含蛇床子素等。辛、苦，微温。归肾、膀胱经。祛风除湿，通痹止痛。用于风寒湿痹，腰膝疼痛，少阴伏风头痛，风寒挟湿头痛。用量3～10g。

25. 藁本★Ligustici Rhizoma et Radix

为伞形科植物藁本 *Ligusticum sinense* Oliv.或辽藁本 *Ligusticum jeholense* Nakai et Kitag.的干燥根茎和根。秋季茎叶枯萎或次春出苗时采挖，除去泥沙，晒干或烘干。藁本：根茎呈不规则结节状圆柱形，稍扭曲，有分枝，长3～10cm，直径1～2cm。表面棕褐色或暗棕色，粗糙，有纵皱纹，上侧残留数个凹陷的圆形茎基，下侧有多数点状突起的根痕及残根。体轻，质较硬，易折断，断面黄色或黄白色，纤维状。气浓香，味辛、苦、微麻。辽藁本：较小，根茎呈不规则的团块状或柱状，长1～3cm，直径0.6～2cm。有多数细长弯曲的根。含挥发油。辛，温。归膀胱经。祛风，散寒，除湿，止痛。用于风寒感冒，巅顶疼痛，风湿痹痛。用量3～10g。

26. 狗脊★Cibotii Rhizoma

为蚌壳蕨科植物金毛狗脊 *Cibotium barometz*（L.） J.Sm.的干燥根茎。秋、冬二季采挖，除去泥沙，干燥；或去硬根、叶柄及金黄色绒毛，切厚片，干燥，为“生狗脊片”；蒸后晒至六七成干，切厚片，干燥，为“熟狗脊片”。呈不规则的长块状，长10～30cm，直径2～10cm。表面深棕色，残留金黄色绒毛；上面有数个红棕色的木质叶柄，下面残存黑色细根。质坚硬，不易折断。无臭，味淡、微涩。生狗脊片呈不规则长条形或圆形，长5～20cm，直径2～10cm，厚1.5～5mm；切面浅棕色，较平滑，近边缘1～4mm处有1条棕黄色隆起的木质部环纹或条纹，边缘不整齐，偶有金黄色绒毛残留；质脆，易折断，有粉性。熟狗脊片呈黑棕色，质坚硬。含绵马酚等。苦、甘，温。归肝、肾经。祛风湿，补肝肾，强腰膝。用于风湿痹痛，腰膝酸软，下肢无力。用量6～12g。

27. 泽泻★Alismatis Rhizoma

为泽泻科植物泽泻 *Alisma orientale* （Sam.）Juzep. 的干燥块茎。冬季茎叶开始枯萎时采挖，洗净，干燥，除去须根和粗皮。呈类球形、椭圆形或卵圆形，长2～7cm，直径2～6cm。表面黄白色或淡黄棕色，有不规则的横向环状浅沟纹和多数细小突起的须根痕，底部有的有瘤状芽痕。质坚实，断面黄白色，粉性，有多数细孔。气微，味微苦。含多种四环三萜酮醇衍生物。甘、淡，寒。归肾、膀胱经。利水渗湿，泄热，化浊降脂。用于小便不利，水肿胀满，泄泻尿少，痰饮眩晕，热淋涩痛，高脂血症。用量6～10g。

28. 茜草★Rubiae Radix et Rhizoma

为茜草科植物茜草 *Rubia cordifolia* L.的干燥根和根茎。春、秋二季采挖，除去泥沙，干燥。根茎呈结节状，丛生粗细不等的根。根呈圆柱形，略弯曲，长10～25cm，直径0.2～1cm；表面红棕色或暗棕色，具细纵皱纹和少数细根痕；皮部脱落处呈黄红色。质脆，易折断，断面平坦皮部狭，紫红色，木部宽广，浅黄红色，导管孔多数。气微，味微苦，久嚼刺舌。含蒽醌类成分。苦，寒。归肝经。凉血，祛瘀，止血，通经。用于吐血，衄血，崩漏，外伤出血，瘀阻经闭，关节痹痛，跌扑肿痛。用量6～10g。

29. 漏芦★Rhapontici Radix

为菊科植物祁州漏芦 *Rhaponticum uniflorum*（L.）DC.的干燥根。春、秋二季采挖，除去须根和泥沙，晒干。呈圆锥形或扁片块状，多扭曲，长短不一，直径 1～2.5cm。表面暗棕色、灰褐色或黑褐色，粗糙，具纵沟及菱形的网状裂隙。外层易剥落，根头部膨大，有残茎及鳞片状叶基，顶端有灰白色绒毛。体轻，质脆，易折断，断面不整齐，灰黄色，有裂隙，中心有的呈星状裂隙，灰黑色或棕黑色。气特异，味微苦。含挥发油等成分。苦，寒。归胃经。清热解毒，消痈，下乳，舒筋通脉。用于乳痈肿痛，痈疽发背，瘰疬疮毒，乳汁不通，湿痹拘挛。用量 5～9g。孕妇慎用。

30. 禹州漏芦★Echinopsis Radix

为菊科植物蓝刺头 *Echinops latifolius* Tausch.或华东蓝刺头 *Echinops grijisii* Hance 的干燥根。春、秋二季采挖，除去须根和泥沙，晒干。呈类圆柱形，稍扭曲，长 10～25cm，直径 0.5～1.5cm。表面灰黄色或灰褐色，具纵皱纹，顶端有纤维状棕色硬毛。质硬，不易折断，断面皮部褐色，木部呈黄黑相间的放射状纹理。气微，味微涩。含蓝刺头碱等成分。苦，寒。归胃经清热解毒，消痈，下乳，舒筋通脉。用于乳痈肿痛，痈疽发背，瘰疬疮毒，乳汁不通，湿痹拘挛。用量 5～10g。孕妇慎用。

31. 紫菀★Asteris Radix et Rhizoma

为菊科植物紫菀 *Aster tataricus* L.f. 的干燥根及根茎。春、秋二季采挖，除去有节的根茎（习称“母根”）和泥沙，编成辫状晒干，或直接晒干。根茎呈不规则块状，大小不一，顶端有茎、叶的残基；质稍硬。根茎簇生多数细根，长 3～15cm，直径 0.1～0.3cm，多编成辫状；表面紫红色或灰红色，有纵皱纹；质较柔韧。气微香，味甜、微苦。含紫菀皂苷、紫菀酮等。辛、苦，温。归肺经。润肺下气，消痰止咳。用于痰多喘咳，新久咳嗽，痨嗽咳血。用量 5～10g。

32. 穿山龙★Dioscoreae nipponicae Rhizoma

为薯蓣植物穿龙薯蓣 *Dioscorea nipponica* Makino 的干燥根茎。春、秋二季采挖，洗净，除去须根及外皮，晒干。根茎呈类圆柱形，稍弯曲，长 15～20cm，直径 1.0～1.5cm。表面黄白色或棕黄色，有不规则纵沟、刺状残根及偏于一侧的突起茎痕。质坚硬，断面平坦，白色或黄白色，散有淡棕色维管束小点。气微，味苦涩。含薯蓣皂苷等成分。甘、苦，温。归肝、肾、肺经。祛风除湿，舒筋通络，活血止痛，止咳平喘。用于风湿痹病，关节肿胀，疼痛麻木，跌扑损伤，闪腰岔气，咳嗽气喘。用量 9～15g。也可制成酒剂用。粉碎加工时，注意防护，以免发生过敏反应。

33. 粉萆薢★Dioscoreae hypoglaucae Rhizoma

为薯蓣科植物粉背薯蓣 *Dioscorea hypoglauca* Palibin 的干燥根茎。秋、冬二季采挖，除去须根，洗净，切片，晒干。为不规则的薄片，边缘不整齐，大小不一，厚约 0.5mm。有的有棕黑色或灰棕色的外皮。切面黄白色或淡灰棕色，维管束呈小点状散在。质松，略有弹性，易折断，新断面近外皮处显淡黄色。气微，味辛、微苦。苦，平。归肾、胃经。利湿去浊，祛风除痹。用于膏淋，白浊，白带过多，风湿痹痛，关节不利，腰膝疼痛。用量 9～15g。

34. 绵萆薢★Dioscoreae spongiosae Rhizoma

为薯蓣科植物绵萆薢 *Dioscorea spongiosa* J.Q.Xi.，M.Mizuno et W.L. Zhao 或福州薯蓣 *Dioscorea futschauensis* Uline ex R.Kunth 的干燥根茎。秋、冬二季采挖，除去须根，洗净，切片，晒干。为不规则的斜切片，边缘不整齐，大小不一，厚 2～5mm。外皮黄棕色至黄褐色，有稀疏的须根残基，呈圆锥状突起。质疏松，略呈海绵状，切面灰白色至浅灰棕色，黄棕色点状维管束散在。气微，味微苦。苦，平。归肾、胃经。利湿去浊，祛风除痹。用于膏淋，白浊，白带过多，风湿痹痛，关节不利，腰膝疼痛。用量9～15g。

35. 秦艽★Gentianae Macrophyllae Radix

为龙胆科植物秦艽 *Gentiana macrophylla* Pall.、麻花秦艽 *Gentiana straminea* Maxim.、粗茎秦艽 *Gentiana crassicaulis* Duthie ex Burk. 或秦艽 *Gentiana dahurica* Fisch.的干燥根。前三种按性状不同分别习称“秦艽”和“麻花艽”，后一种习称“小秦艽”。春、秋二季采挖，除去泥沙；秦艽和麻花艽晒软，堆置“发汗”至表面呈红黄色或灰黄色时，摊开晒干，或不经“发汗”直接晒干；小秦艽趁鲜时搓去黑皮，晒干。秦艽：呈类圆柱形，上粗下细，扭曲不直，长10～30cm，直径1～3cm。表面黄棕色或灰黄色，有纵向或扭曲的纵皱纹，顶端有残存茎基及纤维状叶鞘。质硬而脆，易折断，断面略显油性，皮部黄色或棕黄色，木部黄色。气特异，味苦、微涩。麻花艽：呈类圆锥形，多由数个小根纠聚而膨大，直径可达7cm。表面棕褐色，粗糙，有裂隙呈网状孔纹。质松脆，易折断，断面多呈枯朽状。小秦艽：呈类圆锥形或类圆柱形，长8～15cm，直径0.2～1cm。表面棕黄色。主根通常1个，残存的茎基有纤维状叶鞘，下部多分枝。断面黄白色。含秦艽甲素、秦艽乙素、秦艽丙素、龙胆苦苷及糖类、挥发油等。辛、苦，平。归胃、肝、胆经。祛风湿，清湿热，止痹痛，退虚热。用于风湿痹痛，中风半身不遂，筋脉拘挛，骨节酸痛，湿热黄疸，骨蒸潮热，小儿疳积发热。用量3～10g。

36. 续断★Dipsaci Radix

为川续断科植物川续断 *Dipsacus asper* Wall.ex Henry 的干燥根。秋季采挖，除去根头和须根，用微火烘至半干，堆置“发汗”至内部变绿色时，再烘干。呈圆柱形，略扁，有的微弯曲，长5～15cm，直径0.5～2cm。表面灰褐色或黄褐色，有稍扭曲或明显扭曲的纵皱及沟纹，可见横列的皮孔样斑痕和少数须根痕。质软，久置后变硬，易折断，断面不平坦，皮部墨绿色或棕色，外缘褐色或淡褐色，木部黄褐色，导管束呈放射状排列。气微香，味苦、微甜而后涩。含龙胆碱、三萜皂苷等。苦、辛，微温。归肝、肾经。补肝肾，强筋骨，续折伤，止崩漏。用于肝肾不足，腰膝酸软，风湿痹痛，跌扑损伤，筋伤骨折，崩漏，胎漏。酒续断多用于风湿痹痛，跌扑损伤，筋伤骨折。盐续断多用于腰膝酸软。用量9～15g。

37. 红景天★Rhodiolae Crenulatae Radix et Rhizoma

为景天科植物大花红景天 *Rhodiola crenulata*（Hook.f. et Thoms.）H.Ohba 的干燥根和根茎。秋季花茎凋枯后采挖，除去粗皮，洗净，晒干。根茎呈圆柱形，粗短，略弯曲，少数有分枝，长5～20cm，直径2.9～4.5cm。表面棕色或褐色，粗糙有褶皱，剥开外表皮有一层膜质黄色表皮且具粉红色花纹；宿存部分老花茎，花茎基部被三角形或卵形膜质鳞片；节间不规则，断面粉红色至紫红色，有一环纹，质轻，疏松。主根呈圆柱形，粗短，长约20cm，上部直径约1.5cm，侧根长10～30cm；断面橙红色或紫红色，有时具裂隙。气芳香，味微苦涩、后甜。甘、苦，平。归肺、心经益气活血，通脉平喘。用于气虚血瘀，胸痹心痛，中风偏瘫，倦怠气喘。用量3～6g。

温馨提示

国家中医药行业特有工种职业技能鉴定《中药调剂员》（高级）应该掌握的根及根茎类

生药82种。即大黄、川贝母、川芎、川牛膝、川木香、山药、木香、牛膝、天麻、天冬、天花粉、丹参、升麻、巴戟天、甘草、石菖蒲、龙胆、白芷、白术、白芍、北沙参、玄参、百合、百部、地黄、熟地黄、远志、当归、防己、防风、细辛、延胡索、麦冬、芦根、何首乌、赤芍、苍术、羌活、泽泻、板蓝根、南沙参、独活、党参、柴胡、浙贝母、桔梗、黄芩、黄芪、黄连、银柴胡、葛根、干姜、三棱、山慈菇、太子参、玉竹、乌药、白及、白茅根、仙茅、姜黄、知母、郁金、狗脊、骨碎补、茜草、香附、重楼、莪术、黄精、续断、紫草、白蔹、白薇、白前、白头翁、虎杖、威灵仙、绵萆薢、漏芦、薤白、藁本。

目标检测

1. 名词解释：菊花心、车轮纹、星点、狮子盘头、蚯蚓头、怀中抱月、朱砂点、纤维性、粉性、云锦花纹、鹦哥嘴、云头。

2. 写出大黄、甘草、何首乌、黄连、丹参、黄芩、党参、人参、三七、苍术、乌头、川贝母、麦冬、天麻、石菖蒲的性状鉴别特征。

3. 比较川木香与云木香、怀牛膝与川牛膝、味连与雅连、北柴胡与南柴胡、龙胆与坚龙胆。

4. 简述地黄的采收加工及炮制方法。

5. 写出大黄、黄连、甘草、黄芪、人参、川芎、防风、黄芩、半夏、山药的粉末特征。

第五章

茎木类生药

本章教学目标

☆了解茎木类生药识别的基础知识。

☆掌握茎木类重要生药原植物鉴定、性状鉴定、显微鉴定、理化鉴定以及药理作用。

☆能够识别鉴定常用茎木类生药的真伪优劣。

曾经闹得沸沸扬扬的龙胆泻肝丸肾损伤事件的罪魁祸首便是川木通，那么川木通是什么呢？现在可不可以应用？答案就在下面。

第一节　茎木类生药的植物学特征及鉴定的一般规律

茎木类生药是茎类生药和木类生药的总称。包括药用木本植物的茎或茎形成层以内的木质部部分，以及少数草本植物的茎藤（草质茎列入全草类中药）。

茎类生药的药用部位包括藤茎、茎枝、茎刺、茎的髓部等。药用藤茎的，如川木通、大血藤、青风藤等；药用茎枝的，如桂枝、桑枝、桑寄生、槲寄生等；药用茎刺的，如皂角刺或其他翅状附属物，如鬼箭羽；药用茎髓的，如灯心草、通草等。

木类生药的药用部位主要采用木本植物茎形成层以内的各部分，通称为木材，主要由次生木质部构成。木材可分边材和心材两部分。边材一般颜色较浅；心材中由于积累了较多的挥发油、树脂和色素类物质，因此颜色较深，质地致密而重，且常含有特殊的成分。因此，木类生药大多采用心材，如沉香、降香、檀香等。

一、　性状鉴别

茎类生药的形状以圆柱形居多，也有扁圆柱形的。多有明显的节和节间，有的节部膨大并残存有小枝痕、叶痕或芽痕。木质藤木茎多扭曲不直，髓部明显，有的髓部偏斜或有空洞。

在进行鉴定时，一般应注意观察其形状、大小、粗细、表面、颜色、质地、折断面和气味等，带叶的茎枝，还应注意观察叶的特征，如槲寄生。

（1）外部形态：木质茎表面因有木栓组织而较粗糙，有深浅不一的纵横裂纹或栓皮剥落的痕迹、有无皮孔、叶、刺、分枝等，已除去栓皮的茎则表面较为光滑。

（2）表面特征：如颜色、节膨大与否、皮孔多少及形状、栓皮是否易剥落等。颜色大多为棕黄色，少数显特殊的颜色，如鸡血藤为红紫色。

（3）质地：如坚硬难折、硬脆易折、松泡等。

（4）断面：如是否具“车轮纹”或“菊花心”，木质部排列是否规则，韧皮部或其他部位有无特殊的颜色或分泌物等。木本植物常可见年轮，木质部占大部分，有放射状的射线与木质部相间排列，习称，“车轮纹”、“菊花心”等，常可见导管小孔。中央有较小的髓部。

（5）气味：亦是重要的鉴别依据，如海风藤味苦，有辛辣感；青风藤味苦而无辛辣感。

草质茎一般为细长圆柱形、方形，表面多沟纹，具有粗细不等的棱线，质脆，易折断，断面可见明显的髓部，有时常成空洞状。草质茎列入全草类中药。

木类生药多呈不规则的片状、条状、块状，质地较密而重，可通过基本形状、色泽、密度、表面纹理、水试或火试等内容予以鉴别。

二、 显微鉴别

一般应作组织切片及粉末制片进行观察。

（一）茎类生药的组织构造

双子叶植物木质茎类生药的横切面观，自外而内包括周皮、皮层、韧皮部、木质部和髓。一般应注意以下几个部分的特征。

（1）周皮或表皮：注意观察木栓细胞的形状、层数、增厚情况等，幼嫩木质茎和草质茎的周皮尚不发达，常可见表皮组织。

（2）皮层：注意观察其存在与否及在横切面所占比例，初生构造的皮层有时具有厚角组织或厚壁组织。木栓形成层如发生在皮层以内，则皮层就不存在，而由栓内层（次生皮层）所代替。观察时应注意皮层的厚度、有无纤维、石细胞等。内皮层通常不明显。

（3） 韧皮部：由筛管、韧皮射线和韧皮薄壁组织组成，注意观察各种细胞的形态及排列情况，有无厚壁组织、分泌组织等。

（4）形成层：一般都成环状，注意其是否明显。

（5）木质部：观察导管、木薄壁细胞、木纤维及木射线细胞的形状和排列情况、射线的宽度（即细胞列数）、木化程度及有无厚壁组织。木质藤本的导管孔径较大。

（6）髓部：大多为薄壁细胞构成，多具明显的细胞间隙，细胞壁有时可见圆形单纹孔，有的髓周具厚壁细胞，散在或形成环髓纤维或环髓石细胞。草质茎髓部较发达，木质茎髓部较小。

木质藤本茎髓射线较宽，横切面观，木质部形成明显的车辐状纹理（习称“车轮纹”）；髓部多较明显。

异常构造也是一个重要的鉴别特征。如鸡血藤具多环维管束（韧皮部和木质部层状排列成数轮），络石藤有内生韧皮部，海风藤有髓部维管束，沉香具有木间韧皮部。

草质茎的次生构造不发达，通常仍可见到表皮。

（二）木类生药的组织构造

在观察时，应分别作三个方向的切面，即横切、径向纵切面与切向纵切面。

（1）横切面：年轮呈同心环状，春材与秋材通常区分明显，射线呈放射状，两射线之间为木质部束，双子叶植物主要由导管、管胞、木纤维及木薄壁细胞等组成，裸子植物由管胞组成。亦可观察射线的宽度。

（2）径向纵切面：是通过圆心的半径方向纵切面。可见木射线呈窄带状横向排列，可准确测量射线的高度。

（3）切向纵切面：是不通过圆心且与半径方向垂直的纵切面。可见木射线呈双凸透镜状纵向排列，可以准确测量射线的高度与宽度。

在观察木类生药的三个切面时，要注意木射线的宽度及高度、同型或异型、细胞增厚情况及纹孔；导管分子的大小、纹孔的类型、有无侵填体；木纤维与木薄壁细胞的木化增厚程度及纹孔；分泌组织（树脂道、油细胞）的有无及分布；木射线及木薄壁细胞中是否含淀粉粒、草酸钙结晶、色素等。

裸子植物的木类药材主要观察管细胞及射线细胞。

（三） 茎木类生药的粉末显微特征

粉末显微鉴定应注意导管的类型、长度、直径、导管壁上纹孔的排列方式；纤维的类型、长度、形状、直径、纹孔，是否有晶鞘纤维；有无侵填体及侵填体的形状、颜色；结晶、石细胞、淀粉粒的大小、形状、分布等。

第二节 茎木类生药

钩藤* Uncariae Ramulus cum Uncis

【来源】为茜草科植物钩藤 *Uncaria rhynchophylla* （Miq.） Miq. ex Havil.、大叶钩藤 *U. macrophylla* Wall.、毛钩藤 *U. hirsuta* Havil.、华钩藤 *U. sinensis* （Oliv.） Havil.、无柄果钩藤 *U. sessilifructus* Roxb.干燥带钩的茎枝。

【产地】主产于广西、广东、贵州、福建、云南等省。

【采收加工】秋、冬两季采收有钩的嫩枝，剪成短段，晒干或蒸后晒干。

【性状特征】

（1）钩藤：为带单钩或双钩的茎枝小段，茎枝呈圆柱形或类方柱形，长约 2～3cm，直径 2～5mm。表面光滑无毛，具细纵纹，红棕色至紫红色。多数枝节上对生两个向下弯曲的钩，或仅一侧有钩，另一侧为凸起的疤痕；钩略扁或稍圆，基部较阔，先端细尖；钩基部的枝上可见环状托叶痕和窝状叶柄痕。质轻而坚韧，断面黄棕色，皮部纤维性，髓部黄白色，疏松似海绵或萎缩性空洞。气微，味淡。（图 5-1）

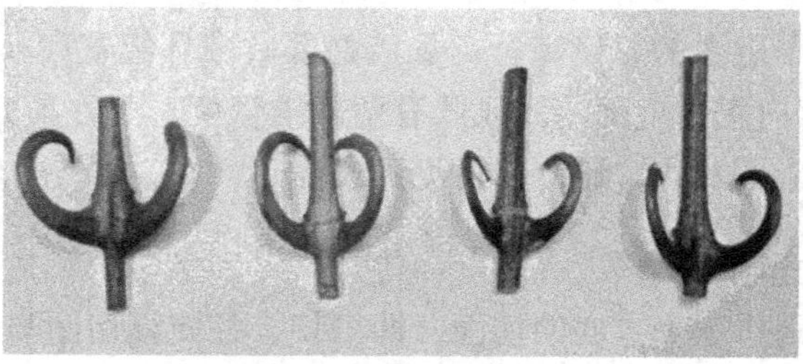

图 5–1 钩藤

（2）大叶钩藤：小枝具突起的黄白色小点，钩枝密被褐色长柔毛；钩表面灰棕色，末端膨大成小球。

（3）毛钩藤：枝或钩的表面灰白色或灰棕色，粗糙，有疣状凸起，被褐色粗毛。

（4）华钩藤：小枝方柱形，表面黄绿色，钩端渐尖，常留萎缩苞痕，常有宿存托叶。

（5）无柄果钩藤：钩枝具稀疏的褐色柔毛，表面棕黄色或棕褐色，叶痕明显。

传统鉴定以双钩、茎细、钩结实、光滑、色紫红、无枯枝者为优。

【显微特征】粉末（钩藤）：淡红棕色。纤维大多成束，直径 16～42μm，非木化或微木化，孔沟不明显；有的壁稍厚，木化，具明显的单斜孔。纤维状管胞少见，壁有具缘纹孔。导管为螺纹、网纹、梯纹及孔纹，后者直径至 68μm。表皮细胞棕黄色，类方形、多角形，壁稍增厚，细胞内有油滴状物，断面观可见较厚的角质层。微木化的薄壁组织碎片众多，壁稍增厚，具多数椭圆形或圆形单纹孔。薄壁细胞中含有草酸钙砂晶或小簇晶。（图 5-2）

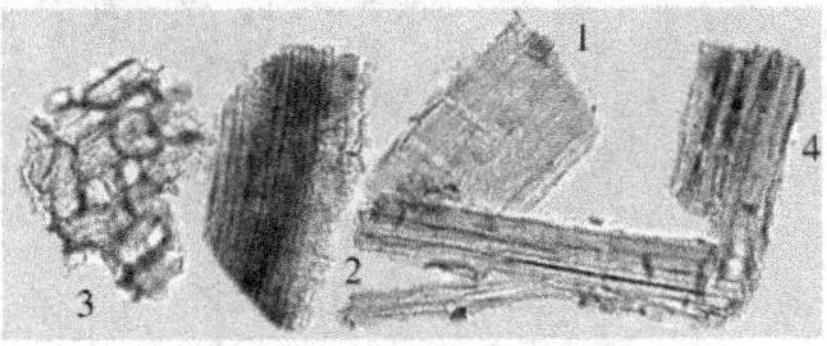

图 5-2　钩藤粉末图

1．皮部薄壁细胞　2．韧皮纤维　3．木薄壁细胞　4．砂晶细胞

【化学成分】含钩藤碱、异钩藤碱，为降血压的有效成分。

【理化鉴定】取本品粉末 2g，加入浓氨试液 2ml，浸泡 30min，加入三氯甲烷 50ml，加热回流 2h，放冷，过滤，取滤液 10ml，挥干，残渣加甲醇 1ml 使溶解，作为供试品溶液。另取异钩藤碱对照品，加甲醇制成每 1ml 含 0.5mg 的溶液，作为对照品溶液。照薄层色谱法（2010 版《中国药典》附录Ⅵ B）试验，吸取供试品溶液 10～20μl、对照品溶液 5μl，分别点于同一硅胶 G 薄层板上，以石油醚（60～90℃）-丙酮（6∶4）为展开剂，展开，取出，晾干，喷以改良碘化铋钾试液。供试品色谱中，在与对照品色谱相应的位置上，显相同颜色的斑点。

【古今应用】甘，凉。归肝、心包经。息风定惊，清热平肝。用于肝风内动，惊痫抽搐，高热惊厥，感冒夹惊，小儿惊啼，妊娠子痫，头痛眩晕。用量 3～12g。入煎剂后下。

现代药理研究本品具有中枢抑制、降压、平喘作用。

【附注】

（1）目前钩藤商品主要有两类，一类是“无毛，紫红色”，来源为钩藤；一类是“有毛，黄褐色”，来源主要为大叶钩藤、华钩藤、毛钩藤。

（2）传统的商品规格是“上与钩齐，下与底平”，但据研究，不带钩的茎枝与带钩的茎枝其所含生物碱的种类和含量基本一致，临床观察也有降压作用。

（3）钩藤的主要降压成分为钩藤碱，钩藤碱遇热易分解，其降压作用减弱。故入汤剂时宜后入，同时煎煮时间不宜过长，以煎 20min 为宜。

鸡血藤* Spatholobi Caulis

【来源】为豆科植物密花豆 *Spatholobus suberectus* Dunn 的干燥藤茎。

【产地】主产于广东、广西、云南等省。

【采收加工】秋、冬两季采收，除去枝叶、切片或切段晒干。

【性状特征】呈扁圆柱形，表面灰棕色，厚 0.3～1cm。栓皮灰棕色，有的可见灰白色斑，栓皮脱落处显红褐色。有近平行的纵沟。质坚硬。切面木部红棕色或棕色，导管孔多数；韧皮部有树脂状分泌物呈红棕色至黑棕色，与木部相间排列呈 3～8 个偏心性半圆形环；髓部偏向一侧。气微，味涩。（图 5-3）

传统鉴定以红色树脂状分泌物多者为优。

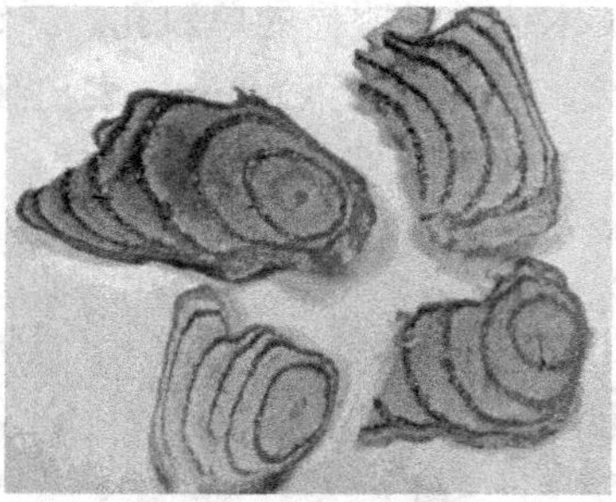

图 5–3 鸡血藤饮片

【显微特征】茎横切面：木栓层为数列细胞，内含棕红色物。皮层较窄，散有石细胞群；薄壁细胞含草酸钙方晶。维管束异型，由韧皮部与木质部相间排列成数轮。韧皮部最外侧为石细胞群与纤维束组成的厚壁细胞层；分泌细胞甚多，充满棕红色物，常数个至十多个切向排列成层；纤维束较多，周围细胞含草酸钙方晶，形成晶纤维，含晶细胞壁木化增厚；石细胞群散在；射线多被挤压；木质部导管多单个散在，类圆形，直径约 400μm；木纤维束亦为晶纤维；木薄壁细胞中少数含棕红色物；木射线有时含红棕色物。（图 5-4）

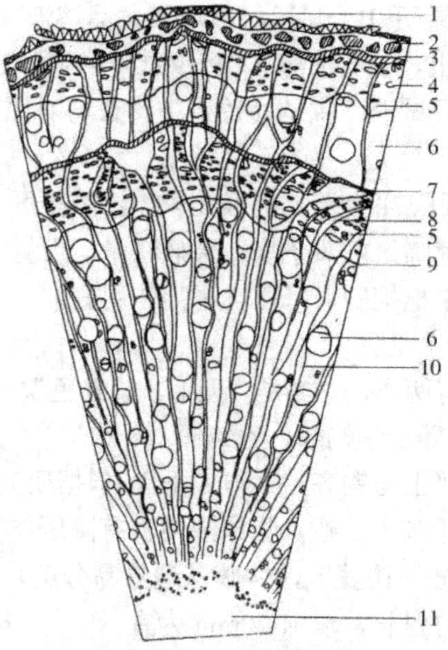

图 5–4 鸡血藤茎藤横切面简图

1. 木栓层 2. 石细胞 3. 皮层 4. 分泌细胞 5. 韧皮部 6. 木质部 7. 厚壁细胞层 8. 韧皮射线 9. 形成层 10. 木射线 11. 髓

粉末：棕红色。纤维及晶纤维成束，末端的壁易分裂成数条，呈针状纤维束。石细胞成群，类方形或类圆形，壁厚者层纹明显，壁稍厚者常含草酸钙方晶。导管以具缘纹孔为主，有的内含红棕色或黄棕色物。分泌细胞胞腔内含红棕色或黄棕色物，常与韧皮射线垂直排列。草酸钙结晶方形，类双锥形等。木射线细胞、木薄壁细胞及木栓细胞具纹孔。（图5-5）

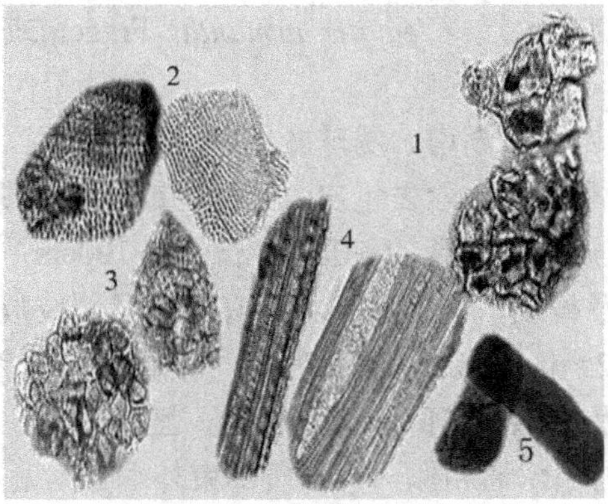

图5-5　鸡血藤粉末图

1．石细胞　2．导管　3．木栓细胞　4．纤维　5．棕色块

【化学成分】含鞣质；异黄酮、二氢黄酮、查耳酮；三萜类和甾醇类成分。

【理化鉴定】取本品粉末1g，加入乙醇100ml，加热回流1h，过滤，滤液蒸干，残渣加甲醇2ml使溶解，加入硅胶1g拌匀，挥干溶剂，置硅胶柱中（100～200目，2g，内径1.0cm，干法装柱），依次用石油醚（60～90℃）30ml、甲醇-三氯甲烷40ml洗脱，收集甲醇-三氯甲烷洗脱液，蒸干，残渣加三氯甲烷0.5ml使溶解，作为供试品溶液。另取芒柄花素对照品，加甲醇制成每1ml含1mg的溶液，作为对照品溶液。吸取上述供试品溶液5～10μl、对照品溶液5μl分别点于同一硅胶G薄层板上，以三氯甲烷-甲醇（20∶1）为展开剂，展开，取出，晾干，置紫外光灯（254nm）下检视。供试品色谱中，在与对照品色谱相应的位置上，显相同颜色的荧光斑点。

【古今应用】苦、甘，温。归肝、肾经。活血补血，调经止痛，舒筋活络。用于月经不调，痛经，经闭，风湿痹痛，麻木瘫痪，血虚萎黄。用量9～15g。

现代药理研究本品具有扩血管、抗血小板聚集等作用。

【附注】

（1）鸡血藤：市场上流通的商品实际很多是越南和柬埔寨进口货。

（2）山鸡血藤：豆科植物香花崖豆藤 *Millettla dielsiana* Harms ex Diels 的干燥藤茎。呈长圆柱形，表面灰褐色，具众多点状或横向皮孔。断面皮部狭，密布红棕色物；木部淡黄色，有多数呈放射状排列的小孔。韧皮部密布纤维和分泌管，内含棕色物，韧皮射线3~4列细胞，波状弯曲。导管向外渐大。

（3）滇鸡血藤* Kadsurae Caulis 为木兰科植物内南五味子 *Kadsura interior* A.C.Smith 的干燥藤茎。秋季采收，除去枝叶，切片，晒干。呈圆形、椭圆形或不规则的斜切片，直径1.8～6.5cm。表面灰棕色，栓皮剥落处呈暗红紫色，栓皮较厚，粗者具多数裂隙，呈龟裂状；细者具纵沟，常附有苔类和地衣。质坚硬，不易折断。横切面皮部窄，红棕色，纤维性强。

木部宽，浅棕色，有多数细孔状导管。髓部小，黑褐色，呈空洞状。具特异香气，味苦而涩。苦、甘，温。归肝、肾经。活血补血，调经止痛，舒筋通络。用于月经不调，痛经，麻木瘫痪，风湿痹痛，气血虚弱。用量15～30g。

川木通* Clematidis Armandii Caulis

【来源】为毛茛科植物小木通 *Clematis armandii* Franch.或绣球藤 *Clematis montana* Buch.-Ham.的干燥藤茎。

【产地】小木通主产于四川、湖南。绣球藤主产于四川。

【采收加工】春、秋二季采收，除去粗皮，晒干，或趁鲜切薄片，晒干。

【性状特征】小木通：呈长圆柱形，略扭曲，长50～100cm，直径2～3.5cm。表面黄棕色或黄褐色，有纵向凹沟及棱线，节处多膨大，有叶痕及侧枝痕。残存皮部易撕裂。质坚硬，不易折断。切片厚0.2～0.4cm，边缘不整齐，残存皮部黄棕色，木部浅黄棕色或浅黄色，有黄白色放射状纹理及裂隙，其间布满导管孔，髓部较小，类白色或黄棕色，偶有空腔。气微，味淡。绣球藤与小木通相似，但木质部束外端分为两束。（图5-6、图5-7）

传统鉴定以粗细均匀，断面黄白色、无黑心者为优。

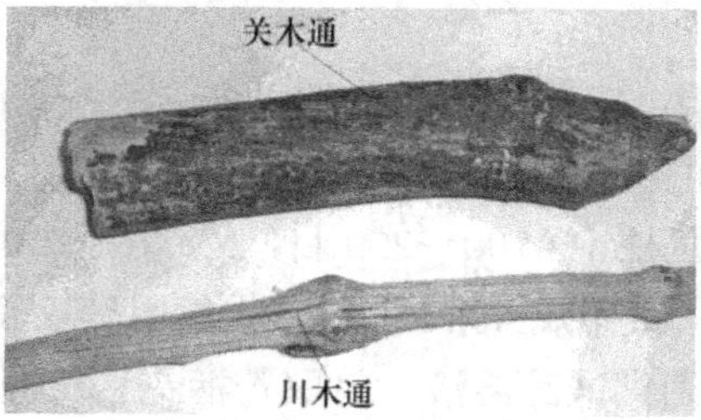

图5-6 川木通

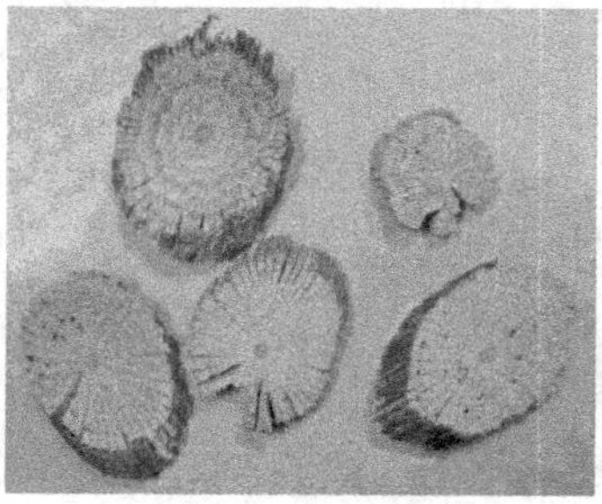

图5-7 川木通饮片

【显微特征】横切面：小木通茎（直径0.5cm）木栓及皮层多已脱落。弧形纤维束包围于中柱以外，韧皮部有纤维束1～2层，部分筛管群颓废压扁。束内形成层明显。木质部被初生髓射线分隔成众多木质部束，一大一小相间排列，木质部束由导管、管胞、木纤维及木薄壁细胞组成，细胞壁全部木化，大型导管常围绕茎中心呈同心环状排列。初生髓射线25～26条，宽6～8列细胞，常有小纹孔，木化。髓部薄壁细胞壁具小纹孔，微木化。

粉末：黄白色至黄褐色。纤维甚多，韧皮纤维长梭形，长287～863μm，直径21～28μm，壁厚、木化。石细胞类长方形，孔沟及纹孔明显，长约53～119μm，宽28～39μm。导管主为网纹导管，亦有具缘纹孔导管。木纤维壁厚，长267～493μm，直径24～29μm，壁孔有单纹孔、十字形纹孔及密集网状纹孔，少数木纤维有中隔。

【化学成分】主含皂苷。

【理化鉴定】取本品粉末0.5g，加乙醇25ml，加热回流1h，过滤，滤液蒸干，残渣加甲醇5ml使溶解，作为供试品溶液。另取川木通对照生药0.5g，同法制成对照生药溶液。照薄层色谱法（2010版《中国药典》附录Ⅵ B）试验，吸取上述两种溶液各15μl，分别点于同一硅胶G薄层板上，使成条状，以石油醚（60～90℃）-甲酸乙酯-甲酸（6∶2∶0.1）为展开剂，展开，取出，晾干，喷以10%硫酸乙醇溶液，在105℃加热至斑点显色清晰，分别置日光和紫外光灯（365nm）下检视。供试品色谱中，在与对照生药色谱相应的位置上，显相同颜色的斑点或荧光斑点。

【古今应用】 苦，寒。归心、小肠、膀胱经。利尿通淋，清心除烦，通经下乳。用于淋证，水肿，心烦尿赤，口舌生疮，经闭乳少，湿热痹痛。用量 3～6g。

【附注】

（1）木通* Akebiae Caulis 为木通科植物木通 *Akebia quinata*（Thunb.）Decne.、三叶木通 *Akebia trifoliata*（Thunb.）Koidz.或白木通 *Akebia trifoliata*（Thunb.）Koidz. var.*australis*（Diels）Rehd.的干燥藤茎。呈圆柱形，常稍扭曲，长 30～70cm，直径 0.5～2cm。表面灰棕色至灰褐色，外皮粗糙而有许多不规则的裂纹或纵沟纹，具突起的皮孔。节部膨大或不明显，具侧枝断痕。体轻，质坚实，不易折断，断面不整齐，皮部较厚，黄棕色，可见淡黄色颗粒状小点，木部黄白色，射线呈放射状排列，髓小或有时中空，黄白色或黄棕色。气微，味微苦而涩。苦，寒。归心、小肠、膀胱经。利尿通淋，清心除烦，通经下乳。用于淋证，水肿，心烦尿赤，口舌生疮，经闭乳少，湿热痹痛。用量 3～6g。

（2）关木通* Aristolochiae Manshuriensis Caulis 为马兜铃科植物东北马兜铃 *Aristolochia manshuriensis* Kom.干燥藤茎。主产于东三省。长圆柱形，节微膨大，表面灰黄色或浅棕黄色，有浅纵沟及斑状浅棕色残余栓皮；质坚体轻，不易折断。髓部不明显。气微，味苦摩擦残余粗皮，有樟脑样香气。含马兜铃酸，在龙胆泻肝丸的组方中曾经引起肾损伤。（图 5-6）

通草* Tetrapanacis Medulla

【来源】为五加科植物通脱木 *Tetrapanax papyrifer*（Hook.） K. Koch 的干燥茎髓。

【产地】主产于台湾、贵州、广西、云南。

【采收加工】秋季砍取 2～3 年生的茎，截成一定长度，趁鲜顶出茎髓，晒干，切片。

【性状特征】呈圆柱形，长 20～40cm，直径 1～2.5cm。表面白色，有浅纵沟纹。体轻，质松软，稍有弹性，易折断，断面平坦，显银白色光泽，中部有直径 0.3～1.5cm 的半透明圆形薄膜分隔开的空洞；纵剖面隔膜呈梯状排列。气微，味淡。（图 5-8）

传统鉴定以条粗、色白洁、空心有隔膜、有弹性者为优。

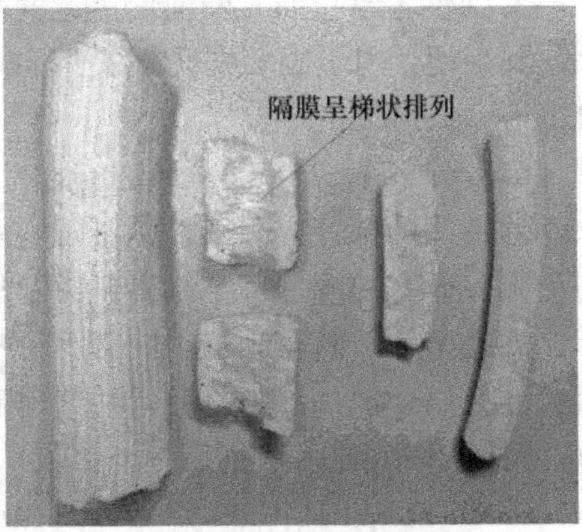

图 5-8 通草与小通草

【显微特征】横切面：全部为薄壁细胞，椭圆形、类圆形或近多角形，外侧的细胞较小，纹孔明显，有的细胞含草酸钙簇晶，直径 15～64μm。

【古今应用】甘、淡，微寒。归肺、胃经。清热利尿，通气下乳。用于湿热淋证，水肿尿少，乳汁不下。用量 3～5g。孕妇慎用。

【附注】小通草* Stachyuri Medulla；Helwingiae Medulla 为旌节花科植物喜马山旌节花 *Stachyurus himalaicus* Hook. f. et Thoms.、中国旌节花 *Stachyurus chinensis* Franch.或山茱萸科植物青荚叶 *Helwingia japonica*（Thunb.） Dietr. 的干燥茎髓。秋季割取茎，截成段，趁鲜取出髓部，理直，晒干。旌节花：呈圆柱形，长 30～50cm，直径 0.5～1cm。表面白色或淡黄色，无纹理。体轻，质松软，捏之能变形，有弹性，易折断，断面平坦，无空心，显银白色光泽。水浸后有黏滑感。无臭，无味。青荚叶：表面有浅纵条纹。质较硬，捏之不易变形。水浸后无黏滑感。甘、淡，寒。归肺、胃经。清热，利尿，下乳。用于小便不利，淋证，乳汁不下。用量 3～6g。

第三节 本章其他常用生药

1. 大血藤* Sargentodoxae Caulis

为木通科植物大血藤 *Sargentodoxa cuneata*（Oliv.）Rehd.et Wils.的干燥藤茎。秋、冬二季采收，除去侧枝，截段，干燥。呈圆柱形，略弯曲，长 30～60cm，直径 1～3cm。表面灰棕色，粗糙，外皮常呈鳞片状剥落，剥落处显暗红棕色，有的可见膨大的节和略凹陷的枝痕或叶痕。质硬，断面皮部红棕色，有数处向内嵌入木部，木部黄白色，有多数细孔状导管，射线呈放射状排列。气微，味微涩。含鞣质。苦，平。归大肠、肝经。清热解毒，活血，祛风止痛。用于肠痈腹痛，热毒疮疡，经闭，痛经，跌扑肿痛，风湿痹痛。用量 9～15g。

2. 灯心草* Junci Medulla

为灯心草科植物灯心草 *Juncus effusus* L.的干燥茎髓。夏末至秋季割取茎，晒干，取出茎髓，理直，扎成小把。呈细圆柱形，长达 90cm，直径 0.1～0.3cm。表面白色或淡黄白色，有细纵纹。体轻，质软，略有弹性，易拉断，断面白色。气微，味淡。甘、淡，微寒。归心、肺、小肠经。清心火，利小便。用于心烦失眠，尿少涩痛，口舌生疮。用量 1～3g。

3. 沉香* Aquilariae Lignum Resinatum

为瑞香科植物白木香 *Aquilaria sinensis*（Lour.）Gilg 含有树脂的木材。全年均可采收，割取含树脂的木材，除去不含树脂的部分，阴干。呈不规则块、片状或盔帽状，有的为小碎块。表面凹凸不平，有刀痕，偶有孔洞，可见黑褐色树脂与黄白色木部相间的斑纹，孔洞及凹窝表面多呈朽木状。质较坚实，断面刺状。气芳香，味苦。含挥发油及树脂。辛、苦，微温。归脾、胃、肾经。行气止痛，温中止呕，纳气平喘。用于胸腹胀闷疼痛，胃寒呕吐呃逆，肾虚气逆喘急。用量 1～5g，入煎剂后下。

4. 降香* Dalbergiae Odoriferae Lignum

为豆科植物降香檀 *Dalbergia odorifera* T.Chen 树干和根的干燥心材。全年均可采收，除去边材，阴干。呈类圆柱形或不规则块状。表面紫红色或红褐色，切面有致密的纹理。质硬，有油性。气微香，味微苦。含挥发油及黄酮类成分。辛，温。归肝、脾经。化瘀止血，理气止痛。用于吐血，衄血，外伤出血，肝郁胁痛，胸痹刺痛，跌扑伤痛，呕吐腹痛。用量 9～15g，入煎剂后下。外用适量，研细末敷患处。

5. 檀香* Santali Albi Lignum

为檀香科植物檀香 *Santalum album* L.树干的干燥心材。长短不一的圆柱形木段，有的略弯曲，一般长约 1m，直径 10～30cm。外表面灰黄色或黄褐色，光滑细腻，有的具疤节或纵裂，横截面呈棕黄色，显油迹；棕色年轮明显或不明显，纵向劈开纹理顺直。质坚实，不易折断。气清香，燃烧时香气更浓；味淡，嚼之微有辛辣感。辛，温。归脾、胃、心、肺经。行气温中，开胃止痛。用于寒凝气滞，胸膈不舒，胸痹心痛，脘腹疼痛，呕吐食少。用量 2～5g。

6. 青风藤*Sinomenii Caulis

为防己科植物青藤 *Sinomenium acutum* （Thunb.）Rehd.et Wils.和毛青藤 *Sinomenium acutum*（Thunb.）Rehd．et Wils.var.*cinereum* Rehd.et Wils.的干燥藤茎。秋末冬初采割，扎把或切长段，晒干。呈长圆柱形，常微弯曲，长 20～70cm 或更长，直径 0.5～2cm。表面绿褐色至棕褐色，有的灰褐色，有细纵纹和皮孔。节部稍膨大。有分枝。体轻，质硬而脆易折断，断面不平坦，灰黄色或淡灰棕色，皮部窄，木部射线呈放射状排列，髓部淡黄白色或黄棕色。气微，味苦。苦、辛，平。归肝、脾经。祛风湿，通经络，利小便。用于风湿痹痛，关节肿胀，麻痹瘙痒。用量 6～12g。

7. 海风藤* Piperis Kadsurae Caulis

为胡椒科植物风藤 *Piper kadsura* （Choisy）ohwi 的干燥藤茎。夏、秋二季采割，除去根、叶，晒干。呈扁圆柱形，微弯曲，长 15～60cm，直径 0.3～2cm。表面灰褐色或褐色，粗糙，有纵向棱状纹理及明显的节，节间长 3～12cm，节部膨大，上生不定根。体轻，质脆，易折断，断面不整齐，皮部窄，木部宽广，灰黄色，导管孔多数，射线灰白色，放射状排列，皮部与木部交界处常有裂隙，中心有灰褐色髓。气香，味微苦、辛。含挥发油等成分。辛、苦，微温。归肝经。祛风湿，通经络，止痹痛。用于风寒湿痹，肢节疼痛，筋脉拘挛，屈伸不利。用量 6～12g。

8. 络石藤*Trachelospermi Caulis et Folium

为夹竹桃科植物络石 *Trachelospermum jasminoides*（Lindl.）Lem.的干燥带叶藤茎。冬季至次春采割，除去杂质，晒干。茎呈圆柱形，弯曲，长短不一，直径 1～5mm；表面红褐色，有点状皮孔和不定根；质硬，断面淡黄白色，常中空。叶对生，有短柄；展平后叶片呈椭圆形或卵状披针形，长 1～8cm，宽 0.7～3.5cm；全缘，略反卷，上表面暗绿色或棕绿色，下表面色较淡；革质。气微，味微苦。含牛蒡子苷、络石苷等。苦，微寒。归心、肝、肾经。祛风通络，凉血消肿。用于风湿热痹，筋脉拘挛，腰膝酸痛，喉痹，跌扑损伤。用量 6～12g。

温馨提示

国家中医药行业特有工种职业技能鉴定《中药调剂员》（高级）应该掌握的茎木类生药16 种。即大血藤、川木通、小通草、鸡血藤、通草、络石藤、首乌藤、桂枝、桑枝、檀香、海风藤、忍冬藤、苏木、降香、青风藤、钩藤。

目标检测

1. 写出鸡血藤、钩藤的主要性状鉴别特征。
2. 比较川木通与木通、关木通，青风藤与海风藤，通草与小通草。

第六章 皮类生药

本章教学目标

☆了解皮类生药识别的基础知识。

☆掌握皮类重要生药性状鉴定、显微鉴定、理化鉴定以及药理作用。

☆能够识别鉴定常用皮类生药的真伪优劣。

人们常说中药就是树皮草根，那么树皮是不是中药？植物学上的树皮和生药学所说的树皮含义相同么？答案就在下面。

第一节 皮类生药的植物学特征及鉴定的一般规律

皮类生药指来源于裸子植物或被子植物（其中主要是双子叶植物）的茎干、枝和根的形成层以外的部分，通常称为“树皮”，大多为木本植物茎干的皮，少数为根皮或枝皮。树皮的构造由外向内依次为周皮、皮层、中柱鞘及韧皮部，而韧皮部常占树皮的大部分。老的树皮外面常附有一些死亡的组织，称为落皮层。

一、性状鉴别

1. *形状*

因采集、加工干燥，取皮部位不同，外表形态变化呈不同卷曲，状态如下。

（1）平坦：由粗大的老树上剥的皮，大多粗而厚，呈长条状或板状，较平整，如杜仲、黄柏。

（2）弯曲：枝皮则呈细条状，皮片多向内弯曲，按弯曲的程度分为以下几种。

① 反曲：皮片向外表面略弯曲，皮的外层呈凹陷状，如石榴皮。

② 槽状或筒状：皮片向内弯曲呈半圆形。

③ 管状或筒状：皮片向内弯曲至两侧接近成管状，如牡丹皮。

④ 单卷曲：皮片向一面卷曲，以至两侧重叠，如肉桂。

⑤ 双卷筒状：皮两侧各自向内卷成筒状，如厚朴。

⑥ 复卷筒状：几个单卷曲或双卷的皮重叠在一起呈筒状，如桂皮。

2. *表面*

（1）外表面：平滑或呈鳞片状、皱纹、裂纹，有的具有皮孔、附生物（苔藓、地衣）、刺和钉状物等。皮孔的颜色和分布的密度常是鉴别皮类药材的特征之一，少数枝干皮上有刺，如红毛五加皮，或有钉状物，如海桐皮，亦是皮类生药具有鉴别意义的重要特征。

（2）内表面：一般色浅而平滑，常有粗细不等的纵向皱纹、网状皱纹，平滑坚硬。有的皮内表面可见具有一定形状的结晶性析出物，如牡丹皮。

3. 折断面

折断面较平坦，无显著突起物（因组织中富有薄壁组织），如牡丹皮。折断面呈颗粒状突起（因组织中富有石细胞群），如肉桂。折断面显较细的纤维状物或刺状物突出（因组织中富含纤维），如桑白皮、合欢。折断时断面形成明显的层片状（因纤维束和薄壁组织成环带状间隔排列），如苦楝皮等。有些皮的断面外侧较平坦或颗粒状，内侧显纤维状，说明纤维主要存在于韧皮部，如厚朴。有的皮类生药在折断时有胶质丝状物相连，如杜仲。亦有些皮在折断时有粉尘出现，这些皮的组织均较疏松，富含淀粉，如白鲜皮。

4. 气味

气味和皮中所含成分有密切关系。如香加皮和地骨皮，前者有特殊香气，味苦而有刺激感，后者气味均较微弱。因此，气味也是鉴别皮类生药的重要方法。

二、显微鉴别

（1）横切面构造：皮类生药的组织构造通常包括周皮、皮层、中柱鞘及韧皮部。从外到内依次是周皮、皮层和韧皮部。鉴定时首先观察各部分组织的界限和宽度，然后再进行各部分组织的详细观察和描述。

① 周皮：包括木栓层、木栓形成层与栓内层三部分。有的木栓细胞壁不均增厚并木化，如杜仲皮（木栓细胞内壁特厚）；肉桂的最内一列木栓细胞的外壁特别增厚；海桐皮木栓细胞呈石细胞状，有明显的壁孔或层纹，并木化。内层存在于木栓形成层的内侧，也和木栓细胞相似，径向排列成行，细胞壁不木栓化，有的含叶绿素而显绿色，则又称绿皮层。

② 皮层：注意观察皮层中的厚壁组织（纤维、石细胞）、分泌组织（油细胞、乳管、黏液细胞）、细胞内含物（淀粉粒或草酸钙结晶），以上均为重要的鉴别特征。

③ 韧皮部：包括射线、韧皮部束两部分。射线可分为髓射线、韧皮射线两种。髓射线较长，常弯曲状，外侧渐宽成喇叭口状；韧皮射线较短。射线的宽度和形状在鉴别时较为重要。薄壁细胞中常含有淀粉粒和草酸钙结晶。韧皮部束主要由筛管、韧皮薄壁细胞组成。筛管群在皮类生药中常压缩，成为颓废筛管组织。注意观察韧皮部中的纤维、石细胞有无存在，注意其形状、壁的厚度、纹孔、木化程度、存在形式和排列情况。注意有无分泌组织、淀粉粒及草酸钙结晶等。

（2）粉末显微特征：鉴定皮类生药时常需观察粉末的显微特征，各种细胞的形状、长度、宽度，细胞壁的性质、厚度、壁孔、壁沟的情况和层纹的清楚与否及其内含物，如纤维、石细胞、木栓细胞、筛管、分泌组织及草酸钙的结晶、淀粉粒等，都是鉴定的重要依据。皮类生药的粉末中一般不含有木质部的组织，如导管、管胞等。

第二节 皮类生药

牡丹皮* Moutan Cortex

【来源】为毛茛科植物牡丹 *Paeonia suffruticosa* Andr.的根皮。

【产地】主产于安徽、河南、四川、山东、湖北等省。现全国各地都有栽培。

【采收加工】栽培 3～5 年后采收，通常在 10～11 月挖出根部，除去须根及茎基，剥取根皮，晒干，称原丹皮；刮去外皮后晒干，称为刮丹皮或粉丹皮。

【性状特征】

（1）原丹皮：呈筒状或半圆筒状，有纵剖开的裂缝，略向内卷曲或张开，长 5～20cm，直径 0.5～1.2cm，厚 0.1～0.4cm。原丹皮外表面灰褐色或黄褐色，有多数横长皮孔样突起及细根痕，栓皮脱落处粉红色；内表面淡灰黄色或浅棕色，有明显的细纵纹，常见发亮的结晶。质硬而脆，易折断，断面较平坦，淡粉红色，粉性。气芳香，味微苦而涩。

（2）刮丹皮：外表面有刮刀削痕，外表面红棕色或淡灰黄色，有时可见灰褐色斑点状残存外皮。（图 6-1，图 6-2，图 6-3）

传统鉴定以条粗长、皮厚、无木心、粉性足、结晶多、香气浓者为优。

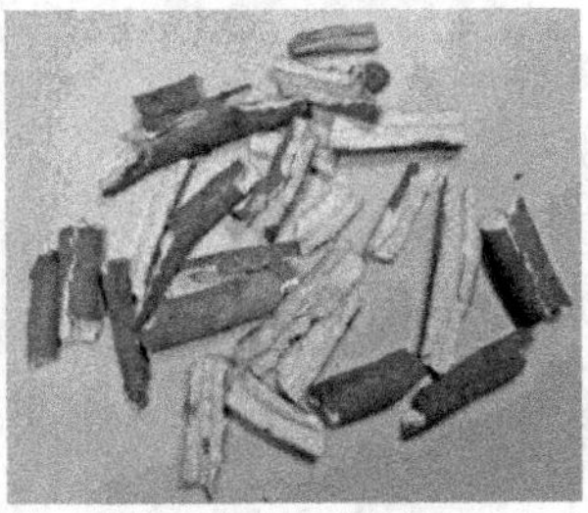
图 6–1　牡丹皮（原丹皮）

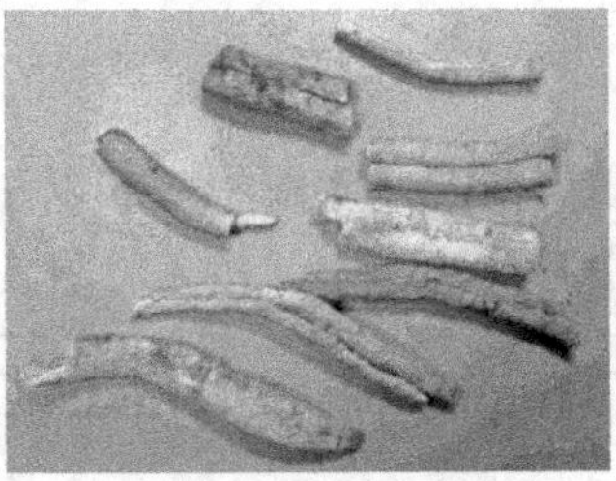
图 6–2　牡丹皮（刮丹皮）

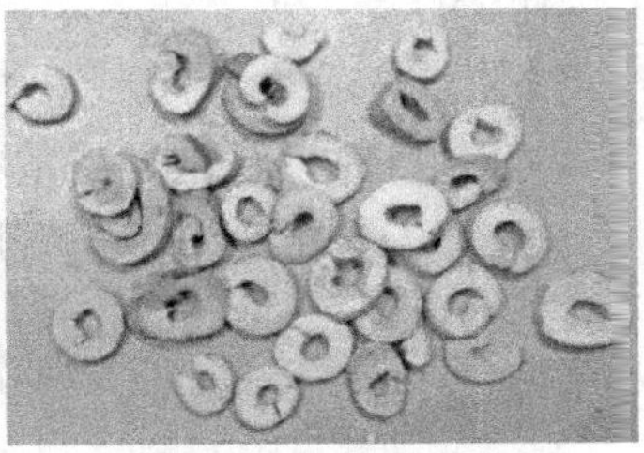
图 6–3　牡丹皮饮片

【显微特征】根皮横切面：木栓层由多列细胞组成，壁浅红色。皮层菲薄，为数列切向延长的薄壁细胞。韧皮部占极大部分。射线宽 1～3 列细胞。薄壁细胞以及细胞间隙中含草酸钙簇晶；薄壁细胞中并含淀粉粒。

粉末：淡红棕色。草酸钙簇晶甚多，直径 9～45μm，含晶薄壁细胞排列成行；也有一个薄壁细胞中含有数个簇晶，或簇晶充塞于细胞间隙中。淀粉粒众多，单粒呈类球形、半球形或多面形，直径 3～16μm，复粒由 2～6 分粒复合而成。木栓细胞长方形，壁稍厚，浅红色。有时可见丹皮酚针状、片状结晶。（图 6-4）

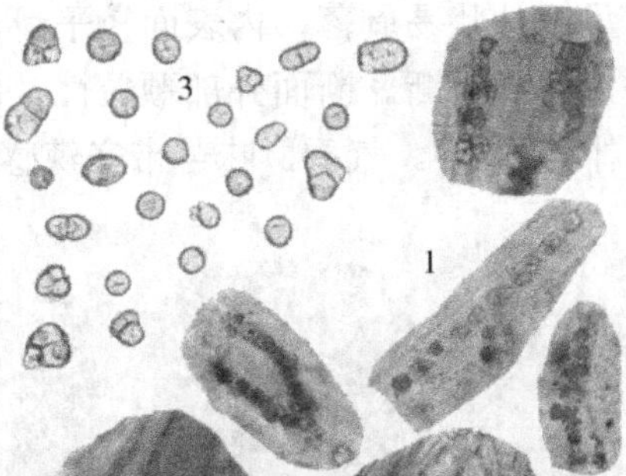

图 6–4　牡丹皮粉末

1. 草酸钙簇晶　2. 木栓细胞　3. 淀粉粒

【化学成分】含酚类化合物、单萜类化合物。2010版《中国药典》规定本品按干燥品计算，含丹皮酚（$C_9H_{10}O_3$）不得少于1.2%。

【理化鉴定】取本品粉末1g，加乙醚10ml，密塞，振摇10min，过滤，滤液挥干，残渣加丙酮2ml使溶解，作为供试品溶液。另取丹皮酚对照品，加丙酮制成每1ml含2mg的溶液，作为对照品溶液。照薄层色谱法（2010版《中国药典》附录Ⅵ B）试验，吸取上述两种溶液各10μl，分别点于同一硅胶G薄层板上，以环己烷-乙酸乙酯-冰醋酸（4∶1∶0.1）为展开剂，展开，取出，晾干。喷以2%香草醛硫酸乙醇溶液（1→10），在105℃加热至斑点显色清晰。供试品色谱中，在与对照品色谱相应的位置上，显相同颜色的斑点。

【古今应用】苦、辛，微寒。归心、肝、肾经。清热凉血，活血化瘀。用于热入营血，温毒发斑，吐血衄血，夜热早凉，无汗骨蒸，经闭痛经，跌扑伤痛，痈肿疮毒。用量6～12g。孕妇慎用。

【附注】

（1）目前市场常见用重粉增重的情况，实践中应加以注意。

（2）近来市场上发现有用小白芍片冲去心，掺入牡丹皮的情况，实践中应加以注意。

厚朴* Magnoliae Officinalis Cortex

【来源】为木兰科植物厚朴 *Magnolia officinalis* Rehd．et Wils.、凹叶厚朴 *Magnolia officinalis* Rehd．et Wils var. *biloba* Rehd.et Wils.的干皮、枝皮和根皮。

【产地】主产于四川、湖北、浙江、江西等省。多为栽培。

【采收加工】4～6月剥取生长15～20年的树干皮，置沸水中微煮后，堆置土坑里，上盖青草使之“发汗”，待水分自内部渗出，内表面变紫褐色或棕褐色时，取出再蒸软，卷成筒状或双筒状，晒干或烘干。根皮及枝皮剥下后可直接阴干。

【性状特征】

（1）干皮：呈卷筒状或双卷筒状，长30～35cm，厚0.2～0.7cm，习称“筒朴”；近根部的干皮一端展开如喇叭口，习称“靴朴”。外表面灰棕色或灰褐色，粗糙，有明显的椭圆形皮孔和纵皱纹，栓皮有时呈鳞片状易剥落，内表面较平滑，有细密纵纹，紫棕色或深紫褐色，划之显油痕。质坚硬，不易折断。断面外部颗粒性，内部纤维性，富油性，有时可见多数发亮的细小结晶（厚朴酚结晶）。气香、味苦带辛辣感。（图6-5）

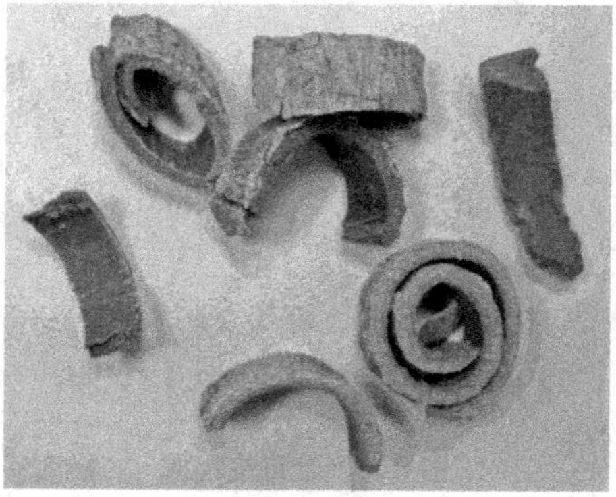

图6-5 厚朴饮片

（2）根皮（根朴）：呈单筒状或不规则块片，有的弯曲似“鸡肠”，习称“鸡肠朴”。表面灰棕色，具皱纹，劈破处呈纤维状。质硬，易折断。嚼之残渣较多。余同干皮。

（3）枝皮（枝朴）：皮薄，呈单筒状。表面灰棕色，具皱纹。质脆，易折断，断面纤维性。嚼后残渣亦较多。余同干皮。

传统鉴定以皮厚、肉细、油性足、内表面紫棕而有发亮结晶物、香气浓郁者为优。

【显微特征】

（1）干皮横切面：木栓层由多列细胞组成，有时可见落皮层，木栓形成层中含黄棕色物质；栓内层为石细胞环带。皮层中散有多数石细胞群，石细胞多呈分枝状，纤维少见。靠内层有多数椭圆形油细胞散在，壁稍厚。韧皮部占极大部分，油细胞颇多，纤维束众多，壁极厚。射线宽 1～3 列细胞，向外渐宽。薄壁细胞中含有黄棕色物质或充满淀粉粒，淀粉粒有时多已糊化，有时可见少数草酸钙方晶。（图 6-6）

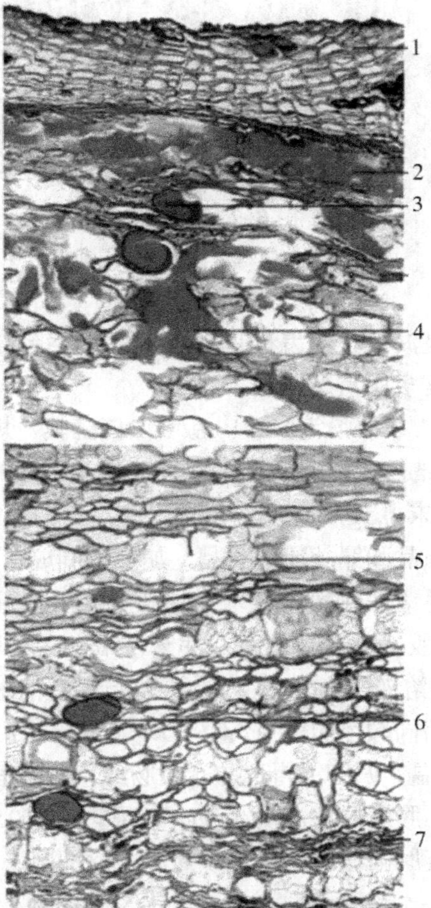

图 6-6　厚朴横切面

1．木栓层　2．石细胞环带　3．油细胞　4．皮层　5．石细胞群　6．纤维束　7．韧皮部　8．韧皮射线　9．筛管

（2）粉末：

厚朴：棕黄色。石细胞众多，呈椭圆形、类方形、卵圆形，或呈不规则分枝状，直径11～65μm，有时可见层纹，木化。油细胞呈圆形或椭圆形，直径50～85μm，含黄棕色油状物，细胞壁木化。纤维直径15～32μm，壁甚厚，平直，孔沟不明显，木化。木栓细胞呈多角形，壁薄微弯曲。筛管分子复筛板筛域较大，筛孔明显。此外，稀有草酸钙方晶。（图6-7）

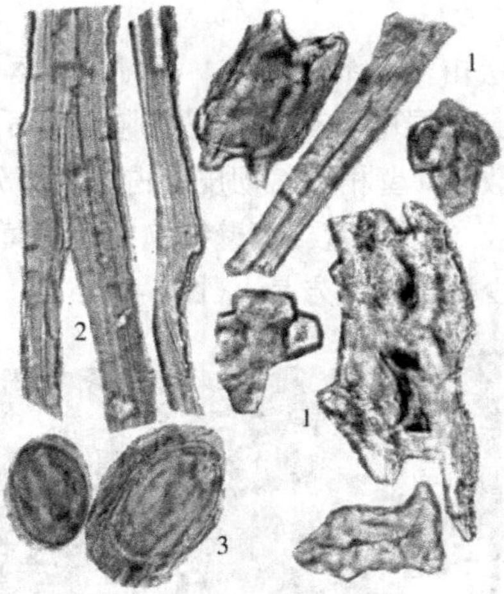

图6-7 厚朴粉末

1. 石细胞 2. 纤维 3. 油细胞

凹叶厚朴：纤维一边呈波浪状或齿状凹凸；油细胞直径27～75μm，壁非木化或木化；木栓细胞壁菲薄而平直，常多层重叠。

【化学成分】含挥发油、厚朴酚等。2010版《中国药典》规定本品按干燥品计算，含厚朴酚（$C_{18}H_{18}O_2$）与和厚朴酚（$C_{18}H_{18}O_2$）的总量不得少于2.0%。

【理化鉴定】取本品粉末0.5g，加甲醇5ml，密塞，振摇30min，过滤，取滤液作为供试品溶液。另取厚朴酚对照品和厚朴酚对照品，加甲醇制成每1ml各含1mg的混合溶液，作为对照品溶液。照薄层色谱法（2010版《中国药典》附录Ⅵ B）试验，吸取上述两种溶液各5μl，分别点于同一硅胶G薄层板上，以甲苯-甲醇（17∶1）为展开剂，展开，取出，晾干，喷以1%香草醛硫酸溶液，在100℃加热至斑点显色清晰。供试品色谱中，在与对照品色谱相应的位置上，显相同颜色的斑点。

【古今应用】苦、辛，温。归脾、胃、肺、大肠经。燥湿消痰，下气除满。用于湿滞伤中，脘痞吐泻，食积气滞，腹胀便秘，痰饮喘咳。用量3～10g。

现代药理研究本品具有肌肉松弛、抗炎镇痛、中枢抑制、降血压、抗菌等作用。

【附注】

（1）提取货，嚼之无味或味道很淡。

（2）厚朴的混淆品甚多，凡内表面纹理粗糙、折断后对光不闪亮星的，应高度提起警惕。

（3）厚朴花* Magnoliae Officinalis Flos为厚朴及凹叶厚朴的干燥花蕾。春季采摘，稍蒸后干燥。呈长圆锥形，长4～7cm，基部直径1.5～2.5cm。红棕色至棕褐色。花被多为12片，肉质，外层的呈长方倒卵形，内层的呈匙形。雄蕊多数，花药条形，淡黄棕色，花丝宽而短。心皮多数，分离，螺旋状排列于圆锥形的花托上。花梗长 0.5～2cm，密被灰黄色绒毛，偶无毛。质脆，易破碎。气香，味淡。苦，微温。归脾、胃经。芳香化湿，理气宽中。用于脾胃湿阻气滞，胸脘痞闷胀满，纳谷不香。用量 3～9g。

（4）厚朴的混淆品。四川产威氏木兰 *Magnolia wilsonii* Rehd、武当玉兰 *Magnolia sprengeri* Pamp、凹叶木兰 *Magnolia sargentiana* Rehd.et Wils.的树皮误做厚朴使用，系混淆品种，习称“川姜朴”。与厚朴的主要区别是：气味多淡弱，石细胞多不分支，油细胞少见。

肉桂* Cinnamomi Cortex

【来源】为樟科植物肉桂 *Cinnamomum cassia* Presl 的干燥树皮。

【产地】主产于广东、广西等省区，云南、福建等省亦产。多为栽培。

【采收加工】每年分两期采收，于 4～5 月和 9～10 月间，以第二期产量大，香气浓，质量佳。采收时选取适龄肉桂树，按一定的长、宽度剥下树皮，放于阴凉处，按各种规格修整，或置于木制的“桂夹”内压制成型，阴干或先放置阴凉处 2～3 天后，于弱光下晒。

【性状特征】呈浅槽状、卷筒状或板片状，长 30～40cm，宽或直径 3～10cm，厚 0.2～0.8cm。外表面灰棕色，稍粗糙，有不规则的细皱纹及横向突起的皮孔，有时可见灰白色的地衣斑；内表面红棕色，较平滑，用指甲刻划可见油痕。质硬而脆，易折断。断面不平坦，外侧呈棕色而较粗糙，内侧红棕色而油润，中间有一条黄棕色的线纹（石细胞环带）。有浓烈的特殊香气，味微甜，辛辣。（图 6-8）

传统鉴定以不破碎、体重、外皮细、肉厚、断面色紫、油性大、香气浓厚、味甜辣、嚼之渣少者为优。

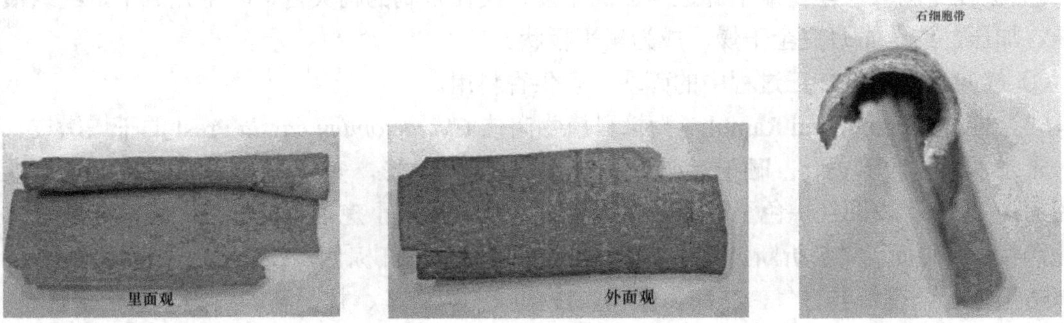

（a）内面观　　（b）表面观　　（c）断面

图 6-8　肉桂

【显微特征】横切面：木栓细胞数列，最内一层木栓细胞的外壁特厚，木化。皮层较宽厚，散有石细胞、油细胞及黏液细胞。中柱鞘部位有石细胞群，排列成近于连续的环层，石细胞的外壁较薄，具壁孔及孔沟；石细胞层外侧时有纤维束存在。韧皮部约占皮的 1/2 厚度，油细胞随处可见；黏液细胞亦较多。射线细胞宽 1～2 列，细胞内常散在多数细小针晶；厚壁纤维常单个稀疏散在或 2～3 个成群；薄壁细胞中含有淀粉粒。

粉末：红棕色。石细胞类圆形、类方形或多角形，直径 32～88μm，壁常三面增厚，一面菲薄，木化。纤维多单个散在，少数 2～3 个并列，长梭形，平直或波状弯曲，长 195～920μm，直径 24～50μm，壁极厚，纹孔不明显，木化。油细胞类圆形或长圆形，直径 45～

108μm，含黄色油滴状物。草酸钙针晶较细小，成束或零星散在，于射线细胞中尤多，也有呈短杆状。木栓细胞多角形，一边壁较薄，含红棕色物质，细胞壁木化。

【化学成分】含挥发油，油中主要成分为桂皮醛；另含二萜类化合物。2010 版《中国药典》规定本品按干燥品计算，含桂皮醛（C_9H_8O）不得少于 1.0%。

【理化鉴定】取本品粉末 0.5g，加乙醇 10ml，冷浸 20min，时时振摇，过滤，取滤液作为供试品溶液。另取桂皮醛对照品，加乙醇制成每 1ml 含 1μl 的溶液，作为对照品溶液。照薄层色谱法（2010 版《中国药典》附录Ⅵ B）试验，吸取供试品溶液 2～5μl，对照品溶液 2μl，分别点于同一硅胶 G 薄层板上，以石油醚（60～90℃)-乙酸乙酯（17∶3）为展开剂，展开，取出，晾干，喷以二硝基苯肼乙醇试液。供试品色谱中，在与对照品色谱相应的位置上，显相同颜色的斑点。

【古今应用】补火助阳，引火归源，散寒止痛，活血通经。用于阳痿，宫冷，腰膝冷痛，肾虚作喘，阳虚眩晕，目赤咽痛，心腹冷痛，虚寒吐泻，寒疝，奔豚，经闭，痛经。

【附注】

（1）肉桂的内表面用指甲划，应油痕明显，断面应看到石细胞环带。

（2）肉桂的规格和叫法很多，一般把稍薄、卷成筒状的叫做“桂通”，但也有称为“桂皮”的。肉桂的不同加工规格有以下几种。

① 企边桂：为剥取 10 年生以上的干皮，将两端削成斜面，突出桂心，夹在木制的凹凸板中间，压成两侧向内卷曲的浅槽状。

② 桂通：为剥取栽培 5～6 年生幼树的干皮和粗枝皮，或老树枝皮，不经压制，自然卷曲成筒状。

③ 板桂：剥取老年树最下部近地面的干皮，夹在木制的桂夹内，晒至九成干，经纵横堆迭，加压，约一个月完全干燥，成为扁平板状。

④ 桂碎：在桂皮加工过程中的碎块，多供香料用。

（3）桂枝* Cinnamomi Ramulus 为樟科植物肉桂 *Cinnamomum cassia* Presl 的干燥嫩枝。春、夏二季采收，除去叶，晒干，或切片晒干。呈长圆柱形，多分枝，长 30～75cm，粗端直径 0.3～1cm。表面红棕色至棕色，有纵棱线、细皱纹及小疙瘩状的叶痕、枝痕和芽痕，皮孔点状。质硬而脆，易折断。切片厚 2～4mm，切面皮部红棕色，木部黄白色至浅黄棕色，髓部略呈方形。有特异香气，味甜、微辛，皮部味较浓。辛、甘，温。归心、肺、膀胱经。发汗解肌，温通经脉，助阳化气，平冲降气。用于风寒感冒，脘腹冷痛，血寒经闭，关节痹痛，痰饮，水肿，心悸，奔豚。用量 3～10g。孕妇慎用。

（4）肉桂常见伪品。

① 阴香：为樟科阴香 *Cinnamomum burmannii* （Nees） Blune 的树皮，呈槽状，板片状或不规则块状，外表面灰棕色或灰褐色，可见灰白色斑纹和不规则的细纹理。内表面暗红棕色，平滑，划之油痕不明显。质硬而脆，易折断，断面红棕色，粗糙，内外分层不明显，无黄棕色的线纹。具樟气，味辛，微甜。

② 柴桂：为樟科柴桂 *Cinnamomum wilsonii* Gamble 的树皮，呈槽状，半筒状或不规则块状，外表面灰棕色，粗糙，有时可见灰白色斑纹。内表面暗红棕色，划之油痕不明显。质坚硬，不易折断，断面不平坦，内外分层不明显，外层较厚。切面有众多略具光泽的黄白色斑点，内层较薄，深棕色，油性强。具樟气，味辛，微甜。

③ 三钻风：为樟科三桠乌药 *Lindera obtusiloba* L.、大叶钓樟 *Lindera umbellata* Thunb. 的树皮。呈槽状或半卷筒状，外表面灰褐色，有不规则的细皱纹，偶见有横向的沟纹及白色的斑点。内表面暗红棕色，略光滑，有不明显的细纵纹，偶见有横向的沟纹及白色的斑点。质硬而脆，易折断，断面不平，外层呈浅黄棕色，内层红棕色而油润。

杜仲* Eucommiae Cortex

【来源】为杜仲科植物杜仲 *Eucommia ulmoides* Oliv. 的干燥树皮。

【产地】主产于湖北、四川、贵州、云南、陕西等省。多为栽培。

【采收加工】春、夏两季剥取栽植近十年的树皮，去粗皮，晒干；或将剥下树皮内面相对层层叠放，堆置于草内，使之“发汗”至内皮呈紫褐色时，取出晒干。

【性状特征】为扁平的板片状或两边稍向内卷，大小不一，厚 3～7mm。外表面淡灰棕色或灰褐色，有明显的皱纹或纵裂槽纹，有的树皮较薄，未去粗皮，可见斜方形皮孔；内表面红紫色或紫褐色，光滑。质脆，易折断。断面有细密银白色富弹性的胶丝相连，一般可拉至 1cm 以上才断丝。气微、味稍苦，嚼之有胶状感。（图 6-9）

传统鉴定以皮厚、块大、去净粗皮、断面丝多、内表面紫褐色者为优。

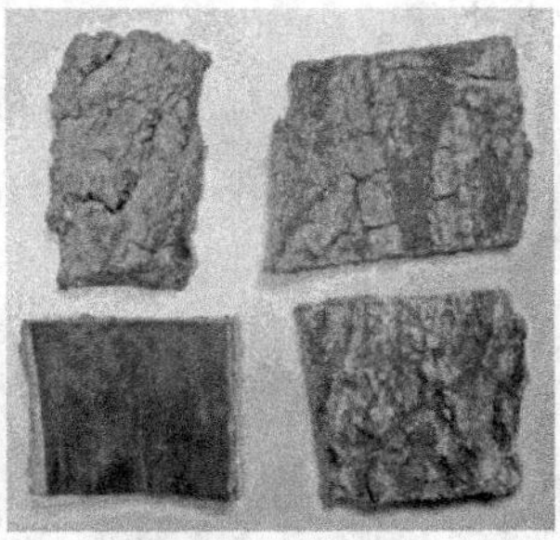

图 6-9　杜仲

【显微特征】粉末棕色。橡胶丝成条或扭曲成团，表面显颗粒性。石细胞甚多，大多成群，类长方形、类圆形、长条形或形状不规则，长约至 180μm，直径 20～80μm，壁厚，有的胞腔内含橡胶团块。木栓细胞表面观多角形，直径 15～40μm，壁不均匀增厚，木化，有细小纹孔；侧面观长方形，壁三面增厚，一面薄，孔沟明显。

【化学成分】含木脂素类、环烯醚萜类及杜仲胶绿原酸等。2010 版《中国药典》规定本品含松脂醇二葡萄糖苷（$C_{32}H_{42}O_{16}$）不得少于 0.10%。

【古今应用】甘，温。归肝、肾经。补肝肾，强筋骨，安胎。用于肝肾不足，腰膝酸痛，筋骨无力，头晕目眩，妊娠漏血，胎动不安。用量 6～10g。

现代药理研究本品具有降压、镇痛、镇静、抗炎、利尿、抗应激、增强肌体免疫功能等作用。

【附注】

（1）药典规定杜仲的厚度为 3～7mm，实践中要加以注意。

（2）杜仲叶* Eucommiae Folium 为杜仲科植物杜仲 *Eucommia ulmoides* Oliv.的干燥叶。夏、秋二季枝叶茂盛时采收，晒干或低温烘干。多破碎，完整叶片展平后呈椭圆形或卵形，长 7～15cm，宽 3.5～7cm。表面黄绿色或黄褐色，微有光泽，先端渐尖，基部圆形或广楔形，边缘有锯齿，具短叶柄。质脆，搓之易碎，折断面有少量银白色橡胶丝相连。气微，味微苦。微辛，温。归肝、肾经。补肝肾，强筋骨。用于肝肾不足，头晕目眩，腰膝酸痛，筋骨痿软。用量10～15g。

黄柏* Phellodendri Chinensis Cortex

【来源】为芸香科植物黄皮树 *Phellodendron chinense* Schneid.除去栓皮的干燥树皮，习称“川黄柏”。

【产地】黄皮树主产于四川、贵州等省。

【采收加工】3～6月间采收，选10年左右的树，剥取一部分树皮，留下部分树皮，可待新树皮生长后再剥。剥下的树皮晒至半干，压平，去粗皮，刷净晒干。置干燥通风处，防霉变。

【性状特征】板片状或浅槽状，厚1～6mm。外表面黄棕色或黄褐色，较平坦，有不规则的纵向浅裂纹，偶有残存的灰褐色粗皮；内表面黑黄色或黄棕色， 体轻，质硬，断面深黄色，纤维性，呈裂片状分层。气微，味甚苦，黏液性，可使唾液染成黄色。（图6-10，图6-11）

传统鉴定以皮厚、断面色黄者为优。

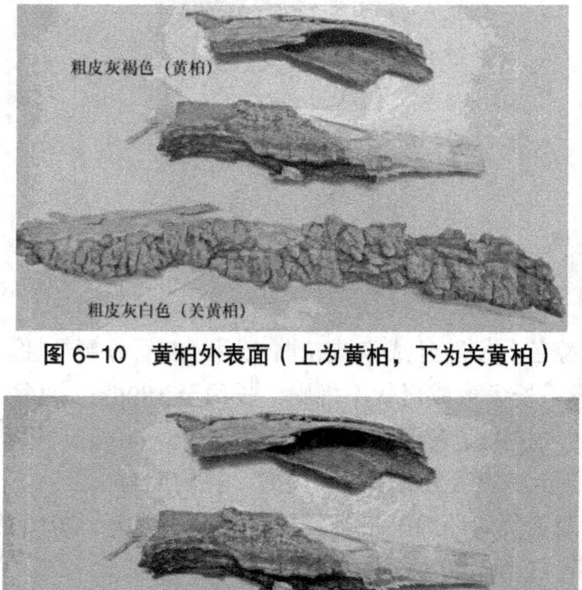

图6-10 黄柏外表面（上为黄柏，下为关黄柏）

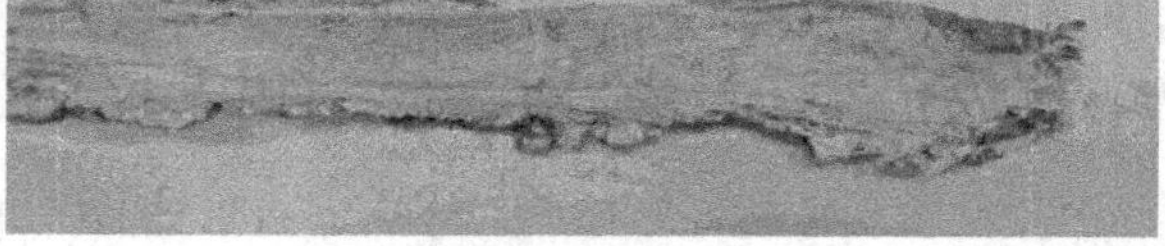

图6-11 黄柏内表面（上为黄柏，下为关黄柏）

【显微特征】横切面：未去净外皮者可见木栓层由多列长方形细胞组成，内含棕色物质。栓内层细胞中含草酸钙方晶。皮层比较狭窄，散有纤维群及石细胞群，石细胞大多分枝状，壁极厚，层纹明显。韧皮部射线宽2～4列细胞，常弯曲而细长。韧皮部占树皮的极大部分，外侧有少数石细胞，纤维束切向排列呈断续的层带，又称硬韧部，纤维束周围薄壁细胞中常含草酸钙方晶，形成晶鞘纤维。薄壁细胞中含有细小的淀粉粒和草酸钙方晶，粘液细胞随处可见。（图 6-12）

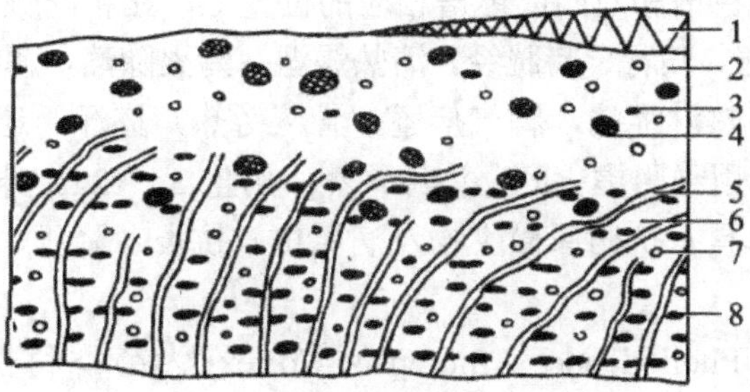

图 6–12　黄柏横切面

1. 木栓层　2. 皮层　3. 石细胞　4. 纤维束　5. 射线　6. 韧皮部　7. 黏液细胞　8. 韧皮纤维束

粉末：粉末鲜黄色。纤维鲜黄色，直径 16～38μm，常成束，周围细胞含草酸钙方晶，形成晶纤维；含晶细胞壁木化增厚。石细胞鲜黄色，类圆形，直径 35～128μm，有的呈分枝状，枝端锐尖，壁厚，层纹明显；有的可见大型纤维状的石细胞，长可达 900μm。草酸钙方晶众多。（图 6-13）

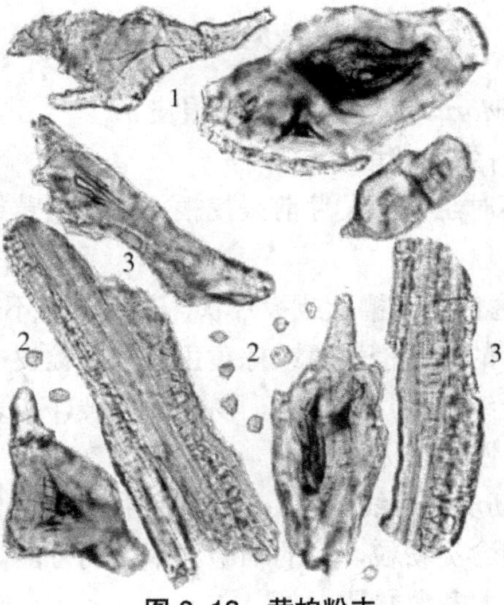

图 6–13　黄柏粉末

1. 石细胞　2. 草酸钙方晶　3. 晶纤维

【化学成分】含生物碱、苦味质黄柏酮、黄柏内酯（即柠檬苦素）、白鲜内酯、α-及 β-谷甾醇、豆甾醇等。2010 版《中国药典》规定本品按干燥品计算，含小檗碱以盐酸小檗碱（$C_{20}H_{17}NO_4$•HCl）计，不得少于 3.0%，含黄柏碱以盐酸黄柏碱（$C_{20}H_{23}NO_4$•HCl）计，不得少于 0.34%。

【理化鉴定】取本品粉末 0.2g， 加 1%醋酸甲醇溶液 40ml，于 60℃超声处理 20min，滤过，滤液浓缩至 2ml，作为供试品溶液。另取黄柏对照生药 0.1g，加 1%醋酸甲醇 20ml，同法制成对照生药溶液。再取盐酸黄柏碱对照品，加甲醇制成每 1ml 含 0.5mg 的溶液，作为对照品溶液。照薄层色谱法（2010 版《中国药典》附录Ⅵ B）试验，吸取上述三种溶液各 3～5μl，分别点于同一硅胶 G 薄层板上，以三氯甲烷-甲醇-水（30∶15∶4）的下层溶液为展开剂，置氨蒸气饱和的展开缸内，展开，取出，晾干，喷以稀碘化铋钾试液。供试品色谱中，在与对照生药色谱和对照品色谱相应的位置上，显相同颜色的斑点。

【古今应用】苦，寒。归肾、膀胱经。清热燥湿，泻火除蒸，解毒疗疮。用于湿热泻痢，黄疸尿赤，带下阴痒，热淋涩痛，脚气痿躄，骨蒸劳热，盗汗，遗精，疮疡肿毒，湿疹湿疮。盐黄柏滋阴降火。用于阴虚火旺，盗汗骨蒸。用量 3～12g。外用适量。

现代药理研究本品具有抗病原微生物及病原虫、抗炎、降压、镇静、利胆、抗溃疡等作用。

【附注】关黄柏* Phellodendri Amurensis Cortex 为芸香科植物黄檗 *Phellodendron amurense* Rupr.除去栓皮的树皮。呈板片状或浅槽状，长宽不一，厚 2～4mm。外表面黄绿色或淡棕黄色，较平坦，有不规则的纵裂纹，皮孔痕小而少见，偶有灰白色的粗皮残留；内表面黄色或黄棕色。体轻，质较硬，断面纤维性，有的呈裂片状分层，鲜黄色或黄绿色。气微，味极苦，嚼之有黏性。苦，寒。归肾、膀胱经。清热燥湿，泻火除蒸，解毒疗疮。用于湿热泻痢，黄疸尿赤，带下阴痒，热淋涩痛，脚气痿躄，骨蒸劳热，盗汗，遗精，疮疡肿毒，湿疹湿疮。盐关黄柏滋阴降火。用于阴虚火旺，盗汗骨蒸。用量 3～12g。外用适量。小檗碱含量较川黄柏低。

桑白皮* Mori Cortex

【来源】为桑科植物桑 *Morus alba* L. 的干燥根皮。

【产地】全国各地均有野生或栽培。

【采收加工】 秋末叶落时至次春发芽前采挖根部，刮去黄棕色粗皮，纵向剖开，剥取根皮，晒干。

【性状特征】呈扭曲的卷筒状、槽状或板片状，长短宽窄不一，厚 1～4mm。外表面白色或淡黄白色，较平坦，有的残留橙黄色或棕黄色鳞片状栓皮；内表面黄白色或灰黄色，有细纵纹。体轻，质韧，纤维性强，难折断，易纵向撕裂，撕裂时有粉尘飞扬。气微，味微甘。传统鉴定以色白、粉性足为优。

【显微特征】横切面：韧皮部射线宽 2～6 列细胞；散有乳管；纤维单个散在或成束，非木化或微木化；薄壁细胞含淀粉粒，有的细胞含草酸钙方晶。较老的根皮中，散在夹有石细胞的厚壁细胞群，胞腔大多含方晶。

粉末：淡灰黄色。纤维甚多，多碎断，直径 13～26μm，壁厚，非木化至微木化，孔沟不明显。草酸钙方晶直径 11～32μm。石细胞类圆形、类方形或形状不规则，直径 22～52μm，壁较厚或极厚，纹孔及孔沟明显，胞腔内有的含方晶。另有含晶厚壁细胞，纹孔不明显。淀粉粒甚多，类圆形，直径 4～16μm。

【化学成分】含多种黄酮类化合物。

【理化鉴定】取本品粉末 2g，加饱和碳酸钠溶液 20ml，超声处理 20min，过滤，滤液加稀盐酸调节 pH 值至 1～2，静置 30min，滤过，滤液用乙酸乙酯振摇提取 2 次，每次 10ml，合并乙酸乙酯液，蒸干，残渣加甲醇 1ml 使溶解。作为供试品溶液。另取桑白皮对照生药 2g，同法制成对照生药溶液。照薄层色谱法（2010 版《中国药典》附录Ⅵ B）试验，吸取上述两种溶液各 5μl，分别点于同一聚酰胺薄膜上，以醋酸为展开剂，展开约 10cm，取出，晾干，置紫外光灯（365nm）下检视。供试品色谱中，在与对照生药色谱相应的位置上，显相同的两个荧光主斑点。

【古今应用】甘，寒。归肺经。泻肺平喘，利水消肿。用于肺热喘咳，水肿胀满尿少，面目肌肤浮肿。用量 6～12g。

现代药理研究本品具有降压、利尿、导泻、镇静、镇痛、抗惊厥及抗菌等作用。

【附注】

（1）桑叶* Mori Folium 为桑科植物桑 *Morus alba* L.的干燥叶。初霜后采收，除去杂质，晒干。多皱缩、破碎。完整者有柄，叶片展平后呈卵形或宽卵形，长 8～15cm，宽 7～13cm。先端渐尖，基部截形、圆形或心形，边缘有锯齿或钝锯齿，有的不规则分裂。上表面黄绿色或浅黄棕色，有的有小疣状突起；下表面颜色稍浅，叶脉突出，小脉网状，脉上被疏毛，脉基具簇毛。质脆。气微，味淡、微苦涩。甘、苦，寒。归肺、肝经。疏散风热，清肺润燥，清肝明目。用于风热感冒，肺热燥咳，头晕头痛，目赤昏花。用量 5～10g。

（2）桑枝* Mori Ramulus 为桑科植物桑 *Morus alba* L.的干燥嫩枝。春末夏初采收，去叶，晒干，或趁鲜切片，晒干。呈长圆柱形，少有分枝，长短不一，直径 0.5～1.5cm。表面灰黄色或黄褐色，有多数黄褐色点状皮孔及细纵纹，并有灰白色略呈半圆形的叶痕和黄棕色的腋芽。质坚韧，不易折断，断面纤维性。切片厚 0.2～0.5cm，皮部较薄，木部黄白色，射线放射状，髓部白色或黄白色。气微，味淡。微苦，平。归肝经。祛风湿，利关节。用于风湿痹病，肩臂、关节酸痛麻木。用量 9～15g。

（3）桑椹* Mori Fructus 为桑科植物桑 *Morus alba* L.的干燥果穗。4～6 月果实变红时采收，晒干，或略蒸后晒干。为聚花果，由多数小瘦果集合而成，呈长圆形，长 1～2cm，直径 0.5～0.8cm。黄棕色、棕红色或暗紫色，有短果序梗。小瘦果卵圆形，稍扁，长约 2mm，宽约 1mm，外具肉质花被片 4 枚。气微，味微酸而甜。甘、酸，寒。归心、肝、肾经。滋阴补血，生津润燥。用于肝肾阴虚，眩晕耳鸣，心悸失眠，须发早白，津伤口渴，内热消渴，肠燥便秘。用量 9～15g。

白鲜皮* Dictamni Cortex

【来源】为芸香科植物白鲜 *Dictamnus dasycarpus* Turcz.的干燥根皮。

【产地】主产于东北、华北、华东。

【采收加工】于春、秋两季采挖，洗净泥土，去除须根及粗皮，趁鲜时纵向剖开，抽去木心，晒干。

【性状特征】呈卷筒状，长 5～15cm，直径 1～2cm，厚 0.2～0.5cm。外表面灰白色或淡灰黄色，具细纵皱纹和细根痕，常有突起的颗粒状小点；内表面类白色，有细纵纹。质脆，折断时有粉尘飞扬，断面不平坦，略呈层片状，剥去外层，迎光可见闪烁的小亮点。有羊膻气，味微苦。（图 6-14，图 6-15）

传统鉴定以卷筒状、无木心、皮厚、块大者为优。

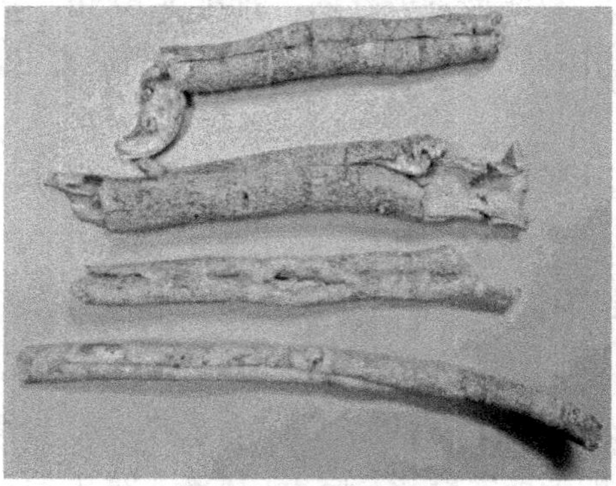

图 6-14 白鲜皮

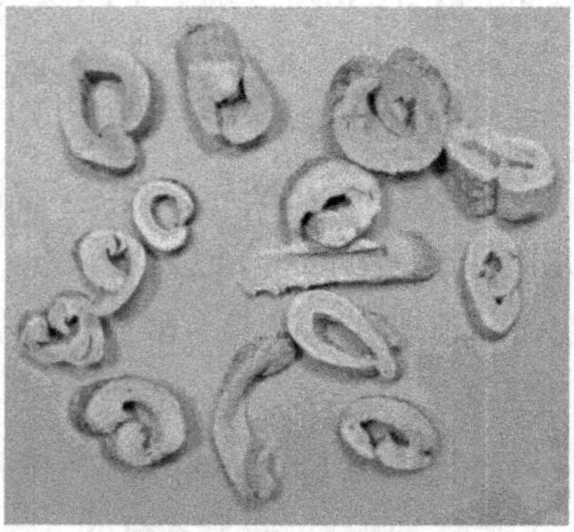

图 6-15 白鲜皮饮片

【显微特征】横切面：木栓层为 10 余列细胞。栓内层狭窄，纤维多单个散在，黄色，直径 25～100μm，壁厚，层纹明显。韧皮部宽广，射线宽 1～3 列细胞；纤维单个散在。薄壁组织中有多数草酸钙簇晶，直径 5～30μm。

【化学成分】含白鲜碱、葫芦巴碱、胆碱、白鲜内酯等，亦含脂肪酸及粗皂苷等。2010 版《中国药典》规定本品按干燥品计算，含梣酮（$C_{14}H_{16}O_3$）不得少于 0.050%，黄柏酮（$C_{26}H_{34}O_7$）不得少于 0.15%。

【古今应用】苦，寒。归脾、胃、膀胱经。清热燥湿，祛风解毒。用于湿热疮毒，黄水淋漓，湿疹，风疹，疥癣疮癞，风湿热痹，黄疸尿赤 5～10g。外用适量，煎汤洗或研粉敷。

现代药理研究本品具有抗真菌、解热等作用。

【附注】市场上流通的白鲜皮商品，有的抽心不好，有的是用重粉增重的，实践中要加以注意。

合欢皮* Albiziae Cortex

【来源】为豆科植物合欢 *Albizia julibrissin* Durazz.的干燥树皮。

【产地】全国大部分地区有野生或栽培。

【采收加工】夏、秋二季剥取，晒干。

【性状特征】呈卷曲筒状或半筒状，长 40～80cm，厚 0.1～0.3cm。外表面灰棕色至灰褐色，稍有纵皱纹，有的成浅裂纹，密生明显的椭圆形横向皮孔，棕色或棕红色，偶有突起的横棱或较大的圆形枝痕，常附有地衣斑；内表面淡黄棕色或黄白色，平滑，有细密纵纹。质硬而脆，易折断，断面呈纤维性片状，淡黄棕色或黄白色。气微香，味淡、微涩、稍刺舌，而后喉头有不适感。

【显微特征】粉末灰黄色。石细胞类长圆形、类圆形、长方形、长条形或不规则形，直径 16～58μm，壁较厚，孔沟明显，有的分枝。纤维细长，直径 7～22μm，常成束，周围细胞含草酸钙方晶，形成晶纤维，含晶细胞壁不均匀增厚，木化或微木化。草酸钙方晶直径 5～26μm。

【化学成分】含合欢苷、皂苷及鞣质等。

【理化鉴定】取本品粉末 1g，加 50%甲醇 10ml，浸泡 1h，超声处理 30min，过滤，滤液蒸干，残渣加水 5ml 使溶解，用正丁醇振摇提取 2 次，每次 5ml，合并正丁醇液，蒸干，残渣加甲醇 0.5ml 使溶解，作为供试品溶液。另取合欢皮对照生药 1g，同法制成对照生药溶液。照薄层色谱法（2010 版《中国药典》附录Ⅵ B）试验，吸取上述两种溶液各 3μL分别点于同一高效硅胶 G 薄层板上，以三氯甲烷-甲醇-水（13∶5∶2）的下层溶液（每 10ml 加甲酸 0.1ml）为展开剂，展开，取出，晾干，喷以 5%磷钼酸乙醇试液，在 90℃加热至斑点显色清晰。供试品色谱中，在与对照生药色谱相应的位置上，显相同颜色的斑点。

【古今应用】甘，平。归心、肝、肺经。解郁安神，活血消肿。用于心神不安，忧郁失眠，肺痈，疮肿，跌扑伤痛。用量 6～12g。外用适量，研末调敷。

【附注】合欢花 Albiziae Flos 为豆科植物合欢 *Albizia julibrissin* Durazz.的干燥花序或花蕾。夏季花开放时择晴天采收或花蕾形成时采收，及时晒干。前者习称“合欢花”，后者习称“合欢米”。

① 合欢花：头状花序，皱缩成团。总花梗长 3～4cm，有时与花序脱离，黄绿色，有纵纹，被稀疏毛茸。花全体密被毛茸，细长而弯曲，长 0.7～1cm，淡黄色或黄褐色，无花梗或几无花梗。花萼筒状，先端有 5 小齿；花冠筒长约为萼筒的 2 倍，先端 5 裂，裂片披针形；雄蕊多数，花丝细长，黄棕色至黄褐色，下部合生，上部分离，伸出花冠筒外。气微香，味淡。

② 合欢米：呈棒槌状，长 2～6mm，膨大部分直径约 2mm，淡黄色至黄褐色，全体被毛茸，花梗极短或无。花萼筒状，先端有 5 小齿；花冠未开放；雄蕊多数，细长并弯曲；基部连合，包于花冠内。气微香，味淡。甘，平。归心、肝经。解郁安神。用于心神不安，忧郁失眠。用量 5～10g。

第三节　本章其他常用生药

1. 苦楝皮* Meliae Cortex

为楝科植物川楝 *Melia toosendan* Sieb.et Zucc.或楝 *Melia azedarach* L.的干燥树皮和根皮。春、秋二季剥取，晒干，或除去粗皮，晒干。呈不规则板片状、槽状或半卷筒状，长宽不一，厚 2～6mm。外表面灰棕色或灰褐色，粗糙，有交织的纵皱纹和点状灰棕色皮孔，除去粗皮者淡黄色；内表面类白色或淡黄色。质韧，不易折断，断面纤维性，呈层片状，易剥离。气微，味苦。含川楝素，树脂，鞣质等。苦，寒；有毒。归肝、脾、胃经。杀虫，疗癣。用于蛔虫病，蛲虫病，虫积腹痛；外治疥癣瘙痒。用量 3～6g。外用适量，研末，用猪脂调敷患处。孕妇及肝肾功能不全者慎用。

2. 土荆皮* Pseudolaricis Cortex

为松科植物金钱松 *Pseudolarix amabilis* （Nelson）Rehd. 的干燥根皮或近根树皮。夏季剥取，晒干。根皮：呈不规则的长条状，扭曲而稍卷，大小不一，厚 2～5mm。外表面灰黄色，粗糙，有皱纹和灰白色横向皮孔样突起，粗皮常呈鳞片状剥落，剥落处红棕色；内表面黄棕色至红棕色，平坦，有细致的纵向纹理。质韧，折断面呈裂片状，可层层剥离。气微，味苦而涩。树皮：呈板片状，厚约至 8mm，粗皮较厚。外表面龟裂状，内表面较粗糙。含土荆皮乙酸等。辛，温；有毒。归肺、脾经。杀虫，疗癣，止痒。用于疥癣瘙痒。外用适量，醋或酒浸涂擦，或研末调涂患处。

3. 五加皮* Acanthopanacis Cortex

为五加科植物细柱五加 *Acanthopanax gracilistylus* W.W.Smith 的干燥根皮。夏、秋二季采挖根部，洗净，剥取根皮，晒干。呈不规则卷筒状，长 5～15cm，直径 0.4～1.4cm，厚约 0.2cm。外表面灰褐色，有稍扭曲的纵皱纹和横长皮孔样斑痕；内表面淡黄色或灰黄色，有细纵纹。体轻，质脆，易折断，断面不整齐，灰白色。气微香，味微辣而苦。含异贝壳杉烯酸、紫丁香苷、芝麻素、刺五加糖苷及葡萄糖苷；尚含挥发油，树脂，蛋白质，鞣质，硬脂酸，维生素等。辛、苦，温。归肝、肾经。祛风除湿，补益肝肾，强筋壮骨，利水消肿。用于风湿痹病，筋骨痿软，小儿行迟，体虚乏力，水肿，脚气。用量 5～10g。

4. 香加皮* Periplocae Cortex

为萝藦科植物杠柳 *Periploca sepium* Bge.的干燥根皮。春、秋二季采挖，剥取根皮，晒干。呈卷筒状或槽状，少数呈不规则的块片状，长 3～10cm，直径 1～2cm，厚 0.2～0.4cm。外表面灰棕色或黄棕色，栓皮松软常呈鳞片状，易剥落。内表面淡黄色或淡黄棕色，较平滑，有细纵纹。体轻，质脆，易折断，断面不整齐，黄白色。有特异香气，味苦。含香加皮苷 A～H 和 K 等。辛、苦，温；有毒。归肝、肾、心经。利水消肿，祛风湿，强筋骨。用于下肢浮肿，心悸气短，风寒湿痹，腰膝酸软。用量 3～6g。不宜过量服用。

5. 地枫皮* Illicii Cortex

为木兰科植物地枫皮 *Illicium difengpi* K.I.B.et K.I.M.的干燥树皮。春、秋二季剥取，晒干或低温干燥。呈卷筒状或槽状，长 5～15cm，直径 1～4cm，厚 0.2～0.3cm。外表面灰棕色至深棕色，有的可见灰白色地衣斑，粗皮易剥离或脱落，脱落处棕红色。内表面棕色或棕红色，具明显的细纵皱纹。质松脆，易折断，断面颗粒状。气微香，味微涩。微辛、涩，温；有小毒。归膀胱、肾经。祛风除湿，行气止痛。用于风湿痹痛，劳伤腰痛。用量 6～9g。

6. 秦皮* Fraxini Cortex

为木犀科植物苦枥白蜡树 *Fraxinus rhynchophylla* Hance、白蜡树 *Fraxinus chinensis* Roxb.、尖叶白蜡树 *Fraxinus szaboana* Lingelsh.或宿柱白蜡树 *Fraxinus stylosa* Lingelsh.的干燥枝皮或干皮。春、秋二季剥取，晒干。枝皮：呈卷筒状或槽状，长 10～60cm，厚 1.5～3mm。外表面灰白色、灰棕色至黑棕色或相间呈斑状，平坦或稍粗糙，并有灰白色圆点状皮孔及细斜皱纹，有的具分枝痕。内表面黄白色或棕色，平滑。质硬而脆，断面纤维性，黄白色。气微，味苦。干皮：为长条状块片，厚 3～6cm。外表面灰棕色，具龟裂状沟纹及红棕色圆形或横长的皮孔。质坚硬，断面纤维性较强。含香豆素及其苷类。苦、涩，寒。归肝、胆、大肠经。清热燥湿，收涩止痢，止带，明目。用于湿热泻痢，赤白带下，目赤肿痛，目生翳膜。用量 6～12g。外用适量，煎洗患处。

7. 椿皮* Ailanthi Cortex

为苦木科植物臭椿 *Ailanthus altissima*（Mill.） Swingle 的干燥根皮或干皮。全年均可剥取，晒干，或刮去粗皮晒干。根皮：呈不规则的片状或卷片状，大小不一，厚 0.3～1cm。外表面灰黄色或黄褐色，粗糙，有多数纵向皮孔样突起和不规则、横裂纹，除去粗皮者显黄白色；内表面淡黄色，较平坦，密布梭形小孔或小点。质硬而脆，断面外层颗粒性，内层纤维性。气微，味苦。干皮：呈不规则板片状，大小不一，厚 0.5～2cm。外表面灰黑色，极粗糙，有深裂。苦、涩，寒。归大肠、胃、肝经。清热燥湿，收敛止带，止泻，止血。用于赤白带下，湿热泻痢，久泻久痢，便血，崩漏。用量 6～9g。

温馨提示

国家中医药行业特有工种职业技能鉴定《中药调剂员》(高级)应该掌握的皮类生药 9 种。即香加皮、杜仲、厚朴、 黄柏、 白鲜皮、肉桂、合欢皮、 牡丹皮、桑白皮。

目标检测

1. 写出牡丹皮、厚朴、肉桂、杜仲、黄柏性状及显微鉴别特征。
2. 比较厚朴、肉桂、杜仲、黄柏组织中石细胞的形态及特点。

第七章

叶类生药

本章教学目标

☆了解叶类生药识别的基础知识。

☆掌握叶类重要生药性状鉴定、显微鉴定、理化鉴定以及药理作用。

☆能够识别鉴定常用叶类生药的真伪优劣。

生活中绿叶配红花，好像叶永远是花的配角，可是在生药学中叶和花一样成为防病治病的主角之一，像大青叶、银杏叶等，无论在制剂和临床都发挥着重要的作用。

第一节　叶类生药的植物学特征及鉴定的一般规律

凡是以植物的叶或带叶的嫩枝为入药部位的中药称为叶类生药。一般用完整而已长成的干燥叶，也有只用嫩叶的，如苦竹叶、茶叶。有的还带有部分嫩枝，如侧柏叶等。大多为单叶，仅少数是用复叶的小叶，如番泻叶。

一、性状鉴别

叶类生药的鉴定，首先应观察大量叶子的形态，干燥皱缩的先放入水中浸湿展开。注意颜色和形状及表面附属物，如是完整的或是破碎的，是平坦的或是皱缩的，是单叶或是复叶的小叶片，有无茎枝或叶轴，自然光线下的颜色等。在鉴定时要选择具有代表性的样品来观察。一般应注意叶片的形状；长度及宽度；叶端、叶缘及叶基的情况；叶片的上、下表面的色泽及有无毛茸和腺点，叶脉的类型、凹凸和分布情况；叶片的质地；叶柄的有无及长短；叶翼、叶轴、叶鞘、托叶及茎枝的有无；以及叶片的气和味等。在观察叶片的表面特征时，可借助解剖镜或放大镜仔细观察，有时需对光透视。

二、显微鉴别

主要观察叶的表皮、叶肉及叶的中脉三个部分的特征。通常除做叶中脉部分的横切面，同时还应做叶片的上下表面透化制片或粉末制片。

叶横切面主要观察上下表皮细胞特征及附属物，如角质层、蜡被、结晶体、毛茸的种类和形态及内含物等。叶肉主要观察栅栏组织的特点，根据栅栏组织的分布位置和分化程度判断其为等面叶或异面叶。中脉是叶片的维管束，其类型、数目等均是鉴别叶类生药的依据。现分述如下。

（1）表皮：分上、下表皮，多为 1 层排列整齐的细胞，外壁稍厚，上表皮外平周壁常具角质层，显不同的纹理，有呈波状、放射状、点状、条状等，垂周壁在顶面观时呈波状弯曲或平直或念珠状增厚；亦有表皮为多层细胞，称复表皮，如夹竹桃叶。禾本科植物叶的上表皮细胞有较大的运动细胞，如淡竹叶等。桑科植物桑叶，有的表皮细胞较大，内含葡萄状钟乳体。而爵床科穿心莲叶，有的表皮细胞内含螺旋状的钟乳体。唇形科植物薄荷叶，有的表皮细胞内含簇状陈皮苷结晶体，豆科植物番泻叶表皮细胞内则含黏液质。

有的表皮上可见腺毛、非腺毛和气孔等。腺毛和非腺毛的形态、细胞组成、排列情况、表面状况、壁是否木化、分布密度及气孔类型、分布状况等亦是叶类生药鉴定上的重要特征之一。气孔有各种类型，它和植物的科、属、种之间有一定的关系，有的植物的叶片亦可能有不只一种形式的气孔。气孔的数目在植物不同种间差别很大，同一植物的上、下表皮气孔数目亦可不同，通常以下表皮较多。一种植物叶的单位面积上气孔与表皮细胞数的比例有一定的范围且较为恒定，这种比例关系称为气孔指数。测定叶类的气孔指数常可用来区分不同种的植物和生药。

（2）叶肉：通常分为栅栏组织和海绵组织两部分。

① 栅栏组织：由一列长柱形细胞组成，一般分布在上表皮细胞下方，细胞内含多量叶绿体，形成异面叶，如薄荷叶；也有上下表皮内方均有栅栏组织，形成等面叶，如桉叶。

② 海绵组织：常占叶肉组织的大部分，内有侧脉维管束分布，叶肉组织中是否有结晶体如钟乳体、草酸钙结晶，有无分泌组织，如油细胞、黏液细胞、油室、间隙腺毛（广藿香）以及异型细胞存在，其形状及分布等都是重要的鉴别特征。

（3）中脉：叶片中脉横切面上、下的凹凸程度在叶类的鉴定上有其特殊性。一般叶的中脉上、下表皮内方大多有数层厚角组织，但亦有少数叶的中脉部分有栅栏组织通过，如番泻叶。中脉维管束通常为一外韧形维管束，木质部位于上方，呈槽状或新月形至半月形；韧皮部在木质部的下方，有的叶中脉维管束分裂成 2～3 个或更多，维管束的外围有时有纤维等厚壁组织包围，如蓼大青叶、臭梧桐叶；有的为双韧形维管束，如罗布麻叶。

鉴定叶类生药尚有应用测定脉岛（叶脉中最微细的叶脉所包围的叶肉单位为一个脉岛）数目来帮助鉴定。

第二节 叶类生药

蓼大青叶* Polygoni Tinctorii Folium

【来源】为蓼科植物蓼蓝 *Polygonum tinctorium* Ait.的干燥叶。

【产地】主产于河北、山东、辽宁、陕西等省。

【采收加工】夏、秋季枝叶茂盛时采收，可采二次，除去茎枝及杂质，晒干。

【性状特征】叶多皱缩破碎。完整的展平后呈椭圆形或卵圆形，长 3～8cm，宽 2～5cm。蓝绿或蓝黑色，先端钝，基部渐狭，全缘。网状叶脉浅黄棕色，于下面略突起。叶柄扁平，偶见膜质托叶鞘。质脆。气微，味微涩而稍苦。（图 7-1）

传统鉴定以身干、叶厚、色蓝绿、无枝梗者为优。

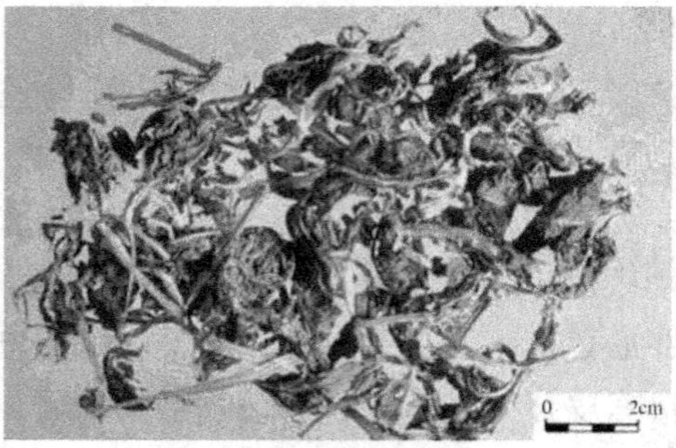

图 7–1 蓼大青叶

【显微特征】表面观：表皮细胞多角形，垂周壁平直或微波状弯曲；气孔平轴式，少数不等式。腺毛头部 4～8 细胞；柄 2 个细胞并列，亦有多细胞构成多列的。非腺毛多列性，壁木化增厚，常见于叶片边缘及主脉处。叶肉组织含多量蓝色至蓝黑色色素颗粒。草酸钙簇晶多见，直径 12～80μm。

【化学成分】 新鲜全草含靛苷，酸水解后生成吲哚酚，在空气中被氧化成靛蓝，另含靛玉红、N-苯基-2-萘胺、β-谷甾醇等。2010 版《中国药典》规定本品按干燥品计算，含靛蓝（$C_{16}H_{10}N_2O_2$）不得少于 0.55%。

【古今应用】 苦，寒。归心、胃经。清热解毒，凉血消斑。用于温病发热，发斑发疹，肺热咳喘，喉痹，痄腮，丹毒，痈肿。用量 9～15g。

大青叶* Isatidis Folium

【来源】为十字花科植物菘蓝 *Isatis indigotica* Fort.的干燥基生叶。

【产地】主产于安徽、河北、甘肃、陕西、江苏等省。大多为栽培。

【采收加工】一年可采叶 2～3 次，第 1 次在 5 月中旬，采后及时施肥，第 2 次在 6 月下旬，如施肥管理得当，8 月份可采收第 3 次。北方地区一般在夏、秋（霜降前后）分两次采收。

【性状特征】叶片极皱缩，有时破碎仅剩叶柄，外表暗灰绿色。完整的叶片呈长圆形或长圆状倒披针形，长 5～20cm，宽 2～6cm，全缘或微波状，先端钝圆，基部渐狭下延至叶柄成翼状；叶脉于背面较明显；叶柄长 4～10cm，腹面略呈槽状，基部略膨大。叶质脆易碎。气微，味微酸、苦、涩。（图 7-2）

传统鉴定以完整、色暗灰绿色者为优。

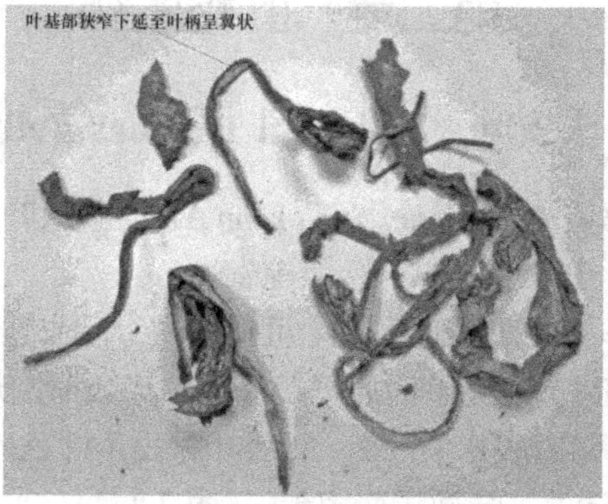

图 7–2 大青叶

【显微特征】叶横切面：上下表皮均为1列横向延长的细胞，外被角质层。栅栏细胞3-4列，近长方形，与海绵细胞分化不明显。主脉维管束4-9个，外韧型，中间一个形状较大，在每个维管束的上、下侧均可见到厚壁组织。薄壁组织中含芥子酶的分泌细胞，类圆形，较周围薄壁细胞为小。

粉末：绿褐色。下表皮细胞垂周壁稍弯曲，略成连珠状增厚；气孔不等式，副卫细胞3～4个。叶肉组织分化不明显；叶肉细胞中含蓝色细小颗粒状物，亦含橙皮苷样结晶。（图7-3）

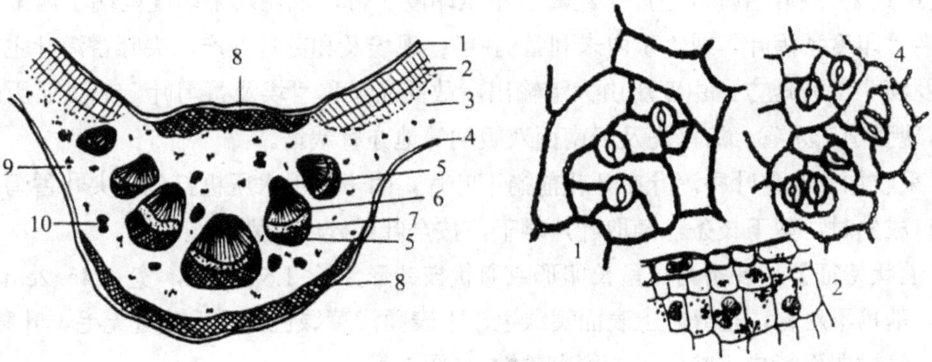

图7-3 大青叶组织和粉末图

1. 上表皮 2. 栅栏组织工作 3. 海绵组织 4. 下表皮 5. 厚壁组织 6. 木质部 7. 韧皮部 8. 厚角组织 9. 靛蓝结晶 10. 橙皮苷样结晶

【化学成分】叶含菘蓝苷。另自植物中分离得到芥苷、新芥苷、L-磺基芥苷、黑芥子苷、游离吲哚醇及氧化酶等。菘蓝苷易水解形成靛蓝、靛玉红。2010版《中国药典》规定本品按干燥品计算，含靛玉红（$C_{16}H_{10}N_2O_2$）不得少于0.020%。

【理化鉴定】

（1）粉末进行微量升华，可得到蓝色或紫红色细小针状、片状或簇状结晶。

（2）粉末水浸液在紫外光灯下有蓝色荧光。

（3）取本品粉末0.5g，加三氯甲烷20ml，加热回流1h，过滤，滤液浓缩至1ml，作为供试品溶液。另取靛蓝对照品、靛玉红对照品，加三氯甲烷制成每1ml各含1mg的混合溶液，作为对照品溶液。照薄层色谱法（2010版《中国药典》附录Ⅵ B）试验，吸取上述两种溶液各5μl，分别点于同一硅胶G薄层板上，以环己烷-三氯甲烷-丙酮（5∶4∶2）为展开剂，展开，取出，晾干。供试品色谱中，在与对照品色谱相应的位置上，分别显相同的蓝色斑点和浅紫红色斑点。

【古今应用】清热解毒，凉血消斑。用于温邪入营，高热神昏，发斑发疹，黄疸，热痢，痄腮，喉痹，丹毒，痈肿。

【附注】各地习用大青叶。

（1）爵床科植物马蓝 *Strobilanthes cusia*（Nees）Bremek 的叶，福建、四川、广西等省区习用。其叶片长圆形，长5～15cm，灰绿色。叶端渐尖，基部楔形下延，叶缘有细小钝锯齿。

（2）马鞭草科植物路边青 *Clerodendrum cyrtophyllum* Turcz.的叶，江西、湖南、湖北、广西等省区习用。完整的叶片长卵圆形，长 5～15cm，棕黄绿色。叶端尖，基部钝圆，全缘，有的微有浅刺。

番泻叶* Sennae Folium

【来源】为豆科植物狭叶番泻 *Cassia angustifolia* Vahl 或尖叶番泻 *C.acutifolia* Delile 的干燥小叶。

【产地】 狭叶番泻叶主产于红海以东至印度一带，现盛栽于印度南端丁内未利，故商品又名“印度番泻叶”或“丁内未利番泻叶”；现埃及和苏丹亦产。尖叶番泻叶主产于埃及的尼罗河中上游地方，由亚历山大港输出，故商品又称“埃及番泻叶”或“亚历山大番泻叶”。现我国广东省、海南岛及云南西双版纳等地亦有栽培。

【采收加工】狭叶番泻叶在开花前摘下叶片，阴干后用水压机打包。尖叶番泻在 9 月间果实将成熟时，剪下枝条，摘取叶片晒干，按全叶或碎叶分别包装。

【性状特征】狭叶番泻：呈长卵形或卵状披针形，长 1.5～5cm，宽 0.4～2cm，叶端急尖，叶基稍不对称，全缘。上表面黄绿色，下表面浅黄绿色，无毛或近无毛，叶脉稍隆起。革质。气微弱而特异，味微苦，稍有黏性。（图 7-4）

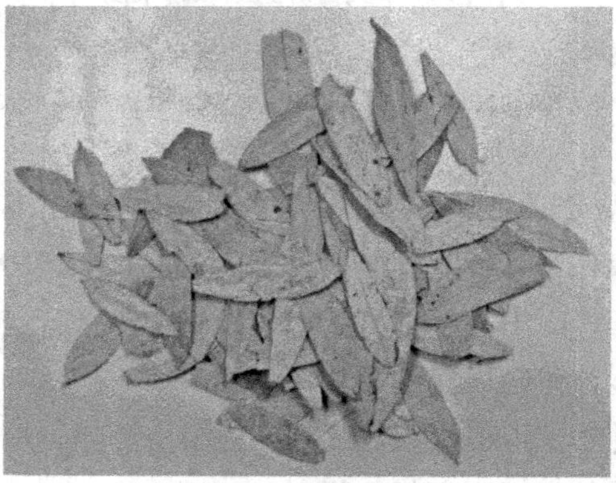

图 7-4 番泻叶

尖叶番泻叶的小叶片呈广披针形或长卵形，长 2～4cm，宽 0.7～1.2cm，叶端尖或微凸、全缘、叶基不对称；上面浅绿色，下面灰绿色，微有短毛，质地较薄脆，微呈革质状。气味同上。

传统鉴定以叶片大、完整、色绿、梗少，无泥沙杂质者为优。

【显微特征】横切面：两种叶特征大致相似。① 上表皮细胞中常含黏液质；上下表皮均有气孔；单细胞非腺毛壁厚，多疣状突起，基部稍弯曲。② 叶肉组织为等面型，上下均有 1 列栅栏细胞；上面栅栏组织通过主脉，细胞较长，约长 150μm，垂周壁较平直；下面栅栏组织不通过主脉，细胞较短，长 50～80μm，垂周壁波状弯曲；细胞中可见棕色物。海绵组织细胞中含有草酸钙簇晶。③ 主脉维管束外韧型，上下两侧均有微木化的纤维束，外有含草酸钙棱晶的薄壁细胞，形成晶纤维。薄壁细胞中可见草酸钙簇晶。（图 7-5）

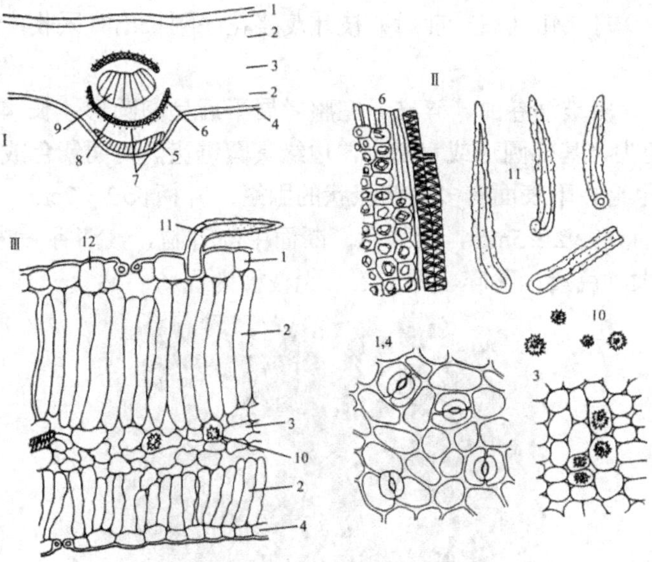

图 7-5　番泻叶横切面

Ⅰ. 横切面简图　Ⅱ. 粉末图　Ⅲ. 横切面详图

1. 上表皮　2. 栅栏组织　3. 海绵组织　4. 下表皮　5. 厚角组织　6. 中柱鞘纤维　7. 草酸钙棱晶　8. 韧皮带　9. 木质部　10. 草酸钙簇晶　11. 非腺毛　12. 黏液细胞

粉末：黄绿色。① 表皮细胞多角形，垂周壁平直，气孔平轴式，副卫细胞大多 2 个，也有 3 个的，副卫细胞常大小不一。② 非腺毛，单细胞，长 100～300μm，壁厚，多疣状突起，基部稍弯曲。 ③ 有晶纤维， 草酸钙棱晶直径 12～15μm。 ④ 薄壁细胞含草酸钙簇晶，直径 8～30μm。⑤ 栅栏细胞多见。

【化学成分】狭叶番泻叶含番泻苷 A～D，芦荟大黄素双蒽酮苷、大黄酸葡萄糖苷、芦荟大黄素葡萄糖苷及少量大黄酸、芦荟大黄素等。尖叶番泻叶含蒽醌衍生物。2010 版《中国药典》规定本品按干燥品计算，含番泻苷 A（$C_{42}H_{38}O_{20}$）和番泻苷 B（$C_{42}H_{38}O_{20}$）的总量，不得少于 1.1%。

【理化鉴定】

（1）粉末遇碱液成红色。

（2）取粉末 25mg，加水 50ml 及盐酸 2ml，水浴中加热 15min，放冷，加乙醚 40ml，振摇提取，分取醚层，通过无水硫酸钠层脱水，过滤，取滤液 5ml，蒸发至干，放冷，加氨试液 5ml，溶液显黄色或橙色，至水浴中加热 2min，变为紫色。（检查蒽苷类）

【古今应用】甘、苦，寒。归大肠经。泻热行滞，通便，利水。用于热结积滞，便秘腹痛，水肿胀满。用量 2～6g，后下，或开水泡服。孕妇慎用。

现代药理研究本品具有泻下、止血、抗菌、消炎与利胆作用。

【附注】以北印度所产的第三茬番泻叶质量最好，叶片较厚，不易碎。

紫苏叶* Perillae Folium

【来源】为唇形科植物紫苏 *Perilla frutescens* （L.） Britt.的干燥叶（或带嫩枝）。

【产地】主产于江苏、湖北、等地。多为栽培。

【采收加工】在9月上旬（白露前后）枝叶茂盛花序刚长出时采收，置通风处阴干，然后将叶子采下。

【性状特征】叶片多皱缩卷曲、碎破，完整者展平后呈卵圆形，长4～11cm，宽2.5～9cm。先端长尖或急尖，基部圆形或宽楔形，边缘具圆锯齿。两面紫色或上表面绿色，下表面紫色，疏生灰白色毛，下表面有多数凹点状的腺鳞。叶柄长2～7cm，紫色或紫绿色。质脆。带嫩枝者，枝的直径2～5mm，紫绿色，断面中部有髓。气清香，味微辛。（图7-6）

传统鉴定以叶大、色紫、不碎、香气浓、无枝梗为优。

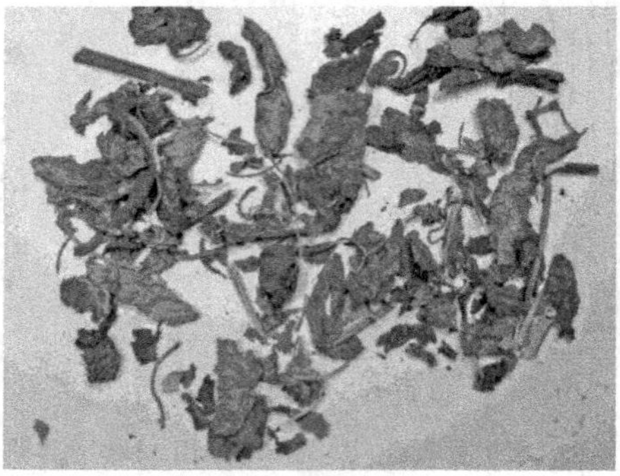

图7–6 紫苏叶

【化学成分】含挥发油。2010版《中国药典》规定本品含挥发油不得少于0.40%（ml/g）。

【古今应用】辛，温。归肺、脾经。解表散寒，行气和胃。用于风寒感冒，咳嗽呕恶，妊娠呕吐，鱼蟹中毒。用量5～10g。可做蔬菜食用。

【附注】

（1）紫苏子* Perillae Fructus 为唇形科植物紫苏 *Perilla frutescens*（L.）Britt.的干燥成熟果实。秋季果实成熟时采收，除去杂质，晒干。呈卵圆形或类球形，直径约1.5mm。表面灰棕色或灰褐色，有微隆起的暗紫色网纹，基部稍尖，有灰白色点状果梗痕。果皮薄而脆，易压碎。种子黄白色，种皮膜质，子叶2，类白色，有油性。压碎有香气，味微辛。辛，温。归肺经。降气化痰，止咳平喘，润肠通便。用于痰壅气逆，咳嗽气喘，肠燥便秘。用量3～10g。

（2）紫苏梗* Perillae Caulis 为唇形科植物紫苏 *Perilla frutescens*（L.）Britt.的干燥茎。秋季果实成熟后采割，除去杂质，晒干，或趁鲜切片，晒干。呈方柱形，四棱钝圆，长短不一，直径0.5～1.5cm。表面紫棕色或暗紫色，四面有纵沟及细纵纹，节部稍膨大，有对生的枝痕和叶痕。气微香，味淡。辛，温。归肺、脾经。理气宽中，止痛，安胎。用于胸膈痞闷，胃脘疼痛，嗳气呕吐，胎动不安。用量5～10g。

罗布麻叶* Apocyni Veneti Folium

【来源】为夹竹桃科植物罗布麻 *Apocynum venetum* L. 的干燥叶。

【产地】主产于河北、天津等地。

【采收加工】夏季采收，除去杂质，干燥。

【性状特征】多皱缩卷曲，有的破碎，完整叶片展平后呈椭圆状披针形或卵圆状披针形，长2～5cm，宽0.5～2cm，淡绿色或灰绿色，先端钝，有小芒尖，基部钝圆或楔形，边缘具细齿，常反卷，两面无毛，叶脉于下表面突起；叶柄细，长约4cm。叶片纸质，质脆。气微，味淡。（图7-7）

传统鉴定以完整、色绿为优。

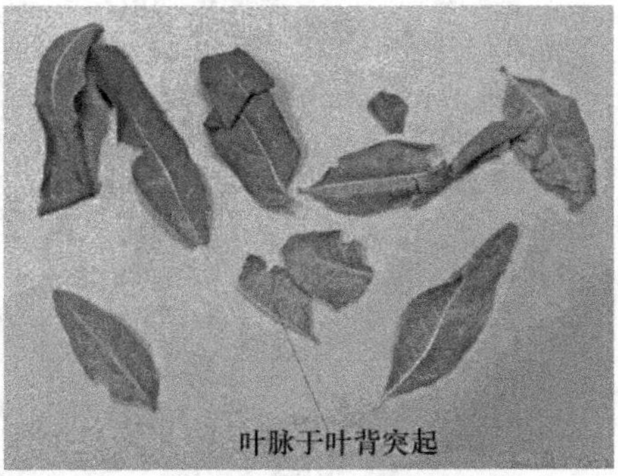

图7-7 罗布麻

【显微特征】表面观：上下表皮细胞多角形，垂周壁平直，表面有颗粒状角质纹理；气孔平轴式。

横切面：表皮细胞扁平，外壁凸起；叶肉两面均具栅栏组织，上表皮内栅栏细胞多为2列，下表皮内多为1列，细胞极短，海绵组织细胞2～4列，含棕色物；主脉维管束双韧型，维管束周围及韧皮部散有乳汁管。

【化学成分】主含黄酮苷，酚性物质，有机酸，氨基酸，多糖苷，鞣质，甾醇，甾体皂苷元和三萜类物质。2010版《中国药典》规定本品按干燥品计算，含金丝桃苷（$C_{21}H_{20}O_{12}$）不得少于0.30%。

【古今应用】甘、苦，凉。归肝经。平肝安神，清热利水。用于肝阳眩晕，心悸失眠，浮肿尿少。用量6～12g。

现代药理研究本品具有降压、降血脂、抗凝血、止咳化痰、平喘、增强免疫功能及抗衰老等作用。

【附注】同属植物大花罗布麻 *A.hendersonii Hook*.f.主要分布于新疆，本品叶浅绿色，叶片较厚。在新疆亦作罗布麻入药。

艾叶* Artemisiae Argyi Folium

【来源】为菊科植物艾 *Artemisia argyi* Levl.et Vant.的干燥叶。

【产地】全国大部分地区均有分布。

【采收加工】春末夏初花未开时采叶，除去杂质，晒干或阴干。饮片临床有艾叶、醋艾炭两种炮制规格。

【性状特征】干燥的叶片多皱缩卷曲，破碎不全，有短柄。完整的叶片展平后呈卵状椭圆形，羽状深裂，裂片椭圆状披针形，中裂片又常3裂，边缘具不规则粗锯齿。叶上面灰绿色或黄绿色，有稀疏的蛛丝状短绵毛，密布白色腺点，扩大镜下可见许多白色的分泌物颗粒；下面密生灰白色的绒毛。质柔软。气清香，味苦。（图7-8，图7-9）

传统鉴定以色青、背面灰白色、绒毛多、叶厚、质柔软而韧、香气浓郁者为佳。

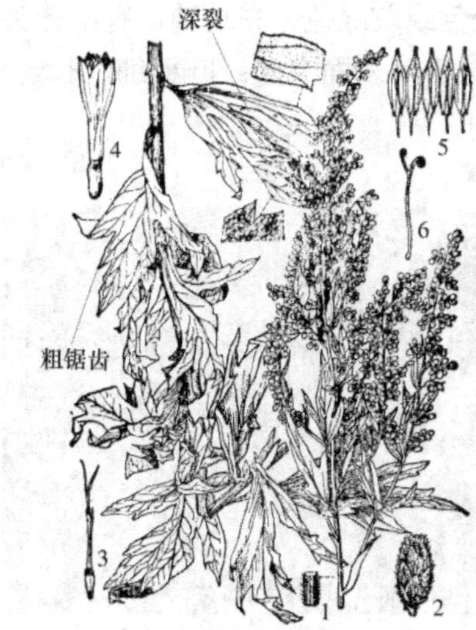

图 7-8 艾叶

1. 花枝 2. 头状花序 3. 雌花 4. 两性花 5. 雄蕊 6. 花柱

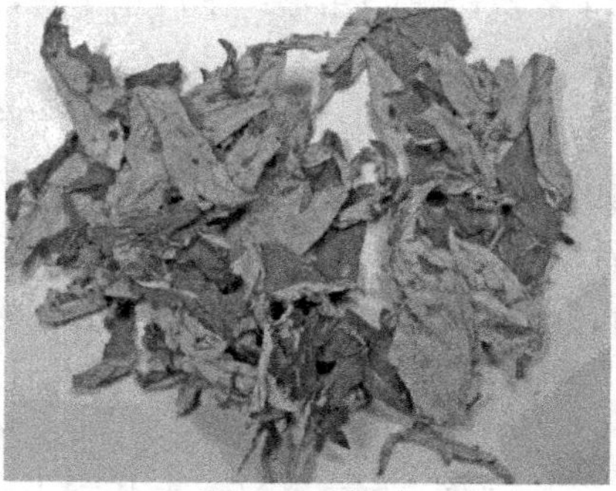

图 7-9 艾叶

【显微特征】粉末：绿褐色。非腺毛有两种：一种为 T 形毛，顶端细胞长而弯曲，两臂不等长，柄 2～4 细胞；另一种为单列性非腺毛，3～5 细胞，顶端细胞特长而扭曲，常断落。腺毛表面观鞋底形，由 4、6 细胞相对叠合而成，无柄。草酸钙簇晶，直径 3～7μm，存在于叶肉细胞中。

【化学成分】含挥发油约、黄酮类、多糖及补体激活物质，微量元素钛、锰、铁、砷等。2010 版《中国药典》规定本品按干燥品计算，含桉油精（$C_{10}H_8O$）不得少于 0.050%。

【古今应用】辛、苦，温；有小毒。归肝、脾、肾经。温经止血，散寒止痛；外用祛湿止痒。用于吐血，衄血，崩漏，月经过多，胎漏下血，少腹冷痛，经寒不调，宫冷不孕；外治皮肤瘙痒。醋艾炭温经止血，用于虚寒性出血。用量 3～9g。外用适量，供灸治或熏洗用。

现代药理研究本品具有镇咳、祛痰、平喘、抑菌、镇静、抗休克和抑制心脏收缩等作用。

银杏叶* Ginkgo Folium

【来源】为银杏科植物银杏 *Ginkgo biloba* L. 的干燥叶。

【采收加工】秋季叶尚绿时采收，及时干燥。

【性状特征】多皱折或破碎，完整者呈扇形，长 3～12cm，宽 5～15cm。黄绿色或浅棕黄色，上缘呈不规则的波状弯曲，有的中间凹入，深者可达叶长的 4/5。具二叉状平行叶脉，细而密，光滑无毛，易纵向撕裂。叶基楔形，叶柄长 2～8cm。体轻。气微，味微苦。（图 7-10）

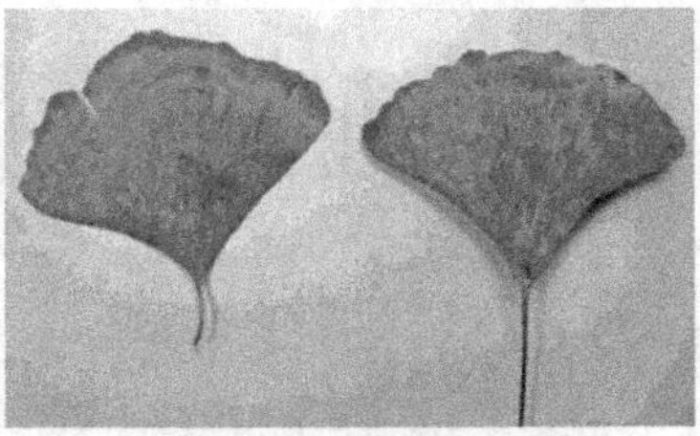

图 7-10　银杏叶

【理化鉴定】

（1）取本品粉末 1g，加 40%乙醇 10ml，加热回流 10min，放冷，过滤，滤液作为供试品溶液。另取银杏叶对照生药 1g，同法制成对照生药溶液。照薄层色谱法（2010 版《中国药典》附录附录Ⅵ B）试验，吸取上述两种溶液各 6μl，分别点于同一含 4%醋酸钠的羧甲基纤维素钠溶液为黏合剂制备的硅胶 G 薄层板上，以乙酸乙酯-丁酮-甲酸-水（5：3：1：1）为展开剂，展开，取出，晾干，喷以 3%三氯化铝乙醇溶液，热风吹干，置紫外光灯（365nm）下检视。供试品色谱中，在与对照生药色谱相应的位置上，显相同颜色的荧光主斑点。

（2）取本品粉末 1g，加 50%丙酮溶液 40ml，加热回流 3h，过滤，滤液蒸干，残渣加水 20ml 使溶解，用乙酸乙酯提取 2 次，每次 20ml，合并乙酸乙酯液，蒸干，残渣用 15%乙醇 5ml 使溶解，置于已处理好的聚酰胺柱（30～60 目，1g，内径 1cm，用水湿法装柱）上，用 5%乙醇 40ml 洗脱，收集洗脱液，置水浴上蒸去乙醇，残液用乙酸乙酯提取 2 次，每次 20ml，合并乙酸乙酯提取液，蒸干，残渣用丙酮 1ml 使溶解，作为供试品溶液。另取银杏内酯 A 对照品、银杏内酯 B 对照品、银杏内酯 C 对照品及白果内酯对照品，加丙酮制成每 1ml 各含 0.5mg、0.5mg、0.5mg、1mg 的混合溶液，作为对照品溶液。照薄层色谱法（2010 版《中国药典》附录Ⅵ B）试验，吸取上述两种溶液各 5μl，分别点于同一含 4%醋酸钠的羧甲基纤维素钠溶液为黏合剂制备的硅胶 G 薄层板上，以甲苯-乙酸乙酯-丙酮-甲醇（10：5：5：0.6）为展开剂，在 15℃以下展开，取出，晾干，在醋酸蒸气中熏 15min，在 140～160℃加热约 30min，置紫外光灯（365nm）下检视。供试品色谱中，在与对照品色谱相应的位置上，显相同颜色的荧光斑点。

【古今应用】甘、苦、涩，平。归心、肺经。活血化瘀，通络止痛，敛肺平喘，化浊降脂。用于瘀血阻络，胸痹心痛，中风偏瘫，肺虚咳喘，高脂血症。用量 9～12g。有实邪者忌用。

【附注】白果* Ginkgo Semen 为银杏科植物银杏 *Ginkgo biloba* L.的干燥成熟种子。全国大部分地区均有分布。主产于山东、安徽、湖北、河南等省。秋季种子成熟时采收，除去肉质外种皮，洗净，除去硬壳，稍蒸或略煮后，晾干或烘干至种仁掰开无浆汁而呈粉性，为白果仁（图 7-11）。生药略呈椭圆形，一端稍尖，另端钝，长 1.5～2.5cm，宽 1～2cm，厚约 1cm。表面黄白色或淡棕黄色，平滑，具 2～3 条棱线。中种皮（壳）骨质，坚硬。内种皮膜质，种仁宽卵球形或椭圆形，一端淡棕色，另一端金黄色，横断面外层黄色，胶质样，内层淡黄色或淡绿色，粉性，中间有空隙。气微，味甘、微苦。甘、苦、涩，平；有毒。归肺、肾经。敛肺定喘，止带浊，缩小便。用于痰多喘咳，带下白浊，遗尿、尿频。用量5～10g。生食有毒。

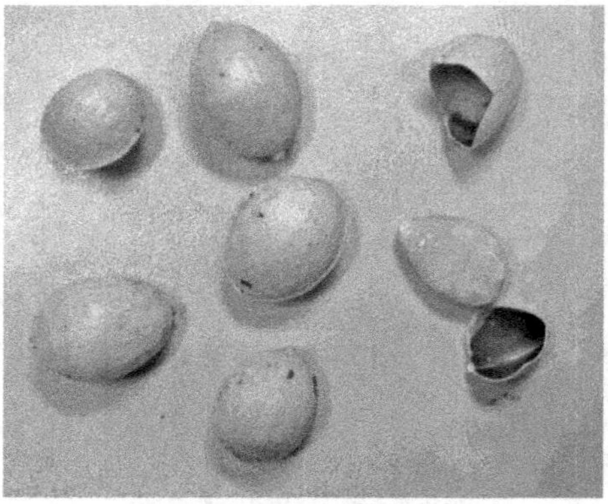

图7-11 白果仁

第三节 本章其他常用生药

1. 枇杷叶*Eriobotryae Folium

为蔷薇科植物枇杷 *Eriobotryajaponica*（Thunb.）Lindl. 的干燥叶。全年均可采收，晒至七八成干时，扎成小把，再晒干。呈长圆形或倒卵形，长12～30cm，宽4～9cm。先端尖，基部楔形，边缘有疏锯齿，近基部全缘。上表面灰绿色、黄棕色或红棕色，较光滑；下表面密被黄色绒毛，主脉于下表面显著突起，侧脉羽状；叶柄极短，被棕黄色绒毛。革质而脆，易折断。气微，味微苦。含皂苷，糖类，熊果酸，齐墩果酸，鞣质及挥发油等。苦，微寒。归肺、胃经。清肺止咳，降逆止呕。用于肺热咳嗽，气逆喘急，胃热呕逆，烦热口渴。用量6～10g。

2. 侧柏叶* PLatycladi Cacumen

为柏科植物侧柏 *PLatycladus orientalis*（L.）Franco 的干燥枝梢和叶。多在夏、秋二季采收，阴干。多分枝，小枝扁平。叶细小鳞片状，交互对生，贴伏于枝上，深绿色或黄绿色。质脆，易折断。气清香，味苦涩、微辛。含扁柏双黄酮、新柳杉双黄酮、穗花杉双黄酮、槲皮素、杨梅黄素、山柰酚等；并含挥发油。苦、涩，寒。归肺、肝、脾经。凉血止血，化痰止咳，生发乌发。用于吐血，衄血，咯血，便血，崩漏下血，肺热咳嗽，血热脱发，须发早白。用量6～12g。外用适量。

3. 石韦*Pyrrosiae Folium

为水龙骨科植物庐山石韦 *Pyrrosia, sheareri*（Bak.）Ching、石韦 *Pyrrosia lingua*（Thunb.）Farwell 或有柄石韦 *Pyrrosia petiolosa*（Christ）Ching 的干燥叶。全年均可采收，除去根茎和根，晒干或阴干。庐山石韦：叶片略皱缩，展平后呈披针形，先端渐尖，基部耳状偏斜，全缘，边缘常向内卷曲，散布有黑色圆形小凹点；下表面有的侧脉间布满棕色圆点状的孢子囊群。叶柄具四棱，叶片革质。气微，味微涩苦。石韦：叶片披针形或长圆披针形，孢子囊群在侧脉间。有柄石韦：叶片长圆形或卵状长圆形，基部楔形，对称。含黄酮类、三萜类、双苯吡酮类和有机酸类成分。甘、苦，微寒。归肺、膀胱经。利尿通淋，清肺止咳，凉血止血。用于热淋，血淋，石淋，小便不通，淋沥涩痛，肺热喘咳，吐血，衄血，尿血，崩漏。用量 6～12g。

4. 淫羊藿*Epimedii Folium

为小檗科植物淫羊藿 *Epimedium brevicornu* Maxim.、箭叶淫羊藿 *Epimedium sagittatum* (Sieb.et Zucc.) Maxim.、柔毛淫羊藿 *Epimedium pubescens* Maxim.或朝鲜淫羊藿 *Epimedium koreanum* Nakai 的干燥叶。夏、秋季茎叶茂盛时采收，晒干或阴干。淫羊藿：三出复叶；小叶片卵圆形，近革质。气微，味微苦。箭叶淫羊藿：三出复叶，小叶片长卵形至卵状披针形，下表面疏被粗短伏毛或近无毛。叶片革质。柔毛淫羊藿：叶下表面及叶柄密被绒毛状柔毛。朝鲜淫羊藿：小叶较大，先端长尖。叶片较薄。含黄酮类、挥发油、鞣质、植物甾醇等。辛、甘，温。归肝、肾经。补肾阳，强筋骨，祛风湿。用于肾阳虚衰，阳痿遗精，筋骨痿软，风湿痹痛，麻木拘挛。用量 6～10g。

5. 巫山淫羊藿*Epimedii Wushanensis Herba

为小檗科植物巫山淫羊藿 *Epimedium wushanense* T.S.Ying 的干燥叶。夏、秋季茎叶茂盛时采收，除去杂质，晒干或阴干。为三出复叶，小叶片披针形至狭披针形，近革质。气微，味微苦。辛、甘，温。归肝、肾经。补肾阳，强筋骨，祛风湿。用于肾阳虚衰，阳痿遗精，筋骨痿软，风湿痹痛，麻木拘挛，绝经期眩晕。用量 3～9g。

温馨提示

国家中医药行业特有工种职业技能鉴定《中药调剂员》(高级) 应该掌握的皮叶类生药 4 种。即大青叶、枇杷叶、番泻叶、紫苏叶。

目标检测

1. 写出大青叶、番泻叶横切面显微鉴别特征。
2. 比较艾叶、番泻叶、蓼大青叶非腺毛的异同。
3. 比较蓼大青叶与大青叶的性状特征。

第八章

花类生药

本章教学目标

☆了解花类生药识别的基础知识。

☆掌握花类重要生药性状鉴定、显微鉴定、理化鉴定以及药理作用。

☆能够识别鉴定常用花类生药的真伪优劣。

听说过金银花吗？是一种花还是金花和银花两种花？藏红花是花吗？是产在西藏的红花吗？答案就在下面。

第一节　花类生药的植物学特征及鉴定的一般规律

花是变态的短枝，由花芽发育而来，花的每一部分是枝叶的变态。花类生药是以植物的花、花序、花的某一部分作为入药部位的一类生药的总称。包括以下几种情形。

（1）完整的花序：如菊花、旋复花。

（2）未开放的花蕾：如金银花、槐米。

（3）已开放的单花：如洋金花、红花。

（4）带花的果穗：如夏枯草。

（5）花的某一部分。

① 柱头，如西红花。

② 花粉，如蒲黄，松花粉。

③ 干燥雄蕊，如莲须。

④ 花柱，如玉米须。

明确各种花类生药的入药部位，有助于在实际鉴定和验收工作中准确判断、区分杂质和非药用部位的含量，如西红花连同花柱入药。

一、性状鉴别

花类生药由于经过采制、干燥，因此常干缩、破碎而改变了形状，常见的有圆锥状、棒状、团簇状、丝状、粉末状等；颜色较新鲜时稍有改变；气味较新鲜时淡。在鉴别花类生药时首先要判断单朵花还是整个花序入药，或者是花的某一部分入药。重点观察形状、色泽、气味。

（1）形状：注意完整生药的形状，花各部分组成的形状（花萼、花冠、雄、雌蕊及其着生位置、形状、颜色、被毛与否、气味等），干燥生药需放入水中浸泡后再观察。雄蕊、雌蕊、花粉等细小特征可借助放大镜观察。花序或花很小，肉眼不易辨认清楚，需将干燥生药先放入水中浸泡，再进行解剖并借助于放大镜、解剖镜观察清楚。

（2）色泽：为花类生药质量好坏的标志之一，色泽变化可以标明内部质量有所变化。"老药工"以色、香、味来判断花类药材的质量。

（3）气味：花类生药气多清香，但味的差异较大，应注意辨别。如丁香味辣，野菊花味苦。

二、显微鉴别

花类药材的显微鉴别除花梗和膨大花托制作横切片外，一般只作表面制片和粉末观察。雄蕊及雌蕊柱头则可做整体封藏，于透化后观察。

（1）花柄：构造同茎，注意维管束的数目和排例方式。

（2）苞片和萼片：构造与叶片相类似，有上下表皮。表皮上气孔、毛茸，叶肉组织分化不明显，鉴定时以观察表面观为主，注意上、下表皮细胞的形态，有无气孔及毛茸等分布。此外，注意分泌组织、草酸钙结晶的有无以及类型和分布情况。

（3）花瓣：花瓣构造变异较大，上表皮细胞外平周壁常呈乳头状或绒毛状突起而无气孔，下表皮细胞常不呈乳头状。细胞壁有时作波状弯曲，有时可见少数气孔存在，相当于叶肉组织的部位数层薄壁细胞疏松排列。

（4）雄蕊：雄蕊包括花丝和花药两部分。花丝构造简单，有时被茸毛，如闹洋花花丝下部被两种非腺毛。花药主为花粉囊，是产生花粉粒的场所。成熟花粉粒的外壁有各种形态，有的光滑如番红花、槐米等，有的有粗细不等的刺状突起，如红花、金银花等，有的具放射状雕纹如洋金花，有的具网状纹理如蒲黄，花粉的外壁上还有萌发孔或萌发沟。花粉粒的大小和形状，也是多种多样的，一般为12～100μm。花粉粒的形状有圆形如金银花、洋金花、红花等；三角形如丁香、木棉花；椭圆形如槐米、油菜等；四分体如闹洋花等。花粉的形状、大小以及外壁上的萌发孔和雕纹的形态，对鉴定花类生药有重要意义。

（5）雌蕊：由心皮（变态叶）折叠而成，包括子房、花柱、柱头三部分。注意柱头表皮细胞呈乳头状突起，如金银花，或分化成毛茸如西红花。

（6）花梗和花托：有些花类药材常带有部分花梗和花托。横切面构造与茎相似，注意表皮、皮层、内皮层、维管束及髓部是否明显，有无厚壁组织、分泌组织存在，有无草酸钙结晶、淀粉粒等。

第二节　花类生药

红花* Carthami Flos

【来源】为菊科植物红花 *Carthamus tinctorius* L.的干燥花。

【产地】主产于新疆、河南、云南、河北、浙江、四川等省区。均为栽培。

【采收加工】 5～7 月间，花冠由黄变红时择晴天早晨露水未干时摘取管状花，注意勿伤基部的子房，以便继续结籽，将摘下的花在弱光下晒干、阴干或微火烘干。

【性状特征】 为不带子房的管状花，长约长 1～2cm。花冠红黄色或红色，花冠筒部细长，上部 5 裂，裂片狭线形，长 5～7mm。雄蕊 5，花药黄色，聚合成筒状；柱头微露出花药筒外，长圆柱形，顶端微分叉。质柔软。微有香气，味微苦。花浸水中，水染成金黄色。而花本身红色不褪。（图 8-1，图 8-2）

传统鉴定以花细、色红而鲜艳、无枝刺、质柔润、手握软如茸毛者为优。

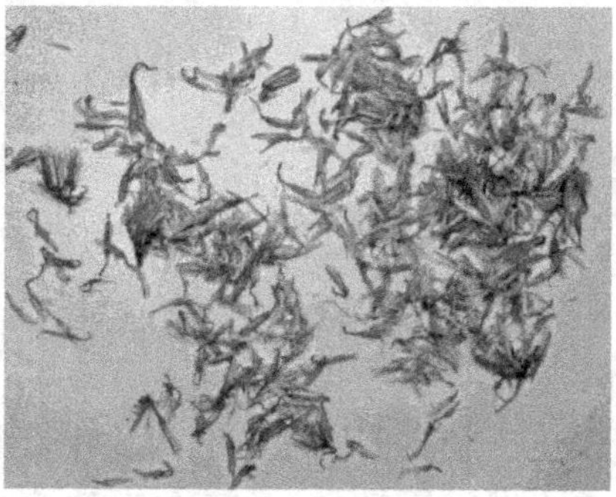

图 8-1 红花

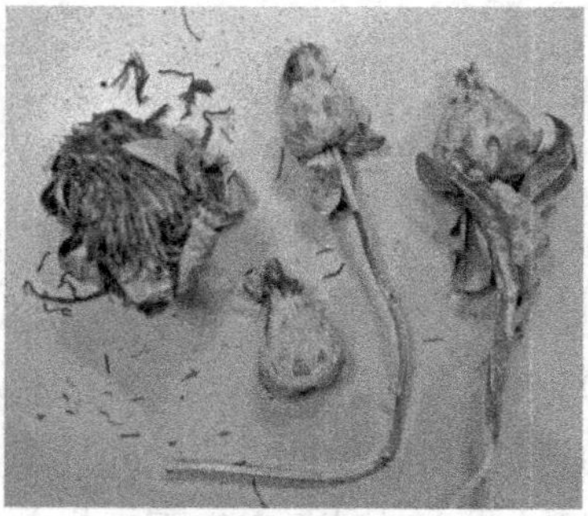

图 8-2 红花头状花序

【显微特征】粉末：橙黄色。花冠、花丝、柱头碎片多见，有长管状分泌细胞常位于导管旁，直径约至 66μm，含黄棕色至红棕色分泌物。花冠裂片顶端表皮细胞外壁突起呈短绒毛状。柱头和花柱上部表皮细胞分化成圆锥形单细胞毛，先端尖或稍钝。花粉粒类圆形、椭圆形或橄榄形，直径约至 60μm，具 3 个萌发孔，外壁有齿状突起。草酸钙方晶存在于薄壁细胞中，直径 2～6μm。（图 8-3）

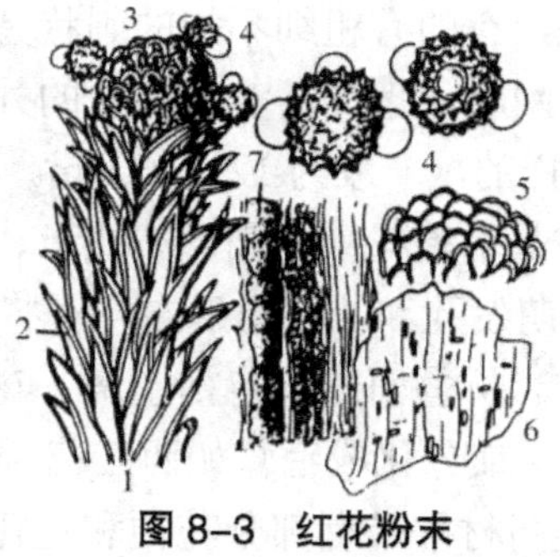

图 8-3 红花粉末

1. 柱头碎片 2. 柱头表皮细胞 3. 柱头顶端细胞

4. 花粉粒 5. 花冠表皮细胞 6. 草酸钙小方晶 7. 分泌细胞

【化学成分】含红花苷类、多糖和有机酸。2010 版《中国药典》规定本品按干燥品计算，含山柰素（$C_{15}H_{10}O_6$）不得少于 0.050%。

【理化鉴定】

（1）取本品 1g，加稀乙醇 10ml，浸渍。倾取浸出液，将一滤纸条悬挂于浸出液内 5min，之后取出放入水中，立即取出，滤纸条上部显显淡黄色，下部显淡红色。

（2）取本品 2g，加水 20ml，浸渍过夜，溶液显金黄色。过滤，残渣加 10%碳酸钠溶液

8 ml，浸渍，滤过。滤液加醋酸使成酸性，即发生红色沉淀。

（3）取粉末 0.5g，加 80%丙酮 5ml，密塞，冷浸 15min，时时振摇，过滤，滤液作供试品溶液。另取红花对照生药，同法制成对照生药溶液。吸取上述二种溶液各 5μl，分别点于同一硅胶 H 薄层板上（含羧甲基纤维素钠），以醋酸乙酯-甲酸-水-甲醇（7∶2∶3∶0.4）为展开剂，展开。取出，晾干。供试品色谱中，在与对照生药色谱相应的位置上，显相同颜色的斑点。

（4）吸收度测定（测红色素）。取本品，置硅胶干燥器中干燥 24h，研成细粉，取约 0.25g，精密称定，置锥形瓶中，加 80%丙酮溶液 50ml，连接冷凝器，置 50℃水浴上温浸 90min，放冷，用 3 号垂熔玻璃漏斗滤过，收集滤液于 100ml 量瓶中，用 80%丙酮溶液 25ml 分次洗涤，洗液并入量瓶中，加 80%丙酮溶液至刻度，摇匀，照紫外可见分光光度法（2010 版《中国药典》附录 V A），在 518 nm 的波长处测定吸光度，不得低于 0.20。

【古今应用】辛，温。归心、肝经。活血通经，散瘀止痛。用于经闭，痛经，恶露不行，癥瘕痞块，胸痹心痛，瘀滞腹痛，胸胁刺痛，跌扑损伤，疮疡肿痛。用量 3～10g。孕妇慎用。

现代药理研究本品能轻度兴奋心脏、冠脉阻力、增加冠脉流量，具抗凝血、抗炎、镇痛及免疫调节、兴奋子宫作用。

【附注】

（1）市场上红花增重的情况很严重，实践中注意鉴别。

（2）白平子：为红花的成熟瘦果。含脂肪油，称“红花子油”，含棕榈酸、肉豆蔻酸、月桂酸、油酸、亚油酸、亚麻酸及十八碳三烯酸等， 其中亚油酸含量高达 15%。能降低人体血清胆固醇和高血脂，软化和扩张血管，增加血液循环，延缓衰老及调节内分泌，有良好的食用价值与辅助治疗作用。

（3）同属植物无刺红花 C.*tinctorius* L.var.*glabrus* Hort.在华北和新疆地区栽培，亦供药用，与红花的主要区别：植株较高，达 1.3m 左右，叶缘和总苞边缘均无刺，瘦果无冠毛。

菊花* Chrysanthemi Flos

【来源】为菊科植物菊花 *Chrysanthemum morifolium* Ramat.的干燥头状花序。

【产地】主产于安徽（亳菊、滁菊、贡菊）、河南（怀菊）、浙江（杭菊花、杭白菊、杭黄菊）、山东等地，为栽培品。

【采收加工】秋末冬初花盛开时，分批采收已开放的花。不同产地和不同商品规格采收加工方法不同。亳菊先将花枝摘下，阴干后再剪取花头；滁菊剪下花头后，用硫磺熏蒸，再晒至半干，筛成球形，再晒干；贡菊直接由新鲜花头烘干；杭菊摘取花头后，上蒸笼 3～5min 后再取出晒干为杭菊饼，现亦有由新鲜花头烘干者。

【性状特征】按产地和加工方法不同，分为亳菊、滁菊、贡菊和杭菊等。

（1）亳菊：倒圆锥形或圆筒形，有的稍压扁呈扇形。直径 1.5～3cm，多离散，总苞由 3～4 层苞片组成，苞片卵形或椭圆形，黄绿色或绿褐色，外被柔毛，边缘膜质。花托半球形。舌状花在外方，数层，雌性，类白色或淡黄白色，劲直、上举、纵向折缩，散生金黄色腺点；管状花多数，两性，位于中央，常为舌状花所隐藏，黄色，顶端 5 裂。瘦果不发育，无冠毛。体轻质而柔润，干时松脆。气清香，味甘，微苦。（图 8-4）

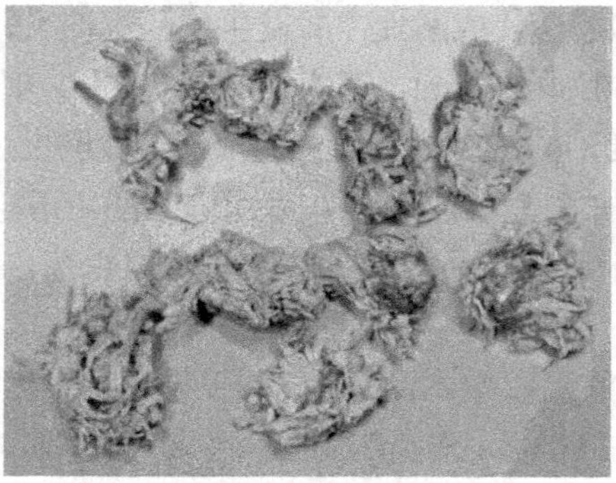

图 8-4 亳菊

（2）滁菊：呈不规则球形或扁球形，直径 1.5～2.5cm。舌状花白色，不规则扭曲，内卷，边缘皱缩，有时可见淡褐色腺点。管状花大多隐蔽。

（3）贡菊：呈扁球形或不规则球形，直径 1.5～2.5cm。总苞绿色；舌状花白色或类白色，斜升，上部反折，边缘稍向内卷曲而皱缩，通常无腺点；管状花少，偶有外露。（图 8-5）

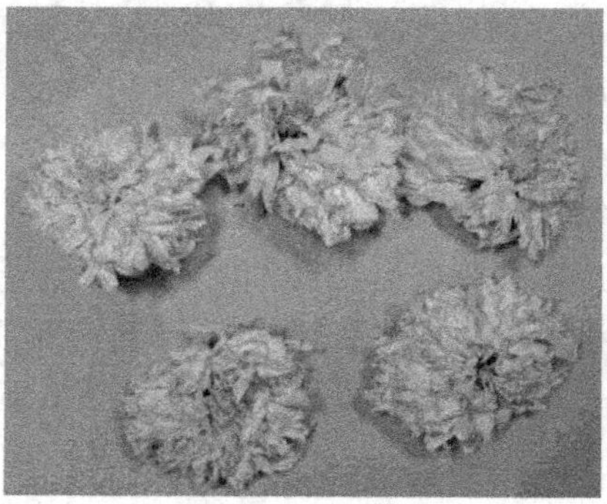

图 8-5 贡菊

（4）杭菊饼：碟形或扁球形，直径 2.5～4cm，常数个相连。舌状花类白色或黄色，平展或微折叠，彼此粘结，通常无腺点；管状花较多，外露。

（5）杭菊烘焙品：碟形，直径 2.5～4cm，舌状花类白色或微黄色，平展，通常无腺点；管状花较多，聚合，外露。（图 8-6）

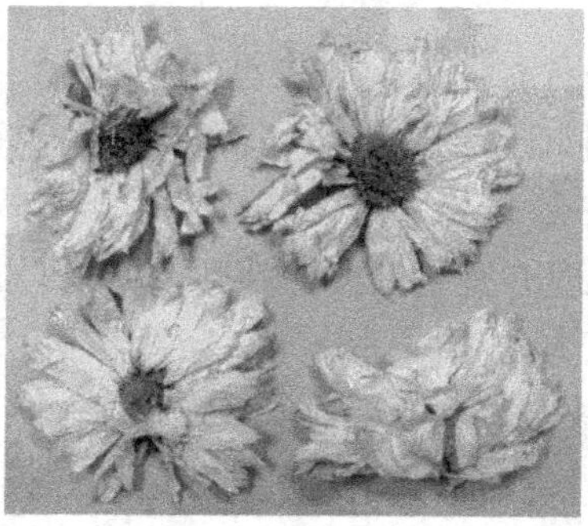

图 8-6 杭菊（烘焙品）

传统鉴定均以花朵完整、颜色新鲜、气清香、少梗叶者为优。

【显微特征】粉末：淡黄色。花粉粒黄色类球形，外壁较厚，具粗齿，齿长 3～7μm，具 3 个萌发孔。无柄腺毛鞋底形，4～6 个细胞，两两相对排列，外被角质层。花冠表皮细胞垂周壁波状弯曲，平周壁有细密的放射状条纹；苞片表皮细胞狭长，垂周壁波状弯曲，平周壁有粗条纹。花粉囊内壁细胞壁呈网状或条状增厚。

【化学成分】含腺嘌呤、胆碱、水苏碱及木犀草素-7-葡萄糖苷、大波斯菊苷、刺槐苷、挥发油等。2010 版《中国药典》规定本品按干燥品计算，含绿原酸（$C_{16}H_{18}O_9$）不得少于 0.20%，含木犀草苷（$C_{21}H_{20}O_{11}$）不得少于 0.080%，含 3，5-O-双咖啡酰基奎宁酸（$C_{25}H_{24}O_{12}$）不得少于 0.70%。

【理化鉴定】取本品 1g，剪碎，加石油醚（30～60℃）20ml，超声处理 10min，弃去石油醚，药渣挥干，加稀盐酸 1ml 与乙酸乙酯 50ml，超声处理 30min，过滤，滤液蒸干，残渣加甲醇 2ml 使溶解，作为供试品溶液。另取菊花对照生药 1g，同法制成对照生药溶液。再取绿原酸对照品，加乙醇制成每 1ml 含 0.5mg 的溶液，作为对照品溶液。照薄层色谱法（2010 版《中国药典》附录Ⅵ B）试验，吸取上述三种溶液各 0.5～1μl，分别点于同一聚酰胺薄膜上，以甲苯-乙酸乙酯-甲酸-冰醋酸-水（1∶15∶1∶1∶2）的上层溶液为展开剂，展开，取出，晾干，置紫外光灯（365nm）下检视。供试品色谱中，在与对照生药色谱和对照品色谱相应的位置上，显相同颜色的荧光斑点。

【古今应用】甘、苦，微寒。归肺、肝经。散风清热，平肝明目。用于风热感冒，头痛眩晕，目赤肿痛，眼目昏花。用量 5～10g。

现代药理研究本品对多种革兰氏阳性和阴性致病细菌、流感病毒、皮肤真菌及螺旋体均有抑制作用；能显著扩张离体兔心冠脉，增加冠脉流量。

【附注】

（1）祁菊色白且无杂色花瓣，但不是药典收载品，实践工作中注意鉴别。

（2）野菊花*Chrysanthemi Indici Flos 为菊科植物野菊 *Chrysanthemum indicum* L.的头状花序。秋、冬二季花初开放时采摘，晒干，或蒸后晒干。呈类球形，棕黄色。总苞由 4～5 层苞片组成，基部有的残留总花梗。舌状花 1 轮，黄色至棕黄色，皱缩卷曲；管状花多数，深黄色。体轻。气芳香，味苦。含挥发油等。苦、辛，微寒。归肝、心经。清热解毒，泻火平肝。用于疔疮痈肿，目赤肿痛，头痛眩晕。用量 9～15g。外用适量，煎汤外洗或制膏外涂。

注意：流通中一些消费者错误认为野菊花是菊花的野生品种。

西红花* Croci Stigma

【来源】为鸢尾科植物番红花 *Crocus sativus* L.的干燥柱头。

【产地】主产于西班牙、希腊、法国以及中亚西亚一带。我国浙江、江苏、北京等地有少量栽培。

【采收加工】开花期晴天的早晨采花，摘取柱头，摊放在竹匾内，上盖一张薄吸水纸后晒干，或 40～45℃烘干或在通风处晾干。

【性状特征】呈线形，三分枝，长约 3cm，暗红色，上部较宽而略扁平，顶端边缘呈不整齐的齿状，内侧有一短裂隙，下端有时残留一小段黄色花柱。体轻、质松软，无油润光泽，干燥后质脆易折断。气特异，微有刺激性，味微苦。（图 8-7）

传统鉴定以身长、色暗红或紫红、黄色花柱少者为优。

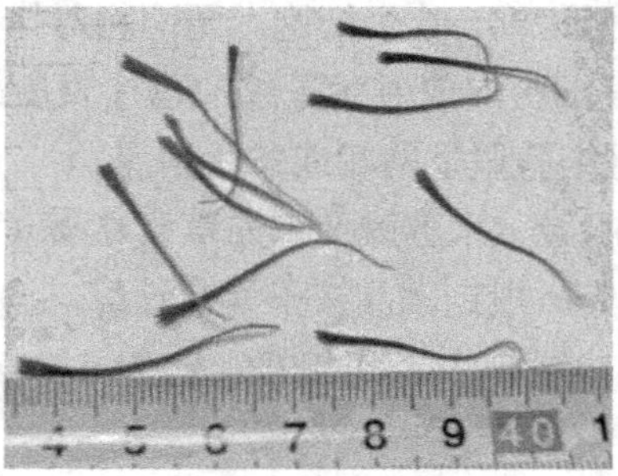

图 8-7 西红花

【显微特征】粉末橙红色。柱头碎片由长方形薄壁细胞组成，排列紧密，内含色素物质。柱头上缘的薄壁细胞呈长条形，密集成绒毛状，长至 100μm。外表皮细胞壁突起呈乳头状。花柱碎片为长方形的薄壁细胞，排列紧密。细胞中含有小型草酸钙方晶或簇晶。导管多为环纹，细小，直径 7.5～15μm，存在于花柱或柱头组织碎片内。亦可见螺纹导管。花粉粒极少，呈圆球形，直径 10μm，外壁近于光滑，内含颗粒状物质。

【化学成分】含番红花总苷，主要成分有番红花苷 1～4、番红花苦苷及番红花酸的二甲酯等。2010 版《中国药典》规定本品按干燥品计算，含西红花苷-I（$C_{44}H_{64}O_{24}$）和西红花苷-II（$C_{38}H_{54}O_{19}$）的总量不得少于 10.0%。

【理化鉴定】

（1）取本品浸水中，可见橙黄色成直线下降，并逐渐扩散，水被染成黄色，无沉淀。柱头呈喇叭状，有短缝；在短时间内，用针拨之不破碎。

（2）取本品少量，置白瓷板上，加硫酸 1 滴，酸液显蓝色经紫色缓缓变为红褐色或棕色。

（3）取吸光度项下的溶液，照紫外-可见分光光度法（2010 版《中国药典》附录 VA），在 458nm 的波长处测定吸光度，458nm 与 432nm 波长处的吸光度的比值应为 0.85～0.90。

（4）取本品粉末 20mg，加甲醇 1ml，超声处理 10min，放置使澄清，取上清液作为供试品溶液。另取西红花对照生药 20mg，同法制成对照生药溶液。照薄层色谱法（2010 版《中国药典》附录Ⅵ B）试验，吸取上述两种溶液各 3～5μl，分别点于同一硅胶 G 薄层板上，以乙酸乙酯-甲醇-水（100∶16.5∶13.5）为展开剂，展开，取出，晾干，分别置日光和紫外光灯（365nm）下检视。供试品色谱中，在与对照药材色谱相应的位置上，显相同颜色的斑点或荧光斑点（避光操作）。

【古今应用】甘，平。归心、肝经。活血化瘀，凉血解毒，解郁安神。用于经闭癥瘕，产后瘀阻，温毒发斑，忧郁痞闷，惊悸发狂。用量 1～3g，煎服或沸水泡服。孕妇慎用。

现代药理研究煎剂有强烈的兴奋子宫作用，并有降压、兴奋呼吸、抗凝血和利胆等作用。

【附注】因价格昂贵，时有伪品和掺假物发现，主要以其他植物的花丝、花冠狭条等染色伪充，可于显微镜下检识或用水泡之，则水被染成红色；若掺有合成染料或其他色素，则水溶液常呈红色或橙黄色，而非黄色；淀粉及糊精等的掺伪，可用碘试液检识；若有矿物油或植物油掺杂，则在纸上留有油渍；若有甘油、硝酸铵等水溶性物质掺杂，则水溶性浸出物增高；掺杂不挥发性盐类，则灰分含量增高。

金银花* Lonicerae japonicae Flos

【来源】为忍冬科植物忍冬 *Lonicera japonica* Thunb.的干燥花蕾或带初开的花。

【产地】忍冬主产于河南、山东，以河南密县产者最佳，特称“密银花”，山东产者称“东银花”或“济银花”，产量大，质亦佳。

【采收加工】夏初花开放前采收，晒干，直接烘干或硫磺熏后干燥。

【性状特征】呈棒状，上粗下细，略弯曲，长 2～3cm，上部直径约 3mm，下部直径约 1.5mm。表面黄白色或绿白色（储久色渐深），密被短柔毛。偶见叶状苞片。花萼绿色，先端 5 裂，裂片有毛，长约 2mm。开放者花冠筒状，先端二唇形；雄蕊 5 个，附于筒壁，黄色；雌蕊 1 个，子房无毛。气清香，味淡、微苦。（图 8-8）

传统鉴定以花蕾多、色淡、质柔软、气清香者为优。

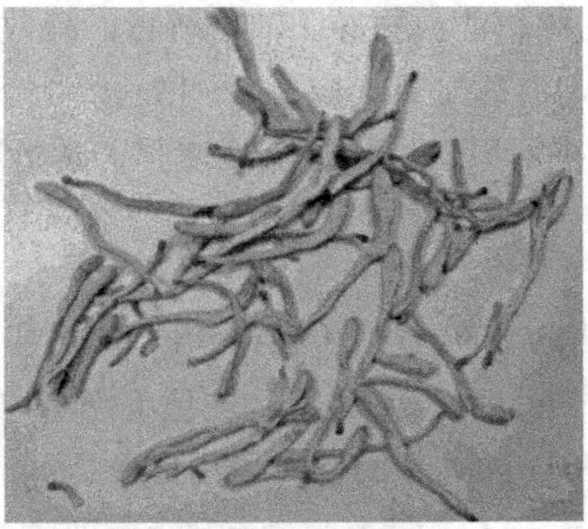

图 8–8　金银花

【显微特征】忍冬粉末：浅黄色。腺毛多见，一种腺头呈圆锥形，顶部平坦，侧面观约 10～33 个细胞，排成 2～4 层，直径 48～108μm，有的细胞含黄色分泌物，腺柄 2～5 个细胞，长 80～700μm；另一种较短小，头部呈类球形或扁球形，侧面观约 6～20 个细胞，直径 24～80μm，腺柄 2～4 个细胞，长 24～80μm。单细胞非腺毛有二种：一种甚长而弯曲，壁薄，表面角质疣状突起明显，多分布于花冠内表面；另一种较短，长 45～990μm，壁厚 5～10μm，表面有细微疣状突起，有的具角质螺纹，多分布于花冠外表面与冠筒基部。花粉粒类球形，黄色，直径 60～92μm，外壁具细密短刺及圆颗粒状雕纹，萌发孔 3 孔沟。草酸钙簇晶直径 6～45μm，以萼筒组织最为密集（图 8-9）。

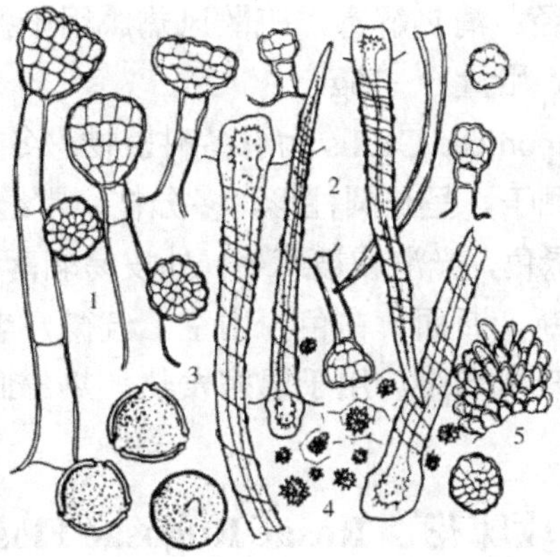

图 8–9　忍冬粉末

1. 腺毛　2. 厚壁非腺毛　3. 花粉粒　4. 草酸钙簇晶　5. 花瓣表皮细胞

【化学成分】花蕾含挥发油、有机酸和黄酮类。

花蕾中氯原酸含量可因品种、产地和加工方法的不同而有较大差异。此外，花开放后，挥发油和氯原酸含量亦降低。2010 版《中国药典》规定本品按干燥品计算，含绿原酸（$C_{16}H_{18}O_9$）不得少于 1.5%，含木犀草苷（$C_{21}H_{20}O_{11}$）不得少于 0.050%。

【理化鉴定】薄层色谱：取本品粉末 0.2g，加甲醇 5ml，放置 12h，过滤，取滤液作为供试品溶液。另取绿原酸对照品，加甲醇制成每 1ml 含 1mg 的溶液，作为对照品溶液。照薄层色谱法（2010 版《中国药典》附录Ⅵ B）试验，吸取供试品溶液 10～20μl、对照品溶液 10μl，分别点于同一硅胶 H 薄层板上，以乙酸丁酯-甲酸-水（7∶2.5∶2.5）的上层溶液为展开剂，展开，取出，晾干，置紫外光灯（365nm）下检视。供试品色谱中，在与对照品色谱相应的位置上，显相同颜色的荧光斑点。

【古今应用】甘，寒。归肺、心、胃经。清热解毒，疏散风热。用于痈肿疔疮，喉痹，丹毒，热毒血痢，风热感冒，温病发热。用量 6～15g。

现代药理研究本品具有抗病原微生物、免疫增强、解热、降血脂、抗生育及抗肿瘤等作用。

【附注】

（1）市售金银花有掺伪增重的现象，工作中注意鉴别。

（2）山银花* Lonicerae Flos 为忍冬科植物灰毡毛忍冬 *Lonicera macranthoides* Hand.-Mazz.、红腺忍冬 *Lonicera hypoglauca* Miq.、华南忍冬 *Lonicera confusa* DC.或黄褐毛忍冬 *Lonicera fulvotomentosa* Hsu et S．C．Cheng 的干燥花蕾或带初开的花。夏初花开放前采收，干燥。

① 灰毡毛忍冬：呈棒状而稍弯曲，长 3～4.5cm，上部直径约 2mm，下部直径约 1mm。表面绿棕色至黄白色。总花梗集结成簇，开放者花冠裂片不及全长之半。质稍硬，手捏之稍有弹性。气清香。味微苦甘。

② 红腺忍冬：长 2. 5～4. 5cm，直径 0.8～2mm。表面黄白至黄棕色，无毛或疏被毛，萼筒无毛，先端 5 裂，裂片长三角形，被毛，开放者花冠下唇反转，花柱无毛。

③ 华南忍冬：长 1.6～3.5cm，直径 0.5～2mm。萼筒和花冠密被灰白色毛，子房有毛。

④ 黄褐毛忍冬：长 1～3.4cm，直径 1.5～2mm。花冠表面淡黄棕色或黄棕色，密被黄色茸毛。

甘，寒。归肺、心、胃经。清热解毒，疏散风热。用于痈肿疔疮，喉痹，丹毒，热毒血痢，风热感冒，温热发病。用量 6～15g。

（3）忍冬藤*Lonicerae Japonicae Caulis 为忍冬科植物忍冬 *Lonicera japonica* Thunb.的干燥茎枝。秋、冬二季采割，晒干。呈长圆柱形，多分枝，常缠绕成束，直径 1.5～6mm。表面棕红色至暗棕色，有的灰绿色，光滑或被茸毛；外皮易剥落。枝上多节，节间长 6～9cm，有残叶和叶痕。质脆，易折断，断面黄白色，中空。气微，老枝味微苦，嫩枝味淡。甘，寒。归肺、胃经清热解毒，疏风通络。用于温病发热，热毒血痢，痈肿疮疡，风湿热痹，关节红肿热痛。用量 9～30g。

玫瑰花* Rosae Rugosae Flos

【来源】为蔷薇科植物玫瑰 *Rosa rugosa* Thunb.的干燥花蕾。

【产地】主产于江苏、浙江，为栽培品。

【采收加工】多于4～6月间，当花蕾将开放时分批采摘，用文火迅速烘干。

【性状特征】略呈半球形或不规则团状，直径0.7～1.5cm。残留花梗上被细柔毛，花托半球形，与花萼基部合生；萼片5，披针形，黄绿色或棕绿色，被有细柔毛；花瓣多皱缩，展平后宽卵形，呈覆瓦状排列，紫红色，有的黄棕色；雄蕊多数，黄褐色；花柱多数，柱头在花托口集成头状，略突出，短于雄蕊。体轻，质脆。气芳香浓郁，味微苦涩。（图8-10）

传统鉴定以朵大、瓣厚、色紫鲜艳、香气浓郁为优。

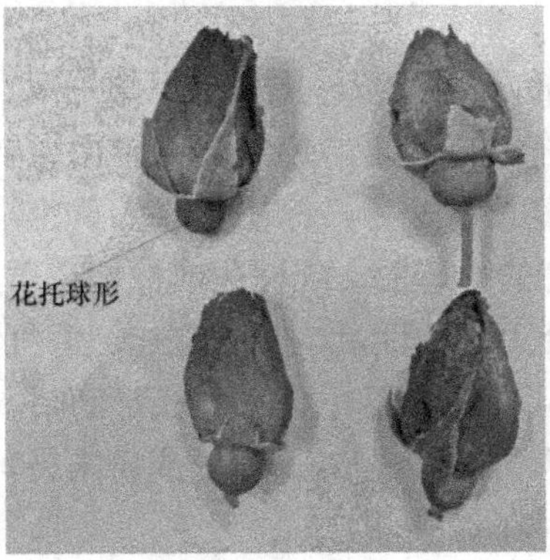

图8-10　玫瑰花

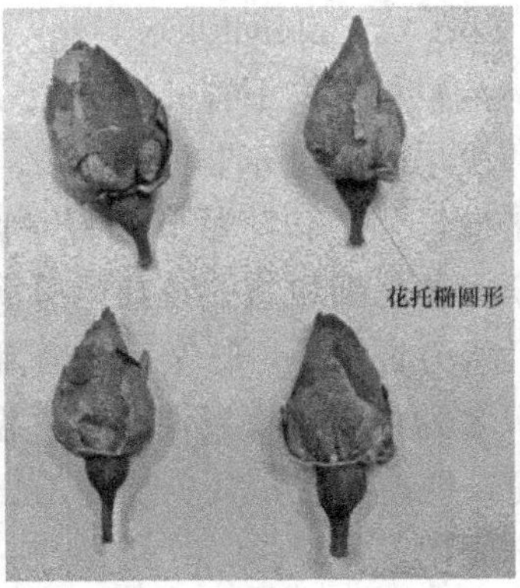

图8-11　月季花

【古今应用】甘、微苦，温。归肝、脾经。行气解郁，和血，止痛。用于肝胃气痛，食少呕恶，月经不调，跌扑伤痛。用量3～6g。

【附注】月季花* Rosae Chinensis Flos为蔷薇科植物月季 *Rosa chinensis* Jacq.的干燥花。全国均有栽培。呈类球形，直径1.5～2.5cm。花托长圆形，萼片5，暗绿色，先端尾尖；花瓣呈覆瓦状排列，有的散落，长圆形，紫红色或淡紫红色；雄蕊多数，黄色。体轻，质脆。气清香，味淡、微苦。与玫瑰花殊为相似，但本品花托长圆，不似玫瑰花钝圆，香气亦不及玫瑰花浓郁。（图8-11）

甘，温。归肝经。活血调经，疏肝解郁。用于气滞血瘀，月经不调，痛经，闭经，胸胁胀痛。用量3～6g。

第三节　本章其他常用生药

1. 辛夷*MagnoLiae Flos

为木兰科植物望春花 *Magnolia biondii* Pamp.、玉兰 *M.denudata* Desr.或武当玉兰 *M.sprengeri* Pamp.的干燥花蕾。主产于河南、安徽、湖北、四川、陕西等省。基部常具短梗，长约5mm，梗上有类白色点状皮孔。苞片外表面密被灰白色或灰绿色茸毛，内表面类棕色，无毛。体轻，质脆。气芳香，味辛凉而稍苦。以完整、内瓣紧密、无枝梗、香气浓者为佳。含挥发油，有收缩鼻黏膜血管与抗组胺样作用，并能增加血流速度、改善微循环及良好的抗过敏和平喘作用，尚有降血压、兴奋子宫、抑制白色念球菌及皮肤真菌作用。性温、味辛。散风寒，通鼻窍。用于风寒头痛，鼻塞，鼻渊，鼻流浊涕。

2. 槐花* Sophorae Flos

为豆科植物槐 *Sophora japonica* L. 的干燥花及花蕾。前者习称“槐花”，后者习称“槐米”。夏季花开放或花蕾形成时采收，及时干燥，除去枝、梗及杂质。槐花：皱缩而卷曲，花瓣多散落。完整者花萼钟状，黄绿色体轻。槐米：呈卵形或椭圆形，花萼下部有数条纵纹。萼的上方为黄白色未开放的花瓣。花梗细小。体轻，手捻即碎。气微，味微苦涩。主要含黄酮类成分。苦，微寒。归肝、大肠经。凉血止血，清肝泻火。用于便血，痔血，血痢，崩漏，吐血，衄血，肝热目赤，头痛眩晕。用量5～10g。

3. 丁香* Caryophylli Flos

为桃金娘科植物丁香 *Eugenia caryophyllata* Thunb.的干燥花蕾。主产于坦桑尼亚、马来西亚、印度尼西亚及东非沿海国家。现我国海南及广东亦有栽培。通常当花蕾由绿转为鲜红色时采摘，晒干。花蕾形似研棒状，花冠圆球形，复瓦状抱合，棕褐色或褐黄色，搓碎后可见众多黄色细粒状的花药，萼筒圆柱状，略扁，有的稍弯曲，红棕色或棕褐色质坚实，富油性。气芳香浓烈，味辛辣、有麻舌感。以完整、个大、油性足，颜色深红、香气浓郁、入水下沉者为佳。含挥发油。辛，温。归脾、胃、肺、肾经。温中降逆，补肾助阳。用于脾胃虚寒，呃逆呕吐，食少吐泻，心腹冷痛，肾虚阳痿。用量1～3g，内服或研末外敷。不宜与郁金同用。

丁香的干燥果实即为母丁香*，又名鸡舌香。呈卵圆形或长椭圆形，表面黄棕色或褐棕色，有细皱纹；顶端有四个宿存萼片向内弯曲成钩状；基部有果梗痕；果皮与种仁可剥离，质较硬，难折断。气香，味麻辣。

4. 夏枯草* Prunellae Spica

为唇形科植物夏枯草 *Prunella vulgaris* L.的干燥带果花穗。主产于江苏、安徽、浙江、河南等地，其他各省亦产。夏季果穗呈棕红色时采收，除去杂质，晒干。呈圆柱形，略扁，淡棕色至棕红色。全穗由数轮至10数轮宿萼与苞片组成。体轻。气微，味淡。含三萜皂甙，其甙元是齐墩果酸，尚含游离的齐墩果酸、熊果酸、芸香甙、金丝桃甙、顺-咖啡酸、反-咖啡酸等。辛、苦，寒。归肝、胆经。清肝泻火，明目，散结消肿。用于目赤肿痛，目珠夜痛，头痛眩晕，瘰疬，瘿瘤，乳痈，乳癖，乳房胀痛。用量9～15g。

5. 款冬花* Farfarae Flos

为菊科植物款冬 *Tussilago farfara* L.的花蕾。12月或地冻前当花尚未出土时采挖，除去花梗和泥沙，阴干。主产于河南、甘肃、山西、陕西等地。长圆棒状。单生或2～3个基部连生，习称“连三朵”。苞片外表面紫红色或淡红色，内表面密被白色絮状茸毛。体轻，撕开后可见白色茸毛。气香，味微苦而辛。含二醇等甾醇类、芸香苷、金丝桃苷、三萜皂苷、鞣质、蜡、挥发油等。辛、微苦，温。归肺经。润肺下气，止咳化痰。用于新久咳嗽，喘咳痰多，劳嗽咳血。用量5～10g。

6. 旋覆花* Inulae Flos

为菊科植物旋覆花 *Inula japonica* Thunb.或欧亚旋覆花 *Inula britannica* L.的干燥头状花序。夏、秋二季花开放时采收，除去杂质，阴干或晒干。呈扁球形或类球形，直径1～2cm。总苞由多数苞片组成，呈覆瓦状排列，苞片披针形或条形，灰黄色，长4～11mm；总苞基部有时残留花梗，苞片及花梗表面被白色茸毛，舌状花1列，黄色，长约1cm，多卷曲，常脱落；管状花多数，棕黄色，长约5mm，先端5齿裂；子房顶端有多数白色冠毛，长5～

6mm。有的可见椭圆形小瘦果。体轻，易散碎。气微，味微苦。苦、辛、咸，微温。归肺、脾、胃、大肠经。降气，消痰，行水，止呕。用于风寒咳嗽，痰饮蓄结，胸膈痞闷，喘咳痰多，呕吐噫气，心下痞硬。用量 3～9g，入煎剂包煎。

7. 鸡冠花* Celosiae Cristatae Flos

为苋科植物鸡冠花 *Celosia cristata* L.的干燥花序。秋季花盛开时采收，晒干。为穗状花序，多扁平而肥厚，呈鸡冠状，长 8～25cm，宽 5～20cm，上缘宽，具皱褶，密生线状鳞片，下端渐窄，常残留扁平的茎。表面红色、紫红色或黄白色。中部以下密生多数小花，每花宿存的苞片和花被片均呈膜质。果实盖裂，种子扁圆肾形，黑色，有光泽。体轻，质柔韧。气微，味淡。甘、涩，凉。归肝、大肠经。收敛止血，止带，止痢。用于吐血，崩漏，便血，痔血，赤白带下，久痢不止。用量 6～12g。

8. 洋金花* Daturae Flos

为茄科植物白花曼陀罗 *Datura metel* Ld 干燥花。4～11 月花初开时采收，晒干或低温干燥。多皱缩成条状，完整者长 9～15cm。花萼呈筒状，长为花冠的 2/5，灰绿色或灰黄色，先端 5 裂，基部具纵脉纹 5 条，表面微有茸毛；花冠呈喇叭状，淡黄色或黄棕色，先端 5 浅裂，裂片有短尖，短尖下有明显的纵脉纹 3 条，两裂片之间微凹；雄蕊 5，花丝贴生于花冠筒内，长为花冠的 3/4；雌蕊 1，柱头棒状。烘干品质柔韧，气特异；晒干品质脆，气微，味微苦。含多种莨菪烷类生物碱、多种醉茄甾内酯及其苷类成分。辛，温；有毒。归肺、肝经。平喘止咳，解痉定痛。用于哮喘咳嗽，脘腹冷痛，风湿痹痛，小儿慢惊；外科麻醉。用量 0.3～0.6g，宜入丸散；亦可作卷烟分次燃吸（一日量不超过 1.5g）。外用适量。孕妇、外感及痰热咳喘、青光眼、高血压及心动过速患者禁用。

9. 凌霄花* Campsis Flos

为紫葳科植物凌霄 *Campsis grandiflora*（Thmb.）K.Schum.或美洲凌霄 *Campsis radicens*（L.）Seem.的干燥花。夏、秋二季花盛开时采摘，干燥。凌霄：多皱缩卷曲，黄褐色或棕褐色，完整花朵长 4～5cm。萼筒钟状，花冠先端 5 裂，裂片半圆形，下部联合呈漏斗状，表面可见细脉纹，内表面较明显。气清香，味微苦、酸。美洲凌霄：完整花朵长 6～7cm。萼筒硬革质，先端 5 齿裂。甘、酸，寒。归肝、心包经。活血通经，凉血祛风。用于月经不调，经闭癥瘕，产后乳肿，风疹发红，皮肤瘙痒，痤疮。用量 5～9g。孕妇慎用。

注：曾经在流通中有过将洋金花错当凌霄花销售的案例。虽然二者性状上相似，较难辨认。但通过植物学特征即可准确区分：将俩花展开，凌霄花 2 强雄蕊，2 长 2 短，洋金花雄蕊 5 枚。

10. 梅花* Mume Flos

为蔷薇科植物梅 *Prunus mume*（Sieb.）Sieb.et Zucc.的干燥花蕾。初春花未开放时采摘，及时低温干燥。呈类球形，直径 3～6mm，有短梗。苞片数层，鳞片状，棕褐色。花萼 5，灰绿色或棕红色。花瓣 5 或多数，黄白色或淡粉红色。雄蕊多数；雌蕊 1，子房密被细柔毛。体轻。气清香，味微苦、涩。微酸，平。归肝、胃、肺经。疏肝和中，化痰散结。用于肝胃气痛，郁闷心烦，梅核气，瘰疬疮毒。用量 3～5g。

11. 密蒙花* Buddlejae Flos

为马钱科植物密蒙花 *Buddleja officmalis* Maxim.的干燥花蕾和花序。春季花未开放时采收，除去杂质，干燥。多为花蕾密聚的花序小分枝，呈不规则圆锥状，长 1.5～3cm。表面灰黄色或棕黄色，密被茸毛。花蕾呈短棒状，上端略大，长 0.3～1cm，直径 0.1～0.2cm；花萼钟状，先端 4 齿裂；花冠筒状，与萼等长或稍长，先端 4 裂，裂片卵形；雄蕊 4，着生在花冠管中部。质柔软。气微香，味微苦、辛。甘，微寒。归肝经。清热泻火，养肝明目，退翳。用于目赤肿痛，多泪羞明，目生翳膜，肝虚目暗，视物昏花。用量 3～9g。

12. 谷精草* Eriocauli Flos

为谷精草科植物谷精草 *Eriocaulon buergerianum* Koern.的干燥带花茎的头状花序。秋季采收，将花序连同花茎拔出，晒干。头状花序呈半球形，直径 4～5mm。底部有苞片层层紧密排列，苞片淡黄绿色，有光泽，上部边缘密生白色短毛；花序顶部灰白色。花茎纤细，质柔软。气微，味淡。含黄酮类成分。辛、甘，平。归肝、肺经。疏散风热，明目退翳。用于风热目赤，肿痛羞明，眼生翳膜，风热头痛。用量 5～10g。

13. 松花粉* Pini Pollen

为松科植物马尾松 *Pinus massoniana* Lamb.、油松 *Pinus tabuli formis* Carr.或同属数种植物的干燥花粉。春季花刚开时，采摘花穗，晒干，收集花粉，除去杂质。为淡黄色的细粉。体轻，易飞扬，手捻有滑润感。气微，味淡。镜下见花粉粒椭圆形，长 45～55μm，直径 29～40μm，表面光滑，两侧各有一膨大的气囊，气囊有明显的网状纹理，网眼多角形。甘，温。归肝、脾经。收敛止血，燥湿敛疮。用于外伤出血，湿疹，黄水疮，皮肤糜烂，脓水淋漓。外用适量，撒敷患处。

14. 蒲黄* Typhae Pollen

为香蒲科植物水烛香蒲 *Typha angustifolia* L.、东方香蒲 *Typha orientalis* Presl 或同属植物的干燥花粉。夏季采收蒲棒上部的黄色雄花序，晒干后碾轧，筛取花粉。剪取雄花后，晒干，成为带有雄花的花粉，即为草蒲黄。为黄色粉末。体轻，放水中则漂浮水面，手捻有滑腻感，易附着手指上。气微，味淡。镜下见花粉粒类圆形或椭圆形，直径 17～29μm，表面有网状雕纹，周边轮廓线光滑，呈凸波状或齿轮状，具单孔，不甚明显。甘、平。归肝、心包经。止血，化瘀，通淋。用于吐血，衄血，咯血，崩漏，外伤出血，经闭痛经，胸腹刺痛，跌扑肿痛，血淋涩痛。用量 5～10g，包煎。外用适量，敷患处。孕妇慎用。

温馨提示

国家中医药行业特有工种职业技能鉴定《中药调剂员》(高级)应该掌握的花类生药 18 种。即月季花、红花、玫瑰花、金银花、菊花、野菊花、旋复花、款冬花、蒲黄、丁香、合欢花、谷精草、辛夷、厚朴花、夏枯草、密蒙花、槐花、槐米。

目标检测

1．写出金银花、红花、西红花显微鉴别特征，比较花粉粒的形状。
2．比较红花与西红花性状及理化鉴别方法。
3．描述亳菊、滁菊、贡菊和杭菊的性状特征。

第九章

果实与种子类生药

本章教学目标

☆了解果实种子类生药识别的基础知识。

☆掌握果实种子类重要生药性状鉴定、显微鉴定、理化鉴定以及药理作用。

☆能够识别鉴定常用果实种子类生药的真伪优劣。

随着生活水平的提高，养生已被越来越多的人们所崇尚，药食同源的枸杞子自然成了人们养生必不可少的保健品。但是什么样的枸杞子好呢？宁夏枸杞与枸杞是一回事吗？产于宁夏的枸杞就是宁夏枸杞吗？带着一连串的问题我们来学习下面的内容。

第一节　果实与种子类生药的植物学特征及鉴定的一般规律

果实与种子是植物体两种不同的器官，但在生药商品中没有严格分开。有的是果实和种子一同入药，如枸杞、山楂（入药时去除脱落的种子）等；有的是以种子（种仁）入药，如决明子、桃仁（炮制去除种皮）；有的以果实储存和销售，临用时再剥去果皮取出种子入药，如巴豆、砂仁。因为这两类生药的关系非常密切，所以列入一章，但外形和组织构造又极不相同，为了便于学习，我们分别论述。

一、果实类生药

果实类生药通常采用完全成熟或近成熟的果实。有的采用整个果穗（如桑椹、荜茇）；有的采用完整的果实（如栀子）；有的采用果实的一部分（中果皮部分的维管组织，如丝瓜络，橘络）或部分果皮或全部果皮（如陈皮、大腹皮）；也有的采用带有部分果皮的果柄（如甜瓜蒂）或果实上的宿萼（如柿蒂）；还有颖果及其加工品（如浮小麦，谷芽，麦芽）。少数采用幼果入药，如枳实。

（一）性状鉴别

观察果实类生药的外形，看其为完整的果实，还是果实的某一部分。应注意果实的类型、形状、大小、颜色、顶部、基部、表面、切断面特征、质地和气味等。完整的果实通常呈圆球形或扁球形，顶部常有花柱残基，基部有果柄或果柄脱落的痕迹，有的带有宿存的花被，如地肤子。果实类生药的表面大多干缩而有皱纹，肉质果尤为明显。果皮表面有的具有光泽（如金樱子）或被粉霜（如女贞子）；也有的被毛茸（如吴茱萸果梗有黄色茸毛）；

有时可见凹下的油点（如枳壳、吴茱萸）。一些伞形科植物的果实，表面有隆起的肋线（如小茴香）。有的果实具有纵直棱角（如使君子）。还要注意果实内部种子的数目（如苍耳和东北苍耳）、着生部位（子房上位还是子房下位）、形状（如理枣仁和酸枣仁）、大小（栀子和水栀子）、色泽和表面特征。

气味对果实类生药的鉴别也很重要。有的果实类生药有浓烈的香气（砂仁、枳壳、吴茱萸等）。有的果实和种子有特殊的味道（如枸杞子味甜，五味子有酸、甜、辛、苦、咸等味）。这些都可以作为鉴别果实类生药真伪及品质优劣的依据。

（二）显微鉴别

如为完整的果实，则其构造可分为果皮和种子两部分。这两部分容易分离的果实，可将种子取出，按种子项下所述进行显微鉴别。但也有的果实（如伞形科），其种皮与果实愈合而不易分离，此类果实的种皮一般很薄，只有数层薄壁细胞，因而其鉴别特征主要依靠果皮。

果皮的构造可分为外果皮、中果皮及内果皮三部分。

1. 外果皮

与叶的下表皮相当。通常为一列表皮细胞，外被角质层，有少数气孔。表皮细胞有的有附属物存在，多数为非腺毛，少数为腺毛（如吴茱萸）；也有具腺鳞（如蔓荆子）。有的其表皮细胞中含有色素（如花椒）；有的在表皮细胞间嵌有油细胞（如五味子）。

2. 中果皮

与叶肉组织相当。通常较厚，由多层薄壁细胞组成，其间有细小的维管束散布。中果皮中常有油室（如花椒）、油管（如小茴香）、油细胞（如五味子）以及厚壁组织分布，有的中果皮细胞含草酸钙结晶（如枸杞子、陈皮、栀子等）、橙皮苷结晶（如陈皮）或淀粉粒（如五味子）。

3. 内果皮

与叶的上表皮相当，是果皮的最内层组织，变异较大，大多为一列薄壁细胞组成，有的散有石细胞（如辣椒）或全为石细胞（如胡椒）。有些核果的内果皮则由多层石细胞组成，十分坚硬。伞形科果实的内果皮排列极为特殊，是以5～8个狭长的薄壁细胞互相并列为一群，各群细胞以斜角联合，如镶嵌式地板状，称为镶嵌细胞层。

二、种子类生药

种子类生药大多采用完整的干燥成熟种子（如槟榔、苦杏仁等），包括种皮和种仁两部分，种仁又包括胚乳和胚。也有一些是用种子的一部分，如种仁（即不带种皮的种子，如肉豆蔻）、由珠柄或胎座延伸发育而形成的假种皮（如龙眼肉）、种皮（如绿豆衣、扁豆衣）、胚（如莲子心）。也有用发了芽的种子（如大豆黄卷），或种子的加工品（如淡豆豉、红曲）。

（一）性状鉴别

主要注意种子的形状、大小、颜色、表面纹理、种脐、种脊、合点和珠孔的位置及形状、各种纹理、突起、毛茸和种阜的有无，纵、横切面，质地以及气味等。

性状大多呈圆球形、类圆球形或扁圆球形等，少数种子呈扁心脏形（杏仁）、马蹄形（决明子）、鸡心形（槟榔）、纽扣状（马钱子）、纺锤形。种皮表面常有各种纹理：如王不留行具颗粒状突起、蓖麻子带有色泽鲜艳的花纹、番木鳖（马钱子）具毛茸、木蝴蝶具翅状物。剥去种皮后，注意有无胚乳。一般无胚乳种子的内胚乳仅为一层透明膜状物，子叶发达（如杏仁）。有胚乳种子的内胚乳有的富油质，有的角质样（如马钱子、车前子），子叶富油质（如桃仁）或粉性。有的胚乳和种皮交错，形成大理石样纹理（如槟榔）。胚多数直生，但也有弯曲或折迭（如补骨脂、决明子、王不留行等）。

有的种子浸入水中则有黏液渗出（如车前子、葶苈子）。还可取厚切片加化学试剂以观察有无淀粉、糊粉粒、脂肪油或特殊成分等。

（二）显微鉴别

种子类生药的显微鉴别特征主要在种皮，种皮的构造因植物的种类而异，因而常可找出其在鉴定上具有重要意义的特征。

1. *种皮*

种子通常只有一层种皮，但有的种子有两层种皮。种皮没有气孔，可以与果皮区别，常由下列一种或数种组织组成。

（1）表皮层：多数种皮的表皮细胞为一列薄壁细胞。有的部分表皮细胞形成非腺毛（如牵牛子）；有的全部表皮细胞分化为非腺毛；有的表皮中单个或成群地散布着石细胞（如杏仁、桃仁），也有全部为石细胞（如五味子、天仙子）；有的表皮细胞含有色素（如牵牛子、青葙子）。

（2）栅状细胞：有些种子的种皮表皮层下方，有栅状细胞层，由 1 列或 2～3 列狭长的细胞排列而成，壁多木化增厚，如决明子。有的横切面观在中部可见折光率较强的光辉带，称为“亮纹”。十字花科某些种子（如莱菔子、芥子）外种皮的最内层亦为栅状细胞层，除外平周壁较薄外，其余细胞壁均强烈增厚。

（3）油细胞层：含挥发油的种子，其种皮中常有一层形状较大的含油细胞，如豆蔻。

（4）色素细胞层：有颜色的种子，除表皮细胞可含有色素外，内层细胞或内表皮细胞中也可含有色素物质。

（5）石细胞层：有的种子表皮的内层几乎全由石细胞组成，或内种皮为石细胞层。

（6）营养层：多数种子的种皮中，常有数列储存淀粉粒的薄壁细胞，称为“营养层”。成熟种子的营养层常因种子发育过程中淀粉被消耗殆尽而成为扁缩颓废的薄壁细胞层，紧附在种皮其他各层的内侧，在横切面上不易观察。

2. *胚乳*

分为内胚乳和外胚乳，通常由含多量脂肪油和糊粉粒的薄壁细胞组成，有时细胞中还含有淀粉粒或草酸钙结晶。胚乳细胞壁多由纤维素组成，也有含多量半纤维而强烈厚化的，其上具有明显的微细纹孔，新鲜时可见胞间连丝（如马钱子）。少数种子有发达的外胚乳（如豆蔻）。也有少数种子的外胚乳不规则地嵌入内胚层乳中而形成具有特殊花纹的错入组织，如肉豆蔻；而槟榔则有部分种皮连同外胚乳嵌入内胚乳而形成错入组织。

3. *胚*

胚是种子中未发育的幼体，包括胚根、胚茎、胚芽和子叶。在无胚乳种子中，子叶常较肥厚而大，细胞中常含多量的营养物质；在有胚乳种子中，子叶常较菲薄而小，其构造与叶相似而较简单。胚的其他部分一般由薄壁细胞组成。

胚乳和胚中储藏的营养物质主要为脂肪油、蛋白质和淀粉。其中以蛋白质的存在最为特殊。种子中的储藏蛋白质，可能呈非晶形状态，也可能成为具有特殊形状的颗粒——糊粉粒。在植物器官中，只有种子含有糊粉粒。因此，糊粉粒是确定种子类粉末生药的主要标志。糊粉粒的形状、大小及构造常依植物种类而异，在生药鉴定中有着重要意义。

第二节 果实与种子类生药

酸枣仁* Ziziphi Spinosae Semen

【来源】为鼠李科植物酸枣 *Ziziphus jujuba* Mill.var.*spinosa*（Bunge）Hu ex H.F.Chou 的干燥成熟种子。

【产地】分布于辽宁、内蒙古、河北、河南、山东、山西、陕西、甘肃、安徽、江苏等地。主产于河北、山东。

【采收加工】秋季果实成熟时采收，将果实浸泡一宿，搓去果肉，捞出，用石碾碾碎果核，收集种子，晒干。

【性状特征】生药呈扁圆形或椭圆形，长 5～9mm，宽 5～7mm，厚约 3mm，表面紫红色至紫褐色，未成熟者色浅或发黄，光滑。有的两面皆呈圆隆状突起，有的一面较平坦，中央有一条隆起线或纵纹，另一面微隆起，边缘略薄，先端有明显的种脐，另一端具微突起的合点，种脊位于一侧不明显。剥去种皮，可见类白色胚乳粘附在种皮内侧。子叶两片，类圆形或椭圆形，呈黄白色，肥厚油润。气微，味淡。（图 9-1）

传统鉴定以粒大、饱满、外皮红棕色、光滑油润、种仁黄白色、无核壳者为优。

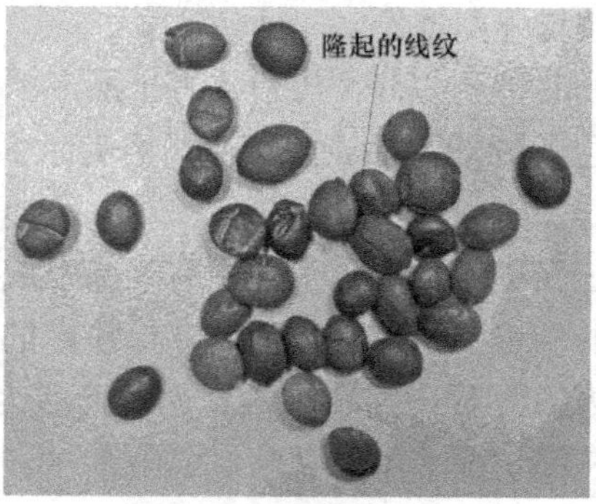

图 9–1 酸枣仁（炒品）

【显微特征】粉末：棕红色。种皮栅状细胞棕红色，表面观多角形，直径约 15μm，壁厚，木化，胞腔小。内种皮细胞棕黄色，表面观长方形或类方形，垂周壁连珠状增厚，木化。子叶表皮细胞含细小草酸钙簇晶及方晶。

【化学成分】含酸枣仁皂苷 A、B、白桦脂酸、白桦脂醇、黄酮、脂肪油、蛋白质等。2010 版《中国药典》规定本品按干燥品计算，含酸枣仁皂苷 A（$C_{58}H_{94}O_{26}$）不得少于 0.030%，含斯皮诺素（$C_{28}H_{32}O_{15}$）不得少于 0.080%。

【理化鉴定】

（1）取本品粉末 1g，加甲醇 30ml，加热回流 1h，过滤，滤液蒸干，残渣加甲醇 0.5ml 使溶解，作为供试品溶液。另取酸枣仁皂苷 A 对照品、酸枣仁皂苷 B 对照品，分别加甲醇制成每1ml各含1mg的混合溶液，作为对照品溶液。照薄层色谱法（2010版《中国药典》附录Ⅵ B）试验，吸取上述两种溶液各5μl，分别点于同一硅胶G薄层板上，以水饱和的正丁醇为展开剂，展开，取出，晾干，喷以1%香草醛硫酸溶液，立即检视。供试品色谱中，在与对照品色谱相应的位置上，显相同颜色的斑点。

（2）取本品粉末1g，加石油醚（60～90℃）30ml，加热回流2h，过滤，弃去石油醚液，药渣挥干，加甲醇30ml，加热回流1h，过滤，滤液蒸干，残渣加甲醇2ml使溶解，作为供试品溶液。另取酸枣仁对照生药1g，同法制成对照生药溶液。再取斯皮诺素对照品，加甲醇制成每1ml含0.5mg的溶液，作为对照品溶液。照薄层色谱法（2010版《中国药典》附录Ⅵ B）试验，吸取上述三种溶液各2ul，分别点于同一硅胶G薄层板上，以饱和的正丁醇为展开剂，展开，取出，晾干，喷以1%香草醛硫酸溶液，置紫外光灯（365nm）下检视。供试品色谱中，在与对照生药色谱和对照品色谱相应的位置上，显相同的蓝色的荧光斑点。

【古今应用】甘、酸，平。归肝、胆、心经。养心补肝，宁心安神，敛汗，生津。用于虚烦不眠，惊悸多梦，体虚多汗，津伤口渴。用量9～15g。

现代药理研究本品对中枢神经系统有镇静、催眠、抗惊厥、镇痛、降温等作用；有降血压、降血脂、抗心律失常及改善心肌缺血、免疫增强和兴奋子宫等作用；其总皂苷能提高实验动物的耐缺氧能力。

【附注】常见伪品有理枣仁，为鼠李科植物滇刺枣 *Ziziphus mauritiana* Lam.的干燥成熟种子。其形状与酸枣仁殊为类似，但种皮上有花斑且皆为一面鼓起，不似酸枣仁大多数为两面鼓起，其平坦面亦无纵线纹。

木瓜* Chaenomelis Fructus

【来源】为蔷薇科植物贴梗海棠 *Chaenomeles speciosa*（Sweet）Nakai 的干燥近成熟果实。习称“皱皮木瓜”。

【产地】主产于四川、湖北、安徽、浙江等地。

【采收加工】夏秋二季果实绿黄色时采摘，置沸水中烫至外皮显灰白色，对半纵剖后晒干。

【性状特征】长圆形，多纵剖成两半，长4～9cm，宽2～5cm，厚1～2.5cm。外表面紫红色或红棕色，有不规则的深皱纹；剖面边缘向内卷曲，果肉红棕色，中心部分凹陷，棕黄色；种子扁长三角形，多脱落。质坚硬。气微清香，味酸。（图9-2，图9-3）

传统鉴定以外皮抽皱、肉厚、色紫红、质坚实、味酸者为优。

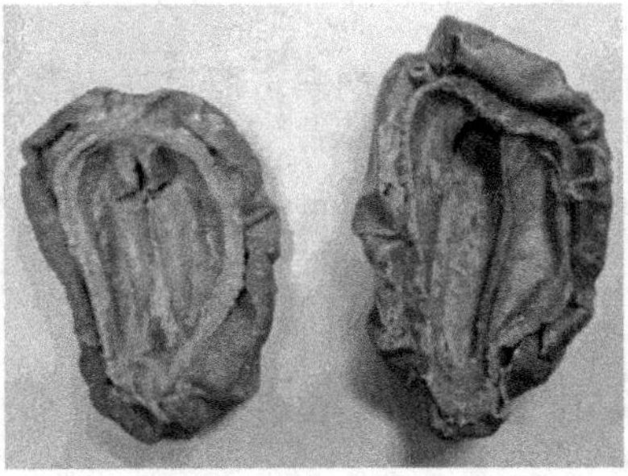

图9-2 木瓜

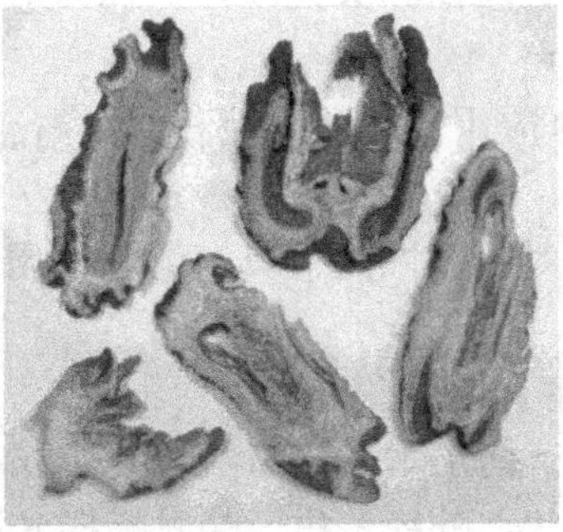

图9-3 木瓜饮片

【显微特征】粉末：黄棕色至棕红色。石细胞较多，成群或散在，无色、淡黄色或橙红色，圆形、长圆形或类多角形，直径20～82μm，层纹明显，孔沟细，胞腔含棕色或橙红色物。外果皮细胞多角形或类多角形，直径10～35μm，胞腔内含棕色或红棕色物。中果皮薄壁细胞，淡黄色或浅棕色，类圆形，皱缩，偶含细小草酸钙方晶。（图9-4）

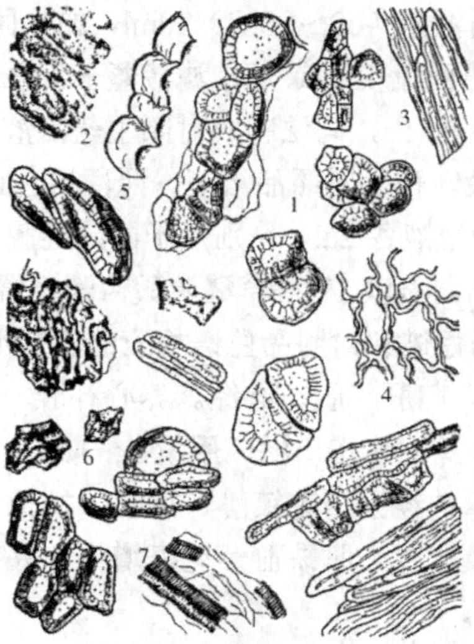

图9-4 木瓜粉末图

1. 石细胞 2. 外果皮细胞（花托部分） 3. 纤维束 4. 中果皮细胞 5. 果皮表皮细胞 6. 色素块 7. 导管

【化学成分】果实含还原糖、蔗糖、苹果酸、果胶酸、鞣质及抗坏血酸，且还含有枸橼酸、酒石酸、氨基酸、黄酮类物质和皂苷。另外，鲜果含过氧化氢酶、过氧化物酶、酚氧化酶、氧化酶。木瓜的种子含氢氰酸。2010版《中国药典》规定本品按干燥品计算，含齐墩果酸（$C_{30}H_{48}O_3$）和熊果酸（$C_{30}H_{48}O_3$）的总量不得少于0.50%。

【理化鉴定】取本品粉末1g，加三氯甲烷10ml，超声处理30min，过滤，滤液蒸干，残渣加甲醇-三氯甲烷（1∶3）混合溶液2ml使溶解，作为供试品溶液。另取木瓜对照生药1g，同法制成对照生药溶液。再取熊果酸对照品，加甲醇制成每1ml含0.5mg的溶液，作为对照品溶液。照薄层色谱法（2010版《中国药典》附录Ⅵ B）试验，吸取上述三种溶液各1～2μl，分别点于同一硅胶G薄层板上，以环己烷-乙酸乙酯-丙酮-甲酸（6∶0.5∶1∶0.1）为展开剂，展开，取出，晾干，喷以10%硫酸乙醇溶液，在105℃加热至斑点显色清晰，分别置日光和紫外光灯（365nm）下检视。供试品色谱中，在与对照生药色谱相应的位置上，显相同颜色的斑点和荧光斑点；在与对照品色谱相应的位置上，显相同的紫红色斑点和橙黄色荧光斑点。

【古今应用】味酸，性温。舒筋活络，和胃化湿。用于湿痹拘挛，腰膝关节酸重疼痛，吐泻转筋，脚气水肿。用量6～9g。

煎剂对蛋清性关节炎有消肿作用，并能抑制细胞的生长，降低巨噬细胞吞噬作用及抗利尿作用。

【附注】伪品。

（1）云南小木瓜：蔷薇科 *Docynia delauayi* 的果实（梨果）果实椭圆形，个小，多为横切或纵切片，外红棕色，略具蜡样光泽。味酸。

（2）新疆木梨：蔷薇科（木梨）*Cydonla od longa* 的果实（梨果）较小，外黄棕色，具淡黄色绒毛，柔软富糖质，味甜微酸。

山楂* Crataegi Fructus

【来源】为蔷薇科植物山里红 *Crataegus pinnatifida* Bge.var. *major* N.E.Br.或山楂 *Crataegus pinnatifida* Bge.的干燥成熟果实。

【产地】主产于山东、河北、河南、辽宁等地。

【产地】秋季果实成熟时采收，切片，干燥。饮片临床有净山楂、炒山楂、焦山楂三种炮制规格。

【性状特征】为圆形片，皱缩不平，直径 1～2.5cm，厚 0.2～0.4cm。外皮红色，具皱纹，有灰白小斑点。果肉深黄色至浅棕色。中部横切片具 5 粒浅黄色果核，但核多脱落而中空。有的饮片上可见短而细的果梗或花萼残迹。气微清香，味酸、微甜。（图 9-5）

传统鉴定以个大、皮红、肉厚、色黄白、核小者为优。

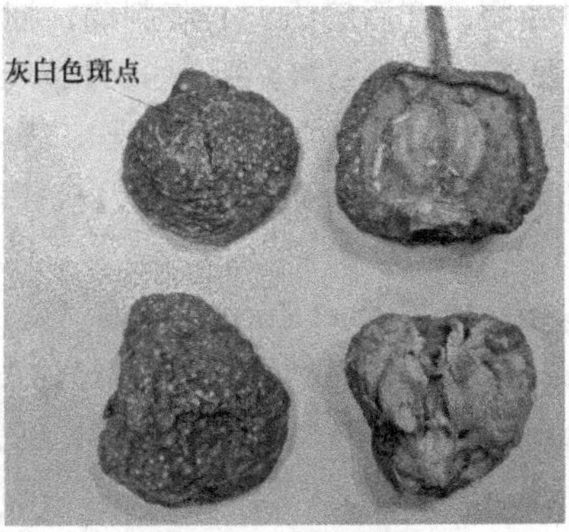

图 9-5 山楂

【显微特征】果实横切面：外果皮细胞 1 列，类方形，外被角质层，内含棕红色色素，排列整齐；中果皮极厚，全为薄壁组织，外侧（外果皮下）有 1～2 列含有棕色色素的薄壁细胞，其内侧广大中果皮薄壁组织中含多数淀粉粒、少数草酸钙簇晶，并有纵横的维管束散在；淀粉粒细小，类圆形、类三角形，直径 4～8μm，脐点多呈“一”字形，单粒或 2～3 个分粒组成的复粒；草酸钙簇晶直径 20～28μm。（图 9-6）

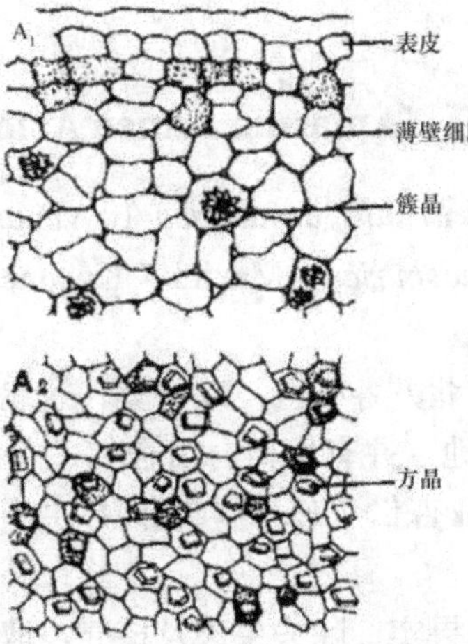

图 9-6 山楂横切面详图

【化学成分】黄酮类：金丝桃苷、芦丁、表儿茶精、槲皮素、牡荆素及其鼠李糖苷。三萜类：山楂酸、熊果酸、齐墩果酸。尚含枸橼酸及其甲酯、琥珀酸、苹果酸、氯原酸、咖啡酸以及脂肪酶、维生素 C、核黄素、胡萝卜素及钙、磷、铁等微量元素。2010 版《中国药典》规定本品按干燥品计算，含有机酸以枸橼酸（$C_6H_8O_7$）计，不得少于 5.0%。

【理化鉴定】取本品粉末 1g，加乙酸乙酯 4ml，超声处理 15min，过滤，滤液作为供试品溶液。另取熊果酸对照品，加甲醇制成每 1ml 含 1mg 的溶液，作为对照品溶液。照薄层色谱法（2010 版《中国药典》附录Ⅵ B）试验，吸取上述两种溶液各 4μl，分别点于同一硅胶 G 薄层板上，以甲苯-乙酸乙酯-甲酸（20∶4∶0.5）为展开剂，展开，取出，晾干，喷以硫酸乙醇溶液（3→10），在 80℃加热至斑点显色清晰。供试品色谱中，在与对照品色谱相应的位置上，显相同的紫红色斑点；置紫外光灯（365nm）下检视，显相同的橙黄色荧光斑点。

【古今应用】酸、甘、微温。归脾、胃、肝经。消食健胃，行气散瘀。用于肉食积滞，胃脘胀满，泻痢腹痛，瘀血经闭，产后瘀阻，心腹刺痛，疝气疼痛；高脂血症。焦山楂消食导滞作用增强。用于肉食积滞，泻痢不爽。用量 9～12g。

现代药理研究本品具有促进消化、抗心绞痛、降压、强心、降血脂、抗动脉粥样硬化、抗菌、收缩子宫、促进子宫复原，利尿，解痉，镇静及抗癌等作用。

【附注】

（1）同属植物野山楂 *C.cuneata* Sieb.et Zucc.（习称“南山楂”。果实较小，气微弱，味酸、涩）、湖北山楂 *C.hupehensis* Sarga.（果实球形，直径约 2cm，表面深红色，具显著小疣点，果肉薄）、甘肃山楂 *C.kansuensis* Wils.（实果近球形，红色，果核 2～3 粒）的果实在部分地区亦作山楂入药。

（2）尚发现有以蔷薇科其他植物的果实，如“林檎”，伪充山楂销售的，工作中应注意区别。

（3）山楂叶* Crataegi Folium 为蔷薇科植物山里红或山楂的干燥叶。夏、秋二季采收，晾干。多已破碎，完整者展开后呈宽卵形，长 6～12cm，宽 5～8cm，绿色至棕黄色，先端渐尖，基部宽楔形，具 2～6 羽状裂片，边缘具尖锐重锯齿；叶柄长 2～6cm，托叶卵圆形至卵状披针形。气微，味涩、微苦。酸，平。归肝经。活血化瘀，理气通脉，化浊降脂。用于气滞血瘀，胸痹心痛，胸闷憋气，心悸健忘，眩晕耳鸣，高脂血症。用量 3～10g；或泡茶饮。

苦杏仁* Amarum Semen Armeniacae

【来源】为蔷薇科植物山杏 *Prunus armeniaca* L. var.*ansu* Maxim.、西伯利亚杏 *Prunus sibirica* L.、东北杏 *Prunus mandshurica*（Maxim.）Koehne 或杏 *Prunus armeniaca* L.的干燥成熟种子。

【产地】杏仁：主产于我国北方各省区，以内蒙、东北、河北、山西、陕西等省区产量最大。生药名苦杏仁销全国各地，并有出口。山杏仁：主产河北、山西、陕西等省，与杏仁一起作苦杏仁销售。西伯利亚杏仁（东北称山杏）：主产东北，河北也产，亦作苦杏仁销售，多和杏仁混用。

【采收加工】夏季采收成熟果实，除去果肉及核壳，取出种子，晒干。

【性状特征】几种杏仁外形相似，呈扁心形，长1～1.9cm，宽0.8～1.5cm，厚0.5～0.8cm。表面黄棕色至深棕色，一端尖，另端钝圆，肥厚，左右不对称，尖端一侧有短线形种脐，圆端合点处向上具多数深棕色的脉纹。种皮薄，子叶2，乳白色，富油性。气微，味苦。（图9-7）

传统鉴定以颗粒均匀、饱满、完整、味苦者为优。

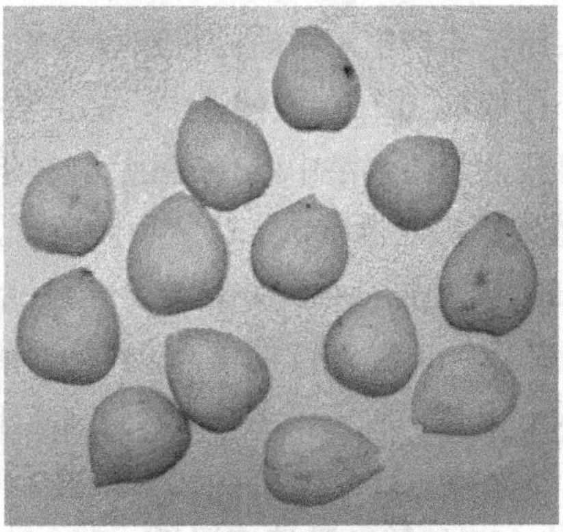

图9-7 苦杏仁

【显微特征】种子中部横切面：外表皮细胞1列，散有长圆形、卵圆形，偶有贝壳形及顶端平截而呈梯形的黄色石细胞，上半部凸出于表面，下半部埋在薄壁组织中，石细胞高38～95μm，宽 30～57μm。埋在薄壁组织部分壁较薄，纹孔及沟纹多；凸出部分壁较厚，纹孔少或无。下方为细胞皱缩的营养层，有细小维管束。内表皮 1 列，含黄色物质。外胚乳为数列颓废的薄壁组织。内胚乳为1列长方形细胞，内含糊粉粒及脂肪油。

粉末：黄白色。种皮石细胞单个散在或数个成群，淡黄色或黄棕色，侧面观大多呈贝壳形、卵圆形或类圆形，底部较宽，18～60μm，壁厚3～5μm，层纹无或少见，孔沟甚密，上部壁厚5～10μm，层纹明显，孔沟少；表面呈类圆形，类多角形，纹孔大而密。种皮外表皮薄壁细胞棕色或红棕色，多皱缩，常与石细胞相连。子叶细胞含糊粉粒及油滴；较大的糊粉粒中有细小草酸钙簇晶，直径2～6μm。此外，尚有内胚乳细胞、螺纹导管等。（图9-8）

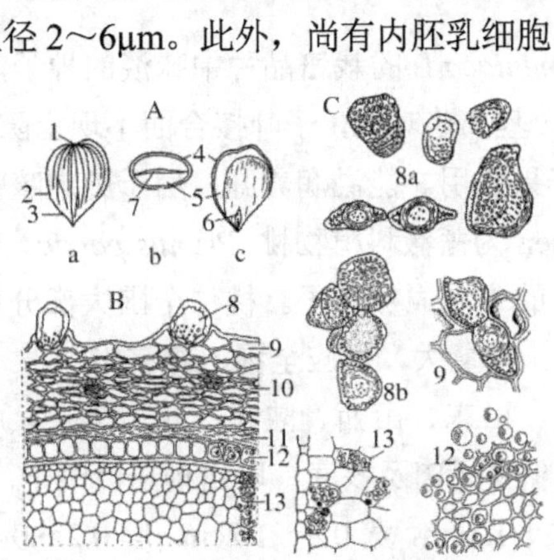

图9-8 苦杏仁性状及粉末特征

A. 性状（a. 外形 b. 横切面 c. 纵剖面） B. 横切面详图 C. 粉末

1. 合点 2. 种脊 3. 种脐 4. 种皮 5. 子叶 6. 胚 7. 空隙 8. 石细胞（a. 侧面观 b. 表面观） 9. 种皮外表皮石细胞 10. 薄壁细胞 11. 外胚乳 12. 内胚乳 13. 子叶细胞

【化学成分】含苦杏仁苷，脂肪油；另含苦杏仁酶、樱叶酶。苦杏仁苷经酶或酸水解产生氢氰酸、苯甲醛及葡萄糖。尚含挥发性芳香成分β-紫罗兰酮、芳樟醇等，以及蛋白质和氨基酸。2010版《中国药典》规定本品含苦杏仁苷（$C_{20}H_{27}NO_{11}$）不得少于3.0%。

【理化鉴定】

（1）本品数粒，加水共研，即产生苯甲醛的特殊香气。

（2）本品数粒，捣碎，即取约0.1g，置试管中，加水数滴使湿润，试管中悬挂一条三硝基苯酚试纸，用软木塞塞紧，置温水浴中，10min后，试纸显砖红色。

（3）取本品粉末2g，置索氏提取器中，加二氯甲烷适量，加热回流2h，弃去二氯甲烷液，药渣挥干，加甲醇30ml，加热回流30min，放冷，过滤，滤液作为供试品溶液。另取苦杏仁苷对照品，加甲醇制成每1ml含2mg的溶液，作为对照品溶液。照薄层色谱法（2010版药典附录Ⅵ B）试验，吸取上述两种溶液各3μl，分别点于同一硅胶G薄层板上，以三氯甲烷-乙酸乙酯-甲醇-水（15∶40∶22∶10）5～10℃放置12h的下层溶液为展开剂，展开，取出，立即用0.8%磷钼酸的15%硫酸乙醇溶液浸板，在105℃加热至斑点显色清晰。供试品色谱中，在与对照品色谱相应的位置上，显相同颜色的斑点。

【古今应用】苦，微温；有小毒。归肺、大肠经。降气止咳平喘，润肠通便。用于咳嗽气喘，胸满痰多，肠燥便秘。用量5～10g，生品入煎剂后下。内服不宜过量，以免中毒。

现代药理研究本品具有镇咳平喘、润肠通便、抑制胃蛋白酶的活性对溃疡面有保护作用，尚有抗肿瘤、抗炎、镇痛、降血脂、抗突变、抗蛲虫和滴虫感染、治疗再生障碍性贫血等作用。

大量口服苦杏仁可产生中毒，首先作用于延脑的呕吐、呼吸、迷走及血管运动等中枢，引起兴奋，随后进入昏迷、惊厥继而整个中枢神经系统麻痹而死亡。抢救主要用亚硝酸盐和硫代硫酸钠。

【附注】

（1）甜杏仁：为杏 *P.armeniaca* L.的栽培品种中味淡的种子，稍大而扁，长1.2～2.1cm，宽0.9～1.6cm，厚5～6mm，基部略对称，子叶接合面不现空隙。含苦杏仁苷0.17%，脂肪油40%～60%。趁鲜或作干果食用。能滋润养肺；用于肺虚咳嗽，大便燥结。

（2）桃仁* Persicae Semen 为蔷薇科植物桃 *Prunus persica*（L.）Batsch 或山桃 *Prunus davidiana*（*Carr.*）Franch. 的干燥成熟种子。桃仁全国大部分省区有产，主产于四川、云南、陕西、山东、河南等地。产量大，供应全国，并有出口。

山桃仁产于河北、河南、山东、山西、陕西、四川等省，山桃仁产量少，多与桃仁混装售用。果实成熟后采收，除去果肉及核壳，取出种子，晒干。

桃仁呈扁长卵形，长1.2～1.8cm，宽0.8～1.2cm，厚0.2～0.4cm。表面黄棕色至红棕色，密布颗粒状突起。一端尖，中部膨大，另端钝圆稍扁斜，边缘较薄。尖端一侧有短线形种脐，圆端有颜色略深不甚明显的合点，自合点处散出多数纵向维管束。种皮薄，子叶2，类白色，富油性。气微，味微苦。（图9-9）

山桃仁呈类卵圆形，较小而肥厚，长约0.9cm，宽约0.7cm，厚约0.5cm。（图9-10）

苦、甘，平。归心、肝、大肠经。活血祛瘀，润肠通便。用于经闭，痛经，癥瘕痞块，跌扑损伤，肠燥便秘。用量 5～10g。孕妇慎用。

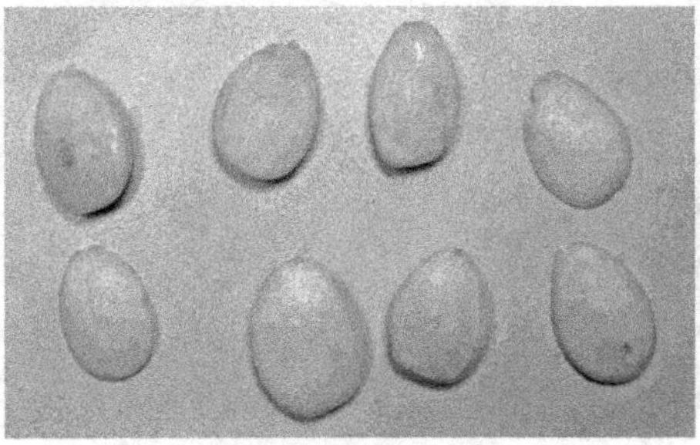

图 9-9　桃仁

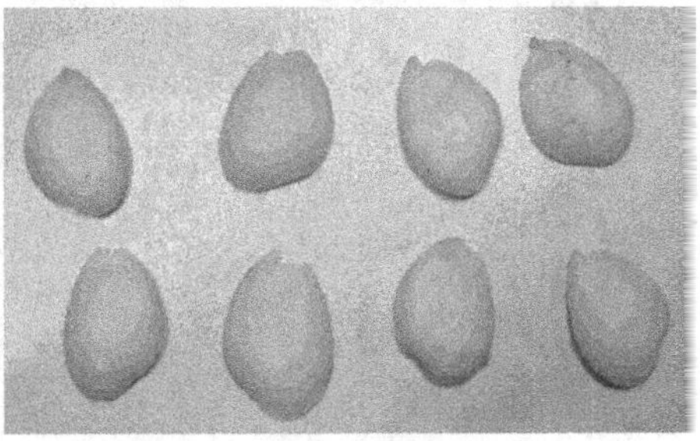

图 9-10　山桃仁

（3）苦杏仁和桃仁鉴别比较。

① 形状性状比较：桃仁形状偏斜，苦杏仁呈心脏形；山桃仁中部膨大，苦杏仁基部肥厚；嘴（胚根）的歪直（桃仁嘴歪，杏仁嘴直）；种皮表面纹理（桃仁纵向凹纹，杏仁不规则纵向皱缩凹纹）；气味（桃仁气微，杏仁有苯甲醛样香气）；杏仁合点微凹，桃仁则不；桃仁子叶错位，杏仁不错位。

② 电泳检测：取苦杏仁粉末约 0.1g，加入 25%浓缩胶缓冲液 1ml，超声提取 30min，3500r/min 离心 20min，吸取上清液，加入 40%蔗糖溶液（1∶1），混匀，作为供试品溶液。同法制备桃仁和山桃仁的对比溶液，吸取上述 3 种溶液各 20ul，分别点样与同一聚丙烯酰胺凝胶胶片上，用溴酚蓝示踪，电泳（初始电流 15mA，稳流 25mA），取出胶片，用考马斯亮蓝 R250 溶液染色，脱色至谱带清晰。三者之间谱带有明显区别。

（4）桃枝* Persicae Mmulus 为蔷薇科植物桃 *Prunus persica*（L.）Batsch 的干燥枝条。夏季采收，切段，晒干。呈圆柱形，长短不一，直径 0.2～1cm，表面红褐色，较光滑，有类白色点状皮孔。质脆，易折断，切面黄白色，木部占大部分，髓部白色。气微，味微苦、涩。苦，平。归心、肝经。活血通络，解毒杀虫。用于心腹刺痛，风湿痹痛，跌打损伤，疮癣。用量 9～15g。外用适量，煎汤洗浴。

决明子* Cassiae Semen

【来源】为豆科植物决明 *Cassia obtusifolia* L. 或小决明 *Cassia tora* L.的干燥成熟种子。

【产地】生于村边、路旁和旷野等处。分布于长江以南各省区。全世界热带地方均有。

【采收加工】秋季采收成熟果实，晒干，打下种子，除去杂质。

【性状特征】

（1）决明：略呈菱方形或短圆柱形，两端平行倾斜，长 3～7mm，宽 2～4mm。表面绿棕色或暗棕色，平滑有光泽。一端较平坦，另端斜尖，背腹面各有 1 条突起的棱线，棱线两侧各有 1 条斜向对称而色较浅的线形凹纹。质坚硬，不易破碎。种皮薄，子叶 2，黄色，呈“S”形折曲并重叠。气微，味微苦。（图 9-11，图 9-12）

（2）小决明：呈短圆柱形，较小，长 3～5mm，宽 2～3mm。表面棱线两侧各有 1 片宽广的浅黄棕色带。（图 9-12）

传统鉴定以颗粒饱满、色绿棕、光亮者为优。

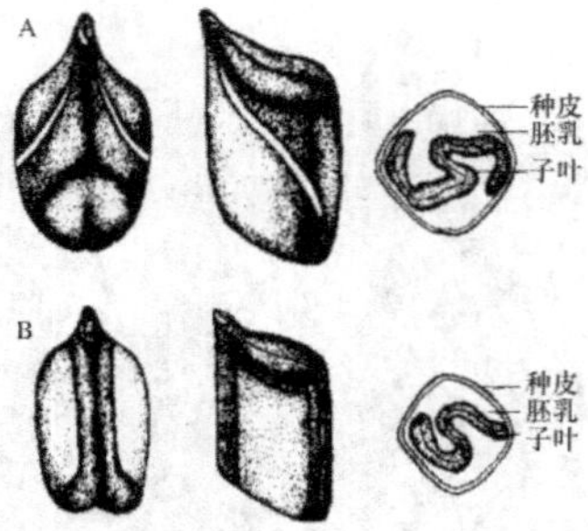

图 9-11 决明子

A. 决明 B. 小决明

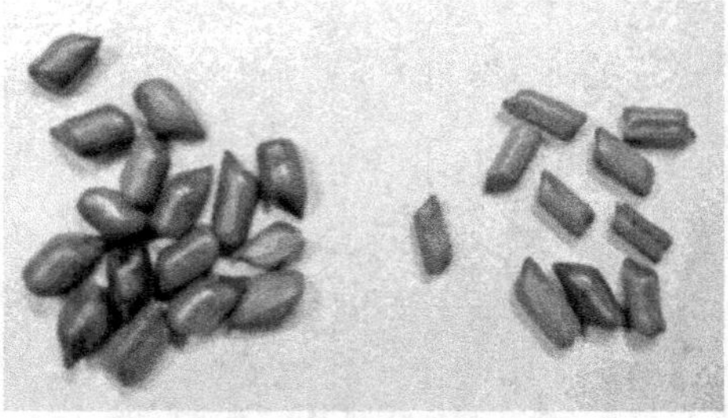

图 9-12 决明子（左决明子，右小决明子）

【显微特征】粉末：黄棕色。种皮栅状细胞无色或淡黄色，侧面观细胞 1 列，呈长方形，排列稍不平整，长 42～53μm，壁较厚，光辉带 2 条，表面观呈类多角形，壁稍皱缩。种皮支持细胞表面观呈类圆形，直径 10～35（55）μm，可见两个同心圆圈。角质层碎片厚 11～19μm。草酸钙簇晶众多，多存在于薄壁细胞中，直径 8～21μm。（图 9-13）

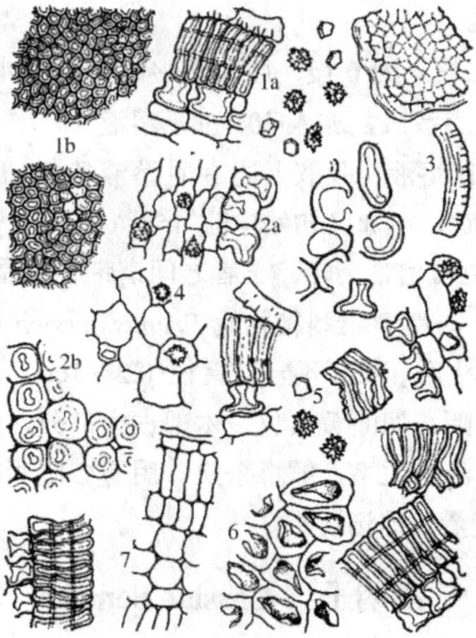

图 9-13 决明子粉末图

1. 种皮栅状细胞（a. 侧面观 b. 表面观） 2. 种皮支持细胞（a. 侧面观 b. 表面观） 3. 角质层碎片 4. 草酸钙簇晶 5. 草酸方晶钙 6. 内胚乳细胞 7. 子叶碎片

【化学成分】含大黄素、大黄酚、大黄素甲醚、决明素、钝叶决明素及其苷类。2010 版《中国药典》规定本品按干燥品计算，含大黄酚（$C_{15}H_{10}O_4$）不得少于 0.20%，含橙黄决明素（$C_{17}H_{14}O_7$）不得少于 0.080%。

【理化鉴定】

（1）取本品粉末 0.5g，加稀硫酸 20ml 与三氯甲烷 10ml，微沸回流 15min，放冷后，移入分液漏斗中，分取三氯甲烷层，加氢氧化钠试液 10ml，振摇，放置，碱液层显红色。如显棕色，则分取碱液层加过氧化氢试液 1～2 滴，再置水浴中加热 4min，即显红色。

（2）取本品粉末1g，加甲醇10ml，浸渍1h，过滤，滤液蒸干，残渣加水10ml使溶解，再加盐酸1ml，置水浴上加热30min，立即冷却，用乙醚提取2次，每次20ml，合并乙醚液，蒸干，残渣加三氯甲烷1ml使溶解，作为供试品溶液。另取大黄素对照品、大黄酚对照品，加甲醇制成每1ml各含1mg的混合溶液，作为对照品溶液。照薄层色谱法试验，吸取上述两种溶液各2μl，分别点于同一以羧甲基纤维素钠为黏合剂的硅胶H薄层板上，以石油醚（30～60℃）-甲酸乙酯-甲酸（15∶5∶1）的上层溶液为展开剂，展开，取出，晾干，置紫外光灯（365nm）下检视。供试品色谱中，在与对照品色谱相应的位置上，显相同的橙色荧光斑点，置氨蒸气中熏后，斑点变为红色。

【古今应用】甘、苦、咸，微寒。归肝、大肠经。清热明目，润肠通便。用于目赤涩痛，羞明多泪，头痛眩晕，目暗不明，大便秘结。用量9～15g。

现代药理研究本品具有降压、降血脂、抑菌，还有保肝、润肠通便等作用。

五味子* Schisandrae Chinensis Fructus

【来源】为木兰科植物五味子 *Schisandra chinensis*（Turcz.）Baill 的干燥成熟果实。习称“北五味子”。

【产地】北五味子主产于辽宁、吉林、黑龙江等地。为辽宁道地生药，习称“辽五味”，野生或栽培。

【采收加工】秋季果实成熟时采摘，晒干或以硫磺熏后烘干，除去果梗及杂质。

【性状特征】呈不规则的球形或扁球形，直径5～8mm。表面红色、紫红色或暗红色，久储则变为黑红色，皱缩，新品显油润；陈货表面呈黑红色或出现“白霜”。果肉柔软，种子1～2粒，肾形，表面棕黄色，光滑，有光泽，种皮薄而脆。果肉气微，味酸；种子破碎后，有香气，味辛、微苦。（图9-14）

传统鉴定以粒大、果皮紫红、肉厚、柔润者为优。

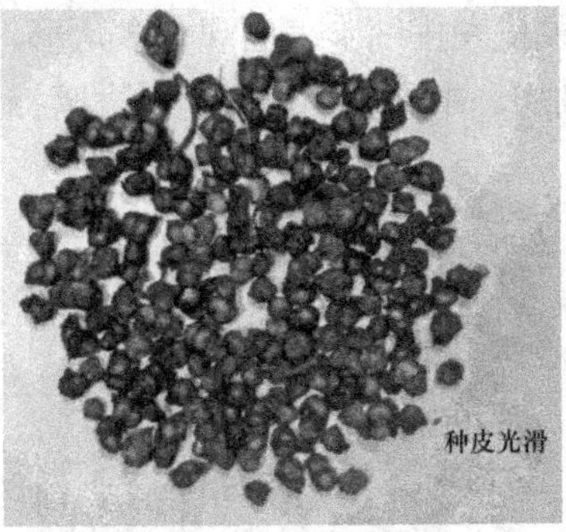

图9-14　五味子

【显微特征】横切面：外果皮为1列方形或长方形细胞，壁稍厚，外被角质层，散有油细胞；中果皮薄壁细胞10余列，含淀粉粒，散有小型外韧型维管束；内果皮为1列小方形薄壁细胞。种皮最外层为1列径向延长的石细胞，壁厚，纹孔及孔沟细密；其下为数列类圆形、三角形或多角形石细胞，纹孔较大；石细胞层下为数列薄壁细胞，种脊部位有维管束；油细胞层为1列长方形细胞，含棕黄色油滴；再下为3～5列小形细胞；种皮内表皮为1列小细胞，壁稍厚，胚乳细胞含脂肪油滴及糊粉粒。（图9-15）

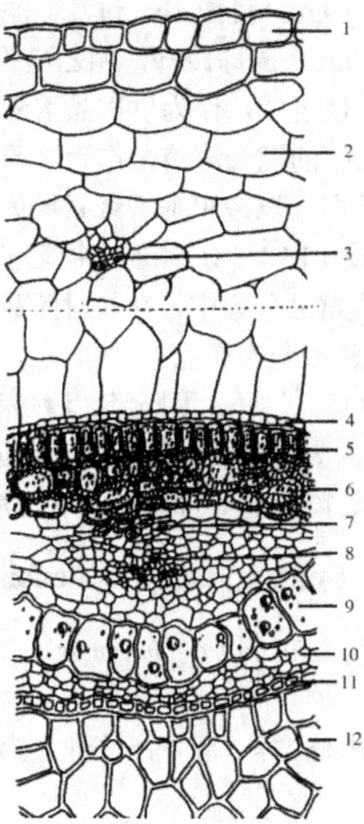

图 9–15 北五味子横切面图（果皮及种子）

1. 外果皮 2. 中果皮 3. 维管束 4. 中果皮薄壁细胞 5. 内果皮 6. 种皮石细胞层 7. 纤维束 8. 种脊维管束 9. 油细胞 10. 薄壁细胞 11. 种皮内表皮细胞 12. 胚乳细胞

粉末：暗紫色。种皮表皮石细胞表面观呈多角形或长多角形，直径 18～50μm，壁厚，孔沟极细密，胞腔内含深棕色物。种皮内层石细胞呈多角形、类圆形或不规则形，直径 32～83μm，壁稍厚，纹孔较大。果皮表皮细胞表面观类多角形，垂周壁略呈连珠状增厚，表面有角质线纹；表皮中散有油细胞。中果皮细胞皱缩，含暗棕色物，并含淀粉粒。(图 9-16)。

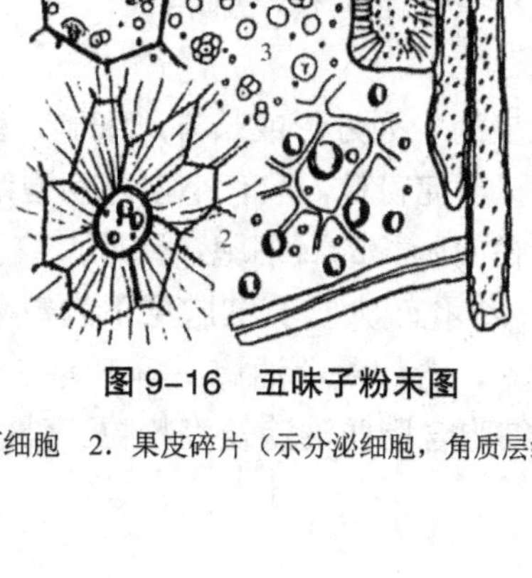

图 9–16 五味子粉末图

1. 种皮外层的石细胞 2. 果皮碎片（示分泌细胞，角质层纹理） 3. 淀粉粒

【化学成分】北五味子含木脂素，种子含挥发油。尚含糖类、苯甲酸、柠檬酸、酒石酸、精氨酸、维生素 C 等。2010 版《中国药典》规定本品含五味子醇甲（$C_{24}H_{32}O_7$）不得少于 0.40%。

【理化鉴定】取本品粉末 1g，加三氯甲烷 20ml，加热回流 30min，过滤，滤液蒸干，残渣加三氯甲烷 1ml 使溶解，作为供试品溶液。另取五味子对照生药 1g，同法制成对照生药溶液。再取五味子甲素对照品，加三氯甲烷制成每 1ml 含 1mg 的溶液，作为对照品溶液。照薄层色谱法试验，吸取上述三种溶液各 2μl，分别点于同一硅胶 GF_{254} 薄层板上，以石油醚（30～60℃）-甲酸乙酯-甲酸（15∶5∶1）的上层溶液为展开剂，展开，取出，晾干，置紫外光灯（254nm）下检视。供试品色谱中，在与对照生药和对照品色谱相应的位置上，显相同颜色的斑点。

【古今应用】味酸，性温。能收敛固涩，益气生津，补肾宁心。用于久嗽虚喘，梦遗滑精，遗尿尿频，久泻不止，自汗，盗汗，津伤口渴，气短，内热消渴，心悸失眠。

现代药理研究本品能使大脑皮质兴奋和抑制过程趋于平衡，有抗肝损伤、抗氧化、适应原样作用，对血压有调整作用。此外，五味子尚有兴奋子宫、扩张血管、强心、抗胃溃疡以及抗菌等作用。

【附注】

（1）南五味子* Schisandrae sphenantherae Fructus 为木兰科植物华中五味子 *Schisandra sphenanthera* Rehd. et Wils. 的干燥成熟果实。主产河南、陕西、甘肃，此外四川、云南等省亦产，销全国。秋季果实成熟时采摘，晒干，除去果梗及杂质。

呈球形或扁球形，直径 4～6mm。表面棕红色至暗棕色，干瘪，皱缩，果肉常紧贴种子上。种子 1～2，肾形，表面棕黄色，表面凹凸不平，种皮薄而脆。果肉气微，味微酸。归肺、心、肾经。收敛固涩，益气生津，补肾宁心。用于久嗽虚喘，梦遗滑精，遗尿尿频，久泻不止，自汗，盗汗，津伤口渴，气短，内热消渴，心悸失眠。用量 2～6g。

（2）在北五味子价高的时候，常有用南五味掺入北五味的情况，两者的主要区别是北五味种子外皮黄棕色，光滑，而南五味种子表面黄绿色，凹凸不平。

（3）五味子及华中五味子茎中亦含多量的木脂素类成分，可供利用。

枳壳* Aurantii Fructus

【来源】为芸香科植物酸橙 *Citrus aurantium* L. 及其栽培变种（注：主要有黄皮酸橙 *Citrus aurantium* ‘Huangpi’、代代花 *Citrus aurantium* ‘Daidai’、朱栾 *Citrus aurantium* ‘Chuluan’、塘橙 *Citrus aurantium* ‘Tangcheng’）的干燥未成熟果实。

【产地】主产于江西、四川、湖南、湖北、江苏、浙江、贵州等地，多为栽培。四川产者称川枳壳，江西产者称江枳壳，湖南产者称湘枳壳。

【采收加工】7 月果皮尚绿时采收，自中部横切为两半，晒干或低温干燥。

【性状特征】呈半球形，翻口似盆状，直径 3～5cm。外果皮棕褐色至褐色，有颗粒状突起，突起的顶端有凹点状油室；有明显的花柱残迹或果梗痕。切面中果皮黄白色，光滑而稍隆起，厚 0.4～1.3cm，边缘散有 1～2 列油室，瓤囊 7～12 瓣，少数至 15 瓣，汁囊干缩呈棕色至棕褐色，内藏种子。质坚硬，不易折断。气清香，味苦、微酸。（图 9-17，图 9-18）

传统鉴定以外皮色青绿、中果皮肉厚、色白、香气浓者为优。

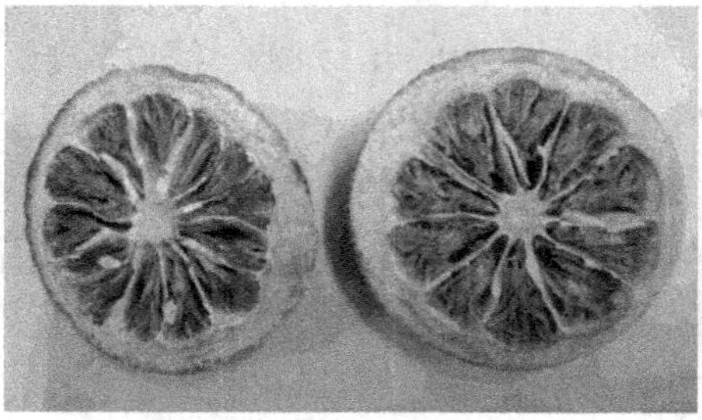

图 9-17 枳壳

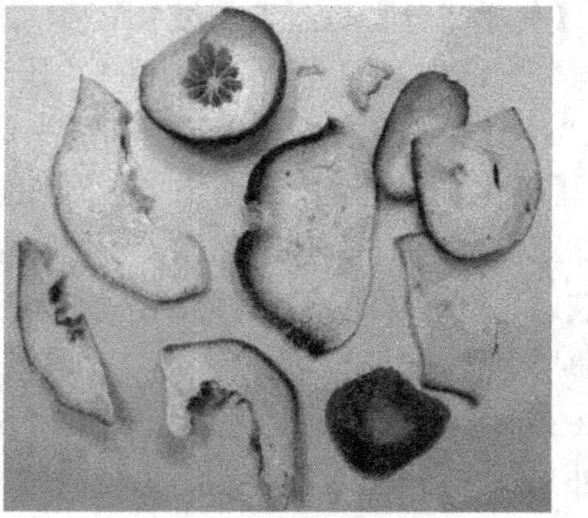

图 9-18 枳壳饮片

【显微特征】粉末：黄白色或棕黄色。中果皮细胞类圆形或形状不规则，壁大多呈不均匀增厚。果皮表皮细胞表面观多角形、类方形或长方形，气孔环式，直径 16～34μm，副卫细胞 5～9 个；侧面观外被角质层。汁囊组织淡黄色或无色，薄膜状，表面观表皮细胞狭长、皱缩，并与下层细胞交错排列。草酸钙方晶存在于果皮和汁囊细胞中，呈斜方形、多面体形或双锥形，直径 3～30μm。螺纹、网纹导管和管胞细小。（图 9-19）

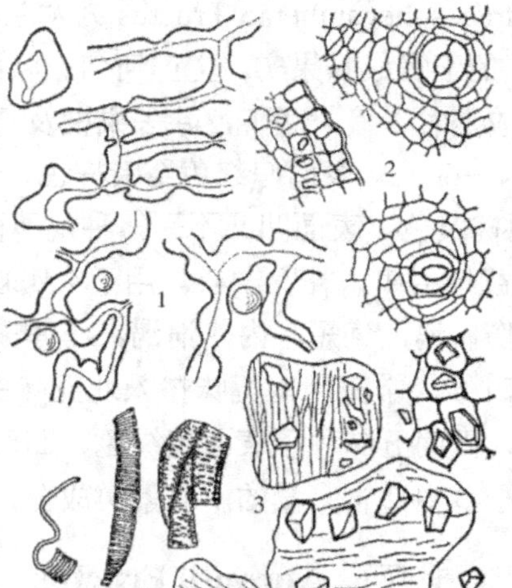

图 9-19 枳壳粉末图

1．中果皮细胞 2．表皮细胞及气孔 3．汁囊组织 4．草酸钙结晶 5．导管

【化学成分】主含黄酮类、挥发油类、生物碱及有机胺类。2010 版《中国药典》规定本品按干燥品计算，含柚皮苷（$C_{27}H_{32}O_{14}$）不得少于 4.0%，新橙皮苷（$C_{28}H_{34}O_{15}$）不得少于 3.0%。

【理化鉴定】取本品粉末 0.2g，加甲醇 10ml，超声处理 30min，过滤，滤液蒸干，残渣加甲醇 5ml 使溶解，作为供试品溶液。另取柚皮苷对照品、新橙皮苷对照品，加甲醇制成每 1ml 各含 0.5mg 的混合溶液，作为对照品溶液。照薄层色谱法（2010 版《中国药典》附录Ⅵ B）试验，吸取上述供试品溶液 10μl、对照品溶液 20μl，分别点于同一硅胶 G 薄层板上，以三氯甲烷-甲醇-水（13∶6∶2）下层溶液为展开剂，展开，取出，晾干，喷以 3%三

氯化铝乙醇溶液，在105℃加热约5min，置紫外光灯（365nm）下检视。供试品色谱中，在与对照品色谱相应的位置上，呈相同颜色的荧光斑点。

【古今应用】苦、辛、酸，微寒。归脾、胃经。理气宽中，行滞消胀。用于胸胁气滞，胀满疼痛，食积不化，痰饮内停，脏器下垂。用量 3～10g。

现代药理研究枳壳煎剂既能兴奋胃肠平滑肌使胃肠节律收缩增强，又有抑制肠管的作用，对已孕或未孕的离体和在体子宫均有兴奋作用；所含 N-甲基酪胺和辛费林均有升血压作用；挥发油尚能明显对抗溃疡形成。

【附注】枳实* Aurantii Fructus Immaturus 为芸香科植物酸橙 *Citrus aurantium* L. 及其栽培变种或甜橙 *Citrus sinensis* Osbeck 的干燥幼果。5～6 月收集自落的果实，除去杂质，自中部横切为两半，晒干或低温干燥，较小者直接晒干或低温干燥。呈半球形，少数为球形，直径 0.5～2.5cm。外果皮黑绿色或暗棕绿色，具颗粒状突起和皱纹，有明显的花柱残迹或果梗痕。切面中果皮略隆起，厚 0.3～1.2cm，黄白色或黄褐色，边缘有 1～2 列油室，瓤囊棕褐色，质坚硬。气清香，味苦、微酸。含挥发油、橙皮苷等。苦、辛、酸，微寒。归脾、胃经。破气消积，化痰散痞。用于积滞内停，痞满胀痛，泻痢后重，大便不通，痰滞气阻，胸痹，结胸，脏器下垂。用量 3～10g。

吴茱萸* Euodiae Fructus

【来源】为芸香科植物吴茱萸 *Euodia rutaecarpa*（Juss.）Benth.、石虎 *Euodia rutaecarpa*（Juss.）Benth. Var. *officinalis*（Dode）Huang 或疏毛吴茱萸 *Euodia rutaecarpa*（Juss.）Benth. Var. *bodinieri*（Dode）Huang 的干燥近成熟果实。

【产地】主产于贵州、广西、湖南、云南、四川、陕西南部及浙江等地。此外江西、湖北、安徽、福建等地亦产。以贵州、广西产量较大，湖南常德质量最好，销全国各地，并出口。

【采收加工】8～11 月果实尚未开裂时，剪下果枝，晒干或低温干燥，除去枝、叶、果梗等杂质。饮片临床有吴茱萸、制吴茱萸两种炮制规格。

【性状特征】呈球形或略呈五角状扁球形，直径 2～5mm。表面暗黄绿色至褐色，粗糙，有多数点状突起或凹下的油点。顶端有五角星状的裂隙，基部残留被有黄色茸毛的果梗。质硬而脆，横切面可见子房 5 室，每室有淡黄色种子 1 粒。气芳香浓郁，味辛辣而苦。（图 9-20）

传统鉴定以粒小、饱满坚实、色绿、香气浓烈者为优。

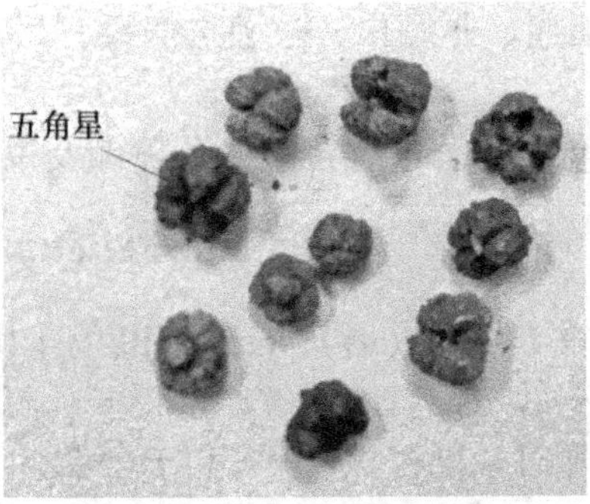

图 9-20 吴茱萸

【显微特征】粉末：褐色。非腺毛 2～6 细胞，长 140～350μm，壁疣明显，有的胞腔内含棕黄色至棕红色物。腺毛头部 7～14 细胞，椭圆形，常含黄棕色内含物，柄 2～5 细胞。草酸钙簇晶较多，直径 10～25μm；偶有方晶。石细胞类圆形或长方形，直径 35～70μm。

胞腔大。油室碎片有时可见，淡黄色。（图 9-21）

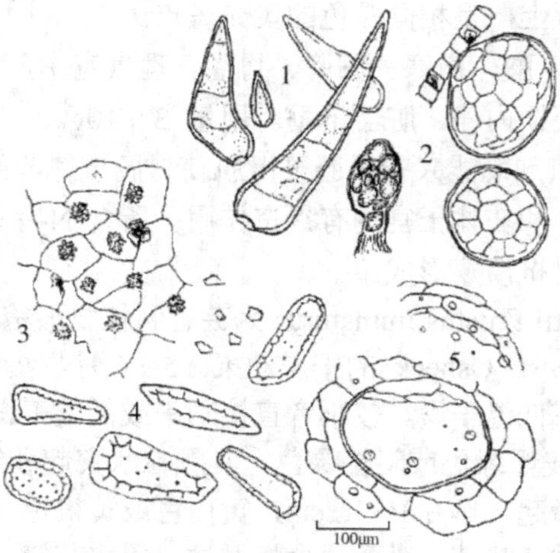

图 9-21 吴茱萸粉末图

1. 非腺毛 2. 腺毛 3. 草酸钙簇晶 4. 石细胞 5. 油室碎片

【化学成分】含挥发油、生物碱。2010 版《中国药典》规定本品按干燥品计算，含吴茱萸碱（$C_{19}H_{17}N_3O$）和吴茱萸次碱（$C_{18}H_{13}N_3O$）的总量不得少于 0.15%，柠檬苦素（$C_{26}H_{30}O_8$）不得少于 1.0%。

【理化鉴定】取本品粉末 0.4g，加乙醇 10ml，静置 30min，超声处理 30min，过滤，取滤液作为供试品溶液。另取吴茱萸对照生药 0.4g，同法制成对照生药溶液。再取吴茱萸次碱对照品加乙醇制成每 1ml 含 0.2mg 的溶液，作为对照品溶液。照薄层色谱法（2010 版《中国药典》附录ⅥB）试验，吸取上述三种溶液各 2μl，分别点于同一硅胶 G 薄层板上，以环己烷-乙酸乙酯-甲醇-三乙胺（19：5：1：1）为展开剂，展开，取出，晾干，喷以 10%硫酸乙醇溶液，晾干，置紫外光灯（365nm）下检视。供试品色谱中，在与对照生药和对照品色谱相应的位置上，显相同颜色的荧光斑点。

【古今应用】辛、苦，性热，有小毒。归肝、脾、胃、肾经。散寒止痛，降逆止呕，助阳止泻。用于厥阴头痛，寒疝腹痛，寒湿脚气，经行腹痛，脘腹胀痛，呕吐吞酸，五更泄泻；外治口疮，高血压。用量 1.5～4.5g。外用适量。

现代药理研究本品具有镇痛、驱蛔虫、抗菌抗病毒、兴奋中枢神经作用及呈现肾上腺素β兴奋剂的广泛生理作用。

【附注】吴茱萸叶、根也供药用。叶含羟基吴茱萸碱及黄酮类成分。

小茴香* Foeniculi Fructus

【来源】为伞形科植物茴香 *Foeniculum vulgare* Mill.的干燥成熟果实。

【产地】我国南北各地均有栽培，以山西省产量较多，内蒙古产品质佳。

【采收加工】秋季果实初熟时采割植株，晒干，打下果实，除去杂质。饮片临床有小茴香、盐小茴香两种炮制规格。

【性状特征】为双悬果，呈圆柱形，有的稍弯曲，长 4～8mm，直径 1.5～2.5mm。表面黄绿色或淡黄色，两端略尖，顶端残留有黄棕色突起的柱基，基部有时有细小的果梗。分果呈长椭圆形，背面有纵棱 5 条，接合面平坦而较宽。横切面略呈五边形，背面的四边约等长。有特异香气，味微甜、辛。（图 9-22）

传统鉴定以颗粒饱满、色黄绿、香气浓者为优。

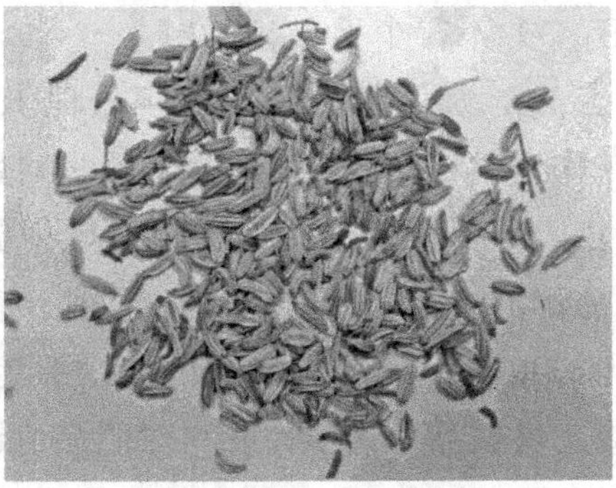

图 9-22　小茴香

【显微特征】分果横切面：外果皮为 1 列扁平细胞，外被角质层。中果皮纵棱处有维管束，其周围有多数木化网纹细胞；背面纵棱间各有大的椭圆形棕色油管 1 个，接合面有油管 2 个，共 6 个。内果皮为 1 列扁平薄壁细胞，细胞长短不一。种皮细胞扁长，含棕色物。胚乳细胞多角形，含多数糊粉粒，每个糊粉粒中含有细小草酸钙簇晶。

粉末：绿黄色或黄棕色。网纹细胞类长方形或类圆形，壁稍厚，微木化，具大形网状纹孔。油管碎片黄棕色或深红棕色，分泌细胞多角形，含棕色分泌物。内果皮细胞狭长，由 5～8 个细胞为 1 组，以其长轴相互作不规则方向镶嵌状排列。内胚乳细胞多角形，壁稍厚，内充满脂肪油和糊粉粒，每个糊粉粒中含小簇晶 1 个，直径约 7μm。此外，尚有外果皮细胞、种皮细胞、木纤维、木薄壁细胞、导管等。（图 9-23）

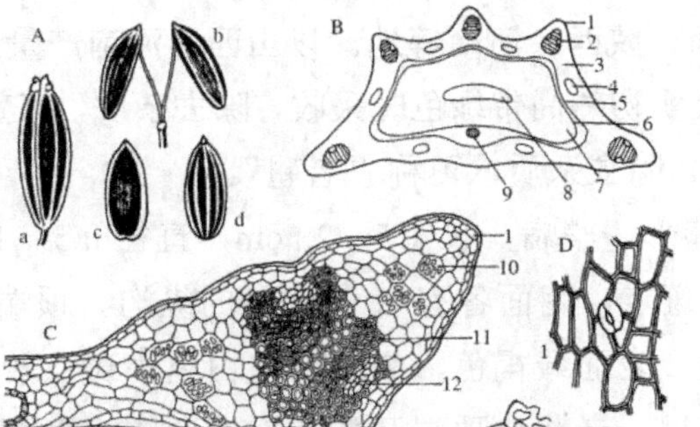

图 9-23　小茴香外形及显微特征图

A. 外形（a. 果实　b. 双悬果　c. 分果腹面　d. 分果背面）

B. 分果横切面简图　C. 分果横切面详图　D. 粉末

1. 外果皮　2. 维管束柱　3. 中果皮　4. 油管　5. 内果皮　6. 种皮　7. 内胚乳　8. 胚　9. 种脊维管束　10. 木化网纹细胞　11. 木质部　12. 韧皮部　13. 草酸钙簇晶

【化学成分】含挥发油等。2010 版《中国药典》规定本品含挥发油不得少于 1.5%（ml/g），反式茴香脑（$C_{10}H_{12}O$）不得少于 1.4%。

【理化鉴定】取本品粉末 2g，加乙醚 20ml，超声处理 10min，过滤，滤液挥干，残渣加三氯甲烷 1ml 使溶解，作为供试品溶液。另取茴香醛对照品，加乙醇制成每 1ml 含 1μl 的溶液，作为对照品溶液。照薄层色谱法（2010 版《中国药典》附录Ⅵ B）试验，吸取供试品溶液 5μl、对照品溶液 1μl，分别点于同一以羧甲基纤维素钠为黏合剂的硅胶 G 薄层板上，以石油醚（60～90℃）-乙酸乙酯（17∶2.5）为展开剂，展至 8cm，取出，晾干，喷以二硝基苯肼试液。供试品色谱中，在与对照品色谱相应的位置上，显相同的橙红色斑点。

【古今应用】辛，温。归肝、肾、脾、胃经。散寒止痛，理气和胃。用于寒疝腹痛，睾丸偏坠，痛经，少腹冷痛，脘腹胀痛，食少吐泻，睾丸鞘膜积液。盐小茴香暖肾散寒止痛。用于寒疝腹痛，睾丸偏坠，经寒腹痛。用量 3～6g。

现代药理研究本品能促进胃肠蠕动和分泌，能排除肠内气体；并有祛痰作用。

【附注】茴香的根、叶和全草也可入药，功效类同。茎叶含挥发油，叶并含槲皮素-3-阿拉伯糖苷、山柰素阿拉伯糖苷等，嫩时可做蔬菜食用。

连翘* Forsythiae Fructus

【来源】为木犀科植物连翘 *Forsythia suspensa* （Thunb.） Vahl 的干燥果实。

【产地】主产于山西、陕西、河南等地。以山西、河南产量最大。

【采收加工】秋季果实初熟尚带绿色时采收，除去杂质，蒸熟，晒干，习称“青翘”；果实熟透时采收，晒干，除去杂质，习称“老翘”。

【性状特征】呈长卵形，稍扁，长 1.5～2.5cm，直径 0.5～1.3cm。表面有不规则的纵皱纹及多数突起的小斑点，两面各有 1 条明显的纵沟。顶端锐尖，基部有小果梗或已脱落。青翘多不开裂，表面绿褐色，突起的灰白色小斑点较少；质硬；种子多数，黄绿色，细长，一侧有翅。老翘自顶端开裂或裂成两瓣，表面黄棕色或红棕色，内表面多为浅黄棕色，平滑，具一纵隔；质脆；种子棕色，多已脱落。气微香，味苦。（图 9-24）

传统鉴定“青翘”以色较绿、不开裂者为佳；“老翘”以色较黄、瓣大、壳厚者为佳。

【显微特征】果皮粉末：淡黄棕色。纤维束，上下层纵横交错排列，纤维呈短梭状，稍弯曲或形状不规则，长 82～220μm，直径 25～32μm，部分纤维的侧壁厚薄不均一。石细胞甚多，长方形至多角形，直径 36～48μm，有的三面壁较厚，一面壁较薄，层纹及纹孔明显。外果皮细胞呈多角形，表面微现不规则或网状角质层纹理，断面观呈类方形，直径 24～30μm，角质层厚 8～14μm。（图 9-25）

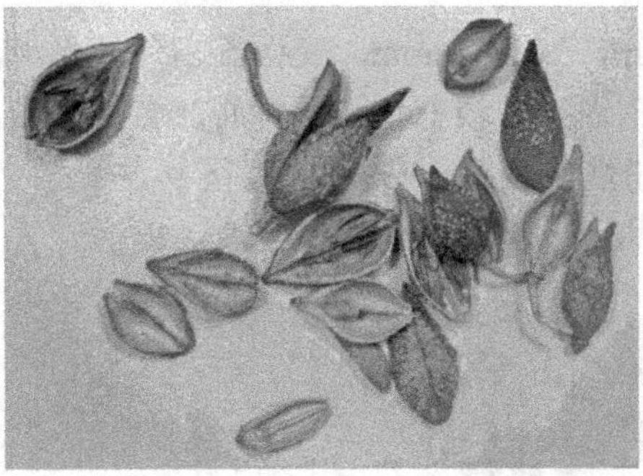

图 9-24　连翘

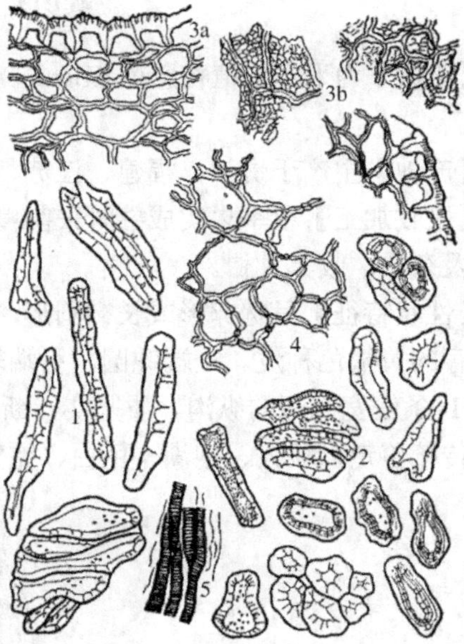

图 9-25　连翘粉末图

1. 内果皮纤维　2. 石细胞　3. 外果皮（a. 表面观　b. 断面观）　4. 中果皮细胞　5. 导管

【化学成分】含连翘苷、连翘脂苷 A～D、连翘酚、牛蒡子苷、罗汉松脂苷、连翘脂苷、松脂素等以及白桦脂酸、熊果酸、齐墩果酸等；种子含挥发油。2010 版《中国药典》规定本品按干燥品计算，含连翘苷（$C_{27}H_{34}O_{11}$）不得少于 0.15%，含连翘酯苷 A（$C_{29}H_{36}O_{15}$）不得少于 0.25%。

【理化鉴定】取本品粉末 1g，加石油醚（30～60℃）20ml，密塞，超声处理 15min，过滤，弃去石油醚液，残渣挥干石油醚，加甲醇 20ml，密塞，超声处理 20min，过滤，滤液蒸干，残渣加甲醇 5ml 使溶解，作为供试品溶液。另取连翘对照生药 1g，同法制成对照生药溶液。再取连翘苷对照品，加甲醇制成每 1ml 含 0.25mg 的溶液，作为对照品溶液。照薄层色谱法（2010 版《中国药典》附录Ⅵ B）试验，吸取上述三种溶液各 3μl，分别点于同一硅胶 G 薄层板上，以三氯甲烷-甲醇（8∶1）为展开剂，展开，取出，晾干，喷以 10%硫酸乙醇溶液，在 105℃加热至斑点显色清晰。供试品色谱中，在与对照生药色谱和对照品色谱相应的位置上，显相同颜色的斑点。

【古今应用】苦，微寒。归肺、心、小肠经。清热解毒，消肿散结。用于痈疽，瘰疬，乳痈，丹毒，风热感冒，温病初起，温热入营，高热烦渴，神昏发斑，热淋尿闭。用量 6～15g。

现代药理研究连翘酚和挥发油对多种革兰阳性和阴性细菌均有明显的抑制作用，对流感病毒、鼻病毒亦有抑制作用，并有显著的解热、抗炎、利尿、保护肝脏和镇吐等作用。

【附注】

（1）新近发现有以苦丁香的花萼掺入连翘的情况，苦丁香的花萼筒狭钟形，密被白色长柔毛，两面无明显的纵沟。实践中应加以注意。

（2）实际工作中曾发现连翘中掺有提取过的连翘，注意从质地和气味加以鉴别。

薏苡仁* Coicis Semen

【来源】为禾本科植物薏苡 *Coix lacryma-jobi* L. var. *mayuen*（Roman.）Stapf 的干燥成熟种仁。

【产地】主产于贵州、福建、江苏、河北、辽宁等省。

【采收加工】秋季果实成熟时采割植株，晒干，打下果实，再晒干，除去外壳、黄褐色种皮及杂质，收集种仁。

【性状特征】呈宽卵形或长椭圆形，长 4～8mm，宽 3～6mm。表面乳白色，光滑，偶有残存的黄褐色种皮。一端钝圆，另端较宽而微凹，有 1 淡棕色点状种脐；背面圆凸，腹面有 1 条较宽而深的纵沟。质坚实，断面白色，粉性。气微，味微甜。（图 9-26）

传统鉴定以粒大、饱满、色白、完整者为优。

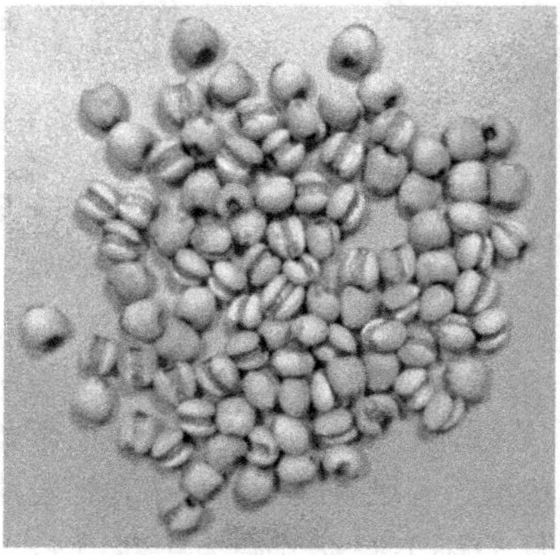

图 9-26 薏苡仁

【显微特征】粉末：淡黄白色。淀粉粒极多，单粒类圆形、圆多角形或多面形，直径 2～20μm，脐点明显，多呈星状、裂缝状或叉状，层纹不明显；复粒稀少，由 2～3 分粒组成。遇碘液显橙黄色。残留果皮表皮细胞，表面观为长方形，排列较整齐，长 100～160μm，宽 29～33μm，垂周壁波状弯曲，胞壁微木化，内含淡黄棕色物。果皮中层细胞，黄棕色，呈不规则长管形，稍弯曲，纵横排列不规则，有较大细胞间隙，胞壁菲薄。内胚乳细胞多角形，径 60～110μm，内含大量淀粉粒。

【化学成分】主要含薏仁酯、薏仁内酯、薏仁胶酯；另含碳水化合物、脂肪、蛋白质、维生素、甾体化合物、氨基酸等。2010 版《中国药典》规定本品按干燥品计算，含甘油三油酸酯（$C_{57}H_{104}O_6$）不得少于 0.50%。

【古今应用】甘、淡，凉。归脾、胃、肺经。利水渗湿，健脾止泻，除痹，排脓，解毒散结。用于水肿，脚气，小便不利，脾虚泄泻，湿痹拘挛，肺痈，肠痈；赘疣，癌肿。用量 9～30g。

现代药理研究本品具有解热、镇静、镇痛、抗肿瘤、抑菌、抗炎、降血糖、降血钙、降血压以及抑制胰蛋白酶与诱发排卵等作用。

枸杞子* Lycii Fructus

【来源】为茄科植物宁夏枸杞 *Lycium barbarum* L.的干燥成熟果实。

【产地】主产于宁夏自治区，均系栽培，销全国并出口。近年来，内蒙古、青海也生产，质量亦佳。此外，甘肃、新疆等地亦有少量生产，销国内并出口。

【采收加工】夏、秋二季果实呈红色时采收，除去果梗，热风烘干，或晾至皮皱后，晒干。

【性状特征】呈类纺锤形或椭圆形，长6～20mm，直径3～10mm。表面红色或暗红色，顶端有小突起状的花柱痕，基部有白色的果梗痕。果皮柔韧，皱缩；果肉肉质，柔润。种子20～50粒，类肾形，扁而翘，长1.5～1.9mm，宽1～1.7mm，表面浅黄色或棕黄色。气微，味甜。（图9-27）

传统鉴定以粒大、色红、肉厚、质柔润、籽少、味甜者为优。

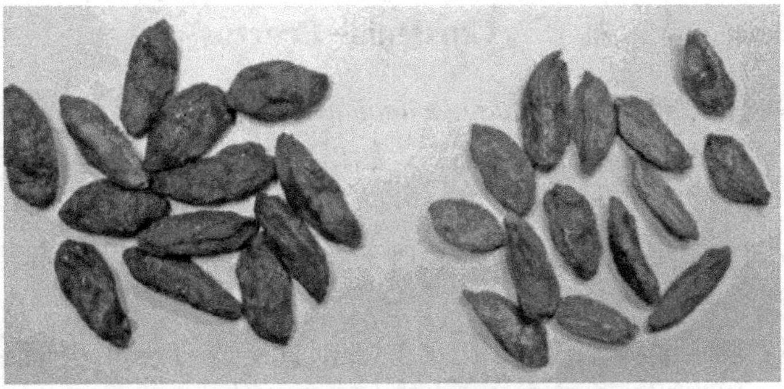

图9-27　枸杞子（左为青海栽培品，右为宁夏栽培品）

【化学成分】含枸杞多糖、甜菜碱、莨菪亭、酸浆果红素、胍衍生物、核黄素、胡萝卜素、维生素C、烟酸以及粗脂肪、粗蛋白、多种氨基酸和钙、磷、铁、锌等元素。2010版《中国药典》规定本品按干燥品计算，含枸杞多糖以葡萄糖（$C_6H_{12}O_6$）计，不得少于1.8%，含甜菜碱（$C_5H_{11}NO_2$）不得少于0.30%。

【理化鉴定】取本品0.5g，加水35ml，加热煮沸15min，放冷，过滤，滤液用乙酸乙酯15ml振摇提取，提取液浓缩至约1ml，作为供试品溶液。另取枸杞子对照生药0.5g，同法制成对照生药溶液。照薄层色谱法（2010版《中国药典》附录Ⅵ B）试验，吸取上述两种溶液各5μl，分别点于同一硅胶G薄层板上，以乙酸乙酯-三氯甲烷-甲酸（3∶2∶1）为展开剂，展开，取出，晾干，置紫外光灯（365nm）下检视。供试品色谱中，在与对照生药色谱相应的位置上，显相同颜色的荧光斑点。

【古今应用】甘，平。归肝、肾经。滋补肝肾，益精明目。用于虚劳精亏，腰膝酸痛，眩晕耳鸣，内热消渴，血虚萎黄，目昏不明。用量6～12g。

现代药理研究枸杞多糖有增强和调节免疫功能、抗肿瘤及促进小鼠脾细胞增殖的作用。枸杞煎剂能促进造血功能；水提物有降低血压、抑制心脏、兴奋肠道、促进子宫增重及保肝作用。枸杞子能降血糖、延缓衰老及增加小鼠耐缺氧、抗疲劳能力。

【附注】

（1）宁夏枸杞和枸杞是两个不同的物种，不是根据产地命名的，有人认为产于宁夏的枸杞叫做宁夏枸杞是错误的观点。

（2）河北等其他产地所产枸杞，多粒小，果肉薄，味苦，透皮亦可见种子。青海栽培的枸杞，粒大、质重，糖性足。新疆枸杞 *Lycium dasystemum* Pojark.粒圆，色朱红，味甜。有些时候，出于干燥和易于储存的目的，枸杞会使用硫磺熏。

（3）地骨皮* Lycii Cortex 为茄科植物枸杞 *Lycium chinense* Mill. 或宁夏枸杞 *Lycium barbarum* L.的干燥根皮。春初或秋后采挖根部，洗净，剥取根皮，晒干。呈筒状或槽状，长 3～10cm，宽 0.5～1.5cm，厚 0.1～0.3cm。外表面灰黄色至棕黄色，粗糙，有不规则纵裂纹，易成鳞片状剥落。内表面黄白色至灰黄色，较平坦，有细纵纹。体轻，质脆，易折断，断面不平坦，外层黄棕色，内层灰白色。气微，味微甘而后苦。性味甘，寒。归肺、肝、肾经。凉血除蒸，清肺降火。用于阴虚潮热，骨蒸盗汗，肺热咳嗽，咯血，衄血，内热消渴。用量 9～15g。

栀子* Gardeniae Fructus

【来源】为茜草科植物栀子 *Gardenia jasminoides* Ellis 的干燥成熟果实。

【产地】主产于湖南、江西、福建、浙江、四川、湖北等省。以湖南产量大，浙江、江西品质佳。

【采收加工】9～11 月果实成熟呈红黄色时采收，除去果梗及杂质，蒸至上汽或置沸水中略烫，取出，干燥。

【性状特征】呈卵圆形或椭圆形，长 1.5～3.5cm，直径 1～1.5cm。表面红黄色或棕红色，具 6 条翅状纵棱，棱间常有 1 条明显的纵脉纹，并有分枝。顶端残存萼片，基部稍尖，有残留果梗。果皮薄而脆，略有光泽；内表面色较浅，有光泽，具 2～3 条隆起的假隔膜。种子多数，扁卵圆形，集结成团，深红色或红黄色，表面密具细小疣状突起。气微，味微酸而苦。（图 9-28）

传统鉴定以皮薄、饱满、色红黄者为优。

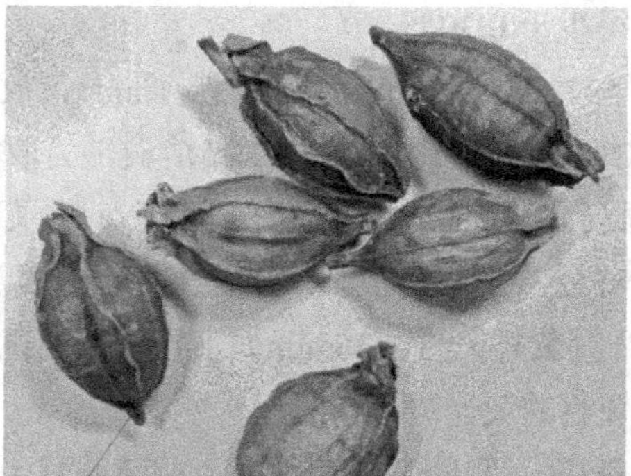

图 9-28 栀子

【显微特征】粉末：红棕色。内果皮石细胞类长方形；果皮纤维细长，梭形，直径约 10μm，长约至 110μm，常交错、斜向镶嵌状排列；含晶石细胞类圆形或多角形，直径 17～31μm，壁厚，胞腔内含草酸钙方晶，直径约 8μm。种皮石细胞黄色或淡棕色，长多角形、长方形或形状不规则，直径 60～112μm，长至 230μm，壁厚，纹孔甚大，胞腔棕红色。草酸钙簇晶直径 19～34μm。（图 9-29）

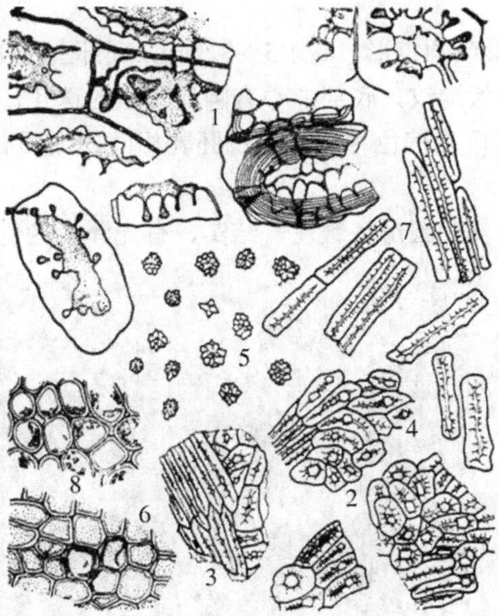

图 9-29 栀子粉末图

1. 种皮石细胞 2. 内果皮石细胞 3. 内果皮纤维 4. 草酸钙方晶 5. 草酸钙簇晶 6. 果皮表皮细胞 7. 束鞘纤维 8. 内胚乳细胞

【化学成分】主含京尼平苷、羟异栀子苷、山栀苷、京尼平龙胆二糖苷、栀子酮苷等环烯醚萜苷类成分以及番红花素、微量番红花酸、熊果酸与微量元素铁、锰、铜、钼等。2010 版《中国药典》规定本品按干燥品计算，含栀子苷（$C_{17}H_{24}O_{10}$）不得少于 1.8%。

【古今应用】苦，寒。归心、肺、三焦经。泻火除烦，清热利湿，凉血解毒；外用消肿止痛。用于热病心烦，湿热黄疸，淋证涩痛，血热吐衄，目赤肿痛，火毒疮疡；外治扭挫伤痛。6～10g。外用生品适量，研末调敷。

现代药理研究本品具有保肝、利胆退黄、促进胰腺分泌、改善肝脏和胃肠系统的功能及减轻胰腺炎等作用。有降低血压、中枢镇静、降低体温、抗菌、抗炎和泻下等作用。

【附注】

（1）焦栀子* Gardeniae Fructus Praeparatus 为栀子的炮制加工品。形状同栀子或为不规则的碎块，表面焦褐色或焦黑色。果皮内表面棕色，种子表面为黄棕色或棕褐色。气微，味微酸而苦。苦，寒。归心、肺、三焦经。凉血止血。用于血热吐血，衄血，尿血，崩漏。用量 6～9g。

（2）水栀子：栀子的混淆品，呈长椭圆形。明显较栀子长而大，先端渐尖，棱翅较高。一般外用。多用作染料。

槟榔* Arecae Semen

【来源】为棕榈科植物槟榔 *Areca catechu* L. 的干燥成熟种子。

【产地】主产于广东、云南、台湾等省。国外以印度尼西亚、印度、斯里兰卡、菲律宾等地产量最大。销全国各地。

【采收加工】春末至秋初采收成熟果实，用水煮后，低温烘干，除去果皮，取出种子，干燥。

【性状特征】呈扁球形或圆锥形，高1.5～3.5cm，底部直径1.5～3cm。表面淡黄棕色或淡红棕色，具稍凹下的网状沟纹，底部中心有圆形凹陷的珠孔，其旁有1明显疤痕状种脐。质坚硬，不易破碎，断面可见棕色种皮与白色胚乳相间的大理石样花纹。气微，味涩、微苦。（图9-30）

传统鉴定以色深褐、长椭圆形、皱皮、结实、有光泽者为优。

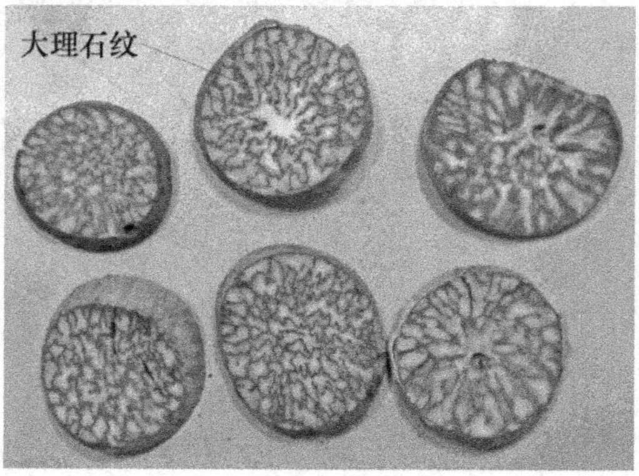

图9-30 槟榔切片

【显微特征】横切面：种皮组织分内、外层，外层为数列切向延长的扁平石细胞，内含红棕色物，石细胞形状、大小不一，常有细胞间隙；内层为数列薄壁细胞，含棕红色物，并散有少数维管束。外胚乳较狭窄，种皮内层与外胚乳常插入内胚乳中，形成错入组织；内胚乳细胞白色，多角形，壁厚，纹孔大，含油滴及糊粉粒。

【化学成分】含生物碱、鞣质、脂肪油、槟榔红等。2010版《中国药典》规定本品按干燥品计算，含槟榔碱（$C_8H_{13}NO_2$），不得少于0.20%。

【古今应用】苦、辛，温。归胃、大肠经。杀虫，消积，行气，利水，截疟。用于绦虫病、蛔虫病、姜片虫病，虫积腹痛，积滞泻痢，里急后重，水肿脚气，疟疾。用量3～10g；驱绦虫、姜片虫30～60g。

现代药理研究本品能使寄生虫产生松弛性麻痹而有驱虫作用，主要用于驱绦虫、蛲虫及抗血吸虫；槟榔碱尚有拟副交感神经作用，能兴奋胃肠道平滑肌，故用槟榔驱虫可不用泻药；滴眼可缩瞳；槟榔水煎剂对流感病毒及皮肤真菌均有抑制作用。

【附注】

（1）焦槟榔* Arecae Semen Tostum为槟榔的炮制加工品。呈类圆形薄片，直径1.5～3cm，厚1～2cm。表面焦黄色，可见大理石样花纹。质脆，易碎。气微，味涩、微苦。苦、辛，温。归胃、大肠经。消食导滞。用于食积不消，泻痢后重。用量3～10g。

（2）大腹皮* Arecae Pericarpium为棕榈科植物槟榔 *Areca catechu* L.的干燥果皮。冬季至次春采收未成熟的果实，煮后干燥，纵剖两瓣，剥取果皮，习称“大腹皮”；春末至秋初采收成熟果实，煮后干燥，剥取果皮，打松，晒干，习称“大腹毛”。

① 大腹皮：略呈椭圆形或长卵形瓢状，长4～7cm，宽2～3.5cm，厚0.2～0.5cm。外果皮深棕色至近黑色，具不规则的纵皱纹及隆起的横纹，顶端有花柱残痕，基部有果梗及残存萼片。内果皮凹陷，褐色或深棕色、光滑呈硬壳状。体轻，质硬，纵向撕裂后可见中

果皮纤维。气微，味微涩。

② 大腹毛：略呈椭圆形或瓢状。外果皮多已脱落或残存。中果皮棕毛状，黄白色或淡棕色，疏松质柔。内果皮硬壳状，黄棕色至棕色，内表面光滑，有时纵向破裂。气微，味淡。含大量鞣质及少量槟榔碱。

性味辛，微温。归脾、胃、大肠、小肠经。下气宽中，行水消肿。用于湿阻气滞，脘腹胀闷，大便不爽，水肿胀满，脚气浮肿，小便不利。用量 5～10g。

砂仁* Amomi Fructus

【来源】为姜科植物阳春砂 *Amomum villosum* Lour.、绿壳砂 *Amomum villosum* Lour. var. *xanthioides* T. L. Wu et Senjen 或海南砂 *Amomum longiligulare* T. L. Wu 的干燥成熟果实。

【产地】阳春砂主产于广东的阳春，广西和云南南部等地亦产。均为栽培品。绿壳砂主产于越南、缅甸、泰国、云南南部的临沧、文山、景洪等地。栽培或野生。海南砂主产于海南。

【采收加工】夏、秋间果实成熟时采收，晒干或低温干燥。

【性状特征】

（1）阳春砂、绿壳砂：呈椭圆形或卵圆形，有不明显的三棱，长 1.5～2cm，直径 1～1.5cm。表面棕褐色，有网状突起的纹理及密生短钝软刺，顶端有花被残基，基部常有果梗。果皮薄而软。种子集结成团，具三钝棱，中有白色隔膜，将种子团分成 3 瓣，每瓣有种子 5～26 粒。种子为不规则多面体，直径 2～3mm；表面棕红色或暗褐色，有细皱纹，外被淡棕色膜质假种皮；质硬，胚乳灰白色。气芳香而浓烈，味辛凉、微苦。（图 9-31，图 9-32）

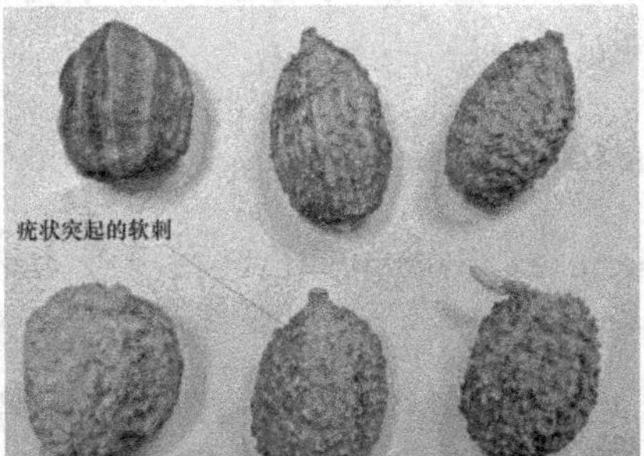

图 9-31　砂仁

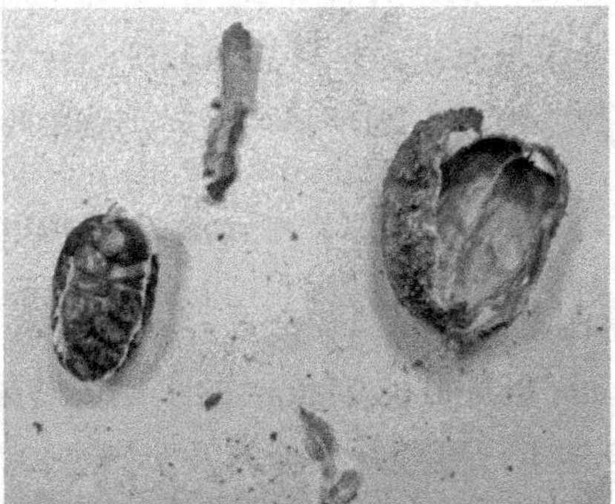

图 9-32　砂仁种子团

（2）海南砂：呈长椭圆形或卵圆形，有明显的三棱，长 1.5～2cm，直径 0.8～1.2cm。表面被片状、分枝的软刺，基部具果梗痕。果皮厚而硬。种子团较小，每瓣有种子 3～24 粒；种子直径 1.5～2mm。气味稍淡。

传统鉴定均以个大、坚实、饱满、香气浓者为优。

【显微特征】粉末：灰棕色。内种皮厚壁细胞红棕色或黄棕色，表面观多角形，壁厚，非木化，胞腔内含硅质块；断面观为 1 列栅状细胞，内壁及侧壁极厚，胞腔偏外侧，内含硅质块。种皮表皮细胞淡黄色，表面观长条形，常与下皮细胞上下层垂直排列；下皮细胞含棕色或红棕色物。色素层细胞皱缩，界限不清楚，含红棕色或深棕色物。外胚乳细胞类长方形或不规则形，充满细小淀粉粒集结成的淀粉团，有的包埋有细小草酸钙方晶。内胚乳细胞含细小糊粉粒及脂肪油滴。油细胞无色，壁薄，偶见油滴散在。

【化学成分】主要含有含挥发油。2010 版规定《中国药典》本品按干燥品计算，含乙酸龙脑酯($C_{12}H_{20}O_2$)不得少于 0.90%。阳春砂、绿壳砂种子团含挥发油不得少于 3.0%(ml/g)；海南砂种子团含挥发油不得少于 1.0%（ml/g)。

【古今应用】辛，温。归脾、胃、肾经。化湿开胃，温脾止泻，理气安胎。用于湿浊中阻，脘痞不饥，脾胃虚寒，呕吐泄泻，妊娠恶阻，胎动不安。用量 3～6g，入煎剂宜后下。

现代药理研究本品对离体肠管有兴奋作用、抗溃疡、抗凝血作用。

【附注】

（1）砂仁壳（果皮）含挥发油 0.34%，亦供药用，功效同种子，但稍弱。因此调剂或临床应用时可以不去掉果皮，但需串至开口。

（2）砂仁伪品较多，在使用过程中应注意鉴别。目前市场上常有用山姜、海南假砂仁、红壳砂仁等冒充砂仁的，其形状、成分、药理作用均与正品砂仁有较大的差异。因此，在鉴别使用时要加以注意。

（3）益智* Alpiniae Oxyphyllae Fructus 为姜科植物益智 *Alpinia oxyphylla* Miq.的干燥成熟果实。主产于海南省。呈纺锤形或椭圆形，两端略尖，顶端有花被残基，基部常残存果梗；表面棕色或灰棕色，有纵向断续隆起的棱线 13～20 条；果皮薄而稍韧，与种子紧贴，种子集结成团，中有隔膜将其分成 3 室，每室有种子 6～11 粒；种子呈不规则多面形，外被淡黄色膜质假种皮；有特异香气，味辛、微苦。含挥发油，尚含铬、锰、铁、镍、铜、锌、镉、铅等微量元素。辛，温。归脾、肾经。暖肾固精缩尿，温脾止泻摄唾。用于肾虚遗尿，小便频数，遗精白浊，脾寒泄泻，腹中冷痛，口多唾涎。用量 3～10g。

豆蔻* Amomi Fructus Rotundus

【来源】为姜科植物白豆蔻 *Amomum kravanh* Pierre ex Gagnep.或爪哇白豆蔻 *Amomum compactum* Soland ex Maton 的干燥成熟果实。按产地不同分为“原豆蔻”和“印尼白蔻”。

【产地】白豆蔻从柬埔寨及泰国进口，销全国。现我国海南岛和云南南部少量栽培。爪哇白豆蔻从印度尼西亚进口，销全国。现我国海南岛和云南南部地区栽培。

【采收加工】多于 7～8 月间果实即将黄熟但未开裂时采集果穗，去净残留的花被和果柄后晒干；或再用硫黄熏制漂白，使果皮呈黄白色。

【性状特征】

（1）原豆蔻：呈类球形，直径 1.2～1.8cm。表面黄白色至淡黄棕色，有 3 条较深的纵向槽纹，顶端有突起的柱基，基部有凹下的果柄痕，两端均具浅棕色绒毛。果皮体轻，质脆，易纵向裂开，内分 3 室，每室含种子约 10 粒；种子呈不规则多面体，背面略隆起，直径 3～4mm，表面暗棕色，有皱纹，并被有残留的假种皮。气芳香，味辛凉略似樟脑。（图 9-33）

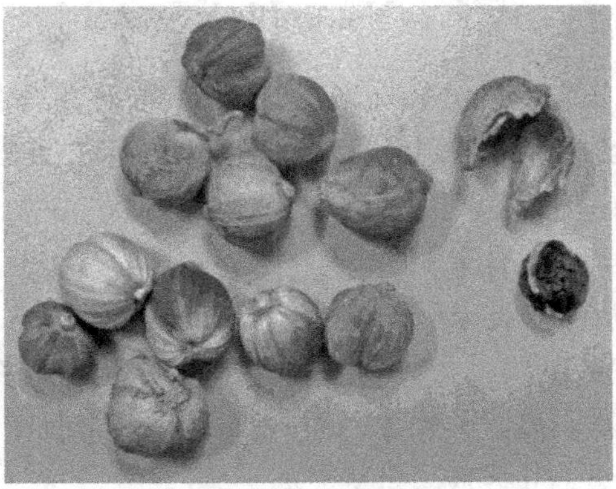

图 9–33 豆蔻

（2）印尼白蔻：个略小。表面黄白色，有的微显紫棕色。果皮较薄，种子瘦瘪。气味较弱。

传统鉴定均以个大饱满、果皮薄而洁白、气味浓者为优。

【化学成分】含黄酮类化合物、挥发油。2010 版《中国药典》规定本品按干燥品计算，豆蔻仁含桉油精（$C_{10}H_{18}O$）不得少于 3.0%，原豆蔻仁含挥发油不得少于 5.0%（ml/g）；印尼白蔻仁不得少于 4.0%（ml/g）。

【古今应用】辛，温。归肺、脾、胃经。化湿行气，温中止呕，开胃消食。用于湿浊中阻，不思饮食，湿温初起，胸闷不饥，寒湿呕逆，胸腹胀痛，食积不消。用量 3～6g，入煎剂宜后下。

【附注】

（1）红豆蔻* Galangae Fructus 为姜科植物大高良姜 *Alpinia galanga* Willd. 的果实。产于广东、海南、广西、云南。呈长球形，中部略细，长 0.7～1.2cm，直径 0.5～0.7cm。表面红棕色或暗红色，略皱缩，顶端有黄白色管状宿萼，基部有果梗痕。果皮薄，易破碎。种子 6，扁圆形或三角状多面形，黑棕色或红棕色，外被黄白色膜质假种皮，胚乳灰白色。气香，味辛辣。味辛、性温。燥湿散寒，醒脾消食。用于脘腹冷痛、食积胀满、呕吐泄泻、饮酒过多。用量 3～6g。

（2）草豆蔻* Alpiniae Katsumadai Semen 为姜科植物草豆蔻 *Alpinia katsumadai* Hayata 的干燥近成熟种子。主产于广东、广西、海南、云南、福建等地。为类球形的种子团，直径 1.5～2.7cm。表面灰褐色，中间有黄白色的隔膜，将种子团分成 3 瓣，每瓣有种子多数，粘连紧密，种子团略光滑。种子为卵圆状多面体，质硬。气香，味辛、微苦。含挥发油。辛，温。归脾、胃经。燥湿行气，温中止呕。用于寒湿内阻，脘腹胀满冷痛，嗳气呕逆，不思饮食。用量 3～6g。

（3）肉豆蔻* Myristicae Semen 为肉豆蔻科植物肉豆蔻 *Myristica fragrans* Houtt.的干燥种仁。主产于印度尼西亚、马来西亚。种仁呈卵圆形或椭圆形，表面灰棕色至暗棕色，常附白色石灰粉，有不规则浅纵沟及网状沟纹；质坚硬，断面显大理石样花纹（外层暗棕色外胚乳错入淡黄棕色内胚乳所形成）；气香浓烈，味辛。含挥发油、齐墩果酸、脂肪油、多种双芳丙烷类化合物等。辛，温。归脾、胃、大肠经。温中行气，涩肠止泻。用于脾胃虚寒，久泻不止，脘腹胀痛，食少呕吐。用量 3～10g。

莲子* Nelumbinis Semen

【来源】为睡莲科植物莲 *Nelumbo nucifera* Gaertn. 的干燥成熟种子。

【采收加工】秋季果实成熟时采割莲房，取出果实，除去果皮，干燥既得。也有捅去种胚，除去红色种皮，为白莲子。

【产地】主产湖南、浙江、福建。

【性状特征】略呈椭圆形或类球形，长 1.2～1.8cm，直径 0.8～1.4cm。表面浅黄棕色至红棕色，有细纵纹和较宽的脉纹。一端中心呈乳头状突起，深棕色，多有裂口，其周边略下陷。质硬，种皮薄，不易剥离。子叶 2，黄白色，肥厚，中有空隙，具绿色莲子心。气微，味甘、微涩；莲子心味苦。（图 9-34，图 9-35）

传统鉴定以皮纹细致鲜明，肉色玉白，莲心翠绿鲜嫩，上罩一层白色膜衣为优。

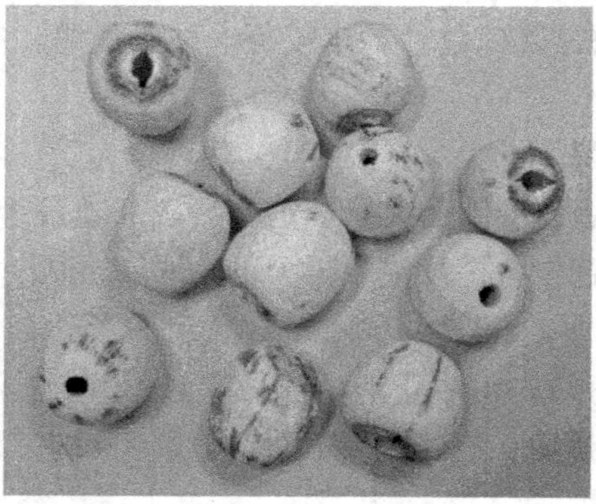

图 9-34 白莲子（机器磨去种皮）

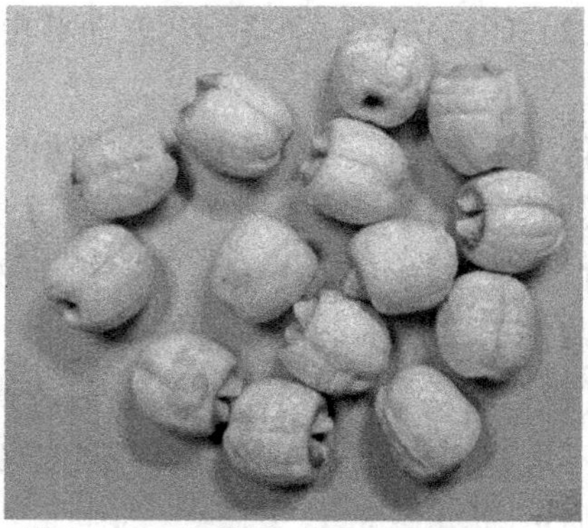

图 9-35 白莲子（化学药剂褪去种皮）

【显微特征】粉末：类白色。主为淀粉粒，单粒长圆形、类圆形、卵圆形或类三角形，有的具小尖突，直径 4～25μm，脐点少数可见，裂缝状或点状；复粒稀少，由 2～3 分粒组成。色素层细胞黄棕色或红棕色，表面观呈类长方形、类长多角形或类圆形，有的可见草酸钙簇晶。子叶细胞呈长圆形，壁稍厚，有的作连珠状，隐约可见纹孔域。可见螺纹和环纹导管。

【化学成分】含碳水化合物、蛋白质、脂肪、钙、磷等。

【理化鉴定】

（1）取本品粉末少许，加适量水混匀，加碘试液数滴，呈蓝紫色，加热后逐渐褪色，放冷，蓝紫色复现。

（2）取本品粉末 0.5g，加水 5ml，浸泡，过滤，滤液置试管中，加 α-萘酚试液数滴，摇匀，沿管壁缓缓滴加硫酸 1 ml，两液接界处出现紫色环。

（3）取本品粗粉 5g，加三氯甲烷 30ml，振摇，放置过夜，过滤，滤液蒸干，残渣加乙酸乙酯 2ml 使溶解，作为供试品溶液。另取莲子对照生药 5g，同法制成对照生药溶液。照薄层色谱法（2010 版《中国药典》附录Ⅵ B）试验，吸取两种溶液各 2μl，分别点于同一硅胶 G 薄层板上，以正己烷-丙酮（7∶2）为展开剂，展开，取出，晾干，喷以 5%香草醛的 10%硫酸乙醇溶液，在 105℃加热至斑点显色清晰。供试品色谱中，在与对照生药色谱相应的位置上，显相同颜色的斑点。

【古今应用】甘、涩，平。归脾、肾、心经。补脾止泻，止带，益肾涩精，养心安神。

用于脾虚泄泻，带下，遗精，心悸失眠。用量6～15g。

【附注】

（1）莲子心* Nelumbinis Plumula为睡莲科植物莲*Nelumbo nucifera* Gaertn.的成熟种子中的干燥幼叶及胚根。取出，晒干。略呈细圆柱形，长1～1.4cm，直径约0.2cm。幼叶绿色，一长一短，卷成箭形，先端向下反折，两幼叶间可见细小胚芽。胚根圆柱形，长约3mm，黄白色。质脆，易折断，断面有数个小孔。气微，味苦。含生物碱及黄酮类成分。苦，寒。归心、肾经。清心安神，交通心肾，涩精止血。用于热入心包，神昏谵语，心肾不交，失眠遗精，血热吐血。用量2～5g。

（2）莲房* Nelumbinis Receptaculum为睡莲科植物莲*Nelumbo nucifera* Gaertn的干燥花托。秋季果实成熟时采收，除去果实，晒干。呈倒圆锥状或漏斗状，多撕裂，直径5～8cm，高4.5～6cm。表面灰棕色至紫棕色，具细纵纹和皱纹，顶面有多数圆形孔穴，基部有花梗残基。质疏松，破碎面海绵样，棕色。气微，味微涩。含蛋白质、脂肪等。苦、涩，温。归肝经。化瘀止血。用于崩漏，尿血，痔疮出血，产后瘀阻，恶露不尽。用量5～10g。

（3）莲须* Nelumbinis Stamen为睡莲科植物莲*Nelumbo nucifera* Gaertn.的干燥雄蕊。夏季花开时选晴天采收，盖纸晒干或阴干。呈线形。花药扭转，纵裂，长1.2～1.5cm，直径约0.1cm，淡黄色或棕黄色。花丝纤细，稍弯曲，长1.5～1.8cm，淡紫色。气微香，味涩。含槲皮素、生物碱等成分。甘、涩，平。归心、肾经。固肾涩精。用于遗精滑精，带下，尿频。用量3～5g。

（4）荷叶* Nelumbinis Folium为睡莲科植物莲*Nelumbo nucifera* Gaertn.的干燥叶。夏、秋二季采收，晒至七八成干时，除去叶柄，折成半圆形或折扇形，干燥。呈半圆形或折扇形，展开后呈类圆形，全缘或稍呈波状，直径20～50cm。上表面深绿色或黄绿色，较粗糙；下表面淡灰棕色，较光滑，有粗脉21～22条，自中心向四周射出；中心有突起的叶柄残基。质脆，易破碎。稍有清香气，味微苦。含生物碱、鞣质等。苦，平。归肝、脾、胃经。清暑化湿，升发清阳，凉血止血。用于暑热烦渴，暑湿泄泻，脾虚泄泻，血热吐衄，便血崩漏。荷叶炒炭后收涩化瘀止血。用于出血症和产后血晕。用量3～10g；荷叶炭3～6g。

莲的叶柄或花柄作荷梗入药，清热解暑，通气行水。花类作荷花入药，活血止血，祛湿消风。

龙眼肉* Longan Arillus

【来源】为无患子科植物龙眼*Dimocarpus longan* Lour.的假种皮。

【采收加工】夏、秋季采收成熟果实。生晒品是将果实晒至外壳干脆后剥开，除去壳、核。将果皮（假种皮）晒至不粘手；烘焙品则先将果实烫10min，晾干外壳后，先烘焙一昼夜（常翻动），至果肉紧缩时，取出放凉，剥取果肉，再焙或晒至不黏手。

【产地】产于广东、广西、福建、云南、四川、贵州、台湾等地，均系栽培。

【性状特征】

（1）生晒品：肉质假种皮呈纵向破裂的球筒状不规则片块，呈囊状，挤缩压扁样。全体金黄色或黄棕色，外表面显糖砂样细颗粒，贴于果核的内表面较平滑，具纵条纹，显光泽，半透明。质较干结，具糖性，受潮后变软。气香甜，味清甜。嚼之不黏牙，有吃砂糖样口感，习称“起砂”。（图9-36）

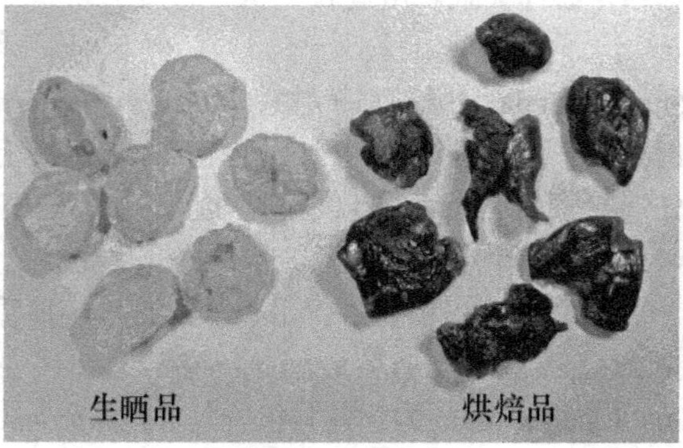

图 9-36 龙眼肉

（2）烘焙品：肉质假种皮为纵向破裂的不规则薄片，常数片黏结。长约 1.5cm，宽 2～4cm，厚约 0.1cm。棕褐色，半透明，一面皱缩不平，一面光亮而有细纵皱纹。质柔润。气微香，微有烟熏气，味甜。

传统鉴定以味甜，片大且厚实、易分开，色黄亮或红色为优。

【显微特征】横切面：外表皮细胞 1 列，呈类方形。内表皮细胞 1 列，壁稍厚，外被较厚的角质层。内外表皮间为多列大型条状薄壁细胞，直径约 148μm。有的细胞中含淡黄色团块及脂肪油滴。

【化学成分】含葡萄糖，酒石酸，蔗糖，维生素 B1、B2 等。

【古今应用】甘，温。归心、脾经。补益心脾，养血安神。用于气血不足，心悸怔忡，健忘失眠，血虚萎黄。用量 9～15g。

第三节 本章其他常用生药

1. 马钱子* Strychni Semen

为马钱科植物马钱 *Strychnos nuxvomica* L.的干燥成熟种子。冬季采收成熟果实，取出种子，晒干。呈纽扣状圆板形，常一面隆起，一面稍凹下，表面密被灰棕或灰绿色绢状茸毛，自中间向四周呈辐射状排列，有丝样光泽。边缘稍隆起，较厚，有突起的珠孔，底面中心有突起的圆点状种脐。质坚硬，平行剖面可见淡黄白色胚乳，角质状，子叶心形，叶脉 5～7 条。气微，味极苦。含吲哚类生物碱、番木鳖苷及氯原酸等。苦，温；有大毒。归肝、脾经。通络止痛，散结消肿。用于跌打损伤，骨折肿痛，风湿顽痹，麻木瘫痪，痈疽疮毒，咽喉肿痛。用量 0.3～0.6g，炮制后入丸散用。孕妇禁用；不宜多服久服及生用；运动员慎用；有毒成分能经皮肤吸收，外用不宜大面积涂敷。

马钱子粉*为马钱子的炮制加工品，为黄褐色粉末。气微香，味极苦。用量 0.3～0.6g，入丸散用。

2. 马兜铃* Aristolochiae Fructus

为马兜铃科植物北马兜铃 *Aristolochia contorta* Bge.或马兜铃 *A.debilis* Sieb.et Zucc.的干燥成熟果实。秋季果实由绿变黄时采收，干燥。呈卵圆形，表面黄绿色、灰绿色或棕褐色，有纵棱线12条，顶端平钝，基部有细长果梗。果皮轻而脆，易裂为6瓣，果梗也分裂为6条。果皮内表面平滑而带光泽，有较密的横向脉纹。果实分6室，每室种子多数，气特异，味微苦。果实及种子含马兜铃酸等。在啮齿动物长期毒性试验中发现有致癌作用。性微寒，味苦；归肺、大肠经。能清肺降气，止咳平喘；用于肺热咳喘，慢性支气管炎，百日咳。用量3～9g。可引起肾脏损害等不良反应：儿童及老年人慎用；孕妇、婴幼儿及肾功能不全者禁用。

干燥地上部分入药为天仙藤*，亦含马兜铃酸，苦、温，归肝、脾、肾经。行气活血，通络止痛。用于脘腹疼痛，关节痹痛，妊娠水肿。用量3～6g。

干燥根入药为青木香，也含马兜铃酸。性寒，味辛、苦；能行气止痛，解素消肿，降血压；用于胃肠疼痛，风湿关节炎，跌打损伤，咽喉肿痛，高血压症；用量3～9g。外用治牙痛、毒蛇咬伤。

3. 王不留行* Vaccariae Semen

为石竹科植物麦蓝菜 *Vaccaria segetalis*（Neck.）Garcke 的干燥成熟种子。夏季果实成熟、果皮尚未开裂时采割植株，晒干，打下种子，除去杂质，再晒干。呈球形，直径约2mm。表面黑色，少数红棕色，略有光泽，有细密颗粒状突起，一侧有一凹陷的纵沟，质硬。气微，味微涩、苦。含王不留行皂苷、王不留行黄酮苷。苦，平。归肝、胃经。活血通经，下乳消肿，利尿通淋。用于经闭，痛经，乳汁不下，乳痈肿痛，淋证涩痛。用量5～10g。孕妇慎用。

4. 覆盆子* Rubi Fructus

为蔷薇科植物华东覆盆子 *Rubus chingii* Hu 的干燥果实。夏初果实由绿变绿黄时采收，除去梗、叶，置沸水中略烫或略蒸，取出，干燥。为聚合果，由多数小核果聚合而成，呈圆锥形或扁圆锥形，表面黄绿色或淡棕色，顶端钝圆，基部中心凹入。宿萼棕褐色，下有果梗痕。体轻，质硬。气微，味微酸涩。主含枸橼酸、苹果酸、水杨酸；另含挥发油、果胶、葡萄糖及少量维生素C和维生素A样物质。甘、酸，温。归肝、肾、膀胱经。益肾固精缩尿，养肝明目。用于遗精滑精，遗尿尿频，阳痿早泄，目暗昏花。用量6～12g。

5. 金樱子* Rosae Laevigatae Fructus

为蔷薇科植物金樱子 *Rosa laevigata* Michx.的干燥成熟果实。10～11月果实成熟变红时采收，干燥，除去毛刺。为花托发育而成的假果，呈倒卵形，表面红黄色或红棕色，有突起的棕色小点，系毛刺脱落后的残基。顶端有盘状花萼残基，中央有黄色柱基，下部渐尖。质硬。切开后内有多数坚硬的小瘦果，内壁及瘦果均有淡黄色绒毛。气微，味甘、微涩。含皂苷，维生素C；另含苹果酸、枸橼酸、鞣质、树脂、果糖、蔗糖等。酸、甘、涩，平。归肾、膀胱、大肠经。固精缩尿，固崩止带，涩肠止泻。用于遗精滑精，遗尿尿频，崩漏带下，久泻久痢。用量6～12g。对子宫脱垂患者有辅助治疗作用。

6. 沙苑子* Astragali Complanati Semen

为豆科植物扁茎黄芪 *Astragalus complanatus* R.Br.的干燥成熟种子。秋末冬初果实成熟尚未开裂时采割植株，晒干，打下种子，除去杂质，晒干。略呈肾形而稍扁，表面光滑，褐绿色或灰褐色，边缘一侧微凹处具圆形种脐。质坚硬，不易破碎。气微，味淡，嚼之有豆腥味。主要含维生素A样物质、脂肪油、鞣质等，另含氨基酸、多肽、蛋白质、甾醇和三萜类成分。甘，温。归肝、肾经。补肾助阳，固精缩尿，养肝明目。用于肾虚腰痛，遗精早泄，遗尿尿频，白浊带下，眩晕，目暗昏花。用量 9～15g。

7. 胡芦巴* Trigonellae Semen

为豆科植物胡芦巴 *Trigonella foenum-graecum* L. 的干燥成熟种子。夏季果实成熟时采割植株，晒干，打下种子，除去杂质。略呈斜方形或矩形，表面黄绿色或黄棕色，平滑，两侧各具一深斜沟，相交处有点状种脐。质坚硬，不易破碎。气香，味微苦。含胡芦巴碱。苦，温。归肾经。温肾助阳，祛寒止痛。用于肾阳不足，下元虚冷，小腹冷痛，寒疝腹痛，寒湿脚气。用量 5～10g。

8. 猪牙皂* Gleditsiae Abnormalis Fructus

为豆科植物皂荚 *Gleditsia sinensis* Lam.的干燥不育果实。秋季采收，除去杂质，干燥。呈圆柱形，略扁而弯曲，表面紫棕色或紫褐色，被灰白色蜡质粉霜，擦去后有光泽，并有细小的疣状突起和线状或网状的裂纹。顶端有鸟喙状花柱残基，基部具果梗残痕。质硬而脆，易折断，断面棕黄色，中间疏松，有淡绿色或淡棕黄色的丝状物，偶有发育不全的种子。气微，有刺激性，味先甜而后辣。含多种皂苷、聚糖及树胶。辛、成，温；有小毒。归肺、大肠经。祛痰开窍，散结消肿。用于中风口噤，昏迷不醒，癫痫痰盛，关窍不通，喉痹痰阻，顽痰喘咳，咯痰不爽，大便燥结。外治痈肿。用量 1～1.5g，多入丸散用。外用适量，研末吹鼻取嚏或研末调敷患处。孕妇及咯血、吐血患者禁用。

皂荚干燥成熟果实为大皂角* Gleditsiae sinensis Fructus，秋季果实成熟时采摘，晒干。辛、咸，温；有小毒。归肺、大肠经。祛痰开窍，散结消肿。用于中风口噤，昏迷不醒，癫痫痰盛，关窍不通，喉痹痰阻，顽痰喘咳，咳痰不爽，大便燥结；外治痈肿。 用量 1～1.5g，多入丸散用。外用适量，研末吹鼻取嚏或研末调敷患处。孕妇及咯血、吐血患者忌服。

皂荚茎上的干燥棘刺为皂角刺* Gleditsias Spina，全年均可采收，干燥，或趁鲜切片，干燥。为主刺和 1～2 次分枝的棘刺。主刺长圆锥形，表面紫棕色或棕褐色。体轻，质坚硬，不易折断。切片木部黄白色，髓部疏松，淡红棕色；质脆，易折断。气微，味淡。主含黄酮苷、酚类、氨基酸等。辛，温。归肝、胃经。消肿托毒，排脓，杀虫。用于痈疽初起或脓成不溃；外治疥癣麻风。用量 3～10g。外用适量，醋蒸取汁涂患处。

9. 白扁豆* Lablab Semen Album

为豆科植物扁豆 *Dolichos lablab* L. 的干燥成熟种子。秋、冬二季采收成熟果实，晒干，取出种子，再晒干。呈扁椭圆形或扁卵圆形，表面淡黄白色或淡黄色，平滑，略有光泽，一侧边缘有隆起的白色眉状种阜。质坚硬。种皮薄而脆，子叶 2，肥厚，黄白色。气微，味淡，嚼之有豆腥气。甘，微温。归脾、胃经。健脾化湿，和中消暑。用于脾胃虚弱，食欲不振，大便溏泻，白带过多，暑湿吐泻，胸闷腹胀。炒白扁豆健脾化湿。用于脾虚泄泻，白带过多。 用量 9～15g。

10. 川楝子* Toosendan Fructus

为楝科植物川楝 *Melia toosendan* Sieb.et Zucc.的干燥成熟果实。冬季果实成熟时采收，除去杂质，干燥。呈类球形，表面金黄色至棕黄色，微有光泽，少数凹陷或皱缩，具深棕色小点。顶端有花柱残痕，基部凹陷，有果梗痕。外果皮革质，与果肉间常成空隙，果肉松软，淡黄色，遇水润湿显黏性。果核球形或卵圆形，质坚硬，两端平截，气特异，味酸、苦。含生物碱、山柰酚、树脂及鞣质。苦，寒；有小毒中毒症状主要为呼吸困难、四肢麻木无力、阵发性抽搐、头痛、头昏、恶心。归肝、小肠、膀胱经。疏肝泄热，行气止痛，杀虫。用于肝郁化火，胸胁、脘腹胀痛，疝气疼痛，虫积腹痛。用量 5～10g。外用适量，研末调涂。

11. 韭菜子* Allii Tuberosi Semen

为百合科植物韭菜 *Allium tuberosum* Rottl. 的干燥成熟种子。秋季果实成熟时采收果序，晒干，搓出种子，除去杂质。呈半圆形或半卵圆形，略扁，表面黑色，一面突起，粗糙，有细密的网状皱纹，另一面微凹，皱纹不甚明显。顶端钝，基部稍尖，有点状突起的种脐。质硬。气特异，味微辛。含硫化物、沉香醇、苷类、维生素 C 等成分。辛、甘，温。归肝、肾经。温补肝肾，壮阳固精。用于肝肾亏虚，腰膝酸痛，阳痿遗精，遗尿尿频，白浊带下。用量 3～9g。

12. 木鳖子* Momordicae Semen

为葫芦科植物木鳖 *Momordica cochinchinensis*（Lour.）Spreng. 的干燥成熟种子。冬季采收成熟果实，剖开，晒至半干，除去果肉，取出种子，干燥。呈扁平圆板状，中间稍隆起或微凹陷，表面灰棕色至黑褐色，有网状花纹，在边缘较大的一个齿状突起上有浅黄色种脐。外种皮质硬而脆，内种皮灰绿色，绒毛样。有特殊的油腻气，味苦。主含多种皂苷、齐墩果酸等成分。苦、微甘，凉；有毒。归肝、脾、胃经。散结消肿，攻毒疗疮。用于疮疡肿毒，乳痈，瘰疬，痔瘘，干癣，秃疮。用量 0.9～1.2g。外用适量，研末，用油或醋调涂患处。

13. 车前子* Plantaginis Semen

为车前科植物车前 *Plantago asiatica* L. 或平车前 *Plantago depressa* Willd. 的干燥成熟种子。夏、秋二季种子成熟时采收果穗，晒干，搓出种子，除去杂质。呈椭圆形、不规则长圆形或三角状长圆形，略扁。表面黄棕色至黑褐色，有细皱纹。质硬。气微，味淡。嚼之带黏性。遇水则黏滑而膨胀。含车前子酸、琥珀酸、腺嘌呤、胆碱、车前子胶等成分。甘，寒。归肝、肾、肺、小肠经。清热利尿通淋，渗湿止泻，明目，祛痰。用于热淋涩痛，水肿胀满，暑湿泄泻，目赤肿痛，痰热咳嗽。用量 9～15g，入煎剂包煎。

车前或平车前的干燥全草入药为车前草* Plantaginis Herba，功用同车前子。

14. 黑芝麻* Sesami Semen Nigrum

为脂麻科植物脂麻 *Sesamum indicum* L. 的干燥成熟种子。多栽培。呈扁卵圆形，表面黑色，平滑或有网状皱纹。气微，味甘，有油香气。主含油酸、亚油酸、棕榈酸、花生油酸、芝麻素、芝麻林素等成分。甘，平。归肝、肾、大肠经。补肝肾，益精血，润肠燥。用于精血亏虚，头晕眼花，耳鸣耳聋，须发早白，病后脱发，肠燥便秘。用量 9～15g。

15. 木蝴蝶* Oroxyli Semen

为紫葳科植物木蝴蝶 *Oroxylum indicum*（L.）Vent. 的干燥成熟种子。秋、冬二季采收成熟果实，暴晒至果实开裂，取出种子，晒干。多野生，主产于云南、广西、贵州等省区。为蝶形薄片，除基部外三面延长成宽大菲薄的翅，表面浅黄白色，翅半透明，有绢丝样光泽，上有放射状纹理，边缘多破裂，体轻。气微，味微苦。主含黄芩苷元、千层纸苷、木蝴蝶苷（A、B、C）等成分。苦、甘，凉。归肺、肝、胃经。清肺利咽，疏肝和胃。用于肺热咳嗽，喉痹，音哑，肝胃气痛。用量 1～3g。

16. 牵牛子* Pharbitidis Semen

为旋花科植物裂叶牵牛 *Pharbitis nil*（L.） Choisy 或圆叶牵牛 *Pharbitis purpurea*（L.）

Voigt 的干燥成熟种子。秋末果实成熟、果壳未开裂时采割植株，晒干，打下种子，除去杂质。全国各地均产。似橘瓣状，表面灰黑色（习称“黑丑”）或淡黄白色（习称“白丑”），质硬。气微，味辛、苦，有麻感。苦、寒；有毒。归肺、肾、大肠经。水通便，消痰涤饮，杀虫攻积。用于水肿胀满，二便不通，痰饮积聚，气逆喘咳，虫积腹痛。用量 3～6g。入丸散服，每次 1.5～3g。孕妇禁用；不宜与巴豆、巴豆霜同用。

17. 菟丝子* Cuscutae Semen

为旋花科植物南方菟丝子 *Cuscuta australis* R.Br.或菟丝子 *Cuscuta chinensis* Lam.的干燥成熟种子。多野生，秋季果实成熟时采收植株，晒干，打下种子，除去杂质。呈类球形，表面灰棕色或黄棕色，具细密突起的小点，一端有微凹的线形种脐。质坚硬，不易以指甲压碎。气微，味淡。加沸水浸泡后，表面有黏性；加热煮至种皮破裂时，可露出黄白色卷旋状的胚，形如吐丝。含胆甾醇、菜油甾醇、β-谷甾醇及树脂苷、黄酮类与糖等。辛、甘，平。归肝、肾、脾经。补益肝肾，固精缩尿，安胎，明目，止泻；外用消风祛斑。用于肝肾不足，腰膝酸软，阳痿遗精，遗尿尿频，肾虚胎漏，胎动不安，目昏耳鸣，脾肾虚泻；外治白癜风。用量 6～12g。外用适量。

18. 女贞子* Ligustri Lucidi Fructus

为木犀科植物女贞 *Ligustrum lucidum* Ait.的干燥成熟果实。冬季果实成熟时采收，除去枝叶，稍蒸或置沸水中略烫后，干燥；或直接干燥。主产于浙江、江苏、湖南、福建等地。果实呈椭圆形或卵形，基部常有果柄痕或具宿萼及短梗；表面黑紫色，有不规则网状皱纹。味甘、微涩。含女贞子苷、洋橄榄苦苷、4-羟基-β-D-葡萄糖苷、齐墩果酸、乙酰齐墩果酸、桦木醇、α-甘露醇、亚油酸及女贞子多糖等。甘、苦，凉。归肝、肾经。滋补肝肾，明目乌发。用于肝肾阴虚，眩晕耳鸣，腰膝酸软，须发早白，目暗不明，内热消渴，骨蒸潮热。用量 6～12g。

19. 诃子* Chebulae Fructus

为使君子科植物诃子 *Terminalia chebula* Retz.或绒毛诃子 *T.chebula* Retz. var. *tomentella* Kurt.的干燥成熟果实。秋、冬二季果实成熟时采收，除去杂质，晒干。原产于印度、缅甸，云南、广东、广西等地有栽培。呈长圆形或卵圆形，表面黄棕色或暗棕色，略具光泽，有 5～6 条纵棱线及不规则的皱纹，基部有圆形果梗痕；质坚实，果肉黄棕色或黄褐色；果核极坚硬，浅黄色，粗糙，无臭，味酸、涩后甜。果实含鞣质。苦、酸、涩，平。归肺、大肠经。涩肠止泻，敛肺止咳，降火利咽。用于久泻久痢，便血脱肛，肺虚喘咳，久嗽不止，咽痛音哑。用量 3～10g。

诃子的干燥幼果入药为西青果* Chebulae Fructus Immaturus。苦、酸、涩，平。归肺、大肠经。清热生津，解毒。用于阴虚白喉。用量 1.5～3g。

20. 巴豆* Crotonis Fructus

为大戟科植物巴豆 *Croton tiglium* L.的干燥成熟果实。主产于四川、福建、广西、云南、贵州、台湾等地。秋季果实成熟时采收，堆置 2～3 天，摊开，干燥。果实呈卵圆形或椭圆形，具三棱，偶有 4 棱，顶端平截，基部有果梗痕；表面灰黄色或稍深，粗糙，有纵线 6 条；果具 3 室或 4 室，每室含种子 1 粒；种子椭圆形略扁，表面棕色或灰棕色。无臭，味辛辣如灼（不宜口尝）。种子含巴豆油（有毒）、蛋白质。辛，热；有大毒。归胃、大肠经。外用蚀疮。用于恶疮疥癣，疣痣。外用适量，研末涂患处，或捣烂以纱布包擦患处。孕妇禁用；不宜与牵牛子同用。

种仁经炮制去油即为巴豆霜* *Crotonis Semen Pulveratum*，内服能峻下积滞，逐水消肿，豁痰利咽；用于寒积停滞，胸腹胀痛。用量0.1～0.3g。注意不宜与牵牛子同用。

21. 芥子* Sinapis Semen

为十字花科植物白芥 *Sinapis alba* L.或芥 *Brassica juncea*（L.）Czern.et Coss.的干燥成熟种子。前者习称"白芥子"，后者习称"黄芥子"。全国各地多有栽培。白芥子呈球形，表面灰白色或淡黄色，具细微网纹，味极辛辣。黄芥子形似白芥子而较小，表面鲜黄色至棕黄色；气微，味极辛辣。白芥子主含白芥子苷。黄芥子含芥子苷、芥子酶、芥子酸以及芥子碱等。辛，温。归肺经。温肺豁痰利气，散结通络止痛。用于寒痰咳嗽，胸胁胀痛，痰滞经络，关节麻木、疼痛，痰湿流注，阴疽肿毒。用量3～9g。外用适量。

22. 荜茇* Piperis Longi Fructus

为胡椒科植物荜茇 *Piper longum* L.的干燥近成熟或成熟果穗。果穗由绿变黑时采收。除去杂质，晒干。原产于印度尼西亚、菲律宾及越南。我国有栽培。果穗呈圆柱形，有的稍弯曲，表面黑褐色或深棕色，多数小浆果紧密交错排列；质坚硬而脆，断面观6～10个浆果呈放射状嵌生于果穗轴中，有胡椒样香气，味辛辣。含胡椒碱、挥发油等。辛，热。归胃、大肠经。温中散寒，下气止痛。用于脘腹冷痛，呕吐，泄泻，寒凝气滞，胸痹心痛，头痛，牙痛。用量1～3g。外用适量，研末塞龋齿孔中。

23. 青皮* Citri Reticulatae Pericarpium Viride

为芸香科植物橘 *Citrus reticulata* Blanco 及其栽培变种的干燥幼果或未成熟果实的果皮。5～6月收集自落的幼果，晒干，习称"个青皮"；7～8月采收未成熟的果实，在果皮上纵剖成四瓣至基部，除尽瓤瓣，晒干，习称"四花青皮"。个青皮呈类球形，表面灰绿色或黑绿色，微粗糙，质硬。部分被横剖为两瓣，气清香，味苦辛。四花青皮果皮多纵剖为4瓣，裂瓣多呈长椭圆形，多向内卷曲。外皮青绿色或橙棕色，有皱纹。内表面黄白色。气微香，味苦、辛。含橙皮苷。苦、辛，温。归肝、胆、胃经。疏肝破气，消积化滞。用于胸胁胀痛，疝气疼痛，乳癖，乳痈，食积气滞，脘腹胀痛。用量3～10g。

24. 陈皮* Citri Reticulatae Pericarpium

为芸香科植物橘 *Citrus reticulata* Blanco 及其栽培变种的干燥成熟果皮。药用以陈者良，故名。生药分为"陈皮"和"广陈皮"。陈皮：常剥成数瓣，基部相连，有的呈不规则的片状，质稍硬而脆。广陈皮：常3瓣相连，形状整齐，厚度均匀。点状油室较大，对光照视，透明清晰。质较柔软。含挥发油。苦、辛，温。归肺、脾经。理气健脾，燥湿化痰。用于脘腹胀满，食少吐泻，咳嗽痰多。用量3～10g。

25. 橘红* Citri Exocarpium Rubrum

为芸香科植物橘 *Citrus reticulata* Blanco 及其栽培变种的干燥成熟果实的外层红色果皮（即去白留红）。呈长条形或不规则薄片状，边缘皱缩向内卷曲。外表面黄棕色或橙红色，存放后呈棕褐色，密布黄白色突起或凹下的油室。内表面黄白色，密布凹下透光小圆点。质脆易碎。气芳香，味微苦、麻。辛、苦，温。归肺、脾经。理气宽中，燥湿化痰。用于咳嗽痰多，食积伤酒，呕恶痞闷。用量3～10g。

26. 化橘红* Citri Grandis Exocarpium

为芸香科植物化州柚 *Citru grandis* 'Tomentosa' 或柚 *Citrus grandis* （L.）Osbeck 的

未成熟或近成熟干燥外果皮。前者习称“毛橘红”，后者习称“光七爪”、“光五爪”。夏季果实未成熟时采收，置沸水中略烫后，将果皮割成 5 或 7 瓣，除去果瓤和部分中果皮，压制成形，干燥。化州柚：呈对折的七角或展平的五角星状，单片呈柳叶形。完整者展平后直径 15～28cm，厚 0.2～0.5cm。外表面黄绿色，密布茸毛，有皱纹及小油室；内表面黄白色或淡黄棕色，有脉络纹。质脆，易折断，断面不整齐，外缘有 1 列不整齐的下凹的油室，内侧稍柔而有弹性。气芳香，味苦、微辛。柚：外表面黄绿色至黄棕色，无毛。主要含柚皮苷。辛、苦，温。归肺、脾经。理气宽中，燥湿化痰。用于咳嗽痰多，食积伤酒，呕恶痞闷。用量 3～6g。

27. 橘络

为芸香科植物福橘 *Citrus tangerina* Hort. etTanaka 或朱橘 *C. erythrosa* Tanaka 等多种橘类的果皮内层的筋络。比较完整而理顺成束者，称为凤尾橘络（又名顺筋）。多数断裂，散乱不整者，称为金丝橘络（又名乱络，散丝橘络）。如系用刀自橘皮内铲下者，称为铲络。甘苦，平，入肝、脾经。通络，理气，化痰，治经络气滞，久咳胸痛，痰中带血，伤酒口渴。

28. 橘核* Citri Reticulatae Semen

为芸香科植物橘 *Citrus reticulata* Blanco 及其栽培变种的种子。略呈卵形，表面淡黄白色或淡灰白色，光滑，一侧有种脊棱线，一端钝圆，另端渐尖成小柄状。外种皮薄而韧，内种皮菲薄，淡棕色，子叶 2，黄绿色，有油性。气微，味苦。苦，平。归肝、肾经。理气，散结，止痛，用于疝气疼痛，睾丸肿痛，乳痈乳癖。用量 3～9g。

29. 佛手* Citri Sarcodactylis Fructus

为芸香科植物佛手 *Citrus medica* L. var. *sarcodactylis* Swingle 的干燥果实。秋季果实尚未变黄或变黄时采收，纵切成薄片，晒干或低温干燥。为类椭圆形或卵圆形的薄片，常皱缩或卷曲。常有 3～5 个手指状的裂瓣，基部略窄，有的可见果梗痕。外皮黄绿色或橙黄色，有皱纹及油点。质硬而脆，受潮后柔韧。气香，味微甜后苦。含挥发油、香豆精类化合物。辛、苦、酸，温。归肝、脾、胃、肺经。疏肝理气，和胃止痛，燥湿化痰。用于肝胃气滞，胸胁胀痛，胃脘痞满，食少呕吐，咳嗽痰多。用量 3～10g。

流通中曾用干燥的佛手瓜片冒充生药佛手的。佛手瓜为葫芦科佛手瓜 *Sechium edule* 的果实，性凉味甘，归肺、胃、脾经；祛风解热，健脾开胃；主治风热犯肺、头痛、咽干、咳嗽、脾胃湿热诸证。同时又是营养全面丰富的果蔬。

30. 香橼* Citri Fructus

为芸香科植物枸橼 *Citrus medica* L.或香圆 *Citrus wilsonii* Tanaka 的干燥成熟果实。枸橼：呈圆形或长圆形片，直径 4～10cm，厚 0.2～0.5cm。横切片外果皮黄色或黄绿色，边缘呈波状，散有凹入的油点；中果皮厚 1～3cm，黄白色，有不规则的网状突起的维管束；瓤囊 10～17 室。纵切片中心柱较粗壮。质柔韧。气清香，味微甜而苦辛。香圆：呈类球形，半球形或圆片，直径 4～7cm。表面黑绿色或黄棕色，密被凹陷的小油点及网状隆起的粗皱纹，顶端有花柱残痕及隆起的环圈，基部有果梗残基。质坚硬。剖面或横切薄片，边缘油点明显；中果皮厚约 0.5cm；瓤囊 9～11 室，棕色或淡红棕色，间或有黄白色种子。气香，味酸而苦。含挥发油。味辛、苦、酸、温。归肝、肺、脾经。舒肝理气，宽中，化痰。用于肝胃气滞，胸胁胀痛，脘腹痞满，呕吐噫气，痰多咳嗽。用量 3～9g。

温馨提示

国家中医药行业特有工种职业技能鉴定《中药调剂员》(高级)应该掌握的果实及种子类生药49种。即八角茴香、小茴香、山楂、山茱萸、女贞子、五味子、车前子、火麻仁、瓜蒌子、瓜蒌皮、肉豆蔻、决明子、豆蔻、草豆蔻、红豆蔻、麦芽、连翘、吴茱萸、枳壳、枳实、枸杞子、栀子、砂仁、酸枣仁、川楝子、乌梅、木瓜、牛蒡子、苦杏仁、柏子仁、桃仁、紫苏子、蒺藜、槟榔、薏苡仁、化橘红、王不留行、石莲子、西青果、芡实、陈皮、青果、青皮、草果、胖大海、莱菔子、莲子、莲子心、葶苈子。

目标检测

1. 写出桃仁与杏仁的来源及性状特征。
2. 比较南五味子与北五味子的来源、性状异同点。
3. 比较枳壳、枳实的来源及性状鉴别特征。

第十章

全草类生药

本章教学目标

☆了解全草类生药识别的基础知识。

☆掌握全草类重要生药性状鉴定、显微鉴定、理化鉴定以及药理作用。

能够识别鉴定常用全草类生药的真伪优劣。

神农尝百草始有医药。常人眼中的杂草，却成为中医防病治病的工具，成为祖国医学宝库中不可或缺的亮丽奇葩。

第一节 全草类生药的植物学特征及鉴定的一般规律

全草类生药大多为干燥草本植物的地上部分，如薄荷、益母草等；少数还带有花及果实，如夏枯草、老鹳草等；亦有少数带有根及根茎，如紫花地丁、蒲公英等；也有个别是小灌木的草质茎，如麻黄等；或草质茎，如石斛等；或是肉质茎，如肉苁蓉等，均列入全草类生药。

全草类生药的鉴定，应按其所包括的植物各种器官，如根、茎、叶、花、果实和种子分别进行观察，其性状鉴定和显微鉴定已在前面章节中分别进行了论述，这里不再重复。对全草类生药的鉴别实质上是一个综合性的鉴别。

全草类生药经过采收加工、包装或运输而皱缩、破碎，如带有完整的叶、花，可在水中浸泡后展开再进行观察和鉴定。因而对生药原植物的分类鉴定比较重要，原植物的特征一般反映了该生药的性状特征。

第二节 全草类生药

麻黄 phedrae Herba

【来源】为麻黄科植物草麻黄 *Ephedra sinica* Stapf、中麻黄 *Ephedra intermedia* Schrenk et C.A.Mey.或木贼麻黄 *Ephedra equisetina* Bge.的干燥草质茎。

【产地】主产于内蒙古、新疆、河北、陕西、山西、甘肃等地。草麻黄产量大，中麻黄次之，均销全国并出口。木贼麻黄产量较小，多自产自销。

【采收加工】秋季割取绿色草质茎，在通风处阴干或晾至7～8成干时再晒干。

【性状特征】

（1）草麻黄：呈细长圆柱形，少分枝，直径1～2mm。有的带少量棕色木质茎。表面淡绿色至黄绿色，有细纵脊线，触之微有粗糙感。节明显，节间长2～6cm。节上有膜质鳞叶，长3～4mm；裂片2（稀3），锐三角形，先端灰白色，反曲，基部联合成筒状，红棕色。体轻，质脆，易折断，断面略呈纤维性，周边绿黄色，髓部红棕色，近圆形。气微香，味涩、微苦。

（2）中麻黄：多分枝，直径1.5～3mm，有粗糙感。节上膜质鳞叶长2～3mm，裂片3（稀2），先端锐尖。断面髓部呈三角状圆形。

（3）木贼麻黄：较多分枝，直径1～1.5mm，无粗糙感。节间长1.5～3cm。膜质鳞叶长1～2mm，裂片2（稀3），上部为短三角形，灰白色，先端多不反曲，基部棕红色至棕黑色。（图10-1、图10-2）

传统鉴定以茎粗、淡绿色、内心充实、味苦涩者为优。

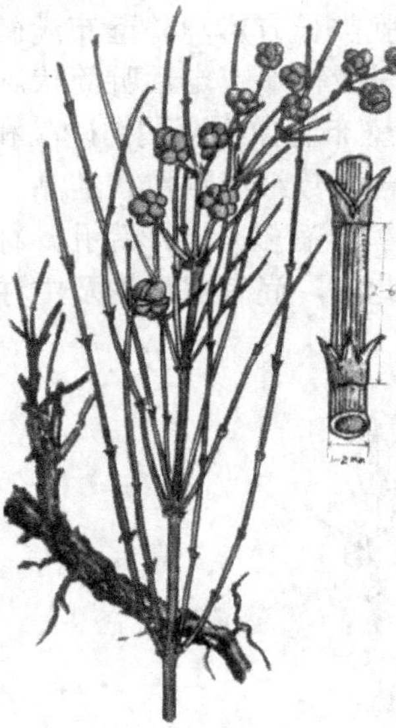

图10-1　草麻黄外形图

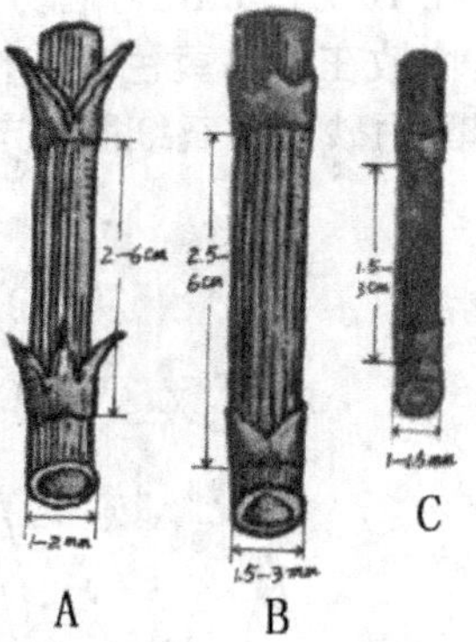

图10-2　麻黄（A. 草麻黄　B. 中麻黄　C. 木贼麻黄）

【显微特征】

（1）横切面。

草麻黄：表皮细胞外被厚的角质层；脊线较密，有蜡质疣状突起，两脊线间有下陷气孔。下皮纤维束位于脊线处，壁厚，非木化。皮层较宽，纤维成束散在。中柱鞘纤维束新月形。维管束外韧型，8～10个。形成层环类圆形。木质部呈三角状。髓部薄壁细胞含棕色块；偶有环髓纤维。表皮细胞外壁、皮层薄壁细胞及纤维均有多数微小草酸钙砂晶或方晶。（图10-3，图10-4）

中麻黄：维管束12～15个。形成层环类三角形。环髓纤维成束或单个散在。

木贼麻黄：维管束8～10个。形成层环类圆形。无环髓纤维。

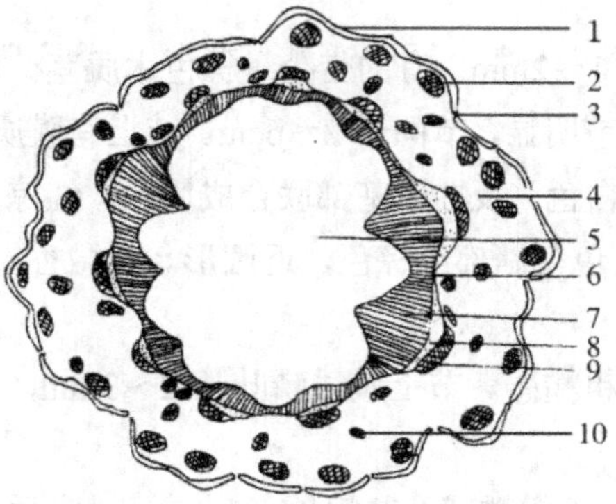

图 10-3 草麻黄横切简图

1. 表皮 2. 下皮纤维 3. 气孔 4. 皮层 5. 髓 6. 形成层 7. 木质部 8. 韧皮部 9. 中柱鞘纤维 10. 皮层纤维

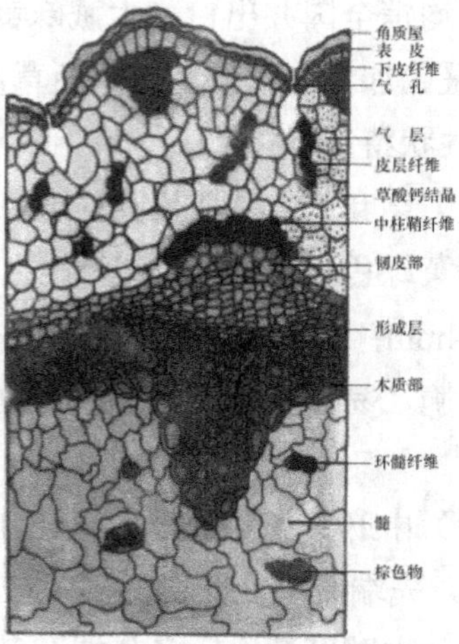

图 10-4 草麻黄横切详图

（2）草麻黄粉末：淡棕色。表皮组织碎片甚多，细胞类长方形，外壁布满微小草酸钙砂晶，被厚角质层。气孔特异，下陷，保卫细胞侧面观呈哑铃形或电话听筒状。皮部纤维细长，直径 10～24μm，壁极厚，微木化，胞腔狭小，外壁布满微小草酸钙砂晶和方晶，形成嵌晶纤维。皮层薄壁细胞呈类圆形，壁薄，非木化，含多数细小颗粒状结晶。螺纹、具缘纹孔导管直径 10～15μm，导管分子端壁斜面相接，端壁具有多个圆形穿孔，称为麻黄式穿孔板。色素块散在，棕黄色或红棕色，形状不规则。此外，尚有木纤维及中柱鞘纤维、薄壁细胞、草酸钙砂晶、石细胞（节部）等。（图 10-5）

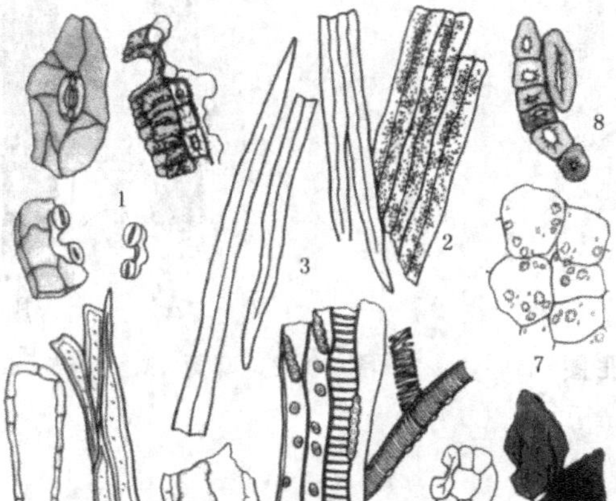

图 10-5 麻黄粉末图

1. 表皮细胞及气孔 2. 嵌晶纤维 3. 中柱鞘纤维 4. 导管 5. 木纤维 6. 棕色块 7. 皮层薄壁细胞（示结晶） 8. 石细胞 9. 髓部薄壁细胞

【化学成分】草麻黄含多种生物碱，含量木贼麻黄最高，中麻黄最低。生物碱主要存在于草质茎的髓部，节间含量远高于节部，木质部几乎不含麻黄碱。生物碱含量还因产地和采收期不同而有差异。此外，还含鞣质及少量挥发油。2010 版《中国药典》规定本品按干燥品计算，含盐酸麻黄碱（$C_{10}H_{15}NO \cdot HCl$）和盐酸伪麻黄碱（$C_{10}H_{15}NO \cdot HCl$）的总量不得少于 0.80%。

【理化鉴定】

（1）取本品粉末 0.2g，加水 5ml 与稀盐酸 1～2 滴，煮沸 2～3min，过滤。滤液置分液漏斗中，加氨试液数滴使呈碱性，再加三氯甲烷 5ml，振摇提取。分取三氯甲烷液，置二支试管中，一管加氨制氯化铜试液与二硫化碳各 5 滴，振摇，静置，三氯甲烷层显深黄色；另一管为空白，以三氯甲烷 5 滴代替二硫化碳 5 滴，振摇后三氯甲烷层无色或显微黄色。

（2）取本品粉末 1g，加浓氨试液数滴，再加三氯甲烷 10ml，加热回流 1h，过滤，滤液蒸干，残渣加甲醇 2ml 充分振摇，滤过，滤液作为供试品溶液。

另取盐酸麻黄碱对照品，加甲醇制成每 1ml 含 1mg 的溶液，作为对照品溶液。照薄层色谱法（2010 版药典附录Ⅵ B）试验，吸取上述两种溶液各 5μl，分别点于同一硅胶 G 薄层板上，以三氯甲烷-甲醇-浓氨试液（20∶5∶0.5）为展开剂，展开，取出，晾干，喷以茚三铜试液，在 105℃加热至斑点显色清晰。供试品色谱中，在与对照品色谱相应的位置上，显相同的红色斑点。

【古今应用】辛、微苦，温。归肺、膀胱经。发汗散寒，宣肺平喘，利水消肿。用于风寒感冒，胸闷喘咳，风水浮肿；支气管哮喘。蜜麻黄润肺止咳。多用于表证已解，气喘咳嗽。用量 2～10g。

现代药理研究本品具有收缩血管、升高血压、平喘与止咳祛痰、解热、发汗、抗病原体、利尿作用。

【附注】

（1）麻黄根 Ephedrae Radix et Rhizoma 为麻黄科植物草麻黄 *Ephedra sinica* Stapf 或中麻黄 *Ephedra intermedia* Schrenk et C. A. Mey. 的干燥根及根茎。秋末采挖，除去残茎、须根及泥沙，干燥。呈圆柱形，略弯曲，长 8～25cm，直径 0.5～1.5cm。表面红棕色或灰棕色，有纵皱纹及支根痕。外皮粗糙，易成片状剥落。根茎具节，节间长 0.7～2cm，表面有横长突起的皮孔。体轻，质硬而脆，断面皮部黄白色，木部淡黄色或黄色，射线放射状，中心有髓。气微，味微苦。甘、涩、平。归心、肺经。固表止汗。用于自汗，盗汗。用量 3～9g。外用适量研粉撒扑。

（2）在实际工作中发现麻黄根带有寸许长麻黄茎。由于麻黄和麻黄根功用截然不同，麻黄为辛温解表药，有很强的发汗作用，而麻黄根为止汗药，因此在净制过程中一定要做到麻黄去净残根，麻黄根去净残茎。

金钱草* Lysimachiae Herba

【来源】为报春花科植物过路黄 *Lysimachia christinae* Hance 的干燥全草。

【产地】主产于四川省，长江流域及山西、陕西、云南、贵州等省亦产。

【采收加工】夏、秋二季采收，除去杂质，晒干。

【性状特征】常缠结成团，无毛或被疏柔毛。茎扭曲，表面棕色或暗棕红色，有纵纹，下部茎节上有时具须根，断面实心。叶对生，多皱缩，展平后呈宽卵形或心形，长 1～4cm，宽 1～5cm，基部微凹，全缘；上表面灰绿色或棕褐色，下表面色较浅，主脉明显突起，用水浸后，对光透视可见黑色或褐色条纹；叶柄长 1～4cm。有的带花，花黄色，单生叶腋，具长梗。蒴果球形。气微，味淡。（图 10-6、图 10-7）

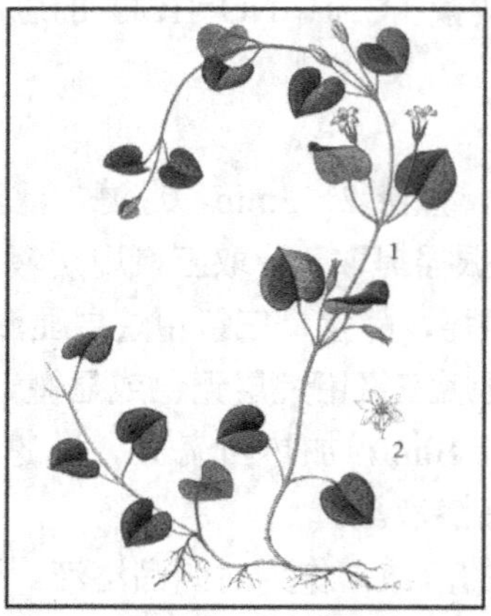

图 10-6 过路黄

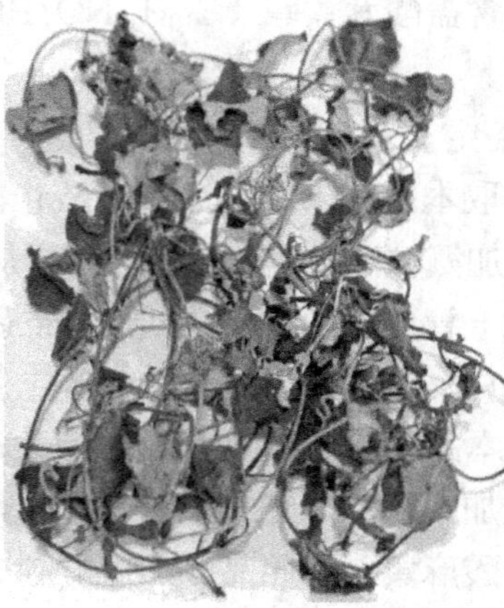

图 10-7 金钱草

【显微特征】茎的横切面：皮细胞外被角质层，有时可见腺毛，头部单细胞，柄部 1～2 细胞。栓内层宽广，细胞中有的含红棕色分泌物；分泌道散在，周围分泌细胞 5～10 个，内含红棕色块状分泌物；内皮层明显。中柱鞘纤维断续排列成环，壁微木化。韧皮部狭窄。木质部连接成环。髓常成空腔。薄壁细胞含淀粉粒。（图 10-8）

叶的表面观：腺毛红棕色，头部单细胞，类圆形，直径 25μm，柄单细胞。分泌道散在于叶肉组织内，直径 45μm，含红棕色分泌物。被疏毛者茎、叶表面可见非腺毛，1～17 细胞，平直或弯曲，有的细胞呈缢缩状，长 59～1070μm，基部直径 13～53μm，表面可见细条纹，胞腔内含黄棕色物。

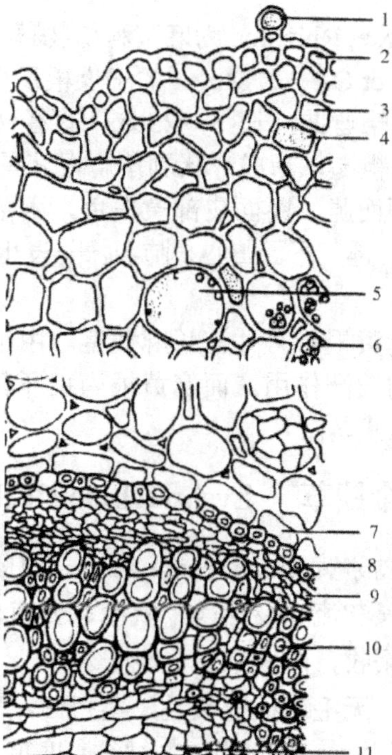

图 10-8 金钱草（茎）横切面详图

1．腺毛 2．表皮细胞 3．皮层 4．棕色块 5．分泌道 6．淀粉粒 7．内皮层 8．中柱鞘纤维 9．韧皮部 10．木质部 11．髓

【化学成分】全草含酚性成分、甾醇、黄酮类、氨基酸、鞣质、挥发油、胆碱等。2010版《中国药典》规定本品按干燥品计算，含槲皮素（$C_{15}H_{10}O_7$）和山柰素（$C_{15}H_{10}O_6$）的总量不得少于0.10%。

【理化鉴定】取本品粉末1g，加80%甲醇50ml，加热回流1h，放冷，过滤，滤液蒸干，残渣加水10ml使溶解，用乙醚振摇提取2次，每次10ml，弃去乙醚液，水液加稀盐酸10ml，置水浴中加热1h，取出，迅速冷却，用乙酸乙酯振摇提取2次，每次20ml，合并乙酸乙酯液，用水30ml洗涤，弃去水洗液，乙酸乙酯液蒸干，残渣加甲醇1ml使溶解，作为供试品溶液。另取槲皮素对照品、山柰素对照品，加甲醇制成每1ml各含0.5mg的混合溶液，作为对照品溶液。照薄层色谱法（2010版《中国药典》附录Ⅵ B）试验，吸取上述供试品溶液5μl、对照品溶液各2μl，分别点于同一硅胶G薄层板上，以甲苯-甲酸乙酯-甲酸（10∶3∶1）为展开剂，展开，取出，晾干，喷以3%三氯化铝乙醇溶液，在105℃加热数分钟，置紫外光灯（365nm）下检视。供试品色谱中，在与对照品色谱相应的位置上，显相同颜色的荧光斑点。

【古今应用】甘、咸，微寒。归肝、胆、肾、膀胱经。清利湿热，通淋，消肿。用于热淋，沙淋，尿涩作痛，黄疸尿赤，痈肿疔疮，毒蛇咬伤；肝胆结石，尿路结石。用量15～60g；鲜品加倍。

现代药理研究本品具有明显促进胆汁分泌和排泄、利尿及抑菌作用，使胆管泥沙状结石易排出，胆管阻塞和疼痛减轻，黄疸消退。

【附注】

（1）广金钱草* Desmodii Styracifolii Herba 为豆科植物广金钱草 *Desmodium styracifolium*（Osb.）Merr.的干燥地上部分。夏、秋二季采割，除去杂质，晒干。茎呈圆柱形，密被黄色伸展的短柔毛；质稍脆，断面中部有髓。叶互生，小叶1或3，圆形或矩圆形；先端微凹，基部心形或钝圆，全缘；上表面黄绿色或灰绿色，无毛，下表面具灰白色紧贴的绒毛，侧脉羽状；叶柄长1～2cm，托叶1对，披针形。气微香，味微甘。全草含生物碱、黄酮苷、酚类、鞣质。甘、淡，凉。归肝、肾、膀胱经。清热除湿，利尿通淋。用于热淋，砂淋，石淋，小便涩痛，水肿尿少，黄疸尿赤，尿路结石。用量15～30g。

（2）全国各地以金钱草名入药的还有报春花科植物聚花过路黄 *Lysimachia congestiflora* Hemsl.（俗称“风寒草”），其特征为茎叶均被柔毛，叶卵形或长卵形，主侧脉均明显，花多朵集生于茎端。民间用于祛风清热，止咳、解毒。无利胆和利尿作用。不能作金钱草使用。唇形科植物活血丹 *Glechoma longituba*（Nakai）Kupr.的干燥全草，《中国药典》以“连钱草”收载，亦称“江西金钱草”；伞形科植物天胡荽 *Hydrocotyle sibthorpioides* Lam.在江西作金钱草使用，习称“小金钱草”或“江西金钱草”。

广藿香* Pogostemonis Herba

【来源】为唇形科植物广藿香 *Pogostemon cablin*（Blanco）Benth 的干燥地上部分。

【产地】主产于广东、海南省。台湾、广西、云南等省区也有栽培。

【采收加工】枝叶茂盛时采割，日晒夜闷，反复至干。饮片要求除去残根及杂质，先抖下叶，筛净另放；茎洗净，润透，切段，晒干，再与叶混匀。

【性状特征】茎略呈方柱形，多分枝，枝条稍曲折，长30～60cm，直径0.2～0.7cm；表面被柔毛；质脆，易折断，断面中部有髓；老茎类圆柱形，直径1～1.2cm，被灰褐色栓皮。叶对生，皱缩成团，展开后叶片呈卵形或椭圆形，长4～9cm，宽3～7cm；两面均被灰白色茸毛；先端短尖或钝圆，基部楔形或钝圆，边缘具大小不规则的钝齿；叶柄细，长2～5cm，被柔毛。气香特异，味微苦。

传统鉴定以茎叶粗壮、不带须根、色青绿、叶多、香气浓郁者为优。

【化学成分】含挥发油，油中主要成分为广藿香醇，并含有广藿香酮、丁香油酚、桂皮醛等；尚含多种黄酮类化合物。2010版《中国药典》规定本品按干燥品计算，含百秋李醇（$C_{15}H_{26}O$）不得少于0.10%。

【理化鉴定】取本品粗粉适量，照挥发油测定法（2010版《中国药典》附录X D）分取所得挥发油，取挥发油0.5ml，加乙酸乙酯稀释至5ml，作为供试品溶液。另取百秋李醇对照品，加乙酸乙酯制成每1ml含2mg的溶液，作为对照品溶液。照薄层色谱法（2010版《中国药典》附录Ⅵ B）试验，吸取上述两种溶液各1～2μl，分别点于同一硅胶G薄层板上，以石油醚（30～60℃）-乙酸乙酯-冰醋酸（95∶5∶0.2）为展开剂，展开，取出，晾干，喷以5%三氯化铁乙醇溶液。供试品色谱中显一黄色斑点；加热至斑点显色清晰，供试品色谱中，在与对照品色谱相应的位置上，显相同的紫蓝色斑点。

【古今应用】辛，微温。归脾、胃、肺经。芳香化浊，开胃止呕，发表解暑。用于湿浊中阻，脘痞呕吐，暑湿倦怠，胸闷不舒，寒湿闭暑，腹痛吐泻，鼻渊头痛。用量3～10g。

现代药理研究表明，其所含挥发油有促进胃液分泌，增强消化功能与解痉作用；水浸出液有抗菌作用。

【附注】药典规定，本品叶不得少于20%。

薄荷* Menthae Haplocalycis Herba

【来源】为唇形科植物薄荷 *Mentha haplocalyx* Briq.的干燥地上部分。

【产地】主产于江苏、安徽等地，称"苏薄荷"；江西、四川、河南、云南亦产。

【采收加工】夏、秋二季茎叶茂盛或花开至三轮时，选晴天，分次采割，晒干或阴干。于7～8月割取地上部分，称"头刀薄荷"，供提取挥发油用；10～11月割取，称"二刀薄荷"，供药用。

【性状特征】茎呈方柱形，有对生分枝，长15～40cm，直径0.2～0.4cm；表面紫棕色或淡绿色，棱角处具茸毛，节间长2～5cm；质脆，断面白色，髓部中空。叶对生，有短柄；叶片皱缩卷曲，完整者展开后呈宽披针形、长椭圆形或卵形，长2～7cm，宽1～3cm；上表面深绿色，下表面灰绿色，稀被茸毛，有凹点状腺鳞。轮伞花序腋生，花萼钟状，先端5齿裂，花冠淡紫色。揉搓后有特殊清凉香气，味辛凉。（图10-9，图10-10）

传统鉴定以叶多、色深绿、气味浓者为优。

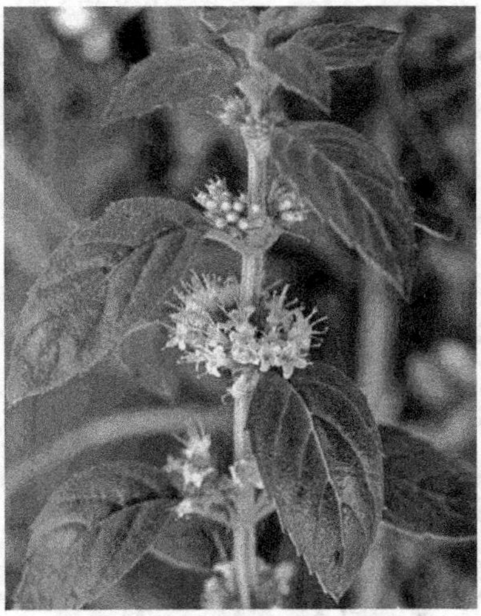

图 10-9　薄荷原植物图

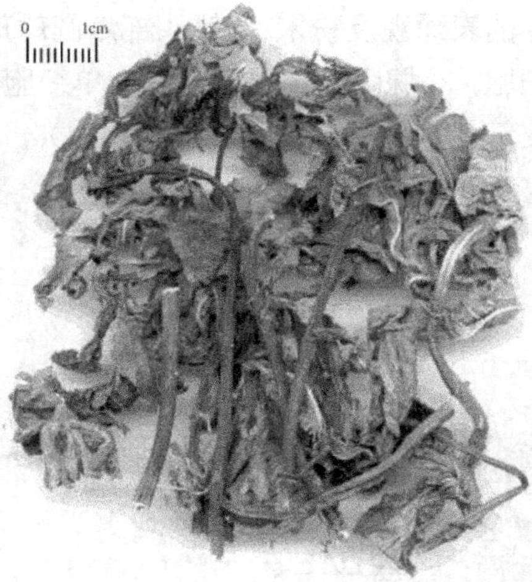

图 10-10　薄荷生药图

【显微特征】茎的横切面：呈四方形。表皮为 1 列长方形细胞，外被角质层，有扁球形腺鳞、单细胞头的腺毛和非腺毛。皮层为数列薄壁细胞，排列疏松。四棱脊处有厚角组织，内皮层明显。韧皮部较窄。形成层成环。木质部在四棱处发达，导管类多角形，木纤维多角形，射线宽窄不一。髓薄壁细胞大，中心常空洞。（图 10-11，10-12）

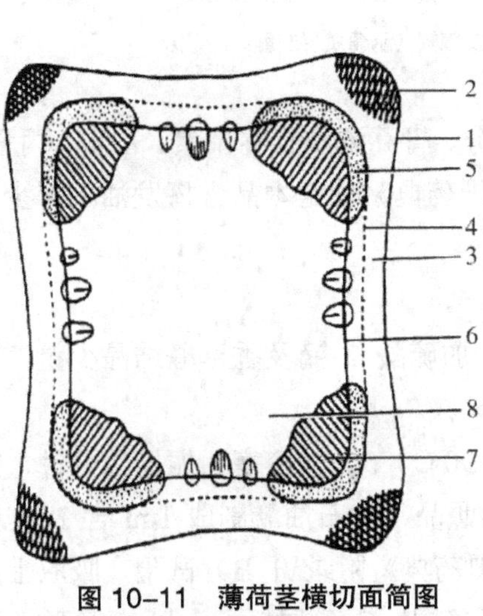

图 10-11　薄荷茎横切面简图

1．表皮　2．厚角组织　3．皮层　4．内皮层　5．韧皮部　6．形成层　7．木质部　8．髓

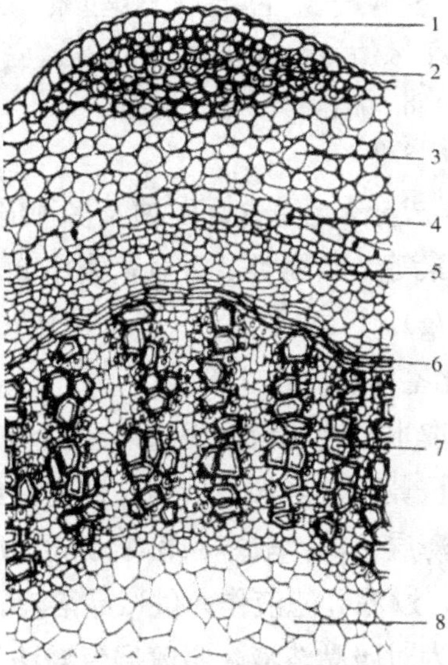

图 10-12　薄荷茎横切面详图

1．表皮　2．厚角组织　3．皮层　4．内皮层　5．韧皮部　6．形成层　7．木质部　8．髓

叶横切面：表皮细胞长方形，下表皮细胞较小，均被薄的角质层，具气孔；上、下表皮有多数凹陷，内有大型特异的扁球形腺鳞，尚有少数小腺毛和非腺毛。叶异面型，栅栏组织多为 1 列细胞，稀 2 列，海绵组织为 4～5 列细胞，叶肉细胞中常含针簇状橙皮苷结晶，以栅栏组织中多见。主脉维管束外韧型，木质部导管常 2～4 个排列成行，主脉上、下表皮

内侧均有厚角组织。（图 10-13）

叶的表面观及粉末：腺鳞头部扁圆球形，由 8 个分泌细胞排列成辐射状，直径约至 90μm，柄单细胞；小腺毛头部及柄部均为单细胞。非腺毛 1～8 个细胞，常弯曲，壁厚，微具疣突。下表皮气孔多见，直轴式。（图 10-14）

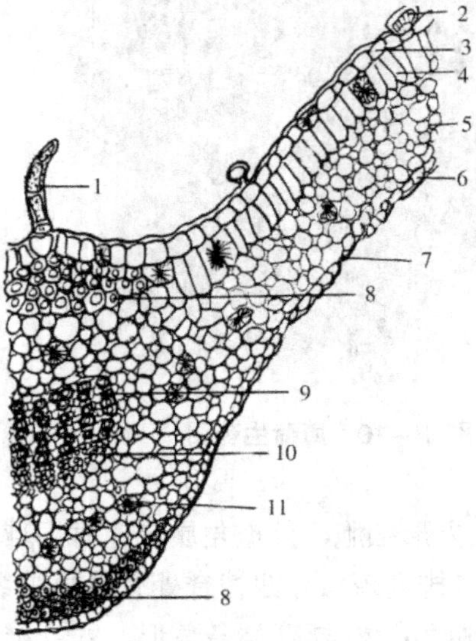

10-13 薄荷叶横切面详图

1. 非腺毛 2. 腺鳞 3. 上表皮 4. 栅栏组织 5. 海绵组织 6. 下表皮 7. 气孔 8. 厚角组织 9. 木质部 10. 韧皮部 11. 橙皮苷结晶

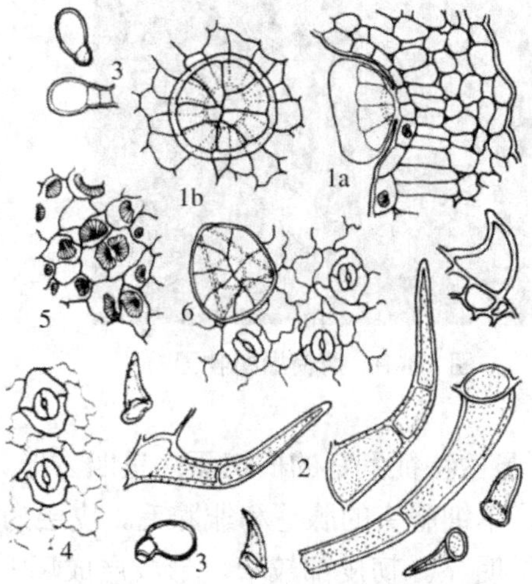

图 10-14 薄荷叶粉末图

1. 腺鳞（a. 侧面观 b. 顶面观） 2. 非腺毛 3. 小腺毛 4. 气孔 5. 橙皮苷结晶 6. 气孔及腺鳞（示角质层皱缩）

【化学成分】全草含挥发油及多种倍半萜内酯类成分、青蒿素及青蒿甲素、乙素、丙素、丁素和戊素等。黄酮类及香豆素类成分。2010 版《中国药典》规定本品含挥发油不得少于 0.8%（ml/g）。

【理化鉴定】

（1）取本品叶的粉末少量，经微量升华得油状物，加硫酸 2 滴及香草醛结晶少量，初显黄色至橙黄色，再加水 1 滴，即变紫红色。

（2）薄层色谱：取本品粉末 0.5g，加石油醚（60～90℃）5ml，密塞，振摇数分钟，放置 30min，过滤，滤液作为供试品溶液。另取薄荷脑对照品，加石油醚制成 1ml 含 2mg 的溶液，作为对照品溶液。照薄层色谱法（2010 版《中国药典》附录Ⅵ B）试验，吸取上述供试品溶液 10～20μl，对照品溶液 10μl，分别点于同一硅胶 G 薄层板上，以苯-乙酸乙酯（19∶1）为展开剂，展开，取出，晾干，喷以香草醛硫酸试液-乙醇（1∶4）的混合溶液，在 100℃加热至斑点显色清晰。供试品色谱中，在与对照生药色谱相应的位置上，显相同颜色的斑点。

【古今应用】辛，凉。归肺、肝经。疏散风热。清利头目，利咽，透疹，疏肝行气。用于风热感冒，风温初起，头痛，目赤，喉痹，口疮，风疹，麻疹，胸胁胀闷。用量 3～6g，入煎剂后下。

现代药理研究本品具有解热、止痛、止痒、清凉、健胃、解痉和利胆、祛痰、抗早孕、抗病原微生物等作用。

【附注】

（1）薄荷素油（薄荷油）：为薄荷新鲜茎和叶经水蒸气蒸馏、冷冻、部分脱脑加工提取的挥发油。无色或淡黄色的澄清液体；有特殊清凉香气，味初辛、后凉。存放日久，色渐变深。芳香药、调味药及驱风药。可用于皮肤或黏膜产生清凉感以减轻不适及疼痛。口服一次 0.02～0.2ml，一日 0.06～0.6ml。外用适量。（图 10-15）

（2）薄荷脑：为薄荷油中的一种饱和环状醇。为无色针状或棱柱状结晶或白色结晶性粉末，有薄荷醇的特殊香气，味初灼烧而后清凉。芳香药、调味药及驱风药。可用于皮肤或黏膜产生清凉感以减轻不适及疼痛。用量 0.02～0.1g，多入片剂含服。或入酊剂、软膏剂，外用涂患处。（图 10-16）

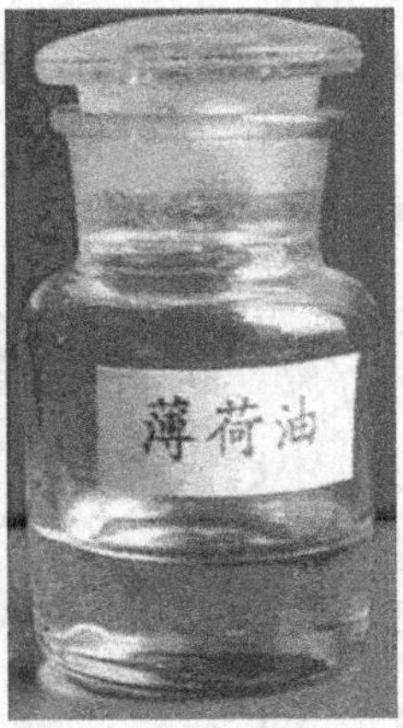

图 10-15　薄荷油

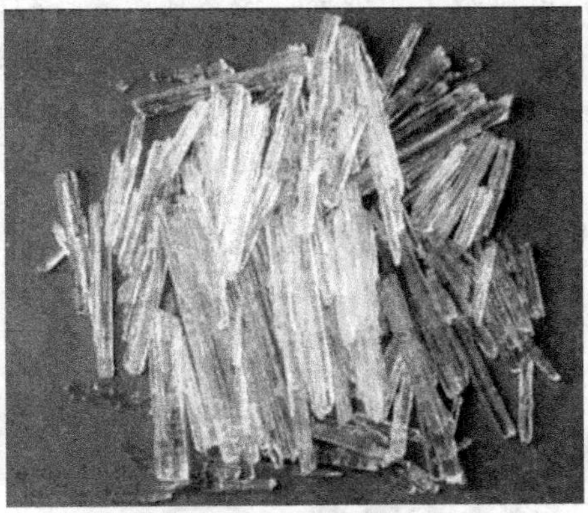

图 10-16　薄荷脑

（3）绿薄荷：又名留兰香。所含挥发油中主要成分为藏茴香酮，不含薄荷醇，油香气悦人，多用于牙膏生产与食品工业。

（4）药典规定本品叶不得少于 30%。

槲寄生* Visci Herba

【来源】为桑寄生科植物槲寄生 *Viscum coloratum* （Komar.）Nakai 的干燥带叶茎枝。

【产地】主产于东北、华东各省。陕西、甘肃、山东、河南等省亦产。

【采收加工】冬季至次春采割，除去粗茎，切段，干燥，或蒸后干燥。

【性状特征】茎枝呈圆柱形，2～5 叉状分枝，长约 30cm，直径 0.3～1cm；表面黄绿色、金黄色或黄棕色，有纵皱纹；节膨大，节上有分枝或枝痕；体轻，质脆，易折断，断面不平坦，皮部黄色，木部色较浅，射线放射状，髓部常偏向一边。叶对生于枝梢，易脱落，无柄；叶片呈长椭圆状披针形，长 2～7cm，宽 0.5～1.5cm；先端钝圆，基部楔形，全缘；表面黄绿色，有细皱纹，主脉 5 出，中间 3 条明显；革质。浆果球形，皱缩。气微，味微苦，嚼之有黏性。（图 10-17，图 10-18）

传统鉴定以枝嫩、条均、色黄绿、叶多整齐不碎者为佳。

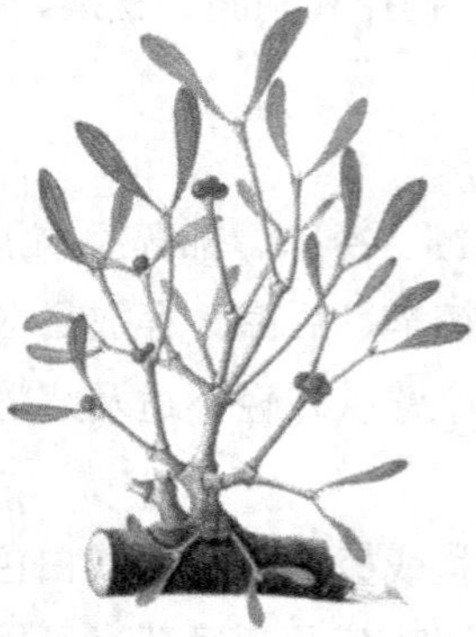

图 10-17 槲寄生图

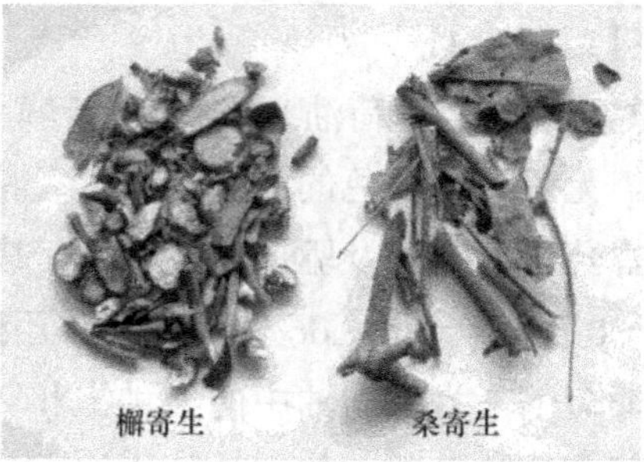

10-18 寄生生药图

【显微特征】茎的横切面：表皮细胞长方形，外被黄绿色角质层，厚 19～80μm。皮层较宽广，纤维数十个成束，微木化；老茎石细胞甚多，单个散在或数个成群。韧皮部较窄，老茎散有石细胞；形成层不明显。木质部射线散有纤维束；导管周围纤维甚多，并有少数异形细胞。髓明显。薄壁细胞含草酸钙簇晶及少数方晶。（图 10-19）

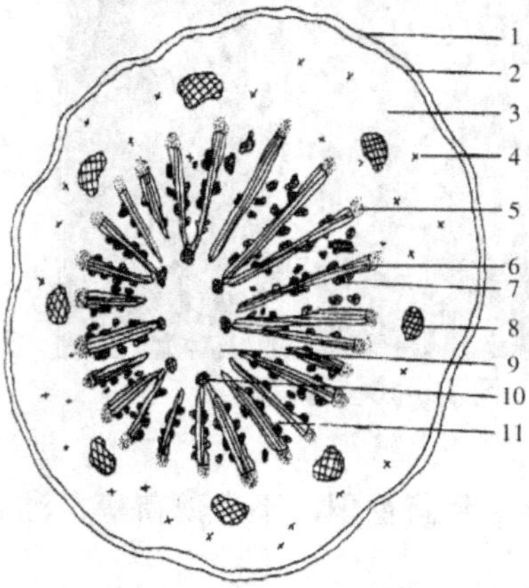

图 10-19 槲寄生横切面简图

1. 角质层 2. 表皮 3. 皮层 4. 草酸钙簇晶 5. 韧皮部 6. 木质部 7. 木纤维 8. 皮层纤维束 9. 髓 10. 环髓纤维 11. 髓射线

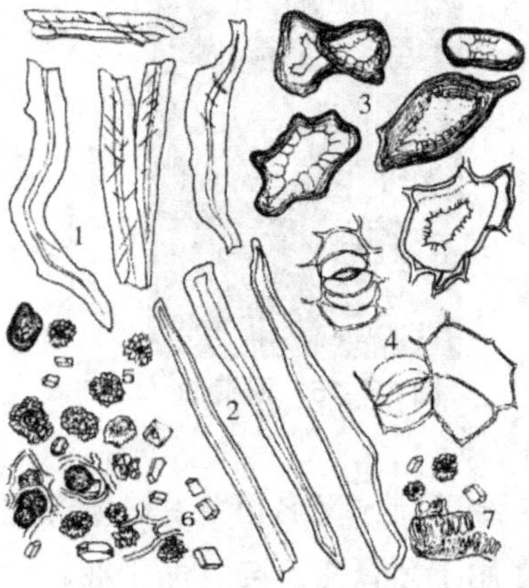

图 10-20 槲寄生粉末图

1. 纤维 2. 异形细胞 3. 石细胞 4. 表皮碎片 5. 草酸钙簇晶 6. 草酸钙方晶 7. 导管

茎的粉末：淡黄色。表皮碎片黄绿色，细胞类方形，可见气孔。纤维成束，直径 10～34μm，壁较厚，略呈波状，微木化。异形细胞形状不规则，壁较厚，微木化，胞腔大。草酸钙簇晶直径 17～45μm；方晶较少，直径 8～30μm。石细胞类方形、类多角形或不规则形，直径 42～102μm。（图 10-20）

【化学成分】 含齐墩果酸、β-乙酸香树脂素酯及黄酮类化合物等。2010 版《中国药典》规定本品按干燥品计算，含紫丁香苷（$C_{17}H_{24}O_9$）不得少于 0.040%。

【理化鉴定】取本品粉末 1.5g，加乙醇 30ml，加热回流 30min，放冷，过滤，滤液蒸干，残渣加无水乙醇 1ml 使溶解，作为供试品溶液。另取槲寄生对照生药 1.5g，同法制成对照生药溶液。再取齐墩果酸对照品，加无水乙醇制成每1ml含1mg的溶液，作为对照品溶液。照薄层色谱法（2010版《中国药典》附录Ⅵ B）试验，吸取供试品溶液和对照生药溶液各4μl、对照品溶液2μl，分别点于同一硅胶G薄层板上，以环已烷-乙酸乙酯-冰醋酸（20∶5∶1）为展开剂，展开，取出，晾干，喷以10%硫酸乙醇溶液，80℃加热至斑点显色清晰。供试品色谱中，在与对照生药色谱和对照品色谱相应的位置上，显相同颜色的斑点；再置紫外光灯（365nm）下检视，显相同颜色的荧光斑点。

【古今应用】苦，平。归肝、肾经。祛风湿，补肝肾，强筋骨，安胎。用于风湿痹痛，腰膝酸软，胎动不安。用量9～15g。

现代药理研究本品具有抗肿瘤、免疫调节作用，抗骨质疏松、抗氧化与抗衰老作用，能降血糖、降血压，增强心肌收缩力，降低心肌的耗氧量，增加冠脉流量，改善心脏功能，抗心律失常，抗血小板聚集，抗血栓。

【附注】

（1）桑寄生* Taxilli Herba为桑寄生科植物桑寄生 *Taxillus chinensis*（DC.）Danser 的干燥带叶茎枝。主产于两广及福建，我国南方习用。冬季至次春采割，除去粗茎，切段，干燥，或蒸后干燥。茎枝呈圆柱形，长3～4cm，直径0.2～1cm；表面红褐色或灰褐色，具细纵纹，并有多数细小突起的棕色皮孔，嫩枝有的可见棕褐色茸毛；质坚硬，断面不整齐，皮部红棕色，木部色较浅。叶多卷曲，具短柄；叶片展平后呈卵形或椭圆形，长3～8cm，宽2～5cm；表面黄褐色，幼叶被细茸毛，先端钝圆，基部圆形或宽楔形，全缘；革质。气微，味涩。含强心苷。 苦、甘，平。归肝、肾经。补肝肾，强筋骨，祛风湿，安胎元。用于风湿痹痛，腰膝酸软，筋骨无力，崩漏经多，妊娠漏血，胎动不安，高血压。用量9～15g。（图10-21）

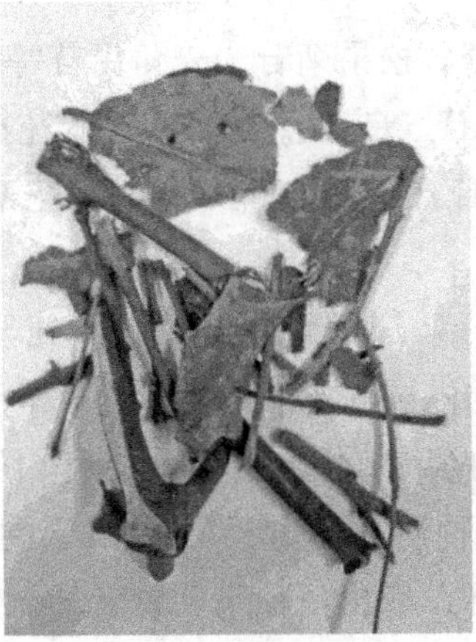

图10-21　桑寄生

（2）无论是桑寄生还是槲寄生，其安全性与寄主密切相关，如寄生在马桑或夹竹桃上，则有毒，不可药用。

肉苁蓉*　Cistanches Herba

【来源】为列当科植物肉苁蓉 *Cistanche deserticola* Y.C.Ma 或管花肉苁蓉 *Cistanche tubulosa*（Schrenk）Wight 的干燥带鳞叶的肉质茎。

【产地】主产于内蒙古、新疆、陕西、甘肃等省区。

【采收加工】多于春季苗未出土或刚出土时采挖，除去花序，切段，晒干。

【性状特征】

（1）肉苁蓉：呈扁圆柱形，稍弯曲，长 3～15cm，直径 2～8cm。表面棕褐色或灰棕色，密被覆瓦状排列的肉质鳞叶，通常鳞叶先端已断。体重，质硬，微有柔性，不易折断，断面棕褐色，有淡棕色点状维管束，排列成波状环纹。气微，味甜、微苦。（图 10-22、图 10-23）

（2）管花肉苁蓉：呈类纺锤形、扁纺锤形或扁柱形，稍弯曲，长 5～25cm，直径 2.5～9cm。表面棕褐色至黑褐色。断面颗粒状，灰棕色至灰褐色，散生点状维管束。

传统鉴定以条粗壮、密被鳞片、色棕褐、质柔润者为佳。

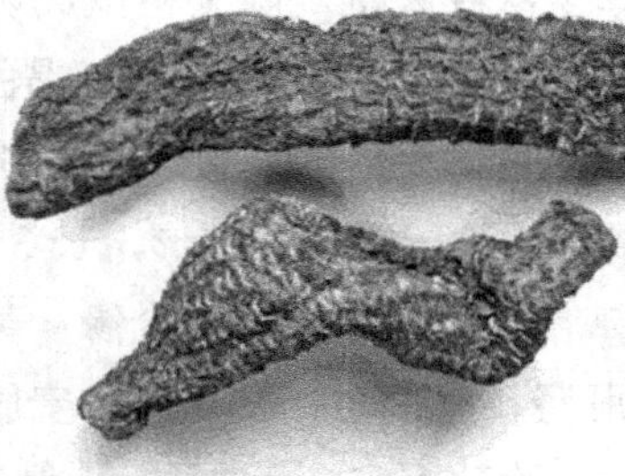

图 10-22 肉苁蓉生药

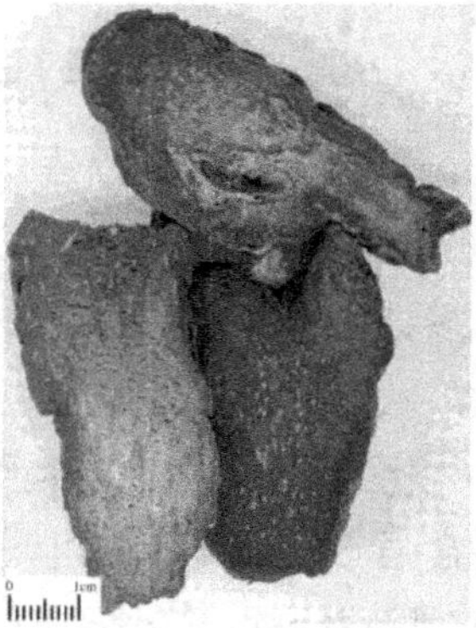

图 10-23 肉苁蓉断面

【化学成分】含有肉苁蓉苷、松果菊苷、麦角甾苷等。《中国药典》2010 版规定本品按干燥品计算，肉苁蓉含松果菊苷（$C_{35}H_{46}O_{20}$）和毛蕊花糖苷（$C_{29}H_{36}O_{15}$）的总量不得少于 0.30%；管花肉苁蓉含松果菊苷（$C_{35}H_{46}O_{20}$）和毛蕊花糖苷（$C_{29}H_{36}O_{15}$）的总量不得少于 1.5%。

【理化鉴定】取本品粉末 1g，加甲醇 20ml，超声处理 15min，过滤，滤液浓缩至近干，残渣加甲醇 2ml 使溶解，作为供试品溶液。另取松果菊苷对照品、毛蕊花糖苷对照品，分别加甲醇制成每 1ml 含 1mg 的溶液，作为对照品溶液。照薄层色谱法（2010 版《中国药典》附录Ⅵ B）试验，吸取上述三种溶液各 2μl，分别点于同一聚酰胺薄层板上，以甲醇-醋酸-水（2∶1∶7）为展开剂，展开，取出，晾干，置紫外光灯（365nm）下检视。供试品色谱中，在与对照品色谱相应的位置上，显相同颜色的荧光斑点。

【古今应用】甘、咸，温。归肾、大肠经。补肾阳，益精血，润肠通便。用于阳痿，不孕，腰膝酸软，筋骨无力，肠燥便秘。用量 6～9g。

现代药理研究本品具有调整内分泌、促进代谢及强壮、抗衰老与降压作用。

【附注】草苁蓉为列当科植物草苁蓉 *Boschniakia rossica* (Cham. et Schiecht.) Fedtsch 的干燥全草。夏初采收，晒八成干，捆成小把，再晒干。一年生寄生草本，高 15～40cm，全株被白色绒毛。根茎肥厚。茎直立，粗壮，暗黄褐色。穗状花序顶生，约占茎的 1/3～1/2。功能补肾助阳，强筋骨。用于性神经衰弱，腰腿酸软，外用治小儿腹泻，肠炎，痢疾。（图 10-24）

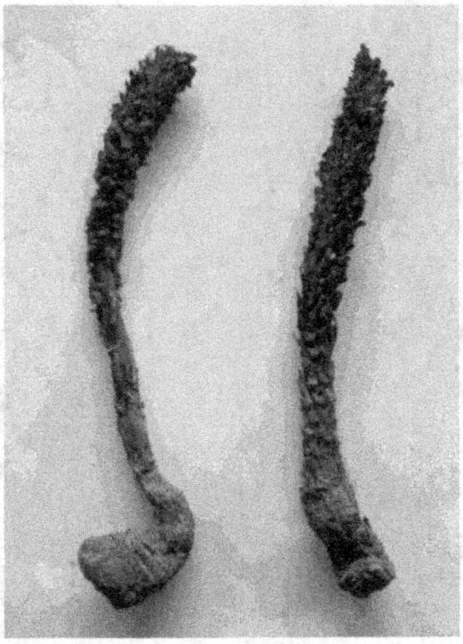

图 10-24　草苁蓉

石斛* Dendrobii Caulis

【来源】为兰科植物金钗石斛 *Dendrobium nobile* Lindl.、鼓槌石斛 *Dendrobium chrysotoxum* Lindl.或流苏石斛 *Dendrobium fimbriatum* Hook.的栽培品及其同属植物近似种的新鲜或干燥茎。

【产地】主产于广西、云南、贵州、四川、广东等省区。

【采收加工】全年均可采收，鲜用者除去根及泥沙；干用者采收后，除去杂质，用开水略烫或烘软，再边搓边烘晒，至叶鞘搓净，干燥。

【性状特征】

（1）鲜石斛：呈圆柱形或扁圆柱形，长约 30cm，直径 0.4～1.2cm。表面黄绿色，光滑或有纵纹，节明显，色较深，节上有膜质叶鞘。肉质，多汁，易折断。气微，味微苦而回甜，嚼之有黏性。

（2）金钗石斛：呈扁圆柱形，长 20～40cm，直径 0.4～0.6cm，节间长 2.5～3cm。表面金黄色或黄中带绿色，有深纵沟。质硬而脆，断面较平坦。味苦。（图 10-25）

（3）鼓槌石斛：呈粗纺锤形，中部直径 1～3cm，具 3～7 节。表面光滑，金黄色，有明显凸起的棱。质轻而松脆，断面海绵状。气微，味淡，嚼之有黏性。

（4）流苏石斛等：呈长圆柱形，长 20～150cm，直径 0.4～1.2cm，节间长 2～6cm。表面黄色至暗黄色，有深纵槽。质疏松，断面平坦或呈纤维性。味淡或微苦，嚼之有黏性

传统鉴定以色金黄、有光泽、质柔韧者为优。鲜石斛以青绿色、肥满多汁、嚼之发黏者为优。

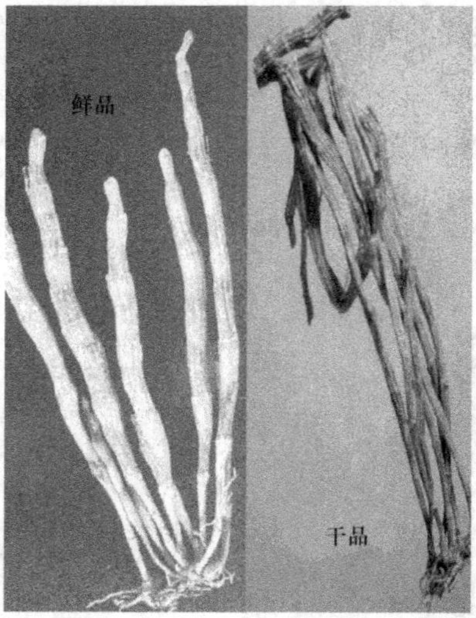

图 10-25 金钗石斛

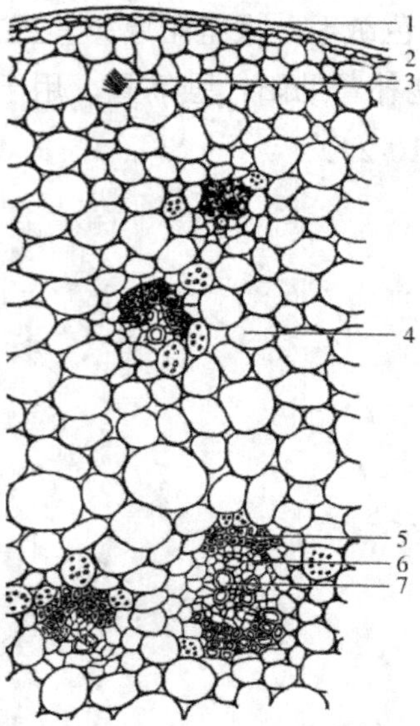

图 10-26 金钗石斛（茎）横切面详图

1. 角质层 2. 表皮 3. 针晶束 4. 基本薄壁组织 5. 纤维束 6. 韧皮部 7. 木质部

【显微特征】

（1）横切面。

金钗石斛：表皮细胞 1 列，扁平，外被鲜黄色角质层。基本组织细胞大小较悬殊，有壁孔，散在多数外韧型维管束，排成 7～8 圈。维管束外侧纤维束新月形或半圆形，其外侧薄壁细胞有的含类圆形硅质块，木质部有 1～3 个导管直径较大。含草酸钙针晶细胞多见于维管束旁。（图 10-26）

鼓槌石斛：表皮细胞扁平，外壁及侧壁稍增厚，细胞狭长形；角质层淡黄色。基本组织细胞大小差异较显著。多数外韧型维管束略排成 10～12 圈。木质部导管大小近似。有的可见草酸钙针晶束细胞。

流苏石斛等：表皮细胞扁圆形或类方形，壁增厚或不增厚。本组织细胞大小相近或有差异，散列多数外韧型维管束，略排成数圈。维管束外侧纤维束新月形或呈帽状，其外缘小细胞有的含有硅质块；内侧纤维束有或无，有的内侧纤维束连接成鞘。有的薄壁细胞中含有草酸钙针晶束和淀粉粒。

（2）粉末：灰绿或灰黄色。角质层碎片黄色；表皮细胞表面观呈长多角形或类多角形，垂周壁连珠状增厚。束鞘纤维成束或离散，长梭形或细长，壁较厚，纹孔稀少，周围具排成纵行的含硅质块的小细胞。木纤维细长，末端尖或钝圆，壁稍厚。网纹、梯纹或具缘纹孔导管，直径 12～50μm。草酸钙针晶成束或散在。

【化学成分】含生物碱、多糖、酚性成分等。《中国药典》2010 版规定本品按干燥品计算，金钗石斛含石斛碱（$C_{16}H_{25}NO_2$）不得少于 0.40%，鼓槌石斛含毛兰素（$C_{18}H_{22}O_5$）不得少于 0.030%。

【理化鉴定】

（1）金钗石斛：取本品（鲜品干燥后粉碎）粉末 1g，加甲醇 10ml，超声处理 30min，过滤，滤液作为供试品溶液。另取石斛碱对照品，加甲醇制成每 1ml 含 1mg 的溶液，作为对照品溶液。照薄层色谱法（2010 版《中国药典》附录Ⅵ B）试验，吸取供试品溶液 20μl、对照品溶液 5μl. 分别点于同一硅胶 G 薄层板上，以石油醚（60~90℃）丙酮（7∶3）为展开剂，展开，取出，晾干，喷以碘化铋钾试液。供试品色谱中，在与对照品色谱相应的位置上，显相同颜色的斑点。

（2）鼓槌石斛：取鼓槌石斛续滤液（2010 版《中国药典》鼓槌石斛[含量测定]项下的续滤液）25ml，蒸干，残渣加甲醇 5ml 使溶解，作为供试品溶液。另取毛兰素对照品，加甲醇制成每 1ml 含 0.2mg 的溶液，作为对照品溶液。照薄层色谱法（2010 版《中国药典》附录Ⅵ B）试验，吸取供试品溶液 5～10μl、对照品溶液 5μl，分别点于同一高效硅胶 G 薄层板上，以石油醚（60～90℃）-乙酸乙酯（3∶2）为展开剂，展开，展距 8cm，取出，晾干，喷以 10%硫酸乙醇溶液，在 105℃加热至斑点显色清晰。供试品色谱中，在与对照品色谱相应的位置上，显相同颜色的斑点。

（3）流苏石斛等：取本品（鲜品干燥后粉碎）粉末 0.5g，加甲醇 25ml，超声处理 45min，过滤，滤液蒸干，残渣加甲醇 25ml 使溶解，作为供试品溶液。另取石斛酚对照品，加甲醇制成每 1ml 含 0.2mg 的溶液，作为对照品溶液。照薄层色谱法（2010 版《中国药典》附录Ⅵ B）试验，吸取上述供试品溶液 5～10μl、对照品溶液 5μl，分别点于同一高效硅胶 G 薄层板上，以石油醚（60～90℃）-乙酸乙酯（3∶2）为展开剂，展开，展距 8cm，取出，晾干，喷以 10%硫酸乙醇溶液，在 105℃加热至斑点显色清晰。供试品色谱中，在与对照品色谱相应的位置上，显相同颜色的斑点。

【古今应用】甘，微寒。归胃、肾经。益胃生津，滋阴清热。用于阴伤津亏，口干烦渴，食少干呕，病后虚热，目暗不明。用量 6～12g；鲜品 15～30g。

【附注】

（1）铁皮石斛* Dendrobii Officinalis Caulis 为兰科植物铁皮石斛 *Dendrobium* Officinale kimura et Migo 的干燥茎。11 月至翌年 3 月采收，除去杂质，剪去部分须根，边加热边扭成螺旋形或弹簧状，烘干；或切成段，干燥或低温烘干，前者习称“铁皮枫斗”（耳环石斛）；后者习称“铁皮石斛”。铁皮枫斗：呈螺旋形或弹簧状，通常为 2～6 个旋纹，茎拉直后长 3.5～8cm，直径 0.2～0.4cm。表面黄绿色或略带金黄色，有细纵皱纹，节明显，节上有时可见残留的灰白色叶鞘；一端可见茎基部留下的短须根。质坚实，易折断，断面平坦，灰白色至灰绿色，略角质状。气微，味淡，嚼之有黏性。铁皮石斛：呈圆柱形的段，长短不等。甘，微寒。归胃、肾经。益胃生津，滋阴清热。用于热病津伤，口干烦渴，胃阴不足，食少干呕，病后虚热不退，阴虚火旺，骨蒸劳热，目暗不明，筋骨痿软。用量 6～12g。

（2）在石斛商品中发现最多的伪品有兰科石仙桃属植物石仙桃 *Pholidota chinensis* Lindl. 的根状茎及假鳞茎。呈黄棕色，根状茎横走，圆柱形，直径约 3mm，先端有长纤维状毛状物，节间长 2～5mm，节上生假鳞茎略呈纺锤形，肉质而干瘪，有纵皱纹，长 2～4cm，粗约 5mm，顶端具叶痕，易折断，断面平坦。味淡。

紫花地丁* Violae Herba

【来源】为堇菜科植物紫花地丁 *Viola yedoensis* Makino 的干燥全草。

【产地】主产于我国东北、华北。

【采收加工】春、秋二季采收，除去杂质，晒干。

【性状特征】多皱缩成团。主根长圆锥形，直径1～3mm；淡黄棕色，有细纵皱纹。叶基生，灰绿色，展平后叶片呈披针形或卵状披针形，长1.5～6cm，宽1～2cm；先端钝，基部截形或稍心形，边缘具钝锯齿，两面有毛；叶柄细，长2～6cm，上部具明显狭翅。花茎纤细；花瓣5，紫堇色或淡棕色；花距细管状。蒴果椭圆形或3裂，种子多数，淡棕色。气微，味微苦而稍黏。

传统鉴定以根、叶、花、果齐全、叶灰绿色、花紫色、根黄、味微苦者为优。

【显微特征】叶横切面：上表皮细胞较大，切向延长，外壁较厚，内壁黏液化，常膨胀呈半圆形；下表皮细胞较小，偶有黏液细胞；上、下表皮有单细胞非腺毛，长32～240μm，直径24～32μm，具角质短线纹。栅栏细胞2～3列；海绵细胞类圆形，含草酸钙簇晶，直径11～40μm。主脉维管束外韧型，上、下表皮内方有厚角细胞1～2列。

【化学成分】含苷类、黄酮类等成分。

【理化鉴定】取本品粉末2g，加甲醇20ml，超声处理20min，过滤，滤液蒸干，残渣加热水10ml，搅拌使溶解，滤过，滤液蒸干，残渣加甲醇1ml使溶解，作为供试品溶液。另取紫花地丁对照生药2g，同法制成对照生药溶液。照薄层色谱法（2010版《中国药典》附录Ⅵ B）试验，吸取供试品溶液5～10μl、对照生药溶液5μl，分别点于同一硅胶G薄层板上，以甲苯-乙酸乙酯-甲酸（5∶3∶1）的上层溶液为展开剂，展开，取出，晾干，置紫外光灯（365nm）下检视。供试品色谱中，在与对照生药色谱相应的位置上，显3个相同颜色的荧光主斑点。

【古今应用】苦、辛，寒。归心、肝经。清热解毒，凉血消肿。用于疔疮肿毒，痈疽发背，丹毒，毒蛇咬伤。用量15～30g。

【附注】

（1）苦地丁* Corydalis bungeanae Herba 为罂粟科植物紫堇 *Corydalis bungeana* Turcz 的干燥全草，夏季花果期采收，除去杂质，晒干。分布于甘肃、陕西、山西、山东、河北、辽宁、吉林、黑龙江、四川等地。为干燥皱缩全草，长5～10厘米，叶具长柄；叶片2～3回羽状深裂，裂片狭细。叶腋有淡紫色小花，或长椭圆形扁平的荚果，表面灰绿色，内含数粒扁圆形、黑色的种子。味苦。苦，寒。归心、肝、大肠经。清热解毒，散结消肿。用于时疫感冒，咽喉肿痛，疔疮肿痛，痈疽发背，痄腮丹毒。用量9～15g。外用适量，煎汤洗患处。

（2）甜地丁为豆科植物米口袋 *Gueldenstaedtia veran* （Georgi） A Bor. （G. multiflora Bunge）带根全草。在我国很多省区曾做地丁入药。根长圆锥形，向一边扭转，长约20cm，茎短，单数羽状复叶丛生，小叶多数脱落，完整者呈椭圆形，长0.6～2.2cm；花紫色。荚果棕色，圆筒形，长1.5cm。

第三节　本章其他常用生药

1. 荆芥* Schizonepetae Herba

为唇形科植物荆芥 *Schizonepeta tenuifolia* Briq.的干燥地上部分。夏、秋二季花开到顶、穗绿时采割，除去杂质，晒干。主产于河北、江西、江苏、浙江，全国大部分地区有栽培。

茎呈方柱形，上部有分枝，表面淡黄绿色或淡紫红色，被短柔毛；体轻，质脆，断面类白色。叶对生，多已脱落，叶片3～5羽状分裂，裂片细长。穗状轮伞花序顶生，气芳香，味微涩而辛凉。全草含挥发油，荆芥穗含单萜类成分。辛，微温。归肺、肝经。解表散风，透疹，消疮。用于感冒，头痛，麻疹，风疹，疮疡初起。用量5～10g。现代药理研究示品具有抗病原微生物、解热、镇静、镇痛、平喘、抗炎、抗氧化、发汗作用。

荆芥炭* Schizonepetae Herba Carbonisata，取荆芥段，照炒炭法（2010版《中国药典》附录Ⅱ D）炒至表面焦黑色，内部焦黄色，喷淋清水少许，熄灭火星，取出，晾干。全体黑褐色，略具焦香气，味苦而辛，余同荆芥。辛、涩，微温。归肺、肝经。收敛止血。用于便血，崩漏，产后血晕。用量5～10g。

2. 荆芥穗* Schizonepetae Spica

为唇形科植物荆芥 *Schizonepeta tenuisfolia* Briq.的干燥花穗。穗状轮伞花序呈圆柱形，长3～15cm，直径约7mm。花冠多脱落，宿萼黄绿色，钟形，质脆易碎，内有棕黑色小坚果。气芳香，味微涩而辛凉。辛，微温。归肺、肝经。解表散风，透疹，消疮。用于感冒，头痛，麻疹，风疹，疮疡初起。用量5～10g。

荆芥穗炭*Schizonepetae Spica Carbonisata，取荆芥穗段，照炒炭法（2010版《中国药典》附录Ⅱ D）炒至表面焦黑色，内部焦黄色，喷淋清水少许，熄灭火星，取出，晾干。黑褐色，具焦香气，余同荆芥穗。辛、涩，微温。归肺、肝经。收涩止血。用于便血，崩漏，产后血晕。用量5～10g。

3. 益母草* Leonuri Herba

为唇形科植物益母草 *Leonurus japonicus* Houtt.的新鲜或干燥地上部分。鲜品春季幼苗期至初夏花前期采割；干品夏季茎叶茂盛、花未开或初开时采割，晒干，或切段晒干。干品茎表面灰绿色或黄绿色；体轻，质韧，断面中部有髓。叶片灰绿色，多皱缩、破碎，易脱落。轮伞花序腋生，小花淡紫色，花萼筒状，花冠二唇形。切段者长约2cm。含益母草碱、水苏碱等生物碱；另含芸香苷及延胡索酸等。苦、辛，微寒。归肝、心包、膀胱经。活血调经，利尿消肿，清热解毒。用于月经不调，痛经经闭，恶露不尽，水肿尿少，疮疡肿毒。用量9～30g；鲜品12～40g。孕妇慎用。

益母草的成熟果实入药为茺蔚子*Leonuri Fructus 秋季果实成熟时采割地上部分，晒干，打下果实，除去杂质。呈三棱形，一端稍宽，平截状，另一端渐窄而钝尖，气微，味苦。辛、苦，微寒。归心包、肝经。活血调经，清肝明目。用于月经不调，经闭痛经，目赤翳障，头晕胀痛。用量 5～10g。瞳孔散大者慎用。

4. 半枝莲* Scutellariae barbatae Herba

为唇形科植物半枝莲 *Scutellaria barbata* D. Don 的干燥全草。夏、秋二季茎叶茂盛时采挖，洗净，晒干。根纤细。茎丛生，较细，方柱形；表面暗紫色或棕绿色。叶对生，有短柄；叶片多皱缩，展平后呈三角状卵形或披针形。花单生于茎枝上部叶腋。果实扁球形，浅棕色。气微，味微苦。含生物碱、黄酮苷等成分。辛、苦，寒。归肺、肝、肾经。清热解毒，化瘀利尿。用于疔疮肿毒，咽喉肿痛，跌扑伤痛，水肿，黄疸，蛇虫咬伤。用量15～30g。

5. 泽兰* Lycopi Herba

为唇形科植物毛叶地瓜儿苗 *Lycopus lucidus* Turcz. vat. *hirtus* Regel 的干燥地上部分。

夏、秋二季茎叶茂盛时采割，晒干。茎呈方柱形，四面均有浅纵沟，表面黄绿色或带紫色，节处紫色明显，有白色茸毛；质脆，断面黄白色，髓部中空。叶对生，展平后呈披针形或长圆形，上表面黑绿色或暗绿色，下表面灰绿色，密具腺点，两面均有短毛。轮伞花序腋生。气微，味淡。含挥发油、鞣质等。苦、辛，微温。归肝、脾经。活血调经，祛瘀消痈，利水消肿。用于月经不调，经闭，痛经，产后瘀血腹痛，疮痈肿毒，水肿腹水。用量6～12g。

6. 香薷* Moslae Herba

为唇形科植物石香薷 *Mosla chinensis* Maxim.或江香薷 *Mosla chinensis* "Jiangxiangru" 的干燥地上部分。前者习称"青香薷"，后者习称"江香薷"。夏季茎叶茂盛、花盛时择晴天采割，除去杂质，阴干。青香薷：基部紫红色，上部黄绿色或淡黄色，全体密被白色茸毛。茎方柱形，基部类圆形，质脆，易折断。叶对生，多皱缩或脱落，展平后呈长卵形或披针形，暗绿色或黄绿色，穗状花序顶生及腋生，小坚果 4 枚，具网纹。气清香而浓，味微辛而凉。江香薷：黄绿色，质较柔软。含挥发油等。辛，微温。归肺、胃经。发汗解表，化湿和中。用于暑湿感冒，恶寒发热，头痛无汗，腹痛吐泻，水肿，小便不利。用量 3～10g。

7. 穿心莲* Andrographis Herba

为爵床科植物穿心莲 *Andrographis paniculata* （Burm.f.）Nees 的干燥地上部分。秋初茎叶茂盛时采割，晒干。茎呈方柱形，多分枝，节稍膨大；质脆，易折断。单叶对生，叶柄短或近无柄；叶片皱缩、易碎，完整者展开后呈披针形或卵状披针形，先端渐尖，基部楔形下延，全缘或波状；上表面绿色，下表面灰绿色，两面光滑。气微，味极苦。含内酯类和黄酮类化合物。苦，寒。归心、肺、大肠、膀胱经。清热解毒，凉血，消肿。用于感冒发热，咽喉肿痛，口舌生疮，顿咳劳嗽，泄泻痢疾，热淋涩痛，痈肿疮疡，毒蛇咬伤。用量 6～9g。外用适量。

8. 青蒿* Artemisiae Annuae Herba

为菊科植物黄花蒿 *Artemisia annua* L.的干燥地上部分。秋季花盛开时采割，除去老茎，阴干。茎呈圆柱形，上部多分枝，表面黄绿色或棕黄色，具纵棱线；质略硬，易折断，断面中部有髓。叶互生，暗绿色或棕绿色，卷缩易碎，完整者展开后为 3 回羽状深裂，裂片及小裂片矩圆形或长椭圆形，两面被短毛。气香特异，味微苦。全草含挥发油、多种倍半萜内酯类成分、含青蒿酸，青蒿内酯、青蒿醇等。苦、辛，寒。归肝、胆经。清虚热，除骨蒸，解暑热，截疟，退黄。用于温邪伤阴，夜热早凉，阴虚发热，骨蒸劳热，暑邪发热，疟疾寒热，湿热黄疸。用量 6～12g，入煎剂后下。

9. 茵陈*Artemisiae Scopariae Herba

为菊科植物滨蒿 *Artemisia scoparia* Waldst.et Kit.或茵陈蒿 *Artemisia capillaris* Thunb. 的干燥地上部分。春季幼苗高 6～10cm 时采收或秋季花蕾长成时采割，除去杂质及老茎，晒干。春季采收的习称"绵茵陈"，秋季采割的称"花茵陈"（茵陈蒿）。绵茵陈：多卷曲成团块，灰白色或灰绿色，全体密被白色茸毛，绵软如绒。茵陈蒿：茎呈圆柱形，多分枝，表面淡紫色或紫色，有纵条纹，被短柔毛；体轻，质脆，断面类白色。叶密集，或多脱落，头状花序卵形，多数集成圆锥状，瘦果长圆形，黄棕色。气芳香，味微苦。含香豆素、挥发油、黄酮类成分。苦、辛，微寒。归脾、胃、肝、胆经。清利湿热，利胆退黄。用于黄疸尿少，湿温暑湿，湿疮瘙痒。用量 6～15g。外用适量，煎汤熏洗。

10. 大蓟* Cirsii Japonici Herba

为菊科植物蓟 *Cirsium japonicum* Fisch. ex DC.的干燥地上部分。夏、秋二季花开时采割地上部分，除去杂质，晒干。茎呈圆柱形，基部直径可达 1.2cm；表面绿褐色或棕褐色，有数条纵棱，被丝状毛；断面灰白色，髓部疏松或中空。叶皱缩，多破碎，完整叶片展平后呈倒披针形或倒卵状椭圆形，羽状深裂，边缘具不等长的针刺；上表面灰绿色或黄棕色，下表面色较浅，两面均具灰白色丝状毛。头状花序顶生，球形或椭圆形。气微，味淡。含柳穿鱼苷、蒙花苷、大蓟黄酮苷等成分。甘、苦，凉。归心、肝经。凉血止血，散瘀解毒消痈。用于衄血，吐血，尿血，便血，崩漏，外伤出血，痈肿疮毒。用量 9～15g。

取大蓟段，照炒炭法（2010 版《中国药典》附录Ⅱ D）炒至表面焦黑色，即为大蓟炭*Cirsii Japonici Herba Carbonisata。苦、涩，凉，归心、肝经。凉血止血。用于衄血，吐血，尿血，便血，崩漏，外伤出血。用量 5～10g，多入丸散服。

11. 小蓟* Cirsii Herba

为菊科植物刺儿菜 Cirsium setosum （Willd.）MB.的干燥地上部分。夏、秋二季花开时采割，除去杂质，晒干。茎呈圆柱形，有的上部分枝，表面灰绿色或带紫色，具纵棱及白色柔毛；质脆，易折断，断面中空。叶互生，无柄或有短柄；叶片皱缩或破碎，完整者展平后呈长椭圆形或长圆状披针形，全缘或微齿裂至羽状深裂，齿尖具针刺；状花序单个或数个顶生。气微，味微苦。含生物碱、皂苷等成分。甘、苦，凉。归心、肝经。凉血止血，散瘀解毒消痈。用于衄血，吐血，尿血，血淋，便血，崩漏，外伤出血，痈肿疮毒。用量 5～12g。

12. 千里光* Senecionis Scandentis Herba

为菊科植物千里光 *Senecio scandens* Buch. -Ham.的干燥地上部分。全年均可采收，除去杂质，阴干茎呈细圆柱形，稍弯曲，上部有分枝；表面灰绿色、黄棕色或紫褐色，具纵棱，密被灰白色柔毛。叶互生，多皱缩破碎，完整叶片展平后呈卵状披针形或长三角形，边缘有不规则锯齿，基部戟形或截形，两面有细柔毛。头状花序。气微，味苦。含生物碱、挥发油、苷类等成分。苦，寒。归肺、肝经。清热解毒，明目，利湿。用于痈肿疮毒，感冒发热，目赤肿痛，泄泻痢疾，皮肤湿疹。用量 15～30g。外用适量，煎水熏洗。

13. 佩兰* Eupatorii Herba

为菊科植物佩兰 *Eupatorium fortunei* Turcz.的干燥地上部分。夏、秋二季分两次采割，除去杂质，晒干。茎呈圆柱形，表面黄棕色或黄绿色，有的带紫色，有明显的节和纵棱线；质脆，断面髓部白色或中空。叶对生，有柄，完整叶片 3 裂或不分裂。气芳香，味微苦。含挥发油、香豆精等。辛，平。归脾、胃、肺经。芳香化湿，醒脾开胃，发表解暑。用于湿浊中阻，脘痞呕恶，口中甜腻，口臭，多涎，暑湿表证，湿温初起，发热倦怠，胸闷不舒。用量 3～10g。

14. 蒲公英* Taraxaci Herba

为菊科植物蒲公英 *Taraxacum mongolicum* Hand.-Mazz.、碱地蒲公英 *Taraxacum borealisinense* Kitam.或同属种植物的干燥全草。春至秋季花初开时采挖，除去杂质，洗净，晒干。呈皱缩卷曲的团块。根呈圆锥状，多弯曲，表面棕褐色，抽皱；叶基生，完整叶片呈倒披针形，绿褐色或暗灰绿色，先端尖或钝，边缘浅裂或羽状分裂，基部渐狭，下延呈柄状，下表面主脉明显。花茎 1 至数条，有的可见多数具白色冠毛的长椭圆形瘦果。气微，味微苦。含蒲公英赛醇、蒲公英苦素、香叶木素、木犀草素、咖啡酸、胆碱等。苦、甘，寒。归肝、胃经。清热解毒，消肿散结，利尿通淋。用于疔疮肿毒，乳痈，瘰疬，目赤，咽痛，肺痈，肠痈，湿热黄疸，热淋涩痛。用量10～15g。

15. 豨莶草* Siegesbeckiae Herba

为菊科植物豨莶 *Siegesbeckia orientalis* L.腺梗豨莶 *Siegesbeckia pubescens* Makino 或毛梗豨莶 *Siegesbeckia glabrescens* Makino 的干燥地上部分。夏、秋二季花开前和花期均可采割，除去杂质，晒干。茎略呈方柱形，多分枝，表面灰绿色、黄棕色或紫棕色，有纵沟和细纵纹，被灰色柔毛；节明显，略膨大；质脆，易折断，断面黄白色或带绿色，髓部宽广，类白色，中空。叶对生，叶片多皱缩、卷曲，展平后呈卵圆形，灰绿色，边缘有钝锯齿，两面皆有白色柔毛，主脉3出。气微，味微苦。辛、苦，寒。归肝、肾经。祛风湿，利关节，解毒。用于风湿痹痛，筋骨无力，腰膝酸软，四肢麻痹，半身不遂，风疹湿疮。用量9～12g。

16. 墨旱莲* Ecliptae Herba

为菊科植物鳢肠 *Eclipta prostrata* L.的干燥地上部分。花开时采割，晒干。全体被白色茸毛。茎呈圆柱形，有纵棱，直径2～5mm；表面绿褐色或墨绿色。叶对生，近无柄，叶片皱缩卷曲或破碎，完整者展平后呈长披针形，全缘或具浅齿，墨绿色。瘦果椭圆形而扁，棕色或浅褐色。气微，味微咸。甘、酸，寒。归肾、肝经。滋补肝肾，凉血止血。用于肝肾阴虚，牙齿松动，须发早白，眩晕耳鸣，腰膝酸软，阴虚血热、吐血、衄血、尿血，血痢，崩漏下血，外伤出血。用量6～12g。

17. 鹅不食草* Centipedae Herba

为菊科植物鹅不食草 *Centipeda minima*（L.）A. Br. et Aschers. 的干燥全草。夏、秋二季花开时采收，洗去泥沙，晒干。缠结成团。须根纤细，淡黄色。茎细，多分枝；质脆，易折断，断面黄白色。叶小，近无柄；叶片完整者展平后呈匙形，表面灰绿色或棕褐色，边缘有3～5个锯齿。气微香，久嗅有刺激感，味苦、微辛。辛，温。归肺经。发散风寒，通鼻窍，止咳。用于风寒头痛，咳嗽痰多，鼻塞不通，鼻渊流涕。用量6～9g。外用适量。

18. 马齿苋* Portulacae Herba

为马齿苋科植物马齿苋 *Portulaca oleracea* L.的干燥地上部分。夏、秋二季采收，除去残根和杂质，洗净，略蒸或烫后晒干。多皱缩卷曲，常结成团。茎圆柱形，表面黄褐色，有明显纵沟纹。叶对生或互生，完整叶片倒卵形，绿褐色，先端钝平或微缺，全缘。蒴果圆锥形，内含多数细小种子。气微，味微酸。含生物碱、香豆精、黄酮等成分。酸，寒。归肝、大肠经。清热解毒，凉血止血，止痢。用于热毒血痢，痈肿疔疮，湿疹，丹毒，蛇虫咬伤，便血，痔血，崩漏下血。用量9～15g。外用适量捣敷患处。

19. 木贼* Equiseti Hyemalis Herba

为木贼科植物木贼 *Equisetum hyemale* L. 的干燥地上部分。夏、秋二季采割，除去杂质，晒干或阴干。呈长管状，不分枝，表面灰绿色或黄绿色，有18～30条纵棱，棱上有多数细小光亮的疣状突起；节明显，节上着生筒状鳞叶，叶鞘基部和鞘齿黑棕色，中部淡棕黄色。体轻，质脆，易折断，断面中空，周边有多数圆形的小空腔。气微，味甘淡、微涩，嚼之有沙粒感。含黄酮苷等成分。甘、苦，平。归肺、肝经。疏散风热，明目退翳。用于风热目赤，迎风流泪，目生云翳。用量3～9g。

20. 仙鹤草* Agrimoniae Herba

为蔷薇科植物龙芽草 *Agrimonia pilosa* Ledeb.的干燥地上部分。夏、秋二季茎叶茂盛时采割，除去杂质，干燥。全体被白色柔毛。茎下部圆柱形，红棕色，上部方柱形，四面略凹陷，绿褐色，有纵沟和棱线，有节；体轻，质硬，易折断，断面中空。单数羽状复叶互生，小叶有大小 2 种，相间生于叶轴上。总状花序细长。气微，味微苦。含多种酚性物质、黄酮类等。苦、涩，平。归心、肝经。收敛止血，截疟，止痢，解毒，补虚。用于咯血，吐血，崩漏下血，疟疾，血痢，痈肿疮毒，阴痒带下，脱力劳伤。用量 6～12g。外用适量。

21. 委陵菜* Potentillae chinensis Herba

为蔷薇科植物委陵菜 *Potentilla chinensis* Ser. 的干燥全草。春季未抽茎时采挖，除去泥沙，晒干。根呈圆柱形或类圆锥形，略扭曲，表面暗棕色或暗紫红色，有纵纹，粗皮易成片状剥落；根头部稍膨大；质硬，易折断，断面皮部薄，暗棕色，常与木部分离，射线呈放射状排列。叶基生，单数羽状复叶，有柄；小叶狭长椭圆形，边缘羽状深裂，下表面和叶柄均密被灰白色柔毛。气微，味涩、微苦。苦，寒。归肝、大肠经。清热解毒，凉血止痢。用于赤痢腹痛，久痢不止，痔疮出血，痈肿疮毒。用量 9～15g。外用适量。

22. 翻白草* Potentillae Discoloris Herba

为蔷薇科植物翻白草 *Potentilla discolor* Bge.的干燥全草。夏秋二季开花前采挖，除去泥沙和杂质，干燥。块根呈纺锤形或圆柱形，表面黄棕色或暗褐色，有不规则扭曲沟纹。质硬而脆，折断面平坦，呈灰白色或黄白色。基生叶丛生，单数羽状复叶，多皱缩弯曲。小叶 5～9 片，柄短或无，长圆形或长椭圆形，顶端小叶片较大，上表面暗绿色或灰绿色，下表面密被白色绒毛，边缘有粗锯齿。气微，味甘、微涩。甘、微苦，平。归肝、胃、大肠经。清热解毒，止痢，止血。用于湿热泻痢，痈肿疮毒，血热吐衄，便血，崩漏。用量 9～15g。孕妇慎用。

23. 老鹳草* Erodii Herba；Geranii Herba

为牻牛儿苗科植物牻牛儿苗 *Erodium. stephanianum* Willd.、老鹳草 *Geranium wilfordii* Maxim.或野老鹳草 *Geranium carolinianum* L. 的干燥地上部分，前者习称“长嘴老鹳草”，后两者习称“短嘴老鹳草”，夏、秋二季果实近成熟时采割，捆成把，晒干。宿存花柱形似鹳喙。含挥发油、槲皮素等成分。辛、苦，平。归肝、肾、脾经。祛风湿，通经络，止泻痢。用于风湿痹痛，麻木拘挛，筋骨酸痛，泄泻痢疾。用量 9～15g。

24. 伸筋草* Lycopodii Herba

为石松科植物石松 *Lycopodium jaPonicum* Thunb.的干燥全草。夏、秋二季茎叶茂盛时采收，除去杂质，晒干。匍匐茎呈细圆柱形，略弯曲，其下有黄白色细根；直立茎作二叉状分枝。叶密生茎上，线形或针形，黄绿色至淡黄棕色，质柔软。气微，味淡。含生物碱及三萜化合物等。微苦、辛，温。归肝、脾、肾经。祛风除湿，舒筋活络。用于关节酸痛，屈伸不利。用量 3～12g。

25. 鸡骨草* Abri Herba

为豆科植物广州相思子 *Abrus cantoniensis* Hance 的干燥全株。全年均可采挖，除去泥沙，干燥。根多呈圆锥形，表面灰棕色，粗糙，有细纵纹，支根极细，有的断落或留有残基；质硬。茎丛生，灰棕色至紫褐色，小枝纤细，疏被短柔毛。羽状复叶互生，小叶 8～11 对，多脱落，小叶矩圆形，先端平截，下表面被伏毛。气微香，味微苦。含相思子碱、胆碱、黄酮类化合物等成分。甘、微苦，凉。归肝、胃经。利湿退黄，清热解毒，疏肝止痛。用于湿热黄疸，胁肋不舒，胃脘胀痛，乳痈肿痛。用量 15～30g。

26. 垂盆草* Sedi Herba

为景天科植物垂盆草 *Sedum sarmentosum* Bunge 的干燥全草。夏、秋二季采收，除去杂质，干燥。茎纤细。3 叶轮生，叶片倒披针形至矩圆形，绿色，肉质，先端近急尖，基部急狭，有距。气微，味微苦。甘、淡，凉。归肝、胆、小肠经。利湿退黄，清热解毒。用于湿热黄疸，小便不利，痈肿疮疡。用量 15～30g。

27. 鱼腥草* Houttuyniae Herba

为三白草科植物蕺菜 *Houttuynia cordata* Thunb.的新鲜全草或干燥地上部分。鲜品全年均可采割；干品夏季茎叶茂盛花穗多时采割，除去杂质，晒干。干品茎呈扁圆柱形，扭曲，表面黄棕色，具纵棱数条；质脆，易折断。叶片卷折皱缩，展平后呈心形，上表面暗黄绿色至暗棕色，下表面灰绿色或灰棕色。穗状花序黄棕色。含挥发油等。辛，微寒。归肺经。清热解毒，消痈排脓，利尿通淋。用于肺痈吐脓，痰热喘咳，热痢，热淋，痈肿疮毒。用量 15～25g，不宜久煎；鲜品用量加倍，水煎或捣汁服。外用适量，捣敷或煎汤熏洗患处。

28. 萹蓄* Polygoni Avicularis Herba

为蓼科植物萹蓄 *Polygonum aviculare* L.的干燥地上部分。夏季叶茂盛时采收，除去根和杂质，晒干。茎呈圆柱形而略扁，有分枝，表面灰绿色或棕红色，有细密微突起的纵纹；节部稍膨大，有浅棕色膜质的托叶鞘，质硬，易折断，断面髓部白色。叶互生，近无柄或具短柄，完整者展平后呈披针形，全缘，两面均呈棕绿色或灰绿色。气微，味微苦。苦，微寒。归膀胱经。利尿通淋，杀虫，止痒。用于热淋涩痛，小便短赤，虫积腹痛，皮肤湿疹，阴痒带下。用量 9～15g。外用适量，煎洗患处。

29. 瞿麦* Dianthi Herba

为石竹科植物瞿麦 *Dianthus superbus* L.或石竹 *Dianthus chinensis* L.的干燥地上部分。夏、秋二季花果期采割，除去杂质，干燥。茎圆柱形，上部有分枝，表面淡绿色或黄绿色，光滑无毛，节明显，略膨大，断面中空。叶对生，多皱缩，展平叶片呈条形至条状披针形。枝端具花及果实，蒴果长筒形，与宿萼等长。种子细小，多数。气微，味淡。苦，寒。归心、小肠经。利尿通淋，活血通经。用于热淋，血淋，石淋，小便不通，淋沥涩痛，经闭瘀阻。用量 9～15g。孕妇慎用。

温馨提示

国家中医药行业特有工种职业技能鉴定《中药调剂员》(高级) 应该掌握的全草类生药 26 种。即广金钱草、广藿香、车前草、半边莲、半枝莲、佩兰、金钱草、泽兰、茵陈、益母草、麻黄、蒲公英、淡竹叶、紫花地丁、墨旱莲、薄荷、稀莶草、马齿苋、石斛、肉苁蓉、鱼腥草、荆芥、青蒿、萹蓄、香薷、锁阳。

目标检测

1. 比较金钱草与广金钱草，桑寄生与槲寄生性状异同。
2. 比较广藿香、薄荷来源、性状、显微鉴别特征及异同点。
3. 描述麻黄来源、性状及显微鉴别特征。

第十一章

藻、菌类生药

本章教学目标

☆了解藻、菌类生药识别的基础知识。

☆掌握藻、菌类重要生药性状鉴定、显微鉴定、理化鉴定以及药理作用。

☆能够识别鉴定常用藻、菌类生药的真伪优劣。

冬虫夏草是动物还是植物？冬天是虫子夏天是草么？世上有没有灵芝草？真像白蛇传里讲的那么神么？学完这一章立刻茅塞顿开。

第一节　藻、菌类生药的植物学特征及鉴定的一般规律

藻、菌类生药均为低等植物。它们的形态及构造均极为简单，在形态上无根、茎、叶等器官的分化，是单细胞或多细胞的叶状体或菌丝体。在构造上一般无组织分化，无维管组织和胚胎。植物体大小不一，形态各异。

一、藻类

藻类供药用的主要为红藻类和褐藻类。常见的生药有褐藻门翅藻科的昆布，海带科的海带，马尾藻科的羊栖菜与海蒿子等。

藻类生药大多含有叶绿素、胡萝卜素和叶黄素，不同颜色的藻类还含有不同的副色素，如藻褐素、藻红素等。此外，还常含有多糖类、氨基酸类、甾醇类、萜类以及碘、钾、钙、铁等无机元素。

二、菌类

菌类供药用的主要为真菌门中的担子菌纲和子囊菌纲，以子实体或菌核入药。常见的生药有冬虫夏草、灵芝、茯苓、猪苓、雷丸、马勃、银耳等。

菌类生药常含有多糖、氨基酸、生物碱、蛋白质、蛋白酶、甾醇和抗生素等成分，其中多糖类成分比较普遍，且发现多糖类成分多数具有增强免疫的功能及抗肿瘤作用。

第二节 藻、菌类生药

昆布* Laminariae Thallus；Eckloniae Thallus

【来源】为海带科植物海带 *Laminaria japonica* Aresch.或翅藻科植物昆布 *Ecklonia kurome* Okam.的干燥叶状体。

【产地】海带主产于辽东和山东半岛沿海，现大部分沿海地区均有养殖；昆布主要产于浙江、福建等海区。

【采收加工】夏、秋二季采捞，晒干。

【性状特征】

（1）海带：卷曲折叠成团块，或缠结成把。全体呈黑褐色或绿褐色，表面附有白霜。用水浸软则膨胀成扁平长带状，长 50～150cm，宽 10～40cm，中部较厚，边缘较薄而呈波状。类革质，残存柄部扁圆柱形。气腥，味咸。（图 11-1）。

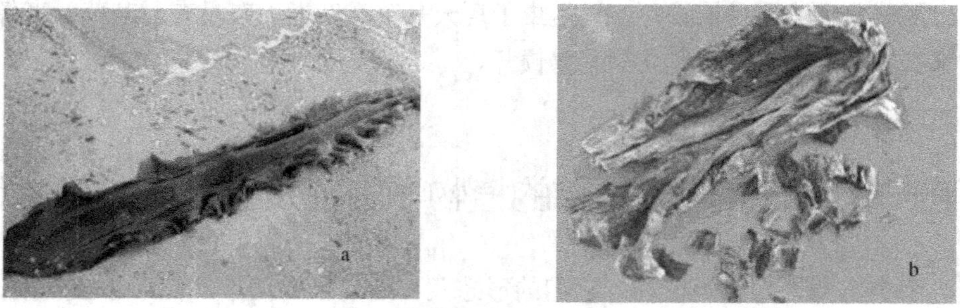

图 11–1 海带（a. 鲜品 b. 干品）

（2）昆布：卷曲皱缩成不规则团块。全体呈黑色，较薄。用水浸软则膨胀呈扁平的叶状，长宽约为 16～26cm，厚约 1.6mm；两侧呈羽状深裂，裂片呈长舌状，边缘有小齿或全缘。质柔滑。（图 11-2）。

传统鉴定以色黑、质厚者为优。

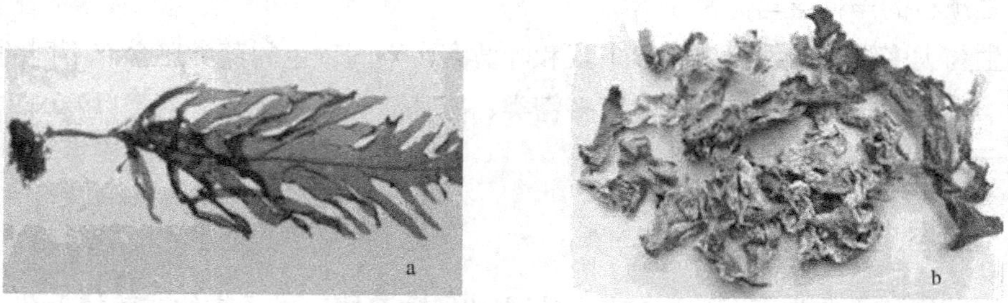

图 11–2 昆布（a. 鲜品 b. 干品）

【化学成分】海带富含海带聚糖，藻胶酸，昆布素，海带氨酸，甘露醇，维生素以及碘、钾等；昆布含藻胶酸、藻氨酸、昆布糖、氨基酸、多聚糖及钾、碘、溴等。2010 版《中国药典》规定本品按干燥品计算，海带含碘（I）不得少于 0.35%；昆布含碘（I）不得少于 0.20%。

【理化鉴定】

（1）本品体厚，以水浸泡即膨胀，表面黏滑，附着透明黏液质。手捻不分层者为海带，分层者为昆布。

（2）取本品约10g，剪碎，加水200ml，浸泡数小时，过滤，滤液浓缩至约100ml。取浓缩液2～3ml，加硝酸1滴与硝酸银试液数滴，即生成黄色乳状沉淀，在氨试液中微溶解，在硝酸中不溶解。

【古今应用】咸、寒，归肝、胃、肾经。消痰软坚散结，利水消肿。用于瘿瘤，瘰疬，睾丸肿痛，痰饮水肿。用量为6～12g。

现代药理研究海带氨酸有降压作用，海带聚糖有降血脂作用，藻胶酸对锶、镉盐类在肠道被吸收前有解毒作用；海带根粗提取液对豚鼠有平喘作用，对大鼠及猫有一定的镇咳作用。昆布治疗玻璃体混浊疗效显著。

冬虫夏草* Cordyceps

【来源】为麦角菌科真菌冬虫夏草菌 *Cordyceps sinensis* （BerK.）Sacc.寄生在蝙蝠蛾科昆虫幼虫上的子座及幼虫尸体的复合体。

【产地】主产于四川、青海。云南、甘肃、西藏等省区也产。

【采收加工】夏初子座出土、孢子未发散时挖取，晒至六七成干，除去似纤维状的附着物及杂质，晒干或低温干燥。

【性状特征】由虫体与从头部长出的真菌子座相连而成。虫体似蚕，长3～5cm，直径0.3～0.8cm；表面深黄色至黄棕色，有环纹20～30个，粗细相间。近头部的环纹较细；头部红棕色，足8对，中部4对较明显；质脆，易折断，断面略平坦，淡黄白色。子座细长圆柱形，长4～7cm，直径0.3cm；表面深棕色至棕褐色，有细纵皱纹，上部稍膨大；质柔韧，断面类白色。气微腥，味微苦。（图11-3）。

传统鉴定以完整、虫体丰满肥大、外色黄亮、内色白、子座短者为佳。

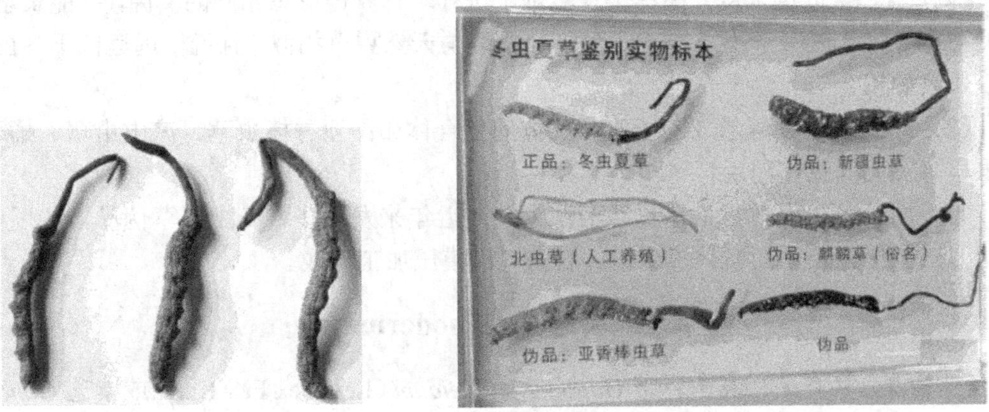

图11-3　冬虫夏草

【显微特征】子座头部横切面：子囊壳椭圆形至卵圆形，近表面生，基部陷于子座内。子囊壳中有多数子囊。子囊细长，顶部壁厚，中央有一狭线状孔口，子囊内有子囊孢子2～4个，孢子线形，有多数横隔。（图11-4）。

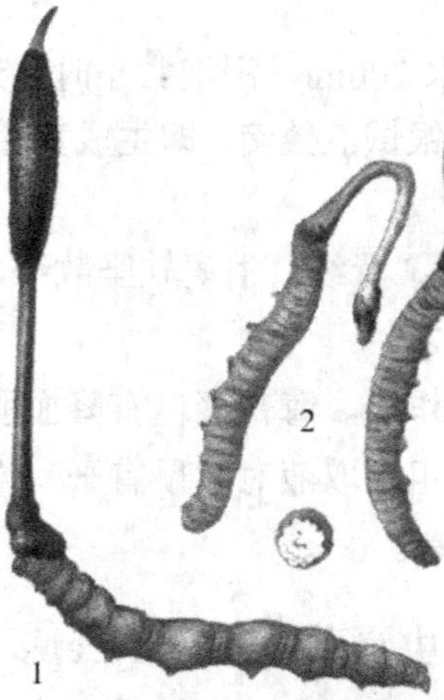

图 11–4 冬虫夏草横切面

1. 虫草全形 2. 虫体横切面

【化学成分】含粗蛋白，氨基酸，脂肪，D-甘露醇（即虫草酸），腺苷，虫草素，麦角甾醇，虫草多糖，生物碱等。腺苷、虫草酸和虫草素是冬虫夏草的主要的活性物质。2010版《中国药典》规定本品含腺苷（$C_{10}H_{13}N_5O_4$）不得少于 0.010%。

【古今应用】甘、平，归肺、肾经。补肺益肾，止血化痰。用于肾虚精亏，阳痿遗精，腰膝酸痛，久咳虚喘，痨嗽咯血。用量为 3～9g。

现代药理研究本品具有免疫增强、镇咳、祛痰和平喘、雄性激素样作用，此外，有减慢心率，增加心输出量、冠脉流量和心肌耐缺氧能力，拮抗心律失常和心肌缺血及降压作用，并有抗疲劳、耐缺氧、需高温和耐低温以及抗菌、抗炎、抗肾衰和延缓衰老等作用。冬虫夏草素对多种实验性癌瘤均有明显抑制作用。

【附注】（1）近年来从分离单个子囊孢子进行培育获得形态相同的真菌，并能长出子座，人们习称“虫草花”。其化学成分、药理作用均与天然虫草相似，且价格远远低于冬虫夏草，可以药食两用。

（2）同属数种真菌形成的子座和虫体的复合体如：亚香棒虫草、凉山虫草、蛹草、分枝虫草等在民间也作药用。

（3）由于冬虫夏草价格昂贵且药源紧缺，近年来发现多种冬虫夏草伪品，如以植物某一相似部位伪充及用面粉、玉米粉、石膏等经模压加工而成。

灵芝* Ganoderma

【来源】为多孔菌科真菌赤芝 *Ganoderma lucidum*（Leyss.ex Fr.）Karst.或紫芝 *Ganoderma sinense* Zhao, Xu et Zhang 的干燥子实体。

【产地】赤芝主产于华东、西南及河北、山西、江西、广西等省区。紫芝主产于浙江、江西、湖南、广西等省区。野生或栽培，市售商品栽培为主。

【采收加工】全年采收，除去杂质，剪除附有朽木、泥沙或培养基质的下端菌柄，阴干或在 40～50℃烘干。

【性状特征】

（1）赤芝：外形呈伞状，菌盖肾形、半圆形或近圆形，直径 10～18cm，厚 1～2cm。皮壳坚硬，黄褐色至红褐色，有光泽，具环状棱纹和辐射状皱纹，边缘薄而平截，常稍内卷。菌肉白色至淡棕色。菌柄圆柱形，侧生，少偏生，长 7～15cm，直径 1～3.5cm，红褐色至紫褐色，光亮。孢子细小，黄褐色。气微香，味苦涩。（图 11-5）。

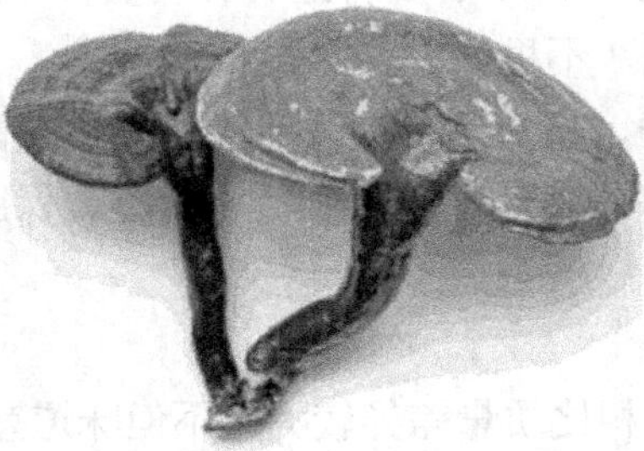

图 11-5　灵芝

（2）紫芝：皮壳紫黑色，有漆样光泽。菌肉锈褐色。菌柄长 17～23cm。

（3）栽培品：子实体较粗壮、肥厚，直径 12～22cm，厚 1.5～4cm。皮壳外常被有大量粉尘样的黄褐色孢子。

传统鉴定以个大、厚实、具光泽、色赤褐、菌柄短者为优。

【显微特征】粉末浅棕色、棕褐色至紫褐色。菌丝散在或黏结成团，无色或淡棕色，细长，稍弯曲，有分枝，直径 2.5～6.5μm。孢子褐色，卵形，顶端平截，外壁无色，内壁有疣状突起，长 8～12μm，宽 5～8μm。（图 11-6，图 11-7）。

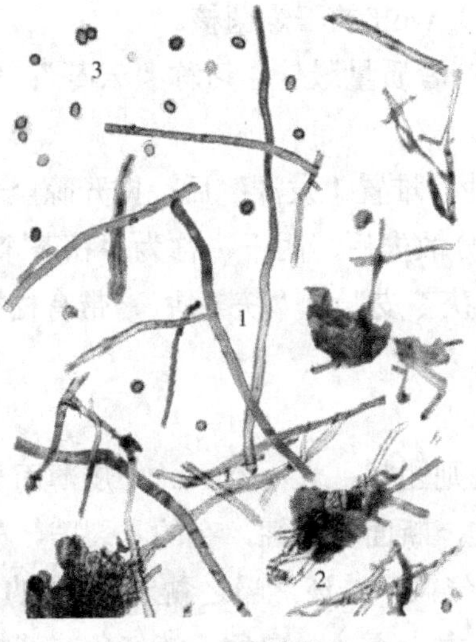

图 11-6　灵芝粉末

1. 菌丝　2. 菌丝团　3. 孢子

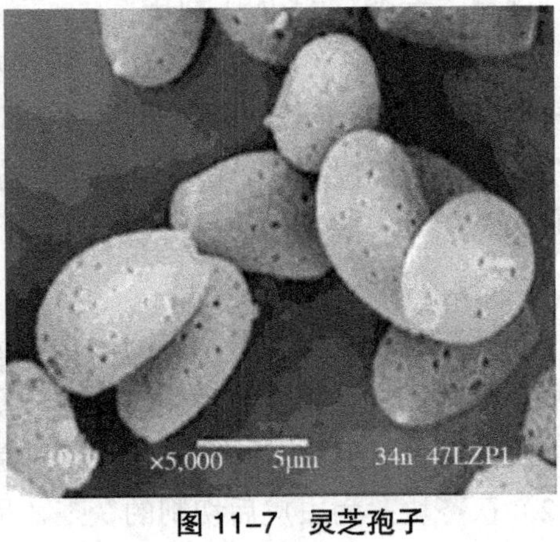

图 11-7　灵芝孢子

【化学成分】主含麦角甾醇、灵芝多糖、灵芝多肽、海藻糖及多种氨基酸等。2010 版《中国药典》规定本品按干燥品计算，含灵芝多糖以无水葡萄糖（$C_6H_{12}O_6$）计，不得少于 0.50%。

【理化鉴定】取本品粉末 2g，加乙醇 30ml，加热回流 30min，过滤，滤液蒸干，残渣加甲醇 2ml 使溶解，作为供试品溶液。另取灵芝对照生药 2g，同法制成对照生药溶液。照薄层色谱法（2010 版《中国药典》附录Ⅵ B）试验，吸取上述两种溶液各 4μl，分别点于同一硅胶 G 薄层板上，以石油醚（60～90℃）-甲酸乙酯-甲酸（15∶5∶1）的上层溶液为展开剂，展开，取出，晾干，置紫外灯（365nm）下检视。供试品色谱中，在与对照生药色谱相应的位置上，显相同颜色的荧光斑点。

【古今应用】甘、平，归心、肺、肝、肾经。补气安神，止咳平喘。用于心神不宁，失眠心悸，肺虚咳喘，虚劳短气，不思饮食。用量 6～12g。

现代药理研究本品有镇静、抗惊厥，增强免疫，促进核酸、蛋白质的合成，抗心肌缺血、降血压，抗肿瘤的作用。此外，还有降血糖、抗炎、保肝、解毒、增强记忆及延缓衰老等作用。

【附注】

（1）栽培灵芝与野生灵芝相比质量差异较大，不但味道差异较大，有效成分含量较低，而且有些成分如多糖、微量元素的种类也有缺失。

（2）云芝* Coriolus 为多孔菌科真菌彩绒革盖菌 *Coriolus versicolor*（L . ex Fr.）Quel 的干燥子实体。全年均可采收，除去杂质，晒干。菌盖单个呈扇形、半圆形或贝壳形，常数个叠生成覆瓦状或莲座状。表面密生灰、褐、蓝、紫黑等颜色的绒毛（菌丝），构成多色的狭窄同心性环带，边缘薄；腹面灰褐色、黄棕色或淡黄色，无菌管处呈白色。革质，不易折断，断面菌肉类白色。气微，味淡。含云芝多糖（有免疫调节作用）。甘、平。归心、脾、肝、肾经。健脾利湿，清热解毒。用于湿热黄疸，胁痛，纳差，倦怠乏力。用量 9～27g。

茯苓* Poria

【来源】为多孔菌科真菌茯苓 *Poria cocos*（Schw.）Wolf 的干燥菌核。

【产地】主产于云南、安徽、湖北等地。以云南产者质量最佳，习称“云苓”；安徽产量大，习称“安苓”。多人工栽培。

【采收加工】多于 7～9 月采挖，挖出后除去泥沙，堆置“发汗”后，摊开晾至表面干燥，再“发汗”，反复数次至现皱纹、内部水分大部分散失后，阴干，称为“茯苓个”；或将鲜茯苓按不同部位加工、切制，阴干，分别称为“茯苓皮”及“茯苓块”，带有松根者称“茯神”。

【性状特征】

（1）茯苓个：呈类球形、椭圆形、扁圆形或不规则团状，大小不一。外皮薄而粗糙，棕褐色至黑褐色，有明显的皱缩纹理。体重，质坚实，断面颗粒性，有的具裂隙，外层淡棕色，内部白色，少数淡红色，有的中间抱有松根。气微，味淡，嚼之黏牙。（图 11-8）。

（2）茯苓块：为去皮后切制的茯苓，呈块片状，大小不一。白色、淡红色或淡棕色。带有木心（松根）入药的称为茯神，单独木心（松根）入药的称为茯神木。

（3）茯苓片：为去皮后切制的茯苓，呈不规则厚片，厚薄不一。白色、淡红色或淡棕色。

传统鉴定以体重坚实、外皮色棕褐、皮纹细、无裂隙、断面白色细腻、黏牙力强者为优。

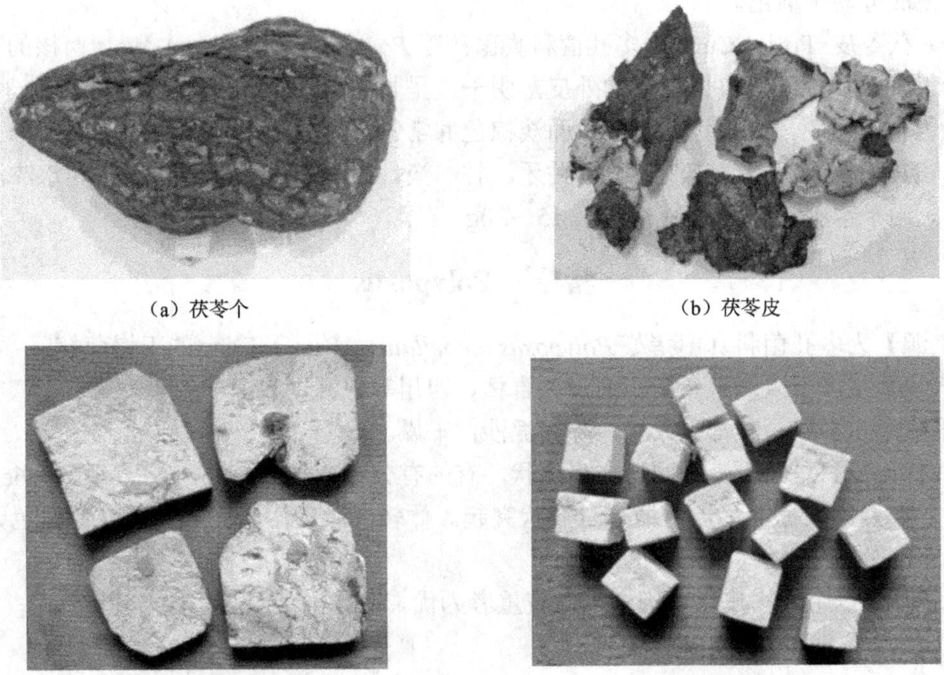

（a）茯苓个　（b）茯苓皮

（c）茯神　（d）茯苓丁

图 11-8　茯苓

【显微特征】粉末灰白色。用蒸馏水或稀甘油装片，可见无色不规则颗粒状团块及分枝状团块；用水合氯醛液或5%氢氧化钾液装片，则团块溶化露出菌丝。菌丝无色或淡棕色（外层菌丝），细长，稍弯曲，有分枝，直径3～8μm，少数至16μm。

【化学成分】含茯苓聚糖，茯苓次聚糖、四环三帖酸酸类化合物，如茯苓酸、齿孔酸等。

【理化鉴定】

（1）取茯苓片或粉末少量，加碘化钾碘试液1滴，显深红色。

（2）取本品粉末1g，加乙醚50ml，超声处理10min，过滤，滤液蒸干，残渣加甲醇1ml使溶解，作为供试品溶液。另取茯苓对照生药1g，同法制成对照生药溶液。照薄层色谱法（2010版《中国药典》附录Ⅵ B）实验，吸取上述两种溶液各2μl，分别点于同一硅胶G薄层板上，以甲苯-乙酸乙酯-甲酸（20∶5∶0.5）为展开剂，展开，取出，晾干，喷以2%香草醛硫酸溶液-乙醇（4∶1）混合溶液，在105℃加热至斑点显色清晰。供试品色谱中，在与对照生药色谱相应的位置上，显相同颜色的主斑点。

【古今应用】甘、淡，平。归心、肺、脾、肾经。利水渗湿，健脾，宁心。用于水肿尿少，痰饮眩悸，脾虚食少，便溏泄泻，心神不安，惊悸失眠。用量为10～15g。

现代药理研究本品有利尿，免疫增强，抗肿瘤，镇静的作用，对消化系统也有影响。此外还有抗中毒性耳损伤、抗菌、促进造血功能等作用。

【附注】

（1）伪品有用面粉加工成块的，水煮后即行崩散。也可以在显微镜下通过菌丝和淀粉粒加以区分。

（2）茯苓质地较密，长时间煎煮也不易崩散，因此建议临床应用时，饮片以用小丁为宜，以使成分易于煎出。

（3）茯苓皮* Poriae Cutis 为多孔菌科真菌茯苓 *Poria cocos*（Schw.）Wolf 菌核的干燥外皮。加工茯苓片茯苓块收集削下的外皮，阴干。呈长条形或不规则块片，大小不一。外表面棕褐色至黑褐色，有疣状突起，内面淡棕色并常常带有白色或淡红色的皮下部分。质较松软，略具弹性。气微、味淡，嚼之粘牙。甘、淡，平。归心、肺、肾经。利水渗湿，健脾宁心。用于水肿，小便不利。用量 15～30g。

猪苓* Polyporus

【来源】为多孔菌科真菌猪苓 *Polyporus umbellatus*（Pers.）Fries 的干燥菌核。

【产地】主产于陕西、云南、河南、吉林、四川等地。以陕西产者最为著名。

【采收加工】春、秋二季采挖，除去泥沙，干燥。

【性状特征】呈条形、类圆形或扁块状，有的有分枝，长 5～25cm，直径 2～6cm。表面黑色、灰黑色或棕黑色，皱缩或有瘤状突起。体轻，质硬，断面类白色或黄白色，略呈颗粒状。气微，味淡。（图 11-9）。

传统鉴定以个大、皮黑、肉白、体较重者为优。

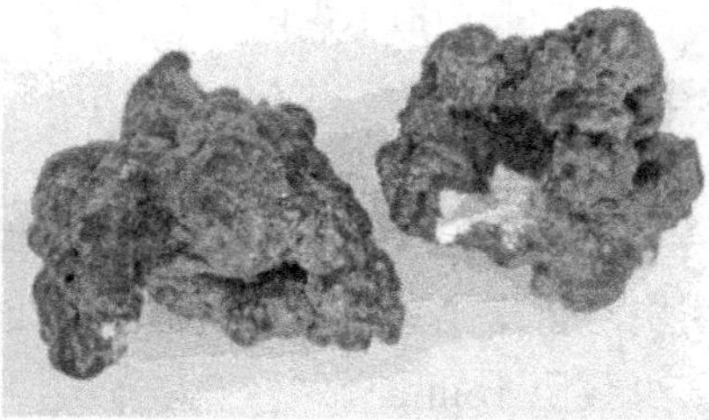

（a）猪苓个

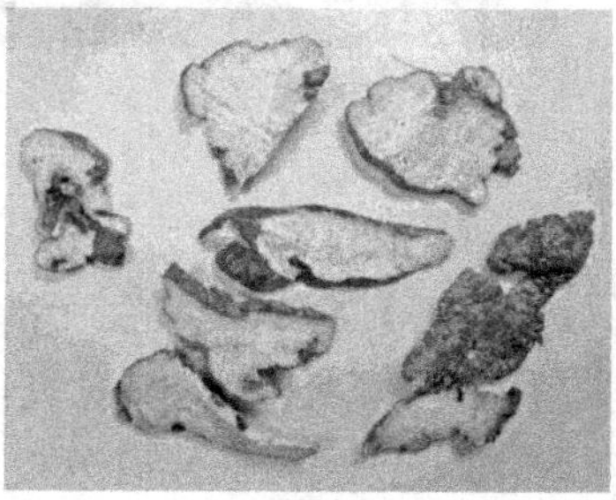

（b）猪苓切片

图 11-9 猪苓

【显微特征】切面：全体由菌丝紧密交织而成。外层厚 27～54μm，菌丝棕色，不易分离；内部菌丝无色，弯曲，直径 2～10μm，有的可见横隔，有的分枝或结节状膨大。菌丝间有众多草酸钙方晶，大多呈正八面体形、规则的双锥八面体形或不规则多面体，直径 3～60μm，长至 68μm，有时数个结晶集合。

【化学成分】含猪苓聚糖，麦角甾醇、生物素（维生素）、粗蛋白等。2010 版《中国药典》规定本品按干燥品计算，含麦角甾醇（$C_{28}H_{44}O$）不得少于 0.070%。

【理化鉴定】取本品粉末 1g，加甲醇 20ml，超声处理 30min，过滤，取滤液作为供试品溶液。取麦角甾醇对照品，加甲醇制成每 1ml 含 1mg 的溶液，作为对照品溶液。照薄层色谱法（2010 版《中国药典》附录Ⅵ B）试验，吸取供试品溶液 20μl、对照品溶液 4μl，分别点于同一硅胶 G 薄层板上，以石油醚（60～90℃）-乙酸乙酯（3∶1）为展开剂，展开，取出，晾干，喷以 2%香草醛硫酸溶液，在 105℃加热至斑点显色清晰。供试品色谱中，在与对照品色谱相应的位置上，显相同颜色的斑点。

【古今应用】甘、淡，平。归肾、膀胱经。利水渗湿。用于小便不利，水肿，泄泻，淋浊，带下。用量 6～12g。

现代药理研究本品具有利尿，免疫增强，保肝及抗乙肝，抗肿瘤作用。此外，猪苓还有抗菌、抗辐射、抗诱变、抗衰老等药理作用。

第三节　本章其他常用生药

1. 海藻* Sargassum

为马尾藻科植物海蒿子 *Sargassum pallidum*（Turn.）C.Ag.或羊栖菜 *Sargassum fusiforme*（Harv.）Setch.的干燥藻体。夏、秋二季采捞，除去杂质，洗净，晒干。大叶海藻：呈皱缩卷曲，黑褐色，有的被白霜。主干呈圆柱状，具圆锥形突起，主枝自主干两侧生出，侧枝自主枝叶腋生出，具短小的刺状突起。初生叶披针形或倒卵形，全缘或具粗锯齿；次生叶条形或披针形，叶腋间有着生条状叶的小枝。气囊黑褐色，球形或卵圆形，有的有柄，顶端钝圆，有的具细短尖。质脆，潮润时柔软；水浸后膨胀，肉质，黏滑。气腥，味微咸。小叶海藻：较小，长 15～40cm。分枝互生，无刺状突起。叶条形或细匙形，先端稍膨大，中空。气囊腋生，纺锤形或球形，囊柄较长。质较硬。含有藻胶酸、粗蛋白、甘露醇、钾、碘及马尾藻多糖等。苦、咸、寒，归肝、胃、肾经。消痰软坚散结，利水消肿。用于瘿瘤，瘰疬，睾丸肿痛，痰饮水肿。用量为 6～12g。

2. 雷丸* Omphalia

为白蘑科真菌雷丸 *Omphalia lapidescens* Schroet.的干燥菌核。秋季采挖，洗净，晒干。本品为类球形或不规则团块，直径 1～3cm。表面黑褐色或灰褐色，有略隆起的不规则网状细纹。质坚实，不易破裂，断面不平坦，白色或浅灰黄色，常有黄白色大理石样纹理。气微，味微苦，嚼之有颗粒感，微带黏性，久嚼无渣。断面色褐呈角质样者，不可供药用。含蛋白酶（雷丸素）。微苦、寒，归胃、大肠经。杀虫消积。用于绦虫病，钩虫病，蛔虫病，虫积腹痛，小儿疳积。用量为 15～21g。

3. 马勃* Lasiosphaera Calvatia

为灰包科真菌脱皮马勃 *Lasiosphaera fenzlii* Reich.、大马勃 *Calvatia gigantea*（Batsch ex Pers.）Lloyd 或紫色马勃 *Calvatia lilacina*（Mont. et Berk.）Lloyd 的干燥子实体。夏、秋二季子实体成熟时及时采收，除去泥沙，干燥。脱皮马勃：呈扁球形或类球形，无不孕基部，直径 15～20cm。包被灰棕色至黄褐色，纸质，常破碎呈块片状，或已全部脱落。孢体灰褐色或浅褐色，紧密，有弹性，用手撕之，内有灰褐色棉絮状的丝状物。触之则孢子呈尘土样飞扬，手捻有细腻感。臭似尘土，无味。大马勃：不孕基部小或无。残留的包被由黄棕色的膜状外包被和较厚的灰黄色的内包被所组成，光滑，质硬而脆，成块脱落。孢体浅青褐色，手捻有润滑感。紫色马勃：呈陀螺形，或已压扁呈扁圆形，直径 5～12cm，不孕基部发达。包被薄，两层，紫褐色，粗皱，有圆形凹陷，外翻，上部常裂成小块或已部分脱落。孢体紫色。脱皮马勃主要含有亮氨酸、酪氨酸、尿素、麦角甾醇、马勃素等；大马勃内含有大秃马勃素；紫色马勃主要含有马勃酸。辛，平，归肺经。清肺利咽，止血。用于风热郁肺咽痛，音哑，咳嗽；外治鼻衄，创伤出血。用量为 2～6g。

温馨提示

国家中医药行业特有工种职业技能鉴定《中药调剂员》(高级)应该掌握的藻菌类生药7种。即马勃、灵芝、昆布、茯苓、海藻、猪苓、雷丸。

目标检测

1. 描述冬虫夏草、猪苓、茯苓的来源、形状、显微鉴别特征。
2. 简述茯苓的采收加工方法。

第十二章

其他类生药

本章教学目标

☆了解其他类生药识别的基础知识。

☆掌握其他类重要生药性状鉴定、显微鉴定、理化鉴定以及药理作用。

☆能够识别鉴定常用其他类生药的真伪优劣。

第一节 其他类生药的植物学特征及鉴定的一般规律

其他类生药是本教材其他各章中未能收载的药物。来源复杂，又缺乏共性，不便按药用部位分类，故自成一类。主要包括以下几种。

（1）直接由植物类的某些部分或间接用植物某些制品为原料，经过浸泡、加热或蒸馏等不同的加工处理所得到的产品，如冰片、芦荟、青黛等。

（2）蕨类植物的成熟孢子，如海金沙。

（3）植物的病理产物，如天竺黄。

（4）植物经燃烧后的残留物，如百草霜。

（5）某些昆虫寄生于某些植物体上所形成的虫瘿，如五倍子。

（6）某些发酵制品，如神曲。

（7）植物体分泌的天然产物，如乳香。

本类生药除性状鉴别外，理化鉴别较为常用，有的亦可进行显微鉴别，如海金沙、五倍子等。

乳香* Olibanum

【来源】为橄榄科植物乳香树 *Boswellia carterii* Birdw.及同属植物 Boswellia bhawdajiana Birdw.树皮渗出的树脂。分为索马里乳香和埃塞俄比亚乳香，每种乳香又分为乳香珠和原乳香。

【产地】主产于红海沿岸的索马里和埃塞俄比亚。

【采收加工】春、夏均可采收，以春季为盛产期。采收时，于树干的皮部由下向上顺序切伤，并开一狭沟，使树脂从伤口渗出，流入沟中，数天后凝成干硬的固体，即可采取。落于地面者常粘附砂土杂质，品质较次。本品性黏，宜密闭，防尘；遇热则软化变色，故宜储藏于阴凉处。

【性状特征】 呈长卵形滴乳状、类圆形颗粒或粘合成大小不等的不规则块状物。大者长达 2cm（乳香珠）或 5cm（厚乳香）。表面黄白色，半透明，被有黄白色粉末，久存则颜色加深。质脆，遇热软化。破碎面有玻璃样或蜡样光泽。具特异香气，味微苦。（图 12-1、图 12-2）

传统鉴定一般以颗粒状、半透明、色淡黄、无杂质、粉末黏手、气芳香者为优。

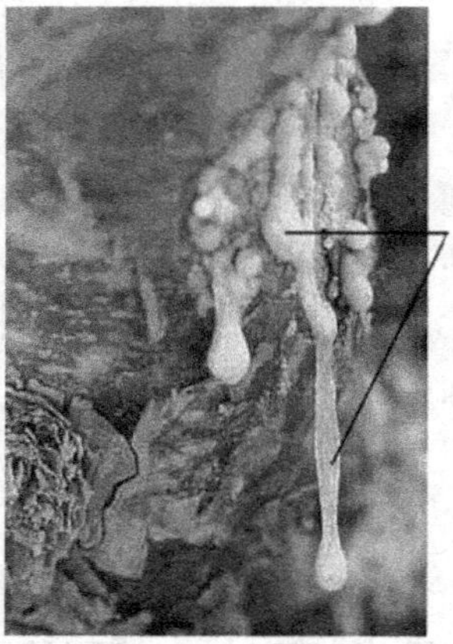

图 12-1 乳香

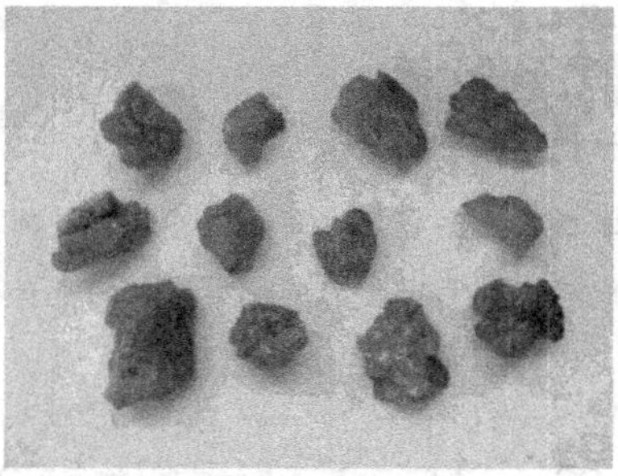
图 12-2 乳香生药

【化学成分】含树脂、树胶、挥发油。2010 版《中国药典》规定索马里乳香含挥发油不得少于 6.0%（ml/g），埃塞俄比亚乳香含挥发油不得少于 2.0%（ml/g）。

【理化鉴定】燃烧时显油性，冒黑烟，有香气；加水研磨成白色或黄白色乳状液。

【古今应用】辛、苦，温。归心、肝、脾经。活血定痛，消肿生肌。用于胸痹心痛，胃脘疼痛，痛经经闭，产后瘀阻，癥瘕腹痛，风湿痹痛，筋脉拘挛，跌打损伤，痈肿疮疡。煎汤或入丸散，用量 3～5g；外用适量，研末调敷。孕妇及胃弱者慎用。

现代药理研究本品具有镇痛、消炎、升高白细胞的作用，并能加速炎症渗出排泄，促进伤口愈合；所含蒎烯有祛痰作用；能明显减轻阿司匹林、保泰松、利血平所致胃黏膜损伤及应激性黏膜损伤，减低幽门结扎性溃疡指数及胃液游离酸度。

没药* Myrrha

【来源】为橄榄科植物地丁树 *Commiphora myrrha* Engl. 或哈地丁树 *Commiphora molmol* Engl.的干燥树脂，分天然没药和胶质没药。

【产地】主产索马里、埃塞俄比亚及阿拉伯半岛南部。以索马里所产者最佳。

【采收加工】11 月至翌年 2 月或 6～7 月采收。多由树皮的裂缝处自然渗出；或将树皮割破，使胶树脂从伤口渗出。初呈黄白色的液体，接触空气后逐渐凝固而成红棕色硬块。采得后去净树皮及杂质，置干燥通风处保存。

【性状特征】

（1）天然没药：呈不规则颗粒性团块，大小不等，大者直径长达 6cm 以上。表面黄棕色或红棕色，近半透明部分呈棕黑色，被有黄色粉尘。质坚脆，破碎面不整齐，无光泽。有特异香气，味苦而微辛。

（2）胶质没药：呈不规则块状和颗粒，多黏结成大小不等的团块，大者直径长达 6cm

以上，表面棕黄色至棕褐色，不透明，质坚实或疏松，有特异香气，味苦而有黏性。（图 12-3）

传统鉴定一般以块大、半透明、色红棕、微黏手、香气浓而持久、杂质少者为优。

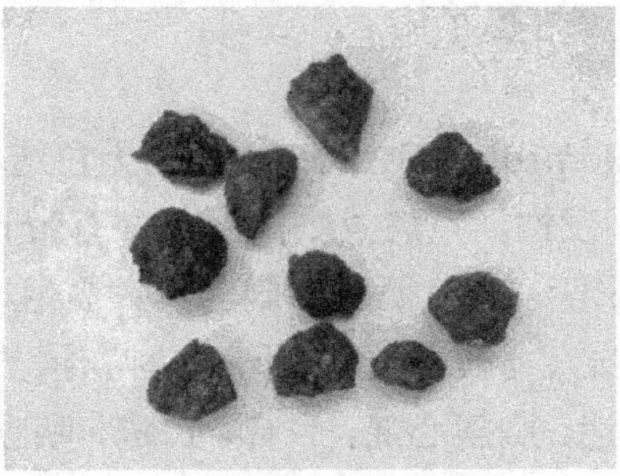

图 12-3　没药

【化学成分】含树胶、树脂、挥发油。2010 版《中国药典》规定本品含挥发油天然没药不得少于 4.0%（ml/g），胶质没药不得少于 2.0%（ml/g）。

【理化鉴定】

（1）取本品粉末 0.1g，加乙醚 3ml，振摇，过滤，滤液置蒸发皿中，挥尽乙醚，残留的黄色液体滴加硝酸，显褐紫色。

（2）取本品粉末少量，加香草醛试液数滴，天然没药立即显红色，继而变为红紫色，胶质没药立即显紫红色，继而变为蓝紫色。

【古今应用】辛、苦，平。归心、肝、脾经。散瘀定痛，消肿生肌。用于胸痹心痛，胃脘疼痛，痛经，经闭，产后瘀阻，癥瘕腹痛，风湿痹痛，跌打损伤，痈肿疮疡。用量 3～5g，炮制去油，多入丸散用。孕妇及胃弱者慎用。

现代药理研究本品具有扩张外周血管、镇痛、抗炎等药理作用。

天然冰片*（右旋龙脑）　Borneolum

【来源】为樟科植物樟 *Cinnamomum camphora*（L.）Presl 的新鲜枝、叶经提取加工制成。

【产地】野生或栽培。分布于广东、广西、贵州、云南等地。

【性状特征】为白色结晶性粉末或片状结晶。气清香，味辛、凉。具挥发性，点燃时有浓烟，火焰呈黄色。在乙醇、三氯甲烷或乙醚中易溶，在水中几乎不溶。

传统鉴定以片大质薄、颜色洁白、质松脆、气清香纯正者为优。

【化学成分】主要含右旋龙脑。2010 版《中国药典》规定本品含右旋龙脑（$C_{10}H_{18}O$）不得少于 96.0%。

【理化鉴定】取本品 2mg，加三氯甲烷 1ml 使溶解，作为供试品溶液。另取右旋龙脑对照品适量，加三氯甲烷制成每 1ml 含 2mg 的溶液，作为对照品溶液。照薄层色谱法（2010 版《中国药典》附录Ⅵ B）试验，吸取上述两种溶液各 2μl，分别点于同一硅胶 G 薄层板上，以正己烷-乙酸乙酯（17∶3）为展开剂，展开，取出，晾干，喷以 1%香草醛硫酸溶液，在 105℃加热至斑点显色清晰。供试品色谱中，在与对照品色谱相应的位置上，显相同颜色的斑点。

【古今应用】辛、苦，凉。归心、脾、肺经。开窍醒神，清热止痛。用于热病神昏、惊厥，中风痰厥，气郁暴厥，中恶昏迷，胸痹心痛，目赤，口疮，咽喉肿痛，耳道流脓。0.3～

0.9g，入丸散服。外用适量，研粉点敷患处。孕妇慎用。

现代药理研究本品具有抑菌、抗炎、延长小鼠耐缺氧时间和戊巴比妥睡眠时间及抗生育等药理作用。

【附注】

（1）冰片*（合成龙脑）Borneolum Syntheticum 为无色透明或白色半透明的片状松脆结晶；气清香，味辛、凉；具挥发性，点燃发生浓烟，并有带光的火焰。在乙醇、三氯甲烷或乙醚中易溶，在水中几乎不溶。2010 版《中国药典》规定本品含龙脑（$C_{10}H_{18}O$）不得少于 55.0%。辛、苦，微寒。归心、脾、肺经。开窍醒神，清热止痛。用于热病神昏、惊厥，中风痰厥，气郁暴厥，中恶昏迷，胸痹心痛，目赤，口疮，咽喉肿痛，耳道流脓。用量 0.15～0.3g，入丸散用。外用研粉点敷患处。孕妇慎用。

（2）艾片*（左旋龙脑）l-Borneolum 为菊科植物艾纳香 *Blumea balsamifera*（L）DC.的新鲜叶经提取加工制成的结晶。白色半透明片状、块状或颗粒状结晶，质稍硬而脆，手捻不易碎。具清香气，味辛、凉，具挥发性，点燃时有黑烟，火焰呈黄色，无残迹遗留。在乙醇、三氯甲烷或乙醚中易溶，在水中几乎不溶。2010 版《中国药典》规定本品含左旋龙脑以龙脑（$C_{10}H_{18}O$）计，不得少于 85.0%。辛、苦，微寒。归心、脾、肺经。开窍醒神，清热止痛。用于热病神昏、痉厥，中风痰厥，气郁暴厥，中风昏迷，目赤，口疮，咽喉肿痛，耳道流脓。用量 0.15～0.3g，入丸散用。外用研粉点敷患处。孕妇慎用。

青黛* Indigo Naturalis

【来源】为爵床科植物马蓝 *Baphicacanthus cusia*（Nees）Bremek.、蓼科植物蓼蓝 *Polygonum tinctorium* Ait. 或十字花科植物菘蓝 *Isatis indigotica* Fort. 的叶或茎叶经加工制得的干燥粉末或团块。

【产地】马蓝：分布于江苏、浙江、福建；蓼蓝：分布于辽宁、河北、山东、陕西。菘蓝：分布于内蒙古、陕西、甘肃省、河北等地。

【采收加工】夏秋采收茎叶，置缸内，清水浸泡 2～3 天至叶烂枝，加石灰，搅拌，浸成紫红色时捞取泡沫，晒干。

【性状特征】为深蓝色的粉末，体轻，易飞扬；或呈不规则多孔性的团块，用手搓捻即成细末。微有草腥气，味淡。

传统鉴定以蓝色均匀、体轻能浮于水面、火烧时产生紫红色烟雾的时间较长者为优。

【化学成分】主含靛蓝。因产地、原料及制取方法不同，产品中含靛蓝量差异很大。另含靛玉红。2010 版《中国药典》规定本品按干燥品计算，含靛蓝（$C_{16}H_{10}N_2O_2$）不得少于 2.0%。含靛玉红（$C_{16}H_{10}N_2O_2$）不得少于 0.13%。

【理化鉴定】

（1）取本品少量，用微火灼烧，有紫红色的烟雾产生。

（2）取本品少量，滴加硝酸，产生气泡并显棕红色或黄棕色。

（3）取本品 50mg，加三氯甲烷 5ml，充分搅拌，过滤，滤液作为供试品溶液。另取靛蓝对照品、靛玉红对照品，加三氯甲烷分别制成每 1ml 各含 1mg 和 0.5mg 的混合溶液，作为对照品溶液。照薄层色谱法（2010 版《中国药典》附录Ⅵ B）试验，吸取上述三种溶液各 5μl，分别点于同一硅胶 G 薄层板上，以甲苯-三氯甲烷-丙酮（5∶4∶1） 为展开剂，展开，取出，晾干。供试品色谱中，在与对照品色谱相应的位置上，显相同的蓝色和浅紫红色的斑点。

【古今应用】咸，寒。归肝经。清热解毒，凉血消斑，泻火定惊。用于温毒发斑，血热吐衄，胸痛咳血，口疮，痄腮，喉痹，小儿惊痫。用量1～3g，宜入丸散用。外用适量。

现代药理研究青黛醇液有广谱抗菌作用，靛玉红对多种癌瘤有较明显的抑制作用。

海金沙* Lygodii Spora

【来源】为海金沙科植物海金沙 *Lygodium japonicum* （Thunb.） Sw. 的干燥成熟孢子。

【产地】主产于广东、浙江；全国大部地区均产。

【采收加工】秋季孢子未脱落时采割藤叶，晒干，搓揉或打下孢子，除去藤叶。

【性状特征】呈粉末状，棕黄色或浅棕黄色。体轻，手捻有光滑感，置手中易由指缝滑落。气微，味淡。（图 12-4）

传统鉴定以质轻、色棕黄、无叶片等杂物、有光滑感者为优。

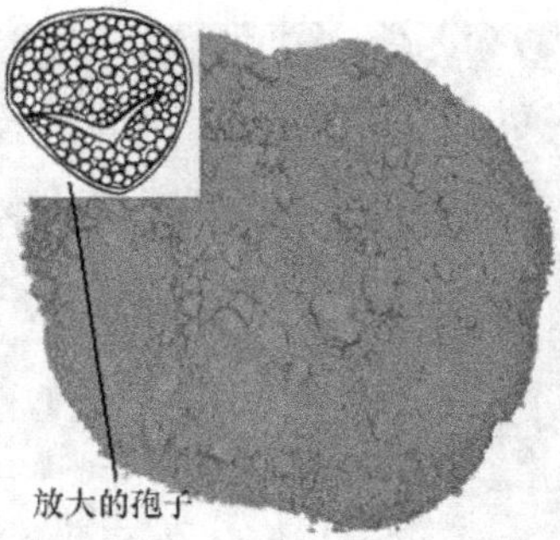

图 12-4　海金沙

【显微特征】粉末：为棕黄色或浅棕黄色。孢子为四面体形、三角状圆锥形，顶面观三面锥形，可见三叉状裂隙，侧面观类三角形，底面观类圆形，直径60～85μm，外壁有颗粒状雕纹。

【化学成分】含脂肪油。另含一种水溶性成分海金沙素。

【理化鉴定】

（1）取本品少量，撒于火上，即发出轻微爆鸣及明亮的火焰。

（2）取本品 1g，加甲醇 25ml，超声处理 30min，过滤，滤液蒸干，残渣加甲醇 0.5ml 使溶解，作为供试品溶液。另取海金沙对照生药 1g，同法制成对照生药溶液。照薄层色谱法试验，吸取上述两种溶液各 5μl，分别点于同一聚酰胺薄膜上，以甲醇-冰醋酸-水（4∶1∶5）为展开剂，展开，取出，晾干，喷以三氯化铝试液，晾干，置紫外光灯（365nm）下检视。供试品色谱中，在与对照生药色谱相应的位置上，显相同颜色的荧光斑点。

【古今应用】 清利湿热，通淋止痛。用于热淋，石淋，血淋，膏淋，尿道涩痛。用量为 6～15g。

现代药理研究海金沙中的反式对-香豆素有利胆作用。海金沙中的咖啡酸也有利胆保肝作用。对金黄色葡萄球菌、绿脓杆菌、福氏痢疾杆菌、伤寒杆菌均有抑制作用。

五倍子* Galla Chinensis

【来源】为漆树科植物盐肤木 *Rhus chinensis* Mill.、青麸杨 *Rhus potaninii* Maxim.或红麸杨 *Rhus punjabensis* Stew. var. *sinica*（Diels）Rehd. et Wils.叶上的虫瘿，主要由五倍子蚜 *Melaphis chinensis*（Bell）Baker 寄生而形成。

【产地】产于河北、山东、四川、贵州、广西、安徽、浙江、湖南等省。

【采收加工】 秋季采摘，置沸水中略煮或蒸至表面呈灰色，杀死蚜虫，取出，干燥。按外形不同，分为“肚倍”和“角倍”。

【性状特征】

（1）肚倍：呈长圆形或纺锤形囊状，长 2.5～9cm，直径 1.5～4cm。表面灰褐色或灰棕色，微有柔毛。质硬而脆，易破碎，断面角质样，有光泽，壁厚 0.2～0.3cm，内壁平滑，有黑褐色死蚜虫及灰色粉状排泄物。气特异，味涩。（图 12-5）

（2）角倍：呈菱形，具不规则的角状分枝，柔毛较明显，壁较薄。（图 12-5）。

传统鉴定均以个大、完整、壁厚、色灰褐者为优。

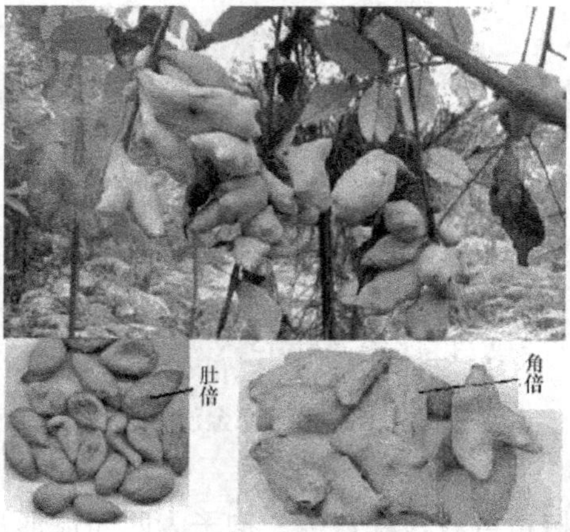

图 12-5 五倍子

【化学成分】含五倍子鞣质，即五倍子鞣酸，达 50%～78%，另含没食子酸、树脂、蜡质、淀粉、脂肪等。2010 版《中国药典》规定本品按干燥品计算，含鞣质不得少于 50.0%，含鞣质以没食子酸（$C_7H_6O_5$）计，不得少于 50.0%。

【理化鉴定】取本品粉末 0.5g，加甲醇 5ml，超声处理 15min，过滤，滤液作为供试品溶液。另取五倍子对照生药 0.5g，同法制成对照生药溶液。再取没食子酸对照品，加甲醇制成每 1ml 含 1mg 的溶液，作为对照品溶液。照薄层色谱法（药典附录Ⅵ B）试验，吸取上述三种溶液各 2μl，分别点于同一硅胶 GF_{254} 薄层板上，以三氯甲烷-甲酸乙酯-甲酸（5∶5∶1）为展开剂，展开，取出，晾干，置紫外光灯（254nm）下检视。供试品色谱中，在与对照生药和对照品色谱相应的位置上，显相同颜色的斑点。

【古今应用】敛肺降火，涩肠止泻，敛汗，止血，收湿敛疮。用于肺虚久咳，肺热痰嗽，久泻久痢，自汗盗汗，消渴，便血痔血，外伤出血，痈肿疮毒，皮肤湿烂。用量为 3～6g。

现代药理研究本品对皮肤溃疡有收敛作用，对创伤出血有止血作用，对有毒生物碱和重金属有沉淀络合的解毒作用，保肝、抗氧化作用及广谱抗菌作用。

第二节 本章其他常用生药

1. 天竺黄* Bambusae Concretio Silicea

为禾本科植物青皮竹 *Bambusa tertilis* McClure 或华思劳竹 *Schizostachyum chinense* Rendle 等秆内的分泌液干燥后的块状物。秋、冬二季采收。为不规则的片块或颗粒，大小不一。表面灰蓝色、灰黄色或灰白色，有的洁白色，半透明，略带光泽。体轻，质硬而脆，易破碎，吸湿性强。气微，味淡。含二氧化硅，另含微量胆碱、甜菜碱、氰苷、核酸酶、尿囊酶、糖化酶、乳化酶及多种氨基酸、有机酸，并含生物碱。甘，寒。归心、肝经。清热豁痰，凉心定惊。用于热病神昏，中风痰迷，小儿痰热惊痫、抽搐、夜啼。用量 3～9g。

2. 血竭* Draconis Sanguis

为棕榈科植物麒麟竭 *Daemonorops draco* Bl.果实渗出的树脂经加工制成。略呈类圆四方形或方砖形，表面暗红，有光泽，附有因摩擦而成的红粉。质硬而脆，破碎面红色，研粉为砖红色。气微，味淡。在水中不溶，在热水中软化。粉末置白纸上，用火隔纸烘烤即熔化，但无扩散的油迹，对光照视呈鲜艳的红色。以火燃烧则产生呛鼻的烟气。含血竭素、血竭红素、去甲血竭素、去甲血竭红素及苯甲酸、肉桂酸、树胶等。甘、咸，平。归心、肝经。活血定痛，化瘀止血，生肌敛疮。用于跌打损伤，心腹瘀痛，外伤出血，疮疡不敛。研末，用量 1～2g，或入丸剂。外用研末撒或入膏药用。抗菌、凝血作用。

3. 安息香* Benzoinum

为安息香科植物白花树 *Styrax tonkinensis* （Pierre）Craib ex Hart.的干燥树脂。树干经自然损伤或于夏、秋二季割裂树干，收集流出的树脂，阴干。为不规则的小块，稍扁平，常黏结成团块。表面橙黄色，具蜡样光泽（自然出脂）；或为不规则的圆柱状、扁平块状。表面灰白色至淡黄白色（人工割脂）。质脆，易碎，断面平坦，白色，放置后逐渐变为淡黄棕色至红棕色。加热则软化熔融。气芳香，味微辛，嚼之有沙粒感。辛、苦，平。归心、脾经。开窍醒神，行气活血，止痛。用于中风痰厥，气郁暴厥，中恶昏迷，心腹疼痛，产后血晕，小儿惊风。用量 0.6～1.5g，多入丸散用。

4. 芦荟* Aloe

为百合科植物库拉索芦荟 *Aloe barbadensis* Miller 叶的汁液浓缩干燥物。习称"老芦荟"。呈不规则块状，常破裂为多角形，大小不一。表面呈暗红褐色或深褐色，无光泽。体轻，质硬，不易破碎，断面粗糙或显麻纹。富吸湿性。有特殊臭气，味极苦。含芦荟总苷、异芦荟苷、芦荟大黄素、芦荟树脂等。苦，寒。归肝、胃、大肠经。泻下通便，清肝泻火，杀虫疗疳。用于热结便秘，惊痫抽搐，小儿疳积；外治癣疮。用量 2～5g，宜入丸散。外用适量，研末敷患处。孕妇慎用。

5. 苏合香* Styrax

为金缕梅科植物苏合香树 *Liquidambar orientalis* Mill.的树干渗出的香树脂经加工精制而成。为半流动性的浓稠液体。棕黄色或暗棕色，半透明。质黏稠。气芳香。在 90%乙醇、二硫化碳、三氯甲烷或冰醋酸中溶解，在乙醚中微溶。含树脂、桂皮酸、桂皮酸乙酯、桂皮酸苯乙酯、桂皮酸桂皮醇酯等。辛，温。归心、脾经。开窍，辟秽，止痛。用于中风痰厥，猝然昏倒，胸痹心痛，胸腹冷痛，惊痫。用量 0.3～1g，宜入丸散服。能使心肌血流量增加，耗氧量减少，有抗心肌缺血，抗缺氧作用；对血小板聚集和血栓形成亦有抑制作用。

6. 阿魏* Ferulae Resina

为伞形科植物新疆阿魏 *Ferula sinkiangensis* K. M. Shen 或阜康阿魏 *Ferula fukanensis* K.M.Shen 的树脂。春末夏初盛花期至初果期，分次由茎上部往下斜割，收集渗出的乳状树脂，阴干。呈不规则的块状和脂膏状。颜色深浅不一，表面蜡黄色至棕黄色。块状者体轻，质地似蜡，断面稍有孔隙；新鲜切面颜色较浅，放置后色渐深。脂膏状者黏稠，灰白色。具强烈而持久的蒜样特异臭气，味辛辣，嚼之有灼烧感。含挥发油、树脂和树胶。苦、辛，温。归脾、胃经。消积，化瘕，散痞，杀虫。用于肉食积滞，瘀血癥瘕，腹中痞块，虫积腹痛。用量 1～1.5g，多入丸散和外用膏药。孕妇禁用。挥发油能排除胃肠道积气，加强胃的运动；并有兴奋怀孕子宫、终止妊娠及抗菌等药理作用。

7. 儿茶* Catechu

为豆科植物儿茶 *Acacia catechu* （L.f.）Willci.的去皮枝、干的干燥煎膏。冬季采收枝、干，除去外皮，砍成大块，加水煎煮，浓缩，干燥。呈方形或不规则块状，大小不一。表面棕褐色或黑褐色，光滑而稍有光泽。质硬，易碎，断面不整齐，具光泽，有细孔，遇潮有黏性。气微，味涩、苦，略回甜。苦、涩，微寒。归肺、心经。活血止痛，止血生肌，收湿敛疮，清肺化痰。用于跌扑伤痛，外伤出血，吐血衄血，疮疡不敛，湿疹、湿疮，肺热咳嗽。用量 1～3g，包煎；多入丸散服。外用适量。

温馨提示

国家中医药行业特有工种职业技能鉴定《中药调剂员》(高级)应该掌握的藻菌类生药9种。即天竺黄、五倍子、冰片、青黛、海金沙、儿茶、没药、芦荟、乳香。

目标检测

1. 描述乳香、没药、血竭的来源、形状、理化鉴别特征。
2. 描述海金沙、五倍子的来源、形状、显微、理化鉴别特征。

第十三章

动物类生药

本章教学目标

☆了解动物类生药识别的基础知识。

☆掌握动物类重要生药性状鉴定、显微鉴定、理化鉴定以及药理作用。

☆能够识别鉴定常用动物类生药的真伪优劣。

第一节　动物类生药概述

动物类生药的应用有着悠久的历史，蜂蜜、鹿茸、阿胶、蛇等动物的应用已有二三千年之久。历代本草均有记载，《神农本草经》记载 65 种，《新修本草》记载 128 种，《本草纲目》记载 461 种，《本草纲目拾遗》记载 160 种，总数约 600 余种，且品种不断增加

动物类生药的入药部位包括以下几种。

（1）动物的干燥全体，如全蝎、斑蝥、海龙等。

（2）除去内脏的动物体，如蛤蚧、蕲蛇、金钱白花蛇等。

（3）动物体的一部分，如角类（鹿茸、羚羊角、水牛角等）；鳞甲类（鳖甲、龟甲　穿山甲等）；贝壳类（牡蛎、珍珠母等）；脏器类（蛤蟆油、紫河车等）。

（4）动物的生理产物，如蟾酥、蝉蜕、蛇蜕、蜂蜜等。

（5）动物的病理产物，如牛黄、珍珠、僵蚕等。

（6）动物体某一部分的加工品，如阿胶、猪胆粉、鹿角胶、人工牛黄、体外培育牛黄、血余炭等。

动物类生药因生长年龄、生活环境和采收时间、加工方法的不同，生药性状也有很大的差异；有些动物生药不能人工养殖或采集困难，以致资源不足；加上某些来源于高等动物的生药，所含成分与人体中某些物质相似，可改善和调节人体的生理功能而且疗效显著，因而导致其价格昂贵，造假掺伪现象十分普遍，给生药鉴定带来许多新的问题。

由于长期无计划的滥捕，已造成动物资源的极大破坏，不仅影响药源的供应，而且使某些珍贵的动物濒临绝灭。近年来积极发展驯化和人工养殖工作，如人工养麝，活体取香；人工养熊，胆汁引流；牛黄的人工培殖；蛤蚧的养殖；河蚌的人工育珠；金钱白花蛇、全蝎、土鳖虫的养殖等，有的已成为生药的主要来源，缓解了临床用药紧张的情况。在寻找代用品方面，也取得了可喜的成绩，如通过理化分析和大量的临床研究证明，水牛角与犀角，珍珠层与珍珠，龟的背甲与腹甲，羚羊角和黄羊角均有类似的成分和作用等，从而扩大了新的药物资源。

我国地处温热带，动物资源丰富，政府一向对发展生药生产极为重视，对某些稀有动物药源实行禁猎。从动物中寻找新的有效药物，有着广阔的前景。

一、动物命名与分类简介

（一）动物类生药的命名

（1）动物学名的命名方法与植物学名命名基本相同，亦采用瑞典植物学家林奈的双名法，即第一部分是属名，第二部分是种加词，种加词后面还应有命名人的姓名。属名和命名人姓氏的第一个字母大写，如林麝 *Moschus berezov skii* Flerov。

（2）动物种以下的分类等级只用亚种，如果种内有不同的亚种时，则采用三名法，即是将亚种名写在种本名之后，再写亚种定名人，如中华大蟾蜍 *Bufo bufo gargarizans* Cantor。

（3）如有亚属，则亚属名放在属名与种名之间，并加括号，如乌龟 *Chinemys reeuesii*（Gray）。

（4）若属名有改变，原定名人加括号，重新定名人，一般不写出，如拟海龙 *Syngn athoides biaculeatus*（Bloch）。

（5）动物命名一般不用变种、变型。

（二）动物类生药的分类

动物的分类等级与植物界一样，分界、门、纲、目、科、属、种。种是分类的基本单位。有分属 10 门的动物可供药用，本章介绍的药用动物来源于以下 4 门。

（1）环节动物门：为真体腔动物，有三胚层，是一种身体圆筒形或背腹扁平，分若干同型体节，具有体腔和比较完善的循环系统的动物。如地龙、水蛭等。

（2）软体动物门：多为水生，少数陆生，身体柔软，由头、足及内脏团三部分组成，具被体壁延伸而成的外套膜覆盖。由于大多数具有介壳，故又称为介或贝类。如乌贼、牡蛎、珍珠贝等。

（3）节肢动物门：身体两侧对称，分为头、胸、腹三部，附肢常分节，体外被几丁质形成坚硬的外骨骼。生长阶段需蜕皮，其中与药用关系密切的有 4 个纲：即甲壳纲、蛛形纲，多足纲和昆虫纲。如全蝎、蜈蚣等。

（4）脊索动物门：胚胎发生时或终生有脊索，由内胚层分化而来，有支持体形的功能，位于消化管背面，低等脊索动物终生存在脊索，高等脊索动物只在胚胎期间有脊索，成长后即由分节的脊柱取代，胚胎期或终生在消化管前两侧具有鳃裂，有呼吸的功能；管背面有管状神经索。本门动物分 4 个亚门，其中与药用关系密切的是脊椎动物亚门，有药用价值的分为五个纲：即鱼纲，如海马；两栖纲，如中国林蛙；爬行纲，如银环蛇；鸟纲，如鸡、鸭；哺乳纲，如梅花鹿。

动物类生药的分类可按分类系统、药用部位、化学成分、药理及功效等进行分类。

二、动物类生药的特征及鉴定的一般规律

动物类药物的鉴定，包括原动物鉴定、性状鉴定、显微鉴定、理化鉴定等方法。性状鉴定是最常用的方法。由于某些动物类生药入药部位的特殊性（如生理产物、病理产物、加工品或动物体一部分），和某些仿真性很强的伪品的存在，荧光反应、紫外光谱法、薄层色谱法、电泳法、气相色谱-质谱联用等现代分析手段已大量应用于动物类生药的鉴定。

第二节　动物类生药

水蛭* Hirudo

【来源】为水蛭科动物蚂蟥 *Whitmania pigra* Whitman、水蛭 *Hirudo nipponica* Whitman 或柳叶蚂蟥 *Whitmania acranulata* Whitman 的干燥全体。

【产地】全国大部地区的湖泊、池塘以及水田中均产。

【采收加工】夏、秋二季捕捉，用沸水烫死，晒干或低温干燥。

【性状特征】

（1）蚂蟥：呈扁平纺锤形，有多数环节，长 4～10cm，宽 0.5～2cm。背部黑褐色或黑棕色，稍隆起，用水浸后，可见黑色斑点排成 5 条纵纹；腹面平坦，棕黄色。两侧棕黄色，前端略尖，后端钝圆，两端各具 1 吸盘，前吸盘不显著，后吸盘较大。质脆，易折断，断面胶质状。气微腥。（图 13-1）

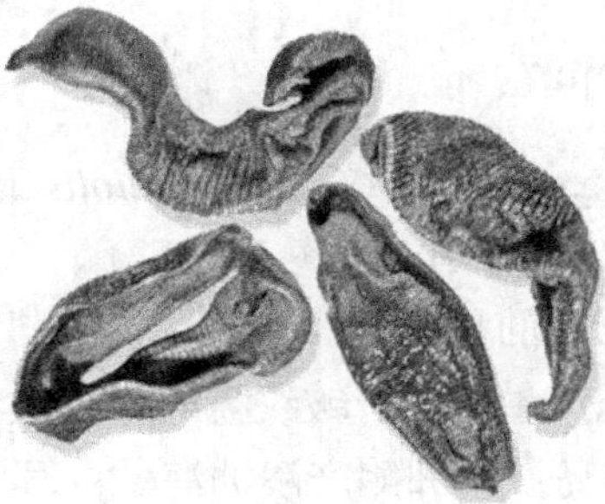

（a）水蛭

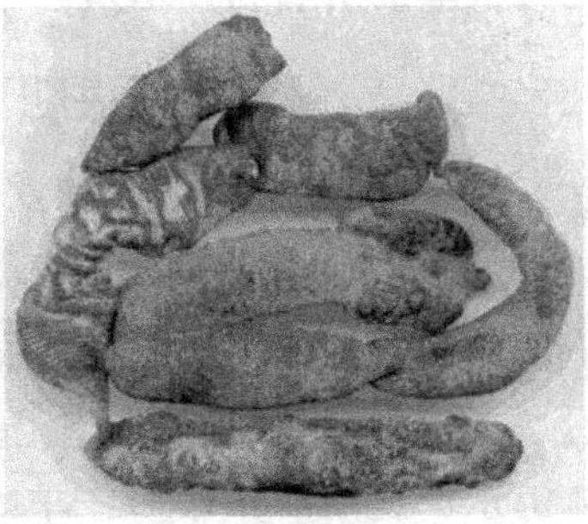

（b）制水蛭

图 13-1　水蛭

（2）水蛭：扁长圆柱形，体多弯曲扭转，长 2～5cm，宽 0.2～0.3cm。

（3）柳叶蚂蟥：狭长而扁，长 5～12cm，宽 0.1～0.5cm。（图 13-2）

传统鉴定均以条整齐、黑褐色，无杂质者为优。

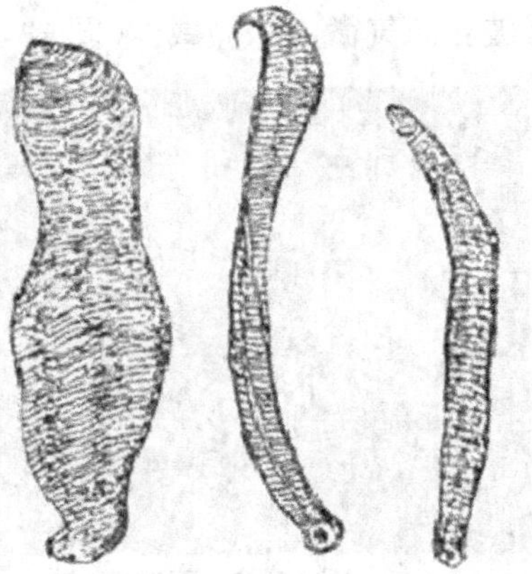

图 13-2

1．蚂蟥　2．水蛭　3．柳叶蚂蟥

【化学成分】主要含蛋白质，新鲜水蛭唾液中含有水蛭素，组织胺样物质等，在干燥中已被破坏。此外尚含肝素和抗血栓素等。2010 版《中国药典》规定本品每 1g 含抗凝血酶活性水蛭应不低于 16.0U；蚂蟥、柳叶蚂蟥应不低于 3.0U。

【理化鉴定】取本品粉末 1g，加乙醇 5ml，超声处理 15min，过滤，滤液作为供试品溶液。另取水蛭对照生药 1g，同法制成对照生药溶液。吸取上述两种溶液各 5μl，分别点于同一硅胶 G 薄层板上，以环己烷-乙酸乙酯（4∶1）为展开剂，展开，取出，晾干，喷以 10% 硫酸乙醇溶液，在 105℃加热至斑点显色清晰。供试品色谱中，在与对照生药色谱相应的位置上，显相同的紫红色斑点；紫外光灯（365nm）下显相同的橙红色荧光斑点。

【古今应用】咸、苦、平；有小毒。归肝经。破血通经，逐瘀消癥。用于血瘀经闭，癥瘕痞块，中风偏瘫，跌扑损伤。孕妇禁用。用量为 1～3g。现代用于脑血栓，高血压，脑出血颅内血肿等。

【附注】目前市场上水蛭掺伪加重的现象很严重，实践工作中要加以注意。必要时无论是生品还是炮制品都要掰开，观察水蛭体内是否填充有其他物质；烫制品还要注意表面是否用胶水粘有很厚的滑石粉以增重。

石决明* Haliotidis Concha

【来源】为鲍科动物杂色鲍 *Haliotis diversicolor* Reeve、皱纹盘鲍 *Haliotis discus hannai* Ino、羊鲍 *Haliotis ovina* Gmelin、澳洲鲍 *Haliotis ruber*（Leach）、耳鲍 *Haliotis asinina* Linnaeus、白鲍 *Haliotis laevigata*（Donovan）的贝壳。

【产地】杂色鲍分布于我国东南沿海，以海南岛及广东产量较多；皱纹盘鲍分布于我国北部沿海，山东、辽宁产量较多；羊鲍产于海南、西沙群岛；澳洲鲍产澳洲海域；耳鲍产我国台湾、海南、西沙群岛等地。

【采收加工】夏、秋二季捕捞，去肉，洗净，干燥。

【性状特征】

（1）杂色鲍：呈长卵圆形，内面观略呈耳形，长 7～9cm，宽 5～6cm，高约 2cm。表面暗红色，有多数不规则的螺肋和细密生长线，螺旋部小，体螺部大，从螺旋部顶处开始向右排列有 20 余个疣状突起，末端 6～9 个开孔，孔口与壳面平。内面光滑，具珍珠样彩色光泽。壳较厚，质坚硬，不易破碎。气微，味微咸。（图 13-3）

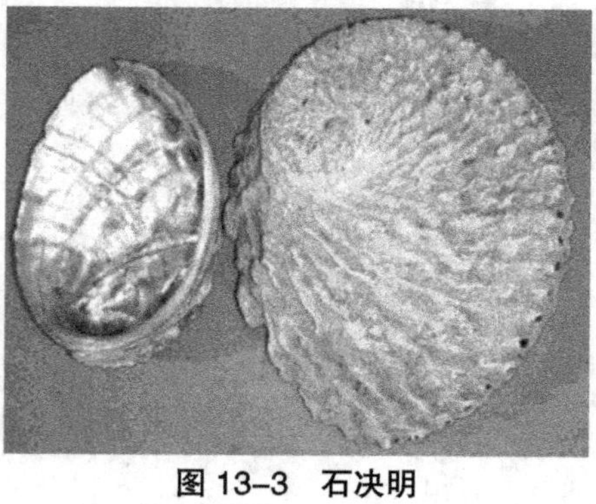

图 13-3 石决明

（2）皱纹盘鲍：呈长椭圆形，长 8～12cm，宽 6～8cm，高 2～3cm。表面灰棕色，有多数粗糙而不规则的皱纹，生长线明显，常有苔藓类或石灰虫等附着物，末端 4～5 个开孔，孔口突出壳面，壳较薄。

（3）羊鲍：近圆形，长 4～8cm，宽 2.5～6cm，高 0.8～2cm。壳顶位于近中部而高于壳面，螺旋部与体螺部各占 1/2，从螺旋部边缘有 2 行整齐的突起，尤以上部较为明显，末端 4～5 个开孔，呈管状。

（4）澳洲鲍：呈扁平卵圆形，长 13～17cm，宽 11～14cm，高 3.5～6cm。表面砖红色，螺旋部约为壳面的 1/2，螺肋和生长线呈波状隆起，疣状突起 30 余个，末端 7～9 个开孔，孔口突出壳面。

（5）耳鲍：狭长，略扭曲，呈耳状，长 5～8cm，宽 2.5～3.5cm，高约 1cm。表面光滑，具翠绿色、紫色及褐色等多种颜色形成的斑纹，螺旋部小，体螺部大，末端 5～7 个开孔，孔口与壳平，多为椭圆形，壳薄，质较脆。

（6）白鲍：呈卵圆形，长 11～14cm，宽 8.5～11cm，高 3～6.5cm。表面砖红色，光滑，壳顶高于壳面，生长线颇为明显，螺旋部约为壳面的 1/3，疣状突起 30 余个，末端 9 个开孔，孔口与壳平。

传统鉴定均以壳厚，内面光彩鲜艳为优。

【化学成分】主含碳酸钙，尚含 20 余种氨基酸、胆素、壳角质以及少量镁、铁、磷、氯等元素。2010 版《中国药典》规定本品含碳酸钙（$CaCO_3$）不得少于 93.0%。

【古今应用】咸，寒。归肝经。平肝潜阳，清肝明目。用于头痛眩晕，目赤翳障，视物昏花，青盲雀目。用量为 6～20g。先煎。

现代药理研究本品具有清热、镇静、降血压、拟交感神经、抗感染的作用。

【附注】石决明的混淆品甚多，实践工作中要加以注意。以前曾出现过用珍珠母冒充石决明的情况，两者价格相差悬殊，功效亦有所不同，实践工作中也要加以注意。

珍珠* Margarita

【来源】为珍珠贝科动物马氏珍珠贝 *Pteria martensii*（Dunker）、蚌科动物三角帆蚌 *Hyriopsis cumingii*（Lea）或褶纹冠蚌 *Cristaria plicata*（Leach）等双壳类动物受刺激形成的珍珠。

【产地】马氏珍珠贝所产珍珠称海珠，主产于广西、广东。褶纹冠蚌、三角帆蚌所产的珍珠称淡水珠，主产于江苏、浙江、安徽等地。多为人工培养。

【采收加工】天然珍珠，全年可采，捞起珠蚌，自体内取出珍珠，洗净，干燥。人工养殖珍珠经 2～3 年培育，珍珠生长良好，珠光美丽，就可采收。

【性状特征】呈类球形、长圆形、卵圆形或棒形，直径 1.5～8mm。表面类白色、浅粉红色、浅黄绿色或浅蓝色，半透明，光滑或微有凹凸，具特有的彩色光泽。质坚硬，破碎面显层纹。气微，味淡。（图 13-4，图 13-5）

传统鉴定以粒大、形圆、色白光亮，破开有层纹、无硬核者为优。

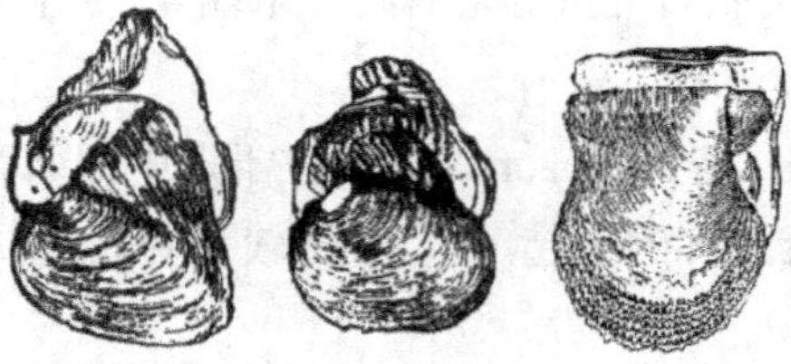

图 13-4 珍珠原动物

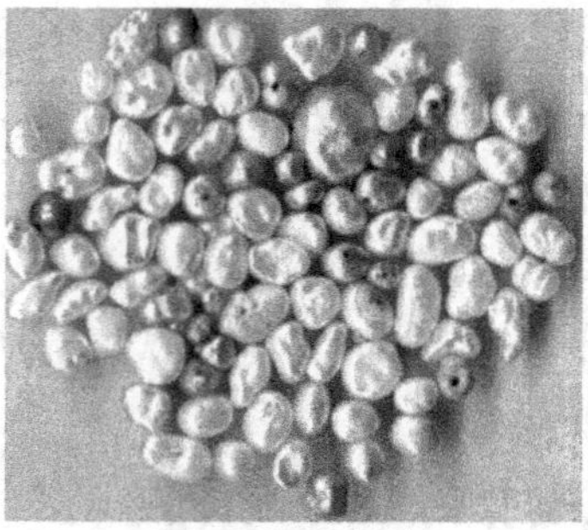

图 13-5 珍珠

【显微特征】粉末：类白色。不规则碎块，半透明，具彩虹样光泽。表面显颗粒性，由数至十数薄层重叠，片层结构排列紧密，可见致密的成层线条或极细密的微波状纹理。本品磨片具同心层纹。

【化学成分】主含碳酸钙，并含有多种氨基酸。

【理化鉴定】

（1）取本品，置紫外光灯（365nm）下观察，显浅蓝紫色或亮黄绿色荧光；通常环周部分较明亮。

（2）取本品粉末，加稀盐酸，即发生大量气泡，滤过，滤液显钙盐的鉴别反应。

【古今应用】甘、咸、寒，归心、肝经。安神定惊，明目消翳，解毒生肌，润肤祛斑。用于惊悸失眠，惊风癫痫，目赤翳障，疮疡不敛，皮肤色斑。用量为 0.1～0.3g。多入丸散用。外用适量。

【附注】珍珠母* Margaritifera Concha 为蚌科动物三角帆蚌 *Hyriopsis cumingii*（Lea）、褶纹冠蚌 *Cristaria plicata*（Leach）或珍珠贝科动物马氏珍珠贝 *Pteria martensii*（Dunker）的贝壳。

① 三角帆蚌：略呈不等边四角形。壳面生长轮呈同心环状排列。后背缘向上突起，形成大的三角形帆状后翼。壳内面外套痕明显；具光泽。质坚硬。气微腥，味淡。

② 褶纹冠蚌：呈不等边三角形。后背缘向上伸展成大形的冠。

③ 马氏珍珠贝：呈斜四方形，后耳大，前耳小，背缘平直，腹缘圆，生长线极细密，成片状。

含贝壳角质及碳酸钙等。咸，寒。归肝、心经。平肝潜阳，安神定惊，明目退翳。用于头痛眩晕，惊悸失眠，目赤翳障，视物昏花。用量 10～25g，先煎。

全蝎 Scorpio

【来源】为钳蝎科动物东亚钳蝎 *Buthus martensii* Karsch 的干燥体。

【产地】主产于河南、山东，前者习称“南全蝎”，后者习称“东全蝎”。辽宁、河北亦产。野生或饲养。

【采收加工】春末至秋初捕捉，除去泥沙，置沸水或沸盐水中，煮至全身僵硬，捞出，置通风处，阴干。清明至谷雨捕捉的为春蝎，腹中泥少质优；夏季捕捉的全蝎则腹内泥多质次。

【性状特征】头胸部与前腹部呈扁平长椭圆形，后腹部呈尾状，皱缩弯曲，完整者体长约 6cm。头胸部呈绿褐色，7 节，前面有 1 对短小的螯肢及 1 对较长大的钳状脚须，形似蟹螯，背面覆有梯形背甲，腹面有足 4 对，均为 7 节，末端各具 2 爪钩；前腹部由 7 节组成，第 7 节色深，背甲上有 5 条隆脊线。背面绿褐色，后腹部棕黄色，6 节，节上均有纵沟。末节有锐钩状毒刺，毒刺下方无距。气微腥，味咸。（图 13-6，图 13-7）。

传统鉴定以身干、完整，色黄褐，腹中无泥土和杂物、盐霜少者为优。

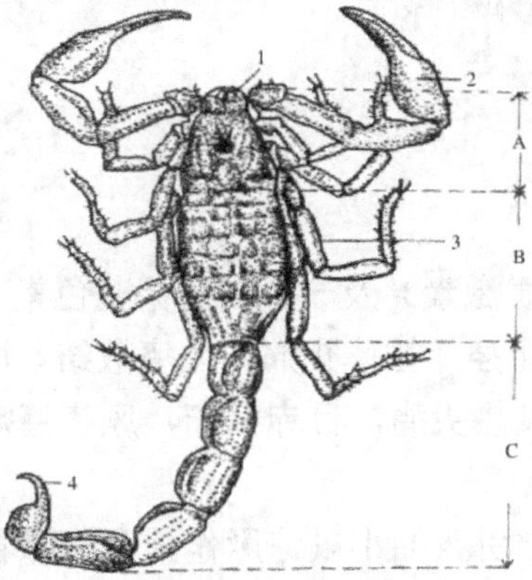

图 13–6　全蝎

A．头胸部　B．前腹部　C．后腹部

1．螯肢　2．钳肢　3．步足　4．毒刺

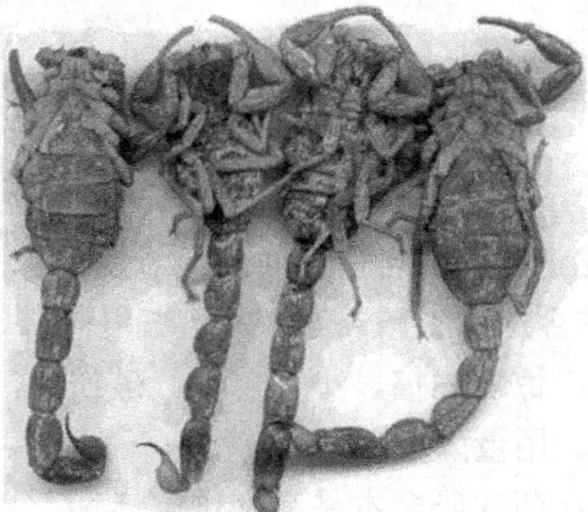

13–7　全蝎生药

【化学成分】含蝎毒素，此外含三甲胺、牛磺酸、铵盐及多种氨基酸等。

【古今应用】辛、平，有毒，归肝经。息风镇痉，攻毒散结，通络止痛。用于小儿惊风，抽搐痉挛，中风口眼歪斜，半身不遂，破伤风，风湿顽痹，偏正头痛，疮疡，瘰疬。用量为 3～6g。孕妇禁用。

现代药理研究本品具抗惊厥、抗癫痫、镇痛、降压、抗肿瘤等作用。

【附注】由于全蝎价格较贵，因此增重情况比较严重，主要是采收加工时用极饱和浓盐水煮，以致全蝎含杂质和盐甚多，实际工作中需加以注意。

僵蚕* Bombyx Batryticatus

【来源】为蚕蛾科昆虫家蚕 *Bombyx mori* Linnaeus 4～5 龄的幼虫感染（或人工接种）白僵菌 *Beauveria bassiana*（Bals.）Vuillant 而致死的干燥体。

【产地】产于陕西、江苏、浙江、广东、广西、四川等地。

【采收加工】多于春、秋季生产，将感染白僵菌病死的蚕干燥。

【性状特征】略呈圆柱形，多弯曲皱缩。长 2～5cm，直径 0.5～0.7cm。表面灰白色，被有白色粉霜状的气生菌丝和分生孢子。头部较圆，足 8 对，体节明显，尾部略呈二分歧状。质硬而脆，易折断，断面平坦，角质样，外层白色，中间有亮棕色或亮黑色的丝腺环 4 个（习称胶口镜面）。气微腥，味微咸。（图 13-8）

传统鉴定以条粗、质硬、色白、断面光亮者为优。表面无白色粉霜，质酥脆，断面灰黑色，无胶口镜面或中空者不可入药。

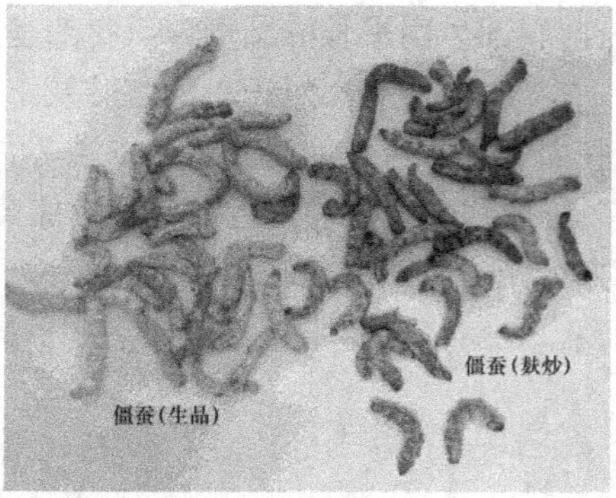

图 13-8 僵蚕

【化学成分】含蛋白质、促蜕皮甾醇（能合成类皮质激素）及一种白僵菌黄色素。

【古今应用】咸、辛，平。归肝、肺、胃经。息风止痉，祛风止痛，化痰散结。用于肝风夹痰，惊痫抽搐，小儿急惊，破伤风，中风口㖞，风热头痛，目赤咽痛，风疹瘙痒，发颐痄腮。用量为 5～10g。

现代药理研究本品具有抗癌活性，也有对抗士的宁引致的小鼠惊厥作用和刺激肾上腺皮质激素样作用。

蛤蚧* Gecko

【来源】为壁虎科动物蛤蚧 *Gekko gecko* Linnaeus 的干燥体。

【产地】主要分布于广西、广东、云南、福建、台湾等地，以广西产量为最大，是广西特产生药之一。

【采收加工】全年均可捕捉，除去内脏，拭净，用竹片撑开，使全体扁平顺直，低温干燥。

【性状特征】呈扁片状，头颈部及躯干部长 9～18cm，头颈部约占三分之一，腹背部宽 6～11cm，尾长 6～12cm。头略呈扁三角状，两眼多凹陷成窟窿，口内有细齿，生于颚的边缘，无异型大齿。吻部半圆形，吻鳞不切鼻孔，与鼻鳞相连，上鼻鳞左右各 1 片，上唇鳞 12～14 对，下唇鳞（包括颏鳞）21 片。腹背部呈椭圆形，腹薄。背部呈灰黑色或银灰色，有黄白色或灰绿色斑点散在（进口品斑点为砖红色）或密集成不显著的斑纹，脊椎骨及两侧肋骨突起。四足均具 5 趾；趾间仅具蹼迹，足趾底有吸盘。尾细而坚实，微现骨节，与背部颜色相同，有 6～7 个明显的银灰色环带，有的再生尾较原生尾短，且银灰色环带不明显。全身密被圆形或多角形微有光泽的细鳞。气腥，味微咸。（图 13-9）

传统鉴定以体大，尾全，再生尾不低于 6cm，不破碎者为优。

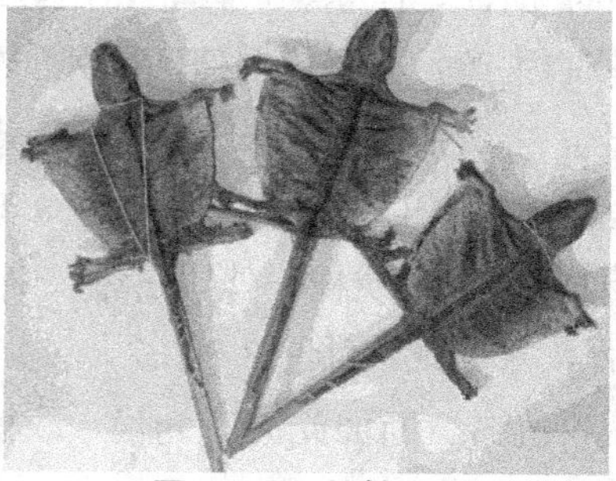

图 13-9 蛤蚧

【化学成分】含肌肽、胆碱、肉碱、鸟嘌呤、蛋白质、脂肪等。

【理化鉴定】取本品粉末 0.4g，加 70%乙醇 5ml，超声处理 30min，过滤，滤液作为供试品溶液。另取蛤蚧对照生药 0.4g，同法制成对照生药溶液。照薄层色谱法（2010 版《中国药典》附录Ⅵ B）试验，吸取上述两种溶液各 5～8μl，分别点于同一硅胶 G 薄层板上，以正丁醇-冰醋酸-水（3∶1∶1）为展开剂，展开 15cm，取出，晾干，喷以茚三酮试液，在 105℃加热至斑点显色清晰。供试品色谱中，在与对照生药色谱相应的位置上，显相同颜色的斑点。

【古今应用】咸、平，归肺、肾经。补肺益肾，纳气定喘，助阳益精。用于肺肾不足，虚喘气促，痨嗽咳血，阳萎，遗精。用量为 3～6g。

现代药理研究本品具有性激素样作用和平喘作用。此外，蛤蚧还有免疫增强作用、延缓衰老作用、抗炎作用等。

阿胶* Asini Corii Colla

【来源】为马科动物驴 *Equus asinus* L.的干燥皮或鲜皮经煎煮、浓缩制成的固体胶。

【产地】 主产山东、浙江。此外，北京、上海、天津、辽宁等亦有加工。以山东省阿县的产品最著名，浙江的产量最大。

【采收加工】将驴皮浸泡去毛，切块洗净，分次水煎，滤过，合并滤液，浓缩（可分别加入适量的黄酒、冰糖及豆油）至稠膏状，冷凝，切块，晾干，即得。

【性状特征】呈长方形块、方形或丁状。棕色至黑褐色，有光泽。质硬而脆，断面光亮，碎片对光照视呈棕色半透明状。气微，味微甘。（图 13-10）

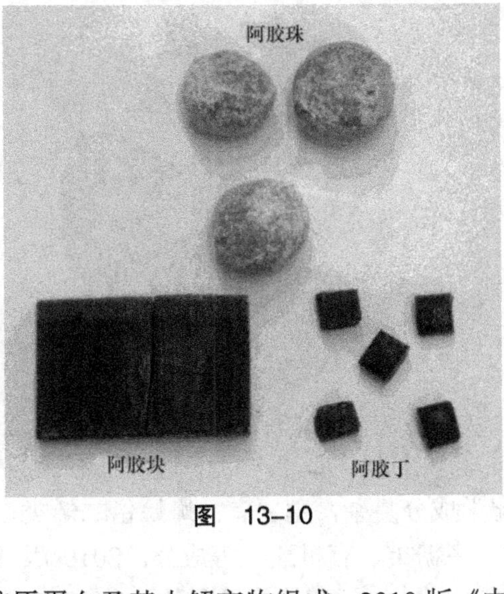

图 13-10

【化学成分】主要由胶原蛋白及其水解产物组成。2010 版《中国药典》规定本品按干燥品计算，含 L-羟脯氨酸不得少于 8.0%，甘氨酸不得少于 18.0%，丙氨酸不得少于 7.0%，L-脯氨酸不得少于 10.0%。

【理化鉴定】取本品粗粉末 0.02g，置 2ml 安瓿中，加 6mol/L 盐酸溶液 1ml，熔封，置沸水浴中煮沸 1h，取出，加水 1ml，摇匀，过滤，用少量水洗涤滤器及滤渣，滤液蒸干，残渣加甲醇 1ml 使溶解，作为供试品溶液。另取甘氨酸对照品，加甲醇制成每 1ml 含 1mg

的溶液，制成对照品溶液。照薄层色谱法试验（2010 版《中国药典》附录Ⅵ B），吸取上述两种溶液各 2μl，分别点于同一硅胶 G 薄层板上，以苯酚-0.5%硼砂溶液（4∶1）为展开剂，展开，取出，晾干，喷以茚三酮试液，在 105℃加热至斑点显色清晰。供试品色谱中，在与对照生药色谱相应的位置上，显相同颜色的斑点。

【古今应用】甘，平。归肺、肝、肾经。补血滋阴，润燥，止血。用于血虚萎黄，眩晕心悸，肌痿无力，心烦不眠，虚风内动，肺燥咳嗽，痨嗽咯血，吐血尿血，便血崩漏，妊娠胎漏。用量为 3～9g。烊化兑服。

现代药理研究本品具有良好的补血作用，对红细胞、血红素等的生成有促进作用，抗休克，改善体内钙平衡等作用。

蟾酥* Bufonis Venenum

【来源】为蟾蜍科动物中华大蟾蜍 *Bufo gargarizans* Cantor 或黑眶蟾蜍 *Bufo melanostictus* Schneider 的干燥分泌物。

【产地】主产于江苏、山东、河北、浙江、四川、湖南等。

【采收加工】多于夏、秋二季捕捉蟾蜍，洗净，挤取耳后腺及皮肤腺的白色浆液，加工，干燥。

【性状特征】呈扁圆形团块状或片状。棕褐色或红棕色。团块状者质坚，不易折断，断面棕褐色，角质状，微有光泽；片状者质脆，易碎，断面红棕色，半透明。气微腥，味初甜而后有持久的麻辣感，粉末嗅之作嚏。（图 13-11）

传统鉴定以色红棕、断面角质样，半透明，有光泽者为优。

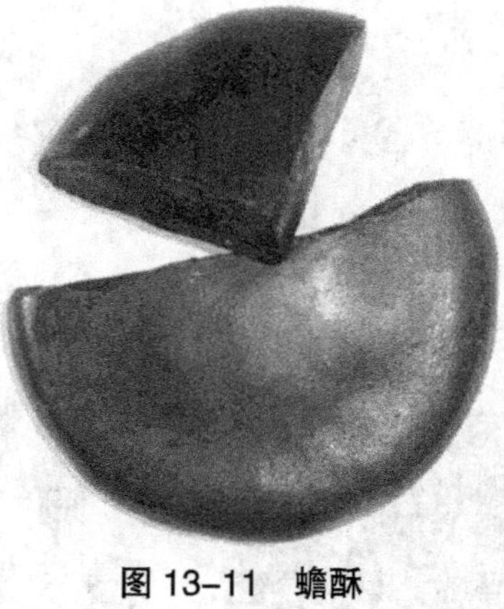

图 13-11 蟾酥

【化学成分】蟾酥的化学成分复杂，主要有：蟾蜍甾二烯类，强心甾烯蟾毒类，吲哚碱类。此外，还含有甾醇类、多糖类、有机酸类等成分。2010 版《中国药典》规定本品按干燥品计算，含华蟾酥毒基（$C_{26}H_{34}O_6$）和脂蟾毒配基（$C_{24}H_{32}O_4$）的总量不得少于 6.0%。

【理化鉴定】

（1）本品断面沾水，即呈乳白色隆起。

（2）取本品粉末 0.1g，加甲醇 5ml，浸泡 1h，滤过，滤液加对二甲氨基苯甲醛固体少量，滴加硫酸数滴，即显蓝紫色。

（3）取本品粉末 0.1g，加三氯甲烷 5ml，浸泡 1 h，滤过，滤液蒸干，残渣加醋酐少量使溶解，滴加硫酸，初显蓝紫色，渐变为蓝绿色。

（4）取本品粉末 0.2g，加乙醇 10ml，加热回流 30min，过滤，滤液置 10ml 量瓶中，加乙醇至刻度，作为供试品溶液。另取蟾酥对照生药 0.2g，同法制成对照生药溶液。再取脂蟾毒配基及华蟾酥毒基对照品，加乙醇分别制成每 1ml 含 1mg 的溶液，作为对照品溶液。照薄层色谱法试验（2010 版《中国药典》附录Ⅵ B），吸取上述 4 种溶液各 10μl，分别点于同一硅胶G薄层板上，以环己烷-三氯甲烷-丙酮（4∶3∶3）为展开剂，展开，取出，晾干，喷以 10%硫酸乙醇溶液，加热至斑点显色清晰。供试品色谱中，在与对照生药色谱相应的位置上，显相同颜色的斑点；在与对照品色谱相应的位置上，显相同的一个绿色及一个红色斑点。

【古今应用】辛，温；有毒。归心经。解毒，止痛，开窍醒神。用于痈疽疔疮，咽喉肿痛，中暑神昏，痧胀腹痛吐泻。用量 0.015～0.03g。多入丸散用。外用适量。孕妇慎用。

现代药理研究本品具有强心、局部麻醉作用，此外，还有抗炎、抗肿瘤等作用。

金钱白花蛇* Bungarus Parvus

【来源】为眼镜蛇科动物银环蛇 *Bungarus multicinctus* Blyth 的幼蛇干燥体。

【产地】主产于广西、海南、广东；台湾、福建、浙江、江西、安徽等省亦产。

【采收加工】夏、秋二季捕捉，剖开蛇腹，除去内脏，擦净血迹，用乙醇浸泡处理后，盘成圆形，用竹签固定，干燥。

【性状特征】呈圆盘状，盘径 3～6cm，蛇体直径 0.2～0.4cm。头盘在中间，尾细，常纳口内，口腔内上颌骨前端有毒沟牙 1 对，鼻间鳞 2 片，无颊鳞，上下唇鳞通常各为 7 片。背部黑色或灰黑色，有白色环纹 45～58 个，黑白相间，白环纹在背部宽 1～2 行鳞片，向腹面渐增宽，黑环纹宽 3～5 行鳞片，背正中明显突起一条脊棱，脊鳞扩大呈六角形，背鳞细密，通身 15 行，尾下鳞单行。气微腥，味微咸。（图 13-12）

传统鉴定以头尾齐全，内色黄白、盘径小者为佳。

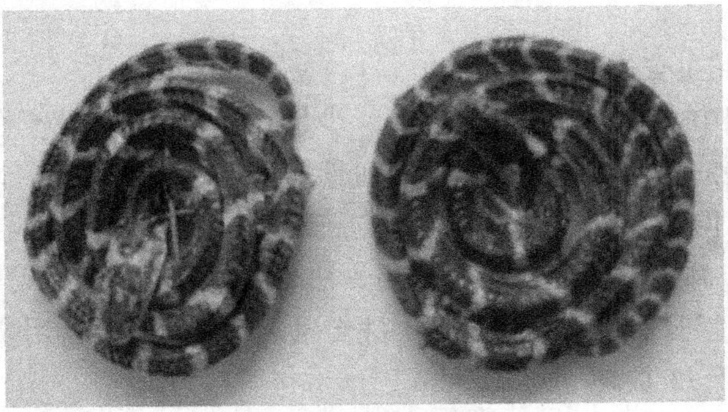

图 13-12　金钱白花蛇

【化学成分】主要含蛋白质、脂肪及鸟嘌呤核苷。头部毒腺中含有强烈的神经性毒，并含溶血成分及血球凝集成分（不含出血性毒），被咬伤中毒后，常麻痹而死。

【古今应用】甘、咸，温；有毒。归肝经。祛风，通络，止痉。用于风湿顽痹，麻木拘挛，中风口眼㖞斜，半身不遂，抽搐痉挛，破伤风，麻风，疥癣。用量为 2～5g。研粉吞服 1～1.5g。

【附注】市场常见用赤练蛇涂漆或用激光烧灼后冒充金钱白花蛇的情况，实际工作中要加以注意。

蕲蛇* Agkistrodon

【来源】为蝰科动物五步蛇 *Agkistrodon acutus*（Guenther）的干燥体。

【产地】主产于江西、浙江、湖北、福建；广西、湖南、广东亦产。

【采收加工】多于夏、秋二季捕捉，剖开蛇腹，除去内脏，洗净，用竹片撑开腹部，盘成圆盘状，干燥后拆除竹片。

【性状特征】卷呈圆盘状，盘经 17～34cm，体长可达 2m。头在中间稍向上，呈三角形而扁平，吻端向上，习称“翘鼻头”。上腭有管状毒牙，中空尖锐。背部两侧各有黑褐色与浅棕色组成的“V”形斑纹 17～25 个，其“V”形的两上端在背中线上相接，习称“方胜纹”，有的左右不相接，呈交错排列。腹部撑开或不撑开，灰白色，鳞片较大，有黑色类圆形的斑点，习称“连珠斑”；腹内壁黄白色，脊椎骨的棘突较高，呈刀片状上突，前后椎体下突基本同形，多为弯刀状，向后倾斜，尖端明显超过椎体后隆面。尾部骤细，末端有三角形深灰色的角质鳞片 1 枚。气腥，味微咸。（图 13-13）

传统鉴定以条大、头尾齐全，花纹斑块明显者为优。

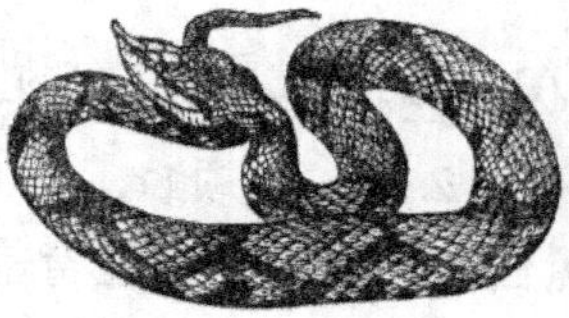

（a）蕲蛇

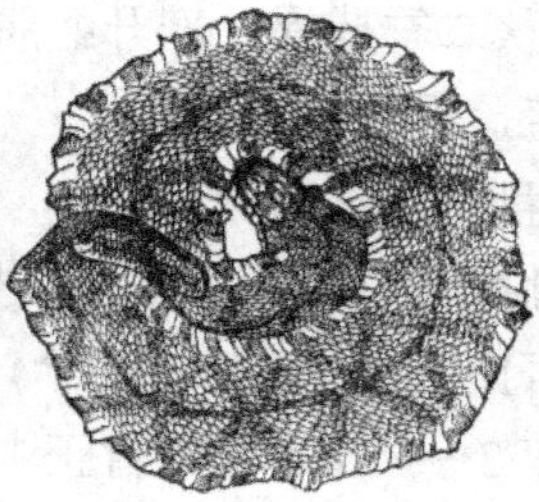

（b）蕲蛇生药

图 13-13 蕲蛇

【化学成分】干蛇主含蛋白质及脂肪。

五步蛇头部毒腺中含有多量的出血性毒，少量的神经性毒，微量的溶血成分及促进血液凝固成分，其主要的毒性成分为强烈的出血性毒。被咬伤中毒后，内脏广泛出血，极为危险。干燥蛇的毒牙仍然有毒。

【古今应用】甘、咸，温；有毒。归肝经。祛风，通络，止痉。用于风湿顽痹，麻木拘挛，中风口眼㖞斜，半身不遂，抽搐痉挛，破伤风，麻风，疥癣。用量 3～9g，研末吞服，一次 1～1.5g，一日 2～3 次。

现代药理研究本品具有抗凝血，溶血栓及抗血栓形成。

【附注】市场上蕲蛇增重的情况非常严重，主要方法是在蛇皮和蛇肉之间灌入一层胶水以达到增重的目的，实际工作中要加以注意。

乌梢蛇* Zaocys

【来源】为游蛇科动物乌梢蛇 *Zaocys dhumnades*（Cantor）的干燥体。

【产地】主产于浙江、江苏，安徽、江西、福建、广东、广西等地亦产。

【采收加工】多于夏、秋二季捕捉，剖开腹部或先剥皮留头尾，除去内脏，盘成圆盘状，干燥。

【性状特征】呈圆盘状，盘径约 16cm。表面黑褐色或绿黑色，密被菱形鳞片；背鳞行数成双，背中央 2～4 行鳞片强烈起棱，形成两条纵贯全体的黑线。头盘在中间，扁圆形，眼大而下凹陷，有光泽。上唇鳞 8 枚，第 4、5 枚入眶，颊鳞 1 枚，眼前下鳞 1 枚，较小，眼后鳞 2 枚。脊部高耸成屋脊状，习称“剑脊”。腹部剖开边缘向内卷曲，脊肌肉厚，黄白色或淡棕色，可见排列整齐的肋骨。尾部渐细而长，尾下鳞双行。剥皮者仅留头尾之皮鳞，中段较光滑。气腥，味淡。（图 13-14）

传统鉴定以头尾齐全、皮黑褐、肉色黄白、脊部有棱、体坚实者为优。

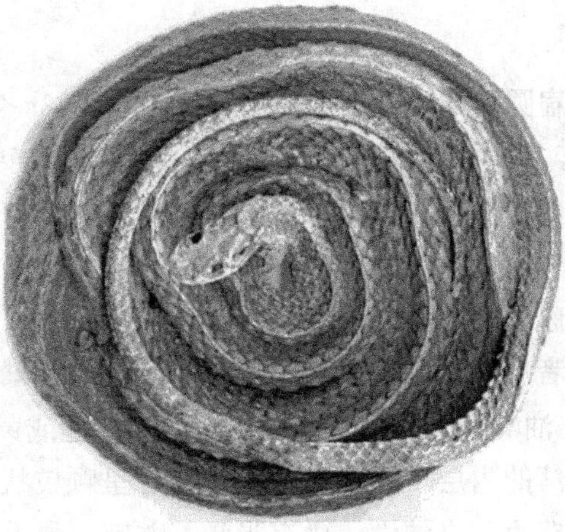

图 13–14　乌梢蛇

【显微特征】粉末：黄色或棕黄色。角质鳞片近无色或淡黄色，表面具纵向条纹。表皮表面观密布棕色或棕黑色色素颗粒，常连成网状、分枝状或聚集成团。横纹肌纤维淡黄色或近无色。有明暗相间的细密横纹。骨碎片近无色或淡灰色，呈不规则碎块，骨陷窝长梭形，大多同方向排列，骨小管密而较粗。

【化学成分】含骨胶原、蛋白质、脂肪等。

【古今应用】甘，平。归肝经。祛风，通络，止痉。用于风湿顽痹，麻木拘挛，中风口眼㖞斜，半身不遂，抽搐痉挛，破伤风，麻风，疥癣。用量 6～12g。

现代药理研究本品具有抗炎、镇痛、抗惊厥等作用。

【附注】

（1）现市场上有一种所谓的“乌梢蛇”，该品性状与正品极为相似但背鳞强烈起棱形成的黑线不明显，实际工作中要加以注意。

（2）蛇蜕*Serpentis Periostracum 为游蛇科动物黑眉锦蛇 *Elaphe taeniura* Cope、锦蛇 *Elphe carinata*（Guenther）或乌梢蛇 *Zaocys dhumnades*（Cantor）等蜕下的干燥表皮膜。春末夏初或冬初收集，除去泥沙，干燥。呈圆筒形，多压扁而皱缩，完整者形似蛇，体轻，质微韧，手捏有润滑感和弹性，轻轻搓揉，沙沙作响。气微腥，味淡或微咸。含骨胶原等。咸、甘，平。归肝经。祛风，定惊，退翳，解毒。用于小儿惊风，抽搐痉挛，翳障，喉痹，疔肿，皮肤瘙痒。用量 2～3g；研末吞服 0.3～0.6g。

麝香* Moschus

【来源】为鹿科动物林麝 *Moschus berezovskii* Flerov、马麝 *Moschus sifanicus* Przewalski 或原麝 *Moschus moschiferus* Linnaeus 成熟雄体香囊中的干燥分泌物。

【产地】主产于四川、西藏、陕西、贵州等省。四川、陕西、安徽等省建立了养麝场，进行家养繁殖。

【采收加工】野麝多在冬季至次春猎取，猎获后，割取香囊，阴干，习称“毛壳麝香”；剖开香囊，除去囊壳，习称“麝香仁”。家麝直接从其香囊中取出麝香仁，阴干或用干燥器密闭干燥。

【性状特征】

（1）毛壳麝香：为扁圆形或类椭圆形的囊状体，直径 3～7cm，厚 2～4cm。开口面的皮革质，棕褐色，略平，密生白色或灰棕色短毛，从两侧围绕中心排列，中间有 1 小囊孔。另一面为棕褐色略带紫的皮膜，微皱缩，偶显肌肉纤维，略有弹性，剖开后可见中层皮膜呈棕褐色或灰褐色，半透明，内层皮膜呈棕色，内含颗粒状、粉末状的麝香仁和少量细毛及脱落的内层皮膜，习称“银皮”。

（2）麝香仁：野生者质软，油润，疏松；其中不规则圆球形或颗粒状者，习称“当门子”，表面多呈紫黑色，油润光亮，微有麻纹，断面深棕色或黄棕色；粉末状者多呈棕褐色或黄棕色，并有少量脱落的内层皮膜和细毛。饲养者呈颗粒状、短条形或不规则的团块；表面不平，紫黑色或深棕色，显油性，微有光泽，并有少量毛和脱落的内层皮膜。气香浓烈而特异，味微辣、微苦带咸。（图 13-15、图 13-16）

传统鉴定毛壳麝香以饱满、皮薄、有弹性、无皮肉附着、香气浓烈者为优。麝香仁以颗粒紫黑、粉末色棕褐、质柔油润、香气浓烈者为优。

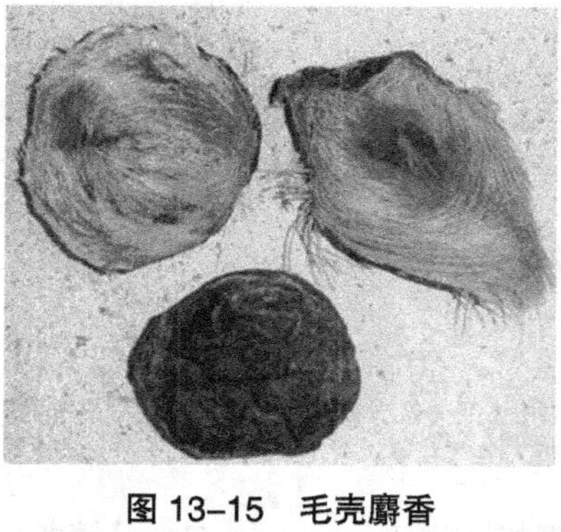

图 13-15 毛壳麝香

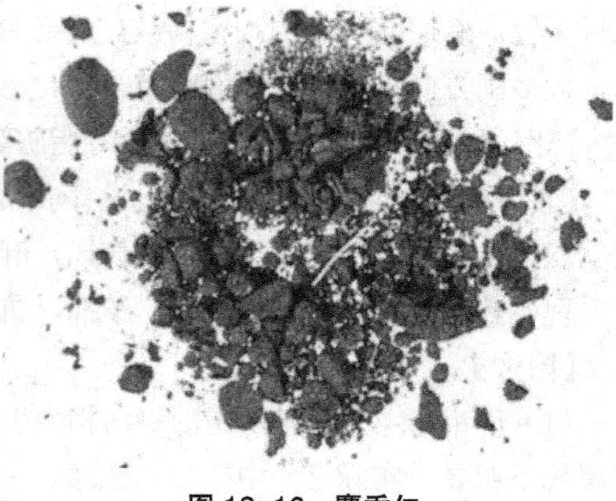

图 13-16 麝香仁

【显微特征】麝香仁粉末：棕褐色或黄棕色。为无数无定形颗粒状物集成的半透明或透明团块，淡黄色或淡棕色；团块中包埋或散在有方形、柱形、八面体或不规则晶体；并可见圆形油滴，偶见毛和内层皮膜组织。（图 13-17）。

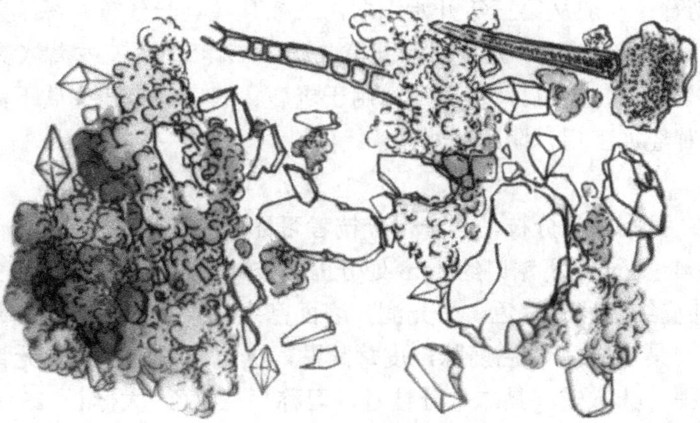

图 13-17　麝香仁粉末

【化学成分】主含麝香酮。麝香酮为无色黏性油状液体，具特异强烈香气，由麝香蒸馏精制而得。2010 版《中国药典》规定本品按干燥品计算，含麝香酮（$C_{16}H_{30}O$）不得少于 2.0%。

【理化鉴定】

（1）取毛壳麝香用特制槽针从囊孔插入，转动槽针，提取麝香仁，立即检视，槽内的麝香仁应有逐渐膨胀高出槽面的现象，习称“冒槽”。麝香仁油润，颗粒疏松，无锐角，香气浓烈。不应有纤维等异物或异常气味。

（2）取麝香仁粉末少量，置手掌中，加水润湿，用手搓之能成团，再用手指轻揉即散，不应黏手、染手、顶指或结块。

（3）取麝香仁少量，撒于炽热的坩埚中灼烧，初则迸裂，随即融化膨胀起泡似珠，香气浓烈四溢，应无毛、肉焦臭，无火焰或火星出现。灰化后，残渣呈白色或灰白色。

【古今应用】辛，温。归心、脾经。开窍醒神，活血通经，消肿止痛。用于热病神昏，中风痰厥，气郁暴厥，中恶昏迷，经闭，癥瘕，难产死胎，胸痹心痛，心腹暴痛，跌扑伤痛，痹痛麻木，痈肿瘰疬，咽喉肿痛。用量 0.03～0.1g，孕妇禁用。

现代药理研究本品具有明显的强心作用，直接兴奋中枢神经系统、兴奋子宫、抗炎、免疫增强、雄性激素样作用，并有抗溃疡作用等。

【附注】由于麝香价格昂贵，掺杂现象严重，掺假物中动、植、矿物三类物质均有。药典规定不得检出动、植物组织、矿物和其他掺伪物，不得有霉变。用显微镜鉴别和一般的理化鉴别方法，均能与正品麝香区别开来。

鹿茸* Cervi Cornu Pantotrichum

【来源】为鹿科动物梅花鹿 *Cervus nippon* Temminck 或马鹿 *Cervus elaphus* Linnaeus 的雄鹿未骨化密生茸毛的幼角。前者习称“花鹿茸”，后者习称“马鹿茸”。

【产地】梅花鹿主产于吉林、辽宁、河北等省。马鹿茸主产于黑龙江、吉林、内蒙古、新疆等地，东北产者称“东马鹿茸”，西北产者称“西马鹿茸”。现各地均有人工饲养。

【采收加工】野生梅花鹿为国家一级保护动物，数量较少，禁止捕猎。野生马鹿为国家二级保护动物，野生日渐减少，禁止滥捕。生药主要来源于人工饲养，采收方法分锯茸与砍茸二种。① 锯茸：一般从第三年开始锯取，二杠茸（具一分枝）每年采收两次，小满前后开始第一次锯茸（头茬茸），立秋前后锯第二次（二茬茸）；三岔茸（具二分枝）每年采收一次，通常在 7 月下旬锯取。② 砍茸：用于老鹿、病鹿，将鹿头砍下，再将鹿茸连脑盖骨锯下。锯取鹿茸经加工后，阴干或烘干。

【性状特征】

（1）花鹿茸：呈圆柱状分枝，具一个分枝者习称“二杠”，主枝习称“大挺”，长 17～20cm，锯口直径 4～5cm，离锯口约 1cm 处分出侧枝，习称“门庄”，长 9～15cm，直径较“大挺”略细。外皮红棕色或棕色，多光润，表面密生红黄色或棕黄色细茸毛，上端较密，下端较疏；分岔间具 1 条灰黑色筋脉，皮茸紧贴。锯口黄白色，外围无骨质，中部密布细孔。体轻。气微腥，味微咸。具二个分枝者，习称“三岔”，大挺长 23～33cm，直径较二杠细，略呈弓形，微扁，枝端略尖，下部多有纵棱筋及突起疙瘩；皮红黄色，茸毛较稀而粗。体轻。气微腥，味微甜。（图 13-18）

二茬茸与头茬茸相似，但挺长而不圆或下粗上细，下部有纵棱筋。皮灰黄色，茸毛较粗糙，锯口外围多已骨化。体较重。无腥气。

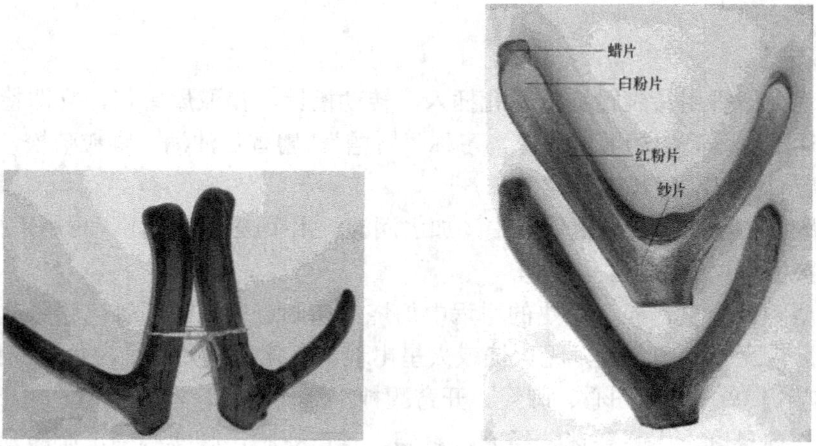

图 13-18 梅花鹿茸

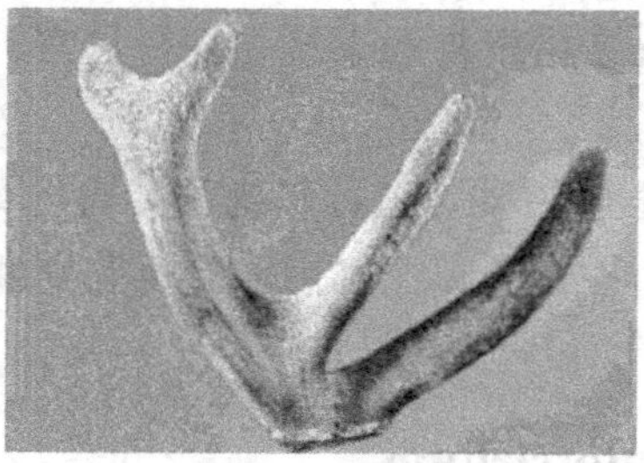

图 13-19 马鹿茸

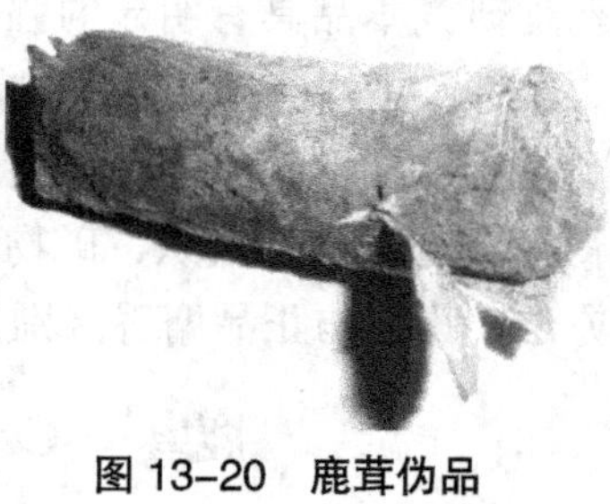

图 13-20 鹿茸伪品

（2）马鹿茸：较花鹿茸粗大，分枝较多，侧枝一个者习称“单门”，二个者习称“莲花”，三个者习称“三岔”，四个者习称“四岔”或更多。按产地分为“东马鹿茸”和“西马鹿茸”。（图 13-19）

东马鹿茸“单门”大挺长 25～27cm，直径约 3cm。外皮灰黑色，茸毛灰褐色或灰黄色，锯口面外皮较厚，灰黑色，中部密布细孔，质嫩；“莲花”大挺长可达 33cm，下部有棱筋，锯口面蜂窝状小孔稍大；"三岔"皮色深，质较老；"四岔"茸毛粗而稀，大挺下部具棱筋及疙瘩，分枝顶端多无毛，习称"捻头"。

西马鹿茸，大挺多不圆，顶端圆扁不一，长 30～100cm。表面有棱，多抽缩干瘪。分枝较长且弯曲，茸毛粗长，灰色或黑灰色。锯口色较深，常见骨质。气腥臭，味咸。

传统鉴定花鹿茸以粗壮挺圆、嘴头饱满、茸毛柔软、棕黄色、皮色红棕或黑棕褐、有油润光泽者为优。马鹿茸以饱满、体轻、茸毛灰白、柔顺而不乱、下部无棱线和骨豆者为优。

【化学成分】含多种氨基酸，总量可达 50%以上，另含胆甾醇类、脂肪酸类、多胺类、磷脂类、激素类成分以及多种微量元素。

【理化鉴定】

（1）取本品粉末 0.1g，加水 4ml，加热 15min，放冷，过滤。取滤液 1ml，加茚三酮试液 3 滴，摇匀，加热煮沸数分钟，显蓝紫色；另取滤液 1ml，加 10%氢氧化钠溶液 2 滴，摇匀，滴加 0.5% 硫酸铜溶液，显蓝紫色。

（2）取本品粉末 0.4g，加 70%乙醇 5ml，超声处理 15min，过滤，取滤液作为供试品溶液。另取鹿茸对照生药 0.4g，同法制成对照生药溶液。再取甘氨酸对照品，加 70%乙醇制成每 1ml 含 2mg 的溶液，作为对照品溶液。照薄层色谱法（2010 版《中国药典》附录Ⅵ B）试验，吸取供试品溶液和对照生药溶液各 8μl、对照品溶液 1μl，分别点于同一硅胶 G 薄层板上，以正丁醇-冰醋酸-水（3∶1∶1）为展开剂，展开，取出，晾干，喷以 2%茚三酮丙酮溶液，在 105℃加热至斑点显色清晰。供试品色谱中，在与对照生药色谱相应的位置上，显相同颜色的主斑点；在与对照品色谱相应的位置上，显相同颜色的斑点。

【古今应用】甘、咸，温。归肾、肝经。壮肾阳，益精血，强筋骨，调冲任，托疮毒。用于肾阳不足，精血亏虚，阳痿滑精，宫冷不孕，羸瘦，神疲，畏寒，眩晕，耳鸣，耳聋，腰脊冷痛，筋骨痿软，崩漏带下，阴疽不敛。用量 1～2g。

现代药理研究本品对中枢神经系统、心血管系统、免疫系统、造血系统等有显著影响，表现出雄性激素样作用、抗衰老作用、强壮作用及免疫促进作用等。

【附注】

（1）实际工作中发现有用鹿皮灌入其他物质冒充鹿茸的。（如图 13-20）

（2）鹿的其他部位也做药用，常见的有以下几种。

① 鹿角* Cervi Cornu：为鹿科动物马鹿 *Cervus elaphus* Linnaeus 或梅花鹿 *Cervus nippon* Temminck 已骨化的角或锯茸后翌年春季脱落的角基，分别习称"马鹿角"、"梅花鹿角"、"鹿角脱盘"。马鹿角呈分枝状，通常分成 4～6 枝，全长 50～120cm。主枝弯曲，直径 3～6cm。梅花鹿角通常分成 3～4 枝，全长 30～60cm，直径 2.5～5cm。侧枝多向两旁伸展。鹿角脱盘呈盔状或扁盔状，行业习称"鹿角帽"。

咸、温，归肾、肝经。具温肾阳，强筋骨，行血消肿作用。用于阳痿遗精，腰脊冷痛，阴疽疮疡，乳痈初起，瘀血肿痛。用量 6～15g。

② 鹿角胶*Cervi Cornus Colla：为鹿角经水煎熬、浓缩制成的固体胶。呈扁方形块，长 3～4cm，厚约 0.6cm。黄棕色或红棕色，半透明，有的上部有黄白色泡沫层。质脆，易碎，断面光亮。气微，味微甜。

甘、咸、温，归肾肝经。温补肝肾，益精养血。用于阳痿滑精，腰膝酸冷，虚劳羸瘦，崩漏下血，便血尿血，阴疽肿痛。用量3～6g，烊化兑服。

③ 鹿角霜*Cervi Cornu Degelatinatum：为鹿角去胶质的角块。春、秋二季生产，将骨化角熬去胶质，取出角块，干燥。咸、涩、温，归肝肾经。具温肾助阳，收敛止血作用。用于脾肾阳痿，食少吐泻，白带，遗尿尿频，崩漏下血，疮疡不敛。用量9～15g，先煎。

④ 鹿筋：为鹿四肢的筋腱。将鹿的四肢割下，除掉肌肉和骨骼，但保留蹄部和少许皮毛（以便鉴别）用冷清水浸泡至筋膜无血色时，捞出，阴干或风干。呈长条形，花鹿筋较细短，长约40～60cm，马鹿筋较粗长，长约50～100cm，直径1.5～2cm。黄色或棕色，半透明，微有光泽。上端撕裂处呈纤维状，细如毛发，下端带有两个旋蹄和四小块蹄骨。蹄甲处带少许皮毛，皮毛呈棕色或黄棕色。气微腥，味淡。咸、温，归肝、肾经。具有强筋骨，祛风湿的作用。用于劳损，风湿关节痛等症。

⑤ 鹿肾（鹿鞭）：为雄性鹿外生殖器（阴茎及睾丸）。杀鹿时取下，除去皮肉和油脂，固定于木架上，风干或烘干。呈长条状，大小不一。马鹿肾一般在45～60cm，直径约3cm，花鹿肾长30～50cm，直径1.5cm。表面红褐色或黄褐色，可见清晰的黄白色环纹，有一条纵向凹沟，有的顶端留有一丛棕色的毛，横切面呈海绵纤维状，有1大孔，两侧有2个小孔。中下段带有睾丸二枚，呈椭圆形，干瘪并呈网状皱缩，棕褐色。气腥臊，味淡。甘、咸、温，归肝、肾、膀胱经。补肾壮阳。用于阳痿，肾虚耳聋，腰膝酸痛，宫冷不孕等症。

⑥ 鹿胎：为梅花鹿或马鹿的胎鹿及胎盘。全体弯曲，大小不一，头大，嘴尖，下唇较长，四肢细长，有二蹄，尾短，脊背皮毛有白点。鲜时红褐色，干后棕褐色。质坚硬、不易折断。气微腥，味淡。甘、咸、温，归肝、肾、心经。益肾壮阳，补虚生精。用于虚劳内伤，精血不足，妇女虚寒崩漏带下等症。

⑦ 鹿尾：为梅花鹿或马鹿的尾巴。杀鹿时由尾根部（尾椎骨处）割下。马鹿尾：雌性鹿尾肥大，去毛者形似猪舌状，表面紫黑色，滑净有光泽。雄性马鹿尾较细瘦，呈长条状。花鹿尾：细瘦干瘪，呈圆锥形。甘、咸、温。暖腰膝、益肾精。用于腰背疼痛、肾虚遗精及头昏耳鸣等症。

此外，鹿血、鹿心、鹿皮等均具药用价值。

牛黄* Bovis Calculus

【来源】为牛科动物牛 *Bos taurus domesticus* Gmelin 干燥的胆结石。

【产地】主产于华北、东北、西北等地。

【采收加工】宰牛时，如发现有牛黄，即滤去胆汁，将牛黄取出，除去外部薄膜，阴干。存在于胆囊中的牛黄称“胆黄”，存在于胆管中的称“管黄”。

【性状特征】多呈卵形、类球形、三角形或四方形，大小不一，直径0.6～3（4.5）cm，少数呈管状或碎片。表面黄红色至棕黄色，有的表面挂有一层黑色光亮的薄膜，习称“乌金衣”，有的粗糙，具疣状突起，有的具龟裂纹。体轻，质酥脆，易分层剥落。断面金黄色，可见细密的同心层纹，有的夹有白心。气清香，味苦而后甘，有清凉感，嚼之易碎，不黏牙。（图13-21）

传统鉴定以完整、色棕黄、质松脆、断面层纹清晰而细腻者为优。

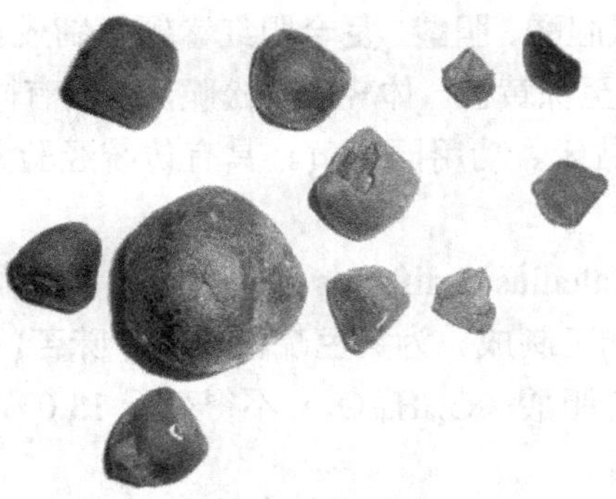

图 13-21　牛黄

【显微特征】取本品少许，用水合氯醛试液装片，不加热，置显微镜下观察：不规则团块由多数黄棕色或棕红色小颗粒集成，稍放置，色素迅速溶解，并显鲜明金黄色，久置后变绿色。

【化学成分】主含胆红素及钙盐、胆酸、去氧胆酸、鹅去氧胆酸等。亦含牛磺酸等多种氨基酸和钾、钠、钙、镁、铁、锌、铜、锰等金属元素。2010 版《中国药典》规定本品按干燥品计算，含胆酸不得少于 4.0%，含胆红素不得少于 35.0%。

【理化鉴定】

（1）经验鉴别：取本品少量，加清水调和，涂于指甲上，能将指甲染成黄色，习称“挂甲”。

（2）取本品粉末 10mg，加三氯甲烷 20ml，超声处理 30min，过滤，滤液蒸干，残渣加乙醇 1ml 使溶解，作为供试品溶液。另取胆酸、去氧胆酸对照品，加乙醇制成每 1ml 各含 2mg 的混合溶液，作为对照品溶液。照薄层色谱法（2010 版《中国药典》附录Ⅵ B）试验，吸取上述两种溶液各 2μl，分别点于同一硅胶 G 薄层板上，以异辛烷-乙酸乙酯-冰醋酸（15∶7∶5）为展开剂，展开，取出，晾干，喷以 10%硫酸乙醇溶液，在 105℃加热至斑点显色清晰，置紫外光灯（365nm）下检视。供试品色谱中，在与对照品色谱相应的位置上，显相同颜色的荧光斑点。

（3）取本品粉末 10mg，加三氯甲烷-冰醋酸（4∶1）混合溶液 5ml，超声处理 5min，过滤，滤液作为供试品溶液。另取胆红素对照品，加三氯甲烷-冰醋酸（4∶1）混合溶液制成每 1ml 含 0.5mg 的溶液，作为对照品溶液。照薄层色谱法（2010 版《中国药典》附录Ⅵ B）试验，吸收上述两种溶液各 5μl，分别点于同一硅胶 G 薄层板上，以环已烷-乙酸乙酯-甲醇-冰醋酸（10∶3∶0.1∶0.1）为展开剂，展开，取出，晾干。供试品色谱中，在与对照品色谱相应的位置上，显相同颜色的斑点。

【古今应用】甘，凉。归心、肝经。清心，豁痰，开窍，凉肝，息风，解毒。用于热病神昏，中风痰迷，惊痫抽搐，癫痫发狂，咽喉肿痛，口舌生疮，痈肿疔疮。用量 0.15～0.35g，多入丸散用。外用适量，研末敷患处。孕妇慎用。

现代药理研究本品具有促进胆汁分泌、镇痉、镇静、强心、解热、抗炎等作用。

【附注】

（1）牛科大型动物水牛或牦牛的胆囊结石，个别地方也作牛黄入药。

（2）体外培育牛黄*Bovis Calculus Sativus 以牛科动物牛 *Bos taurus domesticus* Gmelin 的

新鲜胆汁作母液，加入去氧胆酸、胆酸、复合胆红素钙等制成。呈球形或类球形，直径 0.5～3cm。表面光滑，呈黄红色至棕黄色。体轻，质松脆，断面有同心层纹。气香，味苦而后甘，有清凉感，嚼之易碎，不黏牙。功用同牛黄。具有传统经验鉴别的“挂甲”特征。质优者胆酸含量近于牛黄。

（3）人工牛黄*Bovis Calculus Artifactus 由牛胆粉、胆酸、猪去氧胆酸、牛磺酸、胆红素、胆固醇、微量元素等加工制成。为黄色疏松粉末。味苦，微甘。2010 版《中国药典》规定本品按干燥品计算，含胆酸（$C_{24}H_{40}O_5$）不得少于 13.0%。含胆红素（$C_{33}H_{36}N_4O_6$）不得少于 0.63%。功用同牛黄。

羚羊角* Saigae Tataricae Cornu

【来源】为牛科动物赛加羚羊 *Saiga tatarica* Linnaeus 的角。

【产地】主产于西伯利亚及小亚细亚。我国新疆亦产。

【采收加工】全年均可捕捉，但以 8 月～10 月猎得者，锯下之角色泽最好，角色莹白，春季猎得者青色微黄，冬季猎得者因受霜雪侵袭，角质变粗糙，发生裂隙，品质较次。

【性状特征】呈长圆锥形，略呈弓形弯曲，长 15～33cm；类白色或黄白色，基部稍呈青灰色。嫩枝对光透视有“血丝”或紫黑色斑纹，光润如玉，无裂纹，老枝则有细纵裂纹。除尖端部分外，有 10～16 个隆起环脊，间距约 2cm，用手握之，四指正好嵌入凹处，习称“合把”。角的基部横截面圆形，直径 3～4cm，内有坚硬质重的角柱，习称“骨塞”，骨塞长约占全角的 1/2 或 1/3，表面有突起的纵棱与其外面角鞘内的凹沟紧密嵌合，从横断面观，其结合部呈锯齿状。除去“骨塞”后，角的下半段成空洞，全角呈半透明，对光透视，上半段中央有一条隐约可辨的细孔道直通角尖，习称“通天眼”。质坚硬。气微，味淡。（图 13-22）

传统鉴定以质嫩、色白、光润、内含红色斑纹，无裂纹者为优。

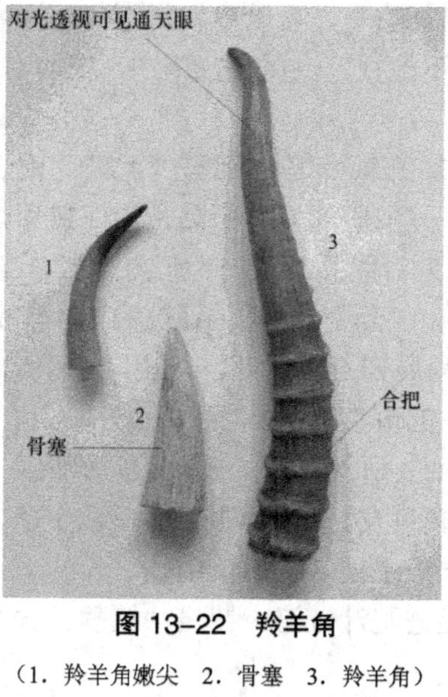

图 13-22 羚羊角

（1. 羚羊角嫩尖 2. 骨塞 3. 羚羊角）

【显微特征】横切面：可见组织构造多少呈波浪状起伏。角顶部组织波浪起伏最为明显，在峰部往往有束存在，束多呈三角形；角中部稍呈波浪状，束多呈双凸透镜形；角基部波浪形不明显，束呈椭圆形或类圆形。髓腔的大小不一，长径 10～50（80）μm，以角基部的髓腔最大。束的皮层细胞扁梭形，3～5 层。束间距离较宽广，充满着近等径性多边形、长菱形或狭长形的基本角质细胞。皮层细胞或基本角质细胞均显无色透明，其中不含或仅含少量细小浅灰色色素颗粒，细胞中央往往可见一个折光性强的圆粒或线状物。

【化学成分】含角蛋白、磷酸钙及不溶性无机盐等。本品经酸水解后测定，含多种氨基酸，其中以天冬氨酸、谷氨酸、亮氨酸、苯丙氨酸含量较高。

【古今应用】咸，寒。归肝、心经。平肝息风，清肝明目，散血解毒。用于肝风内动，惊痫抽搐，妊娠子痫，高热痉厥，癫痫发狂，头痛眩晕，目赤翳障，温毒发斑，痈肿疮毒。用量 1～3g，宜另煎 2 小时以上；磨汁或研粉服，每次 0.3～0.6g。

现代药理研究本品具有解热、抗惊厥、镇静等作用。

【附注】羚羊角资源稀少、价格昂贵，因此伪品甚多。甚至有用塑料加工的羚羊角生药，但形体明显不自然，用火一烧就会闻到烧塑料的气味；羚羊角的饮片大多为伪品，系用其他角类镑片后用化学药剂褪色冒充，实际工作中要加以注意。

海马* Hippocampus

【来源】为海龙科动物线纹海马 *Hippocampus kelloggi* Jordan et Snyder 刺海马 *Hippocampus histrix* Kaup、大海马 *Hippocampus kuda* Bleeker、三斑海马 *Hippocampus trimaculatus* Leach 或小海马（海蛆） *Hippocampus japonicus* Kaup 的干燥体。

【产地】野生或养殖。主产于广东、福建、台湾等沿海。马来西亚、新加坡、日本等国亦产。

【采收加工】全年可捕捞，以夏、秋二季产量较大。捕得后洗净、晒干；或除去皮膜和内脏、晒干。

【性状特征】

（1）线纹海马：呈扁长形而弯曲，体长约 30cm。表面黄白色。头略似马头，有冠状突起，具管状长吻，口小，无牙，两眼深陷。躯干部七棱形，尾部四棱形，渐细卷曲，体上有瓦楞形的节纹并具短棘（习称“马头蛇尾瓦楞子身”）。体轻，骨质，坚硬。气微腥，味微咸。

（2）刺海马：体长 15～20cm。头部及体上环节间的棘细而尖。

（3）大海马：体长 20～30cm。黑褐色。

（4）三斑海马：体侧背部第 1、4、7 节的短棘基部各有 1 黑斑。（图 13-23）

（5）小海马（海蛆）：体形小，长 7～10cm。黑褐色。节纹和短棘均较细小。

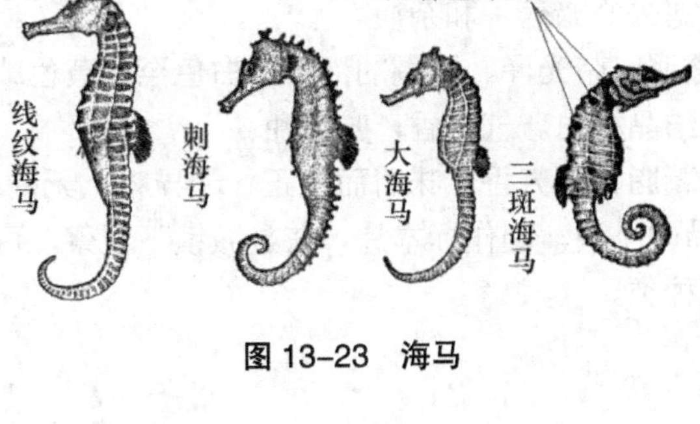

图 13-23　海马

【显微特征】粉末：白色或黄白色。横纹肌纤维多碎断，有明暗相间的细密横纹；横断面观类长方形或长卵圆形，表面平滑，可见细点或裂缝状空隙。胶原纤维相互缠绕成团。皮肤碎片表面观细胞界限不清，可见棕色颗粒状色素物。骨碎片不规则形，骨陷窝呈长条形或裂缝状。

【化学成分】含氨基酸、磷脂类成分。

【古今应用】甘、咸，温。归肝、肾经。温肾壮阳，散结消肿。用于阳痿，遗尿，肾虚作喘，癥瘕积聚，跌扑损伤；外治痈肿疔疮。用量 3～9g。外用适量，研末敷患处。

【附注】

（1）在市售海马中，常发现掺伪增重现象，主要是在海马体内掺入泥块或浸入盐等物质来增加重量。

（2）海龙*Syngnathus 为海龙科动物刁海龙 *Solenognathus hardwickii*（Gray）、拟海龙 *Syngnathoides biaculeatus*（Bloch）或尖海龙 *Syngnathus acus* Linnaeus 的干燥体。多于夏、秋二季捕捞，刁海龙、拟海龙除去皮膜，洗净，晒干；尖海龙直接洗净，晒干。

① 刁海龙：体狭长侧扁，全长 30～50cm。表面黄白色或灰褐色。头部具管状长吻，口小，无牙，两眼圆而深陷，头部与体轴略呈钝角。躯干部宽 3cm，五棱形，尾部前方六棱形，后方渐细，四棱形，尾端卷曲。背棱两侧各有 1 列灰黑色斑点状色带。全体被以具花纹的骨环和细横纹，各骨环内有突起粒状棘。胸鳍短宽，背鳍较长，有的不明显，无尾鳍。骨质，坚硬。气微腥，味微咸。

② 拟海龙：体长平扁，躯干部略呈四棱形，全长 20～22cm。表面灰黄色。头部常与体轴成一直线。

③ 尖海龙：体细长，呈鞭状，全长 10～30cm，未去皮膜。表面黄褐色。有的腹面可见育儿囊，有尾鳍。质较脆弱，易撕裂。

含蛋白质、氨基酸、脂肪、甾体类化合物等。甘、成，温。归肝、肾经。温肾壮阳，散结消肿。用于肾阳不足，阳痿遗精，癥瘕积聚，瘰疬痰核，跌扑损伤；外治痈肿疔疮。用量 3～9g。外用适量，研末敷患处。

蜂蜜* Mel

【来源】为蜜蜂科昆虫中华蜜蜂 *Apis cerana* Fabricius 或意大利蜂 *Apis mellifera* Linnaeus 所酿的蜜。

【产地】全国大部分地区均产，均为养殖。以江苏、浙江、福建、广东、海南等地产量大。

【采收加工】春季至秋季采收。采收时选割下蜂巢，置于布袋内，将蜜挤出，或置于离心机内，将蜂密摇出，滤去蜂蜡碎片和杂质。

【性状特征】为半透明、带光泽、浓稠的液体，白色至淡黄色或橘黄色至黄褐色，放久或遇冷渐有白色颗粒状结晶析出。气芳香，味极甜。

传统鉴定以浓稠似凝脂、气芳香、味甜而纯正、无异嗅、无杂质者为优。

【显微特征】取本品一小滴，制作标本片，在显微镜下观察，可见花粉粒，根据花粉粒的形状，可鉴别蜜源的种类。

【理化鉴定】

（1）相对密度：如有结晶析出，可置于不超过 60℃的水浴中，待结晶全部融化后，搅匀，冷至 25℃，照相对密度测定法（2010 版《中国药典》附录Ⅶ A）项下的韦氏比重秤法测定，相对密度应在 1.349 以上。

（2）酸度：取本品 10g，加新煮沸后放凉的水 50ml，混匀，加酚酞指示液 2 滴与氢氧化钠滴定液（0.1mol/L）4ml，应显粉红色，10s 内不消失。

（3）淀粉和糊精：取本品 2g，加水 10ml，加热煮沸，放冷，加碘试液 1 滴，不得显蓝色、绿色或红褐色。

（4）5-羟甲基糠醛：取蜂蜜约 5g，精密称定，置 50ml 量瓶中，加水约 25ml 溶解，加 15%亚铁氰化钾溶液及 30%醋酸锌溶液各 0.5ml，加水至刻度（必要时加乙醇 1 滴消除泡沫），摇匀，用干燥滤纸过滤，精密量取续滤液各 5ml，分别置于甲、乙两个具塞试管中，甲管加水 5.0ml，乙管加新制的 0.2%亚硫酸氢钠溶液 5.0ml 作空白，混匀，照紫外-可见分光光度法（2010 版《中国药典》附录Ⅴ A），在 284nm 和 336nm 的波长处测定吸收度。在 284nm 与 336nm 波长处的吸收度差不得大于 0.34。

【化学成分】主含葡萄糖和果糖，另含少量的蔗糖、有机酸、挥发油、蜡、花粉粒、蛋白质维生素、酶类烟酸、胡萝卜素等。2010 版《中国药典》规定含还原糖不得少于 64.0%。

【古今应用】甘，平。归肺、脾、大肠经。补中，润燥，止痛，解毒；外用生肌敛疮。用于脘腹虚痛，肺燥干咳，肠燥便秘，解乌头类药毒；外治疮疡不敛，水火烫伤。用量 15～30g。

【附注】

（1）由于地区、气候、温度和蜜源花种的不同，蜂蜜的黏稠度、色泽、气味略有差异。

（2）蜂房* Vespae Nidus 为胡蜂科昆虫果马蜂 *Polistes olivaceous*（DeGeer）、日本长脚胡蜂 *Polistes japonicus* Saussure 或异腹胡蜂 *Parapolybia varia* Fabricius 的巢。秋、冬二季采收，晒干，或略蒸，除去死蜂死蛹，晒干。呈圆盘状或不规则的扁块状，有的似莲房状，大小不一。表面灰白色或灰褐色。腹面有多数整齐的六角形房孔，孔径 3～4mm 或 6～8mm；背面有 1 个或数个黑色短柄。体轻，质韧，略有弹性。气微，味辛淡。质酥脆或坚硬者不可供药用。含蜂蜡及树脂。甘，平。归胃经。攻毒杀虫，祛风止痛。用于疮疡肿毒，乳痈，瘰疬，皮肤顽癣，鹅掌风，牙痛，风湿痹痛。用量 3～5g。外用适量，研末油调敷患处，或煎水漱，或洗患处。

（3）蜂胶* Propolis 为蜂蜜科昆虫意大利蜂 *Apis mellifera* L. 的干燥分泌物。多于夏季从蜂箱中收集，除去杂质。为团块状或不规则碎块，多数呈棕黄色、棕褐色或灰褐色，具光泽。20℃以下质脆，30℃以上逐渐变软，发黏性。气芳香，味苦，有辛辣感。含树脂、蜂蜡、挥发油、维生素、多种黄酮、有机酸、微量元素等。苦、辛、寒。归脾、胃经。补虚弱，化浊脂，止消渴；外用解毒消肿，收敛生肌。用于体虚早衰，高脂血症，消渴；外治皮肤皲裂，烧烫伤。用量 0.2～0.6g。外用适量。多入丸散用，或加蜂蜜适量冲服。过敏体质者慎用。

（4）蜂蜡* Cera Flava 为蜜蜂科昆虫中华蜜蜂 *Apis cerana* Fabricius 或意大利蜂 *Apis mellifera* Linnaeus 分泌的蜡。将蜂巢置水中加热，滤过，冷凝取蜡或再精致而成。为不规则团块，大小不一。呈黄色、淡黄棕色或黄白色，不透明或微透明，表面光滑。体较轻，蜡质，断面砂粒状，用手搓捏能软化。有蜂蜜样香气，味微甘。含酯类、游离酸类、游离醇类及烃类成分。甘，微温。归脾经。解毒，敛疮，生肌，止痛。外用于溃疡不敛，臁疮糜烂，外伤破溃，烧烫伤。外用适量，熔化敷患处；常作成药赋型剂及油膏基质。

第三节 本章其他常用生药

1. 地龙* Pheretima

为钜蚓科动物参环毛蚓 *Pheretima aspergillum* （E.Perrier）、通俗环毛蚓 *Pheretima vuLgaris* Chen、威廉环毛蚓 *Pheretima guillelmi* （ Michaelsen ）或栉盲环毛蚓 *Pheretimapectinifera* Michaelsen 的干燥体。前一种习称“广地龙”，后三种习称“沪地龙”。广地龙春季至秋季捕捉，沪地龙夏季捕捉，及时剖开腹部，除去内脏和泥沙，洗净，晒干或低温干燥。广地龙：呈长条状薄片，弯曲，边缘略卷，长 15～20cm，宽 1～2cm。全体具环节，背部棕褐色至紫灰色，腹部浅黄棕色。沪地龙：长 8～15cm，宽 0.5～1.5cm。全体具环节，背部棕褐色至黄褐色，腹部浅黄棕色。主要含有次黄嘌呤、琥珀酸、蚯蚓解热碱、蚯蚓素等成分。咸，寒。归肝、脾、膀胱经。清热定惊，通络，平喘，利尿。用于高热神昏，惊痫抽搐，关节痹痛，肢体麻木，半身不遂，肺热喘咳，水肿尿少。用量 5～10g。

2. 土鳖虫* Eupolyphaga Steleophaga

为鳖蠊科昆虫地鳖 *Eupolyphaga sinensis* Walker 或冀地鳖 *Steleophaga Plancyi* （Boleny）的雌虫干燥体。捕捉后，置沸水中烫死，晒干或烘干。地鳖：呈扁平卵形，长 1.3～3cm，宽 1.2～2.4cm。前端较窄，后端较宽，背部紫褐色，具光泽，无翅。质松脆，易碎。气腥臭，味微咸。冀地鳖：长 2.2～3.7cm，宽 1.4～2.5cm。背部黑棕色，通常在边缘带有淡黄褐色斑块及黑色小点。含挥发油、蛋白质、氨基酸、β-谷甾醇、鲨肝醇、尿嘧啶和尿囊素、糖等成分。咸，寒；有小毒。归肝经。破血逐瘀，续筋接骨。用于跌打损伤，筋伤骨折，血瘀经闭，产后瘀阻腹痛，癥瘕痞块。用量 3～10g。孕妇禁用。

3. 龟甲* Testudinis Carapax et Plastrum

为龟科动物乌龟 *Chinemys reevesii*（Gray）的背甲及腹甲。全年均可捕捉，以秋、冬二季为多，捕捉后杀死，或用沸水烫死，剥取背甲和腹甲，除去残肉，晒干。背甲及腹甲由甲桥相连，背甲稍长于腹甲，与腹甲常分离。背甲呈长椭圆形拱状，外表面棕褐色或黑褐色。腹甲呈板片状，近长方椭圆形，外表面淡黄棕色至棕黑色，盾片 12 块，常具紫褐色放射状纹理，内表面黄白色至灰白色。质坚硬。气微腥，味微咸。主要含有蛋白质、碳酸钙及多种氨基酸等成分。咸、甘，微寒。归肝、肾、心经。滋阴潜阳，益肾强骨，养血补心，固经止崩。用于阴虚潮热，骨蒸盗汗，头晕目眩，虚风内动，筋骨痿软，心虚健忘，崩漏经多。用量 9～24g，先煎。

龟甲经水煎煮、浓缩制成的固体胶，为龟甲胶*Testudinis Carapacis et Plastri Colla，呈长方形或方形的扁块。深褐色。质硬而脆，断面光亮，对光照视时呈半透明状。气微腥，味淡。咸、甘，凉。归肝、肾、心经。滋阴，养血，止血。用于阴虚潮热，骨蒸盗汗，腰膝酸软，血虚萎黄，崩漏带下。用量 3～9g，烊化兑服。

4. 鳖甲* Trionycis Carapax

为鳖科动物鳖 *Trionyx sinensis* Wiegmann 的背甲。全年均可捕捉，以秋、冬二季为多，捕捉后杀死，置沸水中烫至背甲上的硬皮能剥落时，取出，剥取背甲，除去残肉，晒干。呈椭圆形或卵圆形，背面隆起，外表面黑褐色或墨绿色，略有光泽，具细网状皱纹及灰黄色或灰白色斑点，内表面类白色，质坚硬。气微腥，味淡。含骨胶原、碳酸钙、磷酸钙、碘、维生素 D、氨基酸等。咸，微寒。归肝、肾经。滋阴潜阳，退热除蒸，软坚散结。用于阴虚发热，骨蒸劳热，阴虚阳亢，头晕目眩，虚风内动，手足瘈疭，经闭，癥瘕，久疟疟母。用量 9～24g，先煎。

5. 穿山甲* Manis Squama

为鲮鲤科动物穿山甲 Manis pentadactyla Linnaeus 的鳞甲。收集鳞甲，洗净，晒干。呈扇面形、三角形、菱形或盾形的扁平片状或半折合状，中间较厚，边缘较薄，大小不一，长宽各为 0.7～5cm。外表面黑褐色或黄褐色，有光泽，宽端有数十条排列整齐的纵纹及数条横线纹；窄端光滑。内表面色较浅，中部有一条明显突起的弓形横向棱线，其下方有数条与棱线相平行的细纹。角质，半透明，坚韧而有弹性，不易折断。气微腥，味淡。含角蛋白、多种氨基酸、挥发油、水溶性生物碱、胆甾醇等成分。咸，微寒。归肝、胃经。活血消癥，通经下乳，消肿排脓，搜风通络。用于经闭癥瘕，乳汁不通，痈肿疮毒，风湿痹痛，中风瘫痪，麻木拘挛。用量 5～10g，一般炮制后用。孕妇慎用。

6. 鸡内金* Galli Gigerii Endothelium Corneum

为雉科动物家鸡 *Gallus gallus domesticus* Brisson 的干燥沙囊内壁。杀鸡后，取出鸡肫，立即剥下内壁，洗净，干燥。为不规则卷片，厚约 2mm。表面黄色、黄绿色或黄褐色，薄而半透明，具明显的条状皱纹。质脆，易碎，断面角质样，有光泽。气微腥，味微苦。含胃激素、角蛋白、淀粉酶、多种氨基酸、维生素等成分。甘，平。归脾、胃、小肠、膀胱经。健胃消食，涩精止遗，通淋化石。用于食积不消，呕吐泻痢，小儿疳积，遗尿，遗精，石淋涩痛，胆胀胁痛。用量 3～10g。

7. 蜈蚣* Scolopendra

为蜈蚣科动物少棘巨蜈蚣 *Scolopendra subspinipes mutilans* L.Koch 的干燥体。春、夏二季捕捉，用竹片插入头尾，绷直，干燥。呈扁平长条形，头部暗红色或红褐色，略有光泽，有头板覆盖，头板近圆形，躯干部第一背板与头板同色，其余 20 个背板为棕绿色或墨绿色，具光泽，腹部淡黄色或棕黄色，皱缩。质脆，断面有裂隙。气微腥，有特殊刺鼻的臭气，味辛、微咸。含组织胺样物质及溶血蛋白质、亮氨酸、脂肪油等。辛，温；有毒。归肝经。息风镇痉，通络止痛，攻毒散结。用于肝风内动，痉挛抽搐，小儿惊风，中风口喎，半身不遂，破伤风，风湿顽痹，偏正头痛，疮疡，瘰疬，蛇虫咬伤。用量 3～5g。孕妇禁用。

8. 水牛角* Bubali Cornu

为牛科动物水牛 *Bubalus bubalis* Linnaeus 的角。取角后，水煮，除去角塞，干燥。呈稍扁平而弯曲的锥形，长短不一。表面棕黑色或灰黑色，一侧有数条横向的沟槽，另一侧有密集的横向凹陷条纹。上部渐尖，有纵纹，基部略呈三角形，中空。角质，坚硬。气微腥，味淡。苦，寒。归心、肝经。清热凉血，解毒，定惊。用于温病高热，神昏谵语，发斑发疹，吐血衄血，惊风，癫狂。用量 15～30g，宜先煎 3 小时以上。

9. 桑螵蛸* Mantidis Oötheca

为螳螂科昆虫大刀螂 *Tenodera sinensisi* Saussure、小刀螂 *Statilia maculata*（Thunberg）或巨斧螳螂 *Hierodula patellifera*（Servi1le）的干燥卵鞘。以上三种分别习称"团螵蛸"、"长

螵蛸”及“黑螵蛸”。深秋至次春收集，除去杂质，蒸至虫卵死后，干燥。团螵蛸：略呈圆柱形或半圆形，由多层膜状薄片叠成，表面浅黄褐色，体轻，质松而韧，气微腥，味淡或微咸。长螵蛸：略呈长条形，一端较细，表面灰黄色，质硬而脆。黑螵蛸：略呈平行四边，表面灰褐色，质硬而韧。含蛋白质、脂肪、铁、钙及胡萝卜素等。甘、咸，平。归肝、肾经。固精缩尿，补肾助阳。用于遗精滑精，遗尿尿频，小便白浊。用量5～10g。

10. 海螵蛸* Sepiae Endoconcha

为乌贼科动物无针乌贼 *Sepiella maindroni* de Rochebrune 或金乌贼 *Sepia esculenta* Hoyle 的干燥内壳。收集乌贼鱼的骨状内壳，洗净，干燥。无针乌贼：呈扁长椭圆形，长9～14cm，宽2.5～3.5cm，中间厚，边缘薄，体轻，质松，易折断，断面粉质，显疏松层纹。气微腥，味微咸。金乌贼：长13～23cm，宽约6.5cm。背面疣点明显，略呈层状排列。含碳酸钙、磷酸钙、甲壳质、氯化钠等。咸、涩，温。归脾、肾经。收敛止血，涩精止带，制酸止痛，收湿敛疮。用于吐血衄血，崩漏便血，遗精滑精，赤白带下，胃痛吞酸；外治损伤出血，湿疹湿疮，溃疡不敛。用量5～10g。外用适量，研末敷患处。

11. 蝉蜕* Cicadae Periostracum

蝉科昆虫黑蚱 *Cryptotympana pustulata* Fabricius 的若虫羽化时脱落的皮壳。夏、秋二季收集，除去泥沙，晒干。表面黄棕色，半透明，有光泽。头部有丝状触角1对，体轻，中空，易碎。气微，味淡。含甲壳质、多种氨基酸等。甘，寒。归肺、肝经。疏散风热，利咽，透疹，明目退翳，解痉。用于风热感冒，咽痛音哑，麻疹不透，风疹瘙痒，目赤翳障，惊风抽搐，破伤风。用量3～6g。

12. 哈蟆油* Ranae Oviductus

为蛙科动物中国林蛙 *Rana temporaria chensinensis* David 雌蛙的输卵管，经采制干燥而得。呈不规则块状，弯曲而重叠，长1.5～2cm，厚1.5～5mm。表面黄白色，呈脂肪样光泽，偶有带灰白色薄膜状干皮。摸之有滑腻感，在温水中浸泡体积可膨胀。气腥，味微甘，嚼之有黏滑感。含雌酮、胆固醇、维生素、氨基酸等成分。甘、咸，平。归肺、肾经。补肾益精，养阴润肺。用于病后体弱，神疲乏力，心悸失眠，盗汗，痨嗽咳血。用量5～15g，用水浸泡，炖服，或作丸剂服。

13. 虫白蜡* Cera Chinensis

为介壳虫科昆虫白蜡虫 *Ericerus pela*（Chavannes）Guerin 的雄虫群栖于木犀科植物白蜡树 *Fraxinus chinensis* Roxb.、女贞 *Ligustrum lucidum* Ait.或女贞属他种植物枝干上分泌的蜡，经精制而成。呈块状，白色或类白色。表面平滑，或稍有皱纹，具光泽。体轻，质硬而稍脆，搓捻则粉碎。断面呈条状或颗粒状。气微，味淡。作为赋形剂，制丸、片的润滑剂。

温馨提示

国家中医药行业特有工种职业技能鉴定《中药调剂员》（高级）应该掌握的花类生药21种。即土鳖虫、水蛭、石决明、全蝎、地龙、牡蛎、蜈蚣、蝉蜕、僵蚕、鳖甲、五灵脂、瓦楞子、金钱白花蛇、珍珠、珍珠母、桑螵蛸、海螵蛸、蛤壳、阿胶、海马、海龙。

目标检测

1．名词解释：挂甲、乌金衣、当门子、方胜纹、翘鼻子、佛指甲、胶口镜面、通天眼。
2．描述地龙、全蝎、僵蚕的来源、形状、显微鉴别要点。
3．描述金钱白花蛇、蕲蛇、乌梢蛇的性状特征。

第十四章

矿物类生药

本章教学目标

☆了解矿物类生药识别的基础知识。

☆掌握矿物类重要生药性状鉴定、显微鉴定、理化鉴定以及药理作用。

☆能够识别鉴定常用矿物类生药的真伪优劣。

矿物类生药是指可供药用的天然矿物、矿物加工品、古生物化石等，以无机化合物为主要成分的一类天然药物。

我国使用矿物类生药有悠久的历史，历代本草都有矿物类生药的记述。《神农本草经》中载矿物生药46种；《本草纲目》把矿物类生药分为3大类，共载161种。《中国药典》(2010年版，一部）收载矿物类生药及其炮制品25 种。从数目上虽较植、动物生药为少，但至今在医疗上仍具有重要价值，是祖国医药学不可缺少的组成部分。

第一节　矿物类生药的性质

矿物类生药是由于地质作用而形成的天然单质或化合物。大部分是固体（如石膏），极少是液体（如水银）或者气体（如硫化氢）。具有一定的化学组成、内部结构，表现出一定的物理和化学性质。

（1）形状：自然界中绝大多数矿物是由晶体组成，晶体通常有七个不同的晶系，即等轴晶系、六方晶系、四方晶系、三方晶系、斜方晶系、单斜晶系、三斜晶系。由晶体组成的矿物都具有固定的结晶形状，分单体形状和集合体形状，自然状况下多以集合体形状存在，如石膏单体呈板状，集合体呈块状、纤维状。

（2）光泽：指矿物表面对可见光的反射能力。反射能力的强弱，就是光泽的强度。由强至弱分为金属光泽（如自然铜）、金刚光泽（如朱砂）、玻璃光泽（如硼砂、芒硝）等。

（3）颜色：一般分为三类。① 本色：矿物的成分和内部构造所决定的颜色，如朱砂、自然铜等。② 外色：由混入的有色物质染成的颜色，如紫石英、大青盐等。③ 假色：某些矿物中，有时可见变彩现象，这是由于投射光受晶体内部裂缝面、解理面及表面氧化膜的反射所引起光波的干涉现象，如云母、方解石等。

（4）条痕：矿物粉末的颜色，在矿物学上称为“条痕”，即矿物在白色毛磁板上划过后所留下的颜色线条。条痕比矿物的表面颜色更为固定，因而具有鉴定意义。有的粉末颜色与矿物本身颜色相同，如朱砂。也有的不同，如自然铜本身为亮黄色而其粉末则为绿黑色。

（5）透明度：矿物透光能力的大小即为透明度。常分为透明体、半透明体、不透明体。

（6）硬度：指矿物抵抗某种外力机械作用（如：刻划、压力、研磨）的能力。不同的矿物有不同的硬度，通常采用摩氏硬度计来测定矿物的相对硬度，不同硬度的矿物按其硬度分为十级，以压入法测得这 10 种矿物的绝对硬度（kg/mm^2），在实际工作中通常用手指甲（约为 2），铜钥匙（3.5），小刀（5.5）等刻划矿石，估计其硬度。

（7）解理与断口：矿物受力后沿一定结晶方向裂开成光滑平面的性能称为解理，所裂成的平面为解理面。解理是结晶物质特有的性质，其形成和晶体构成的类型有关，所以是矿物的主要鉴定特征。矿物受力后不沿一定方向断裂，断裂面是不规则和不平整的，这种断裂面称为断口。断口形状可分为贝壳状、平坦状、参差状、锯齿状。

（8）延展性与脆性：延展性是指矿物能被压成薄片或拉伸成细丝的性质，如各种金属。脆性是指矿物容易被击破或压碎的性质，如自然铜、方解石、青礞石等。

（9）弹性与挠性：弹性是指片状矿物受到外力能弯曲而不断裂，外力解除后，又恢复原状的性质，如云母薄片；如外力解除后，不能恢复原状的性质称挠性，如金精石。

（10）吸湿性：有的矿物有吸着水分的性质，称吸湿性，如龙骨、赤石脂。

（11）气味：有些矿物具有特殊的气味。尤其是矿物受到锤击、加热或湿润时较为明显，如雄黄灼烧有蒜臭味；胆矾具有涩味；大青盐具咸味等。

第二节　矿物类生药的鉴定

矿物类生药的鉴定就是利用上述的性质进行鉴别的。常用的方法有性状鉴定、显微鉴定、理化鉴定。

（1）性状鉴定：对外形明显的矿物类生药，首先应根据矿物的一般性质进行鉴定，除外形、颜色、质地、气味等外，还应注意其硬度、条痕色、结晶习性、透明度、比重的鉴定。

（2）显微鉴定：对外形无明显特征或呈细小颗粒状，特别是粉末状的矿物或需进一步鉴定和研究的矿物药，可用光学显微镜观察其形状、透明度和颜色等，如朱砂粉末。此外，可使用透射偏光显微镜观察透明的非金属矿物的晶形、解理和化学性质，如折射率、双折射率等；用反射偏光显微镜对不透明与半透明矿物的形态、光学性质进行观察和测试。

（3）理化鉴定：利用物理和化学分析方法，对矿物药所含主要化学成分进行定性和定量分析。尤其是对有剧毒的生药及外形无明显特征或呈细小颗粒粉末，如玄明粉、信石等进行物理和化学分析尤为重要。对某些矿物类生药，《中国药典》还规定了含量测定，如雄黄、朱砂。

随着社会科学技术的迅速发展，许多新技术、新方法在矿物类生药的鉴定中被采用，如 X 射线衍射法、热分析法、光谱分析法和 X 射线光谱分析法等。对很细小和胶态矿物还可用电子显微镜进行观察。这些先进的分析技术，能快速、准确地进行定性和定量分析，且能测定微量元素、有害元素等，对保证用药安全和有效是十分重要的。

第三节 矿物类生药

石膏* Gypsum Fibrosum

【来源】为硫酸盐类矿物硬石膏族石膏，主含含水硫酸钙（$CaSO_4 \cdot 2H_2O$）。

【产地】分布很广，主产于湖北、安徽、甘肃、四川、山西等地。

【采收加工】采挖后，除去泥沙及杂石，串制后生用或煅用。

【性状特征】为纤维状的集合体，呈长块状、板块状或不规则块状。白色、灰白色或淡黄色，有的半透明（习称明石膏）。体重，质软，纵断面具绢丝样光泽。气微，味淡。（图 14-1，图 14-2）

传统鉴定以块大、色白、光泽半透明、纤维状、无杂质者为优。

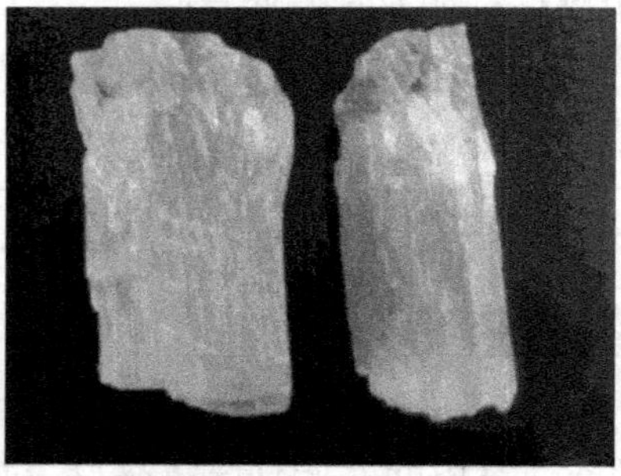

图 14-1 石膏

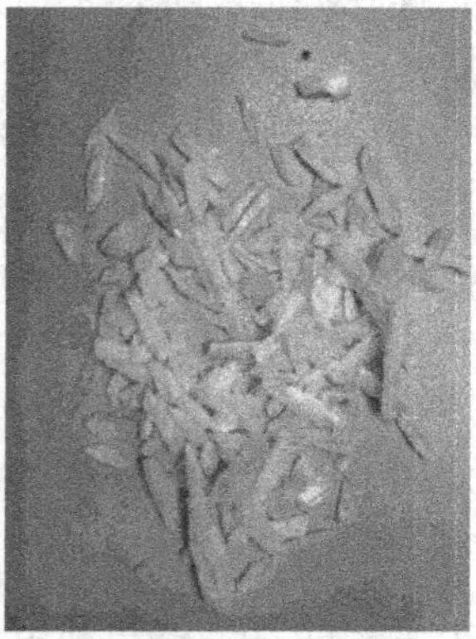

图 14-2 石膏饮片

【化学成分】主含含水硫酸钙（$CaSO_4 \cdot 2H_2O$）。2010 版《中国药典》规定本品含含水硫酸钙不得少于 95.0%。

【理化鉴定】

（1）取本品一小块（约 2g），置具有小孔软木塞的试管内，灼烧，管壁有水生成，小块变为不透明体。

（2）取本品粉末 0.2g，加稀盐酸 10ml，加热使溶解，溶液显钙盐与硫酸盐的鉴别反应。

【检查】

（1）重金属：取本品 8g，加冰醋酸 4ml 与水 96ml，煮沸 10min，放冷，加水至原体积，过滤。取滤液 25ml，依法检查（2010 版《中国药典》附录Ⅸ E 第一法），含重金属不得过百万分之十。

（2）砷盐：取本品 1g，加盐酸 5ml，加水至 23ml，加热使溶解，放冷，依法检查（2010 版《中国药典》附录Ⅸ F 第二法），含砷量不得过百万分之二。

【古今应用】甘、辛，大寒。归肺、胃经。清热泻火，除烦止渴。用于外感热病，高热烦渴，肺热喘咳，胃火亢盛，头痛，牙痛。用量为 15～60g。

现代药理研究本品具有解热止渴、免疫促进等作用。

【附注】（1）曾发现有以方解石、寒水石作石膏用的，据临床验证其性能与石膏有异，不可代用。

（2）煅石膏*Gypsum Ustum 为石膏的煅制品。为白色的粉末或酥松块状物，不透明。体较轻，质软，易碎，捏之成粉。气微，味淡。

含硫酸钙（$CaSO_4$）不得少于 92.0%[1g 硫酸钙（$CaSO_4$）相当于含水硫酸钙（$CaSO_4 \cdot 2H_2O$）1.26g]。甘、辛、涩，寒。归肺、胃经。收湿，生肌，敛疮，止血。外治溃疡不敛，湿疹瘙痒，水火烫伤，外伤出血。外用适量，研末撒敷患处。

朱砂* Cinnabaris

【来源】为硫化物类矿物辰砂族辰砂，主含硫化汞（HgS）。

【产地】主产于贵州、湖南、四川、广西等省。以贵州铜仁所产质佳，为道地生药。

【采收加工】采挖后，选取纯净者用磁铁吸净含铁的杂质。再用水淘去杂石和泥沙。

【性状特征】为粒状或块状集合体，呈块片状或颗粒状。鲜红色或暗红色，条痕为红色至褐红色，具光泽。体重，质脆，片状者易破碎，粉末者有闪烁的光泽。气微，无味。

其中呈细小颗粒状或粉末状，色红明亮，触之不染手者，习称“朱宝砂”；呈不规则板片状、斜方形或长条形，大小厚薄不一，边缘不整齐，色红而鲜艳，光亮如镜面而微透明，质较松脆者，习称“镜面砂”；块较大，方圆形或多角形，颜色发暗或呈灰褐色，质重而坚，不易碎者，习称“豆瓣砂”。（图 14-3，图 14-4）

传统鉴定以色鲜红、有光泽、体重、质脆者为优。

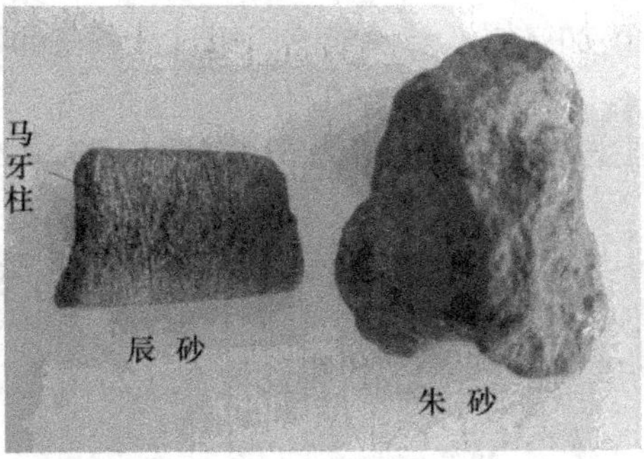

图 14-3　朱砂与辰砂

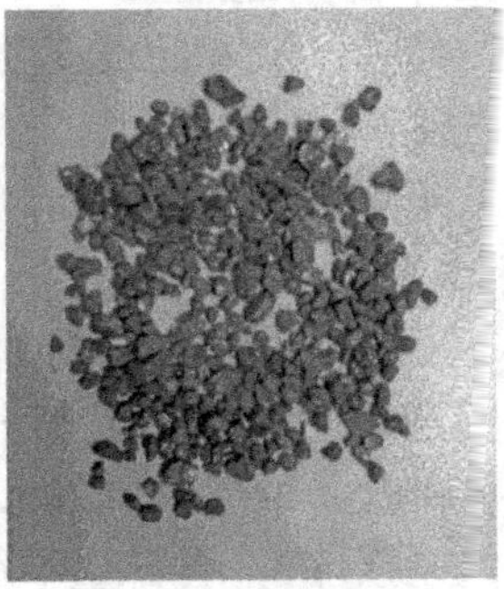

图 14-4　朱砂（豆瓣砂）

【化学成分】主含硫化汞（HgS）。本品含硫化汞（HgS）不得少于 96.0%。

【理化鉴定】

（1）取本品粉末，用盐酸湿润后，在光洁的铜片上磨擦，铜片表面显银白色光泽，加热烘烤后，银白色即消失。

（2）取本品粉末 2g，加盐酸-硝酸（3∶1）的混合溶液 2ml 使溶解，蒸干，加水 2ml 使溶解，过滤，滤液显汞盐与硫酸盐的鉴别反应。

【古今应用】甘，微寒；有毒。归心经。清心镇惊，安神，明目，解毒。用于心悸易惊，失眠多梦，癫痫发狂，小儿惊风，视物昏花，口疮，喉痹，疮痈肿毒。用量 0.1～0.5g，多入丸散服用，不宜入煎剂，本品有毒，不宜大量服用。孕妇及肾功能不全者禁用。

现代药理研究本品具有镇静、催眠作用；外用扼杀皮肤细菌及寄生虫。

【附注】朱砂昔以湖南辰州（今沅陵）为集散地，故又称“辰砂”。今商品上称为“辰砂”的，系指人工合成品。含硫化汞 99%以上。完整者呈盆状，多为大小不等碎块，全体暗红色，断面呈纤维柱状（习称“马牙柱”），具宝石样或金属光泽。全体质松脆，易破碎。（图 14-3）

芒硝* Natrii Sulfas

【来源】为硫酸盐类矿物芒硝族芒硝，经加工精制而成的结晶体。

【产地】全国大部分地区均产，多产于沿海各产盐区、矿泉及潮湿山洞中。

【采收加工】取天然产的不纯芒硝（土硝），加水溶解，过滤，滤液浓缩，放冷析出结晶，如结晶不纯，可重复处理，得较洁净的芒硝结晶。

【性状特征】为棱柱状、长方形或不规则块状及粒状。无色透明或类白色半透明。质脆，易碎，断面呈玻璃样光泽。气微，味咸。

传统鉴定以无色透明、呈结晶块者为优。

【化学成分】主含含水硫酸钠（$Na_2SO_4 \cdot 10H_2O$）。本品按干燥品计算，含硫酸钠不得少于 99.0%。

【理化鉴别】水溶液显钠盐与硫酸盐的鉴别反应。

【检查】

（1）铁盐与锌盐：取本品 5g，加水 20ml 溶解后，加硝酸 2 滴，煮沸 5min，滴加氢氧化钠试液中和，加稀盐酸 1ml、亚铁氰化钾试液 1ml 与适量的水使成 50ml，摇匀，放置 10min，不得发生浑浊或显蓝色。

（2）镁盐：取本品 2g，加水 20ml 溶解后，加氨试液与磷酸氢二钠试液各 1ml，5min 内不得发生浑浊。

（3）干燥失重：取本品，在 105℃干燥至恒重，减失重量应为 51.0%～57.0%（2010 版《中国药典》附录Ⅸ G）。

（4）重金属：取本品 2.0g，加稀醋酸试液 2ml 与适量的水溶解使成 25ml，依法检查（2010 版《中国药典》附录Ⅸ E 第一法），含重金属不得过百万分之十。

（5）砷盐：取本品 0.20g，加水 23ml 溶解后，加盐酸 5ml，依法检查（2010 版《中国药典》附录Ⅸ F），含砷量不得过百万分之十。

【古今应用】咸、苦，寒。归胃、大肠经。泻下通便，润燥软坚，清火消肿。用于实热积滞，腹满胀痛，大便燥结，肠痈肿痛；外治乳痈，痔疮肿痛。用量为 6～12g。一般不入煎剂，待汤剂煎得后，溶入汤液中服用。外用适量。孕妇慎用；不宜与硫黄、三棱同用。

内服本品后，硫酸根离子不易被黏膜吸收，潴留肠内形成高渗溶液，使肠内水分增加引起机械性刺激，而促进肠蠕动，产生泻下作用；盐类对肠黏膜也有刺激作用，但不损害肠黏膜。

【附注】玄明粉* Natrii Sulfas Exsiccatus 为芒硝经风化干燥制得。主含硫酸钠。白色粉末。气微，味咸。有引湿性。咸、苦，寒。归胃、大肠经。泻下通便，润燥软坚，清火消肿。用于实热积滞，大便燥结，腹满胀痛；外治咽喉肿痛，口舌生疮，牙龈肿痛，目赤，痈肿，丹毒。用量 3～9g，溶入煎好的汤液中服用。外用适量。孕妇慎用；不宜与硫黄、三棱同用。

赭石* Haematitum

【来源】为氧化物类矿物刚玉族赤铁矿，主含三氧化二铁（Fe_2O_3）。

【产地】主产于山西、河北、广东、湖南、四川、河南等省区。

【采收加工】全年可采。采后选取表面有乳头状突起（习称“钉头”）的部分，除去泥沙、杂石。

【性状特征】为鲕状、豆状、肾状集合体，多呈不规则的扁平块状。暗棕红色或灰黑色，条痕樱红色或红棕色，有的有金属光泽。一面多有圆形的突起，习称“钉头”，另一面与突起相对应处有同样大小的凹窝。体重，质硬，砸碎后断面显层叠状。气微，味淡。（图 14-5）

传统鉴定以色红棕、断面层次明显、有“钉头”、无杂石者为优。

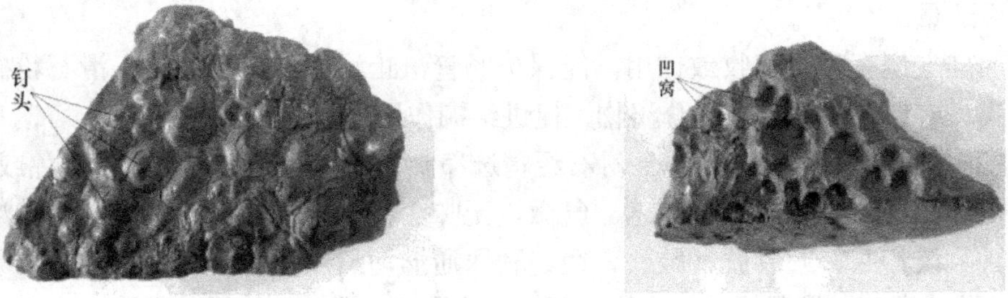

（a）钉头面　（b）凹窝面

图 14–5　赭石

【化学成分】主含三氧化二铁（Fe_2O_3），有的含钛（钛赤铁矿）、镁、铝、硅等离子和水分。本品含铁（Fe）不得少于 45.0%。

【理化鉴定】取本品粉末 0.1g，加盐酸 2ml，振摇，过滤，取滤液 2 滴，加硫氰酸铵试液 2 滴，溶液即显血红色；另取滤液 2 滴，加亚铁氰化钾试液 1～2 滴，即生成蓝色沉淀；再加 25%氢氧化钠溶液 5～6 滴，沉淀变成棕色。

【古今应用】苦，寒。归肝、心、肺、胃经。平肝潜阳，重镇降逆，凉血止血。用于眩晕耳鸣，呕吐，噫气，呃逆，喘息，吐血，衄血，崩漏下血。用量 9～30g，先煎。孕妇慎用。

现代药理研究本品具有中枢镇静作用；并能促进红细胞及血红蛋白的新生；对肠管有兴奋作用，能使肠蠕动亢进；因含有微量砷，长期服用有慢性砷中毒的可能。

滑石* Talcum

【来源】为硅酸盐类矿物滑石族滑石，主含含水硅酸镁［$Mg_3(Si_4O_{10})(OH)_2$］。

【产地】主产于山东、辽宁、江西；浙江、山西等地亦产。

【采收加工】采挖后，除去泥沙及杂石。

【性状特征】多为块状集合体。呈不规则的块状。白色、黄白色或淡蓝灰色，有蜡样光泽。质软，细腻，手摸有滑润感，无吸湿性，置水中不崩散。气微，无味。

传统鉴定以色白、滑润者为优。

【化学成分】主含含水硅酸镁［$Mg_3(Si_4O_{10})(OH)_2$］。

【理化鉴定】

（1）取本品粉末 0.2g，置铂坩埚中，加等量氟化钙或氟化钠粉末，搅拌，加硫酸 5ml，微热，立即将悬有 1 滴水的铂坩埚盖盖上，稍等片刻，取下坩埚盖，水滴出现白色浑浊。

（2）取本品粉末 0.5g，置烧杯中，加入盐酸溶液（4→10）10ml，盖上表面皿　加热至微沸，不时摇动烧杯，并保持微沸 40min，取下，用快速滤纸滤过，用水洗涤残渣 4～5 次。取残渣约 0.1g，置铂坩埚中，加入硫酸（1→2）10 滴和氢氟酸 5ml，加热至冒三氧化硫白烟时，取下冷却后，加水 10ml 使溶解，取溶液 2 滴。加镁试剂（取对硝基偶氮间苯二酚 0.01g 溶于 4%氢氧化钠溶液 1000ml 中）1 滴，滴加氢氧化钠溶液（4→10）使成碱性，生成天蓝色沉淀。

【古今应用】甘、淡，寒。归膀胱、肺、胃经。利尿通淋，清热解暑；外用祛湿敛疮。用于热淋，石淋，尿热涩痛，暑湿烦渴，湿热水泻；外治湿疹，湿疮，痱子。用量 10～20g。先煎。外用适量。

所含的硅酸镁有吸附和收敛作用，能保护肠管，止泻而不引起鼓肠；滑石粉撒布创面能形成被膜，有保护创面，吸收分泌物，促进结痂作用。

【附注】（1）滑石粉* Talci Pulvis 滑石经精选净制、粉碎、干燥制成。为白色或类白色、微细、无砂性的粉末，手摸有滑腻感。气微，无味。在水、稀盐酸或稀氢氧化钠溶液中均不溶解。甘、淡，寒。归膀胱、肺、胃经。利尿通淋，清热解暑，外用祛湿敛疮。用于热淋，石淋，尿热涩痛，暑湿烦渴，湿热水泻；外治湿疹，湿疮，痱子。用量 10～20g，包煎。外用适量。

（2）流通中发现用其他矿石细粉冒充滑石粉的，搅拌和手捻的滑利程度不及滑石，实际工作中注意鉴别。

自然铜* Pyritum

【来源】为硫化物类矿物黄铁矿族黄铁矿，主含二硫化铁（FeS_2）。

【产地】分布于辽宁、山西、河北、四川、广东、湖南、湖北、甘肃、安徽。

【采收加工】采挖后，除去杂质。

【性状特征】晶形多为立方体，集合体呈致密块状。表面亮淡黄色，有金属光泽；有的黄棕色或棕褐色，无金属光泽。具条纹，条痕绿黑色或棕红色。体重，质坚硬或稍脆，易砸碎，断面黄白色，有金属光泽；或断面棕褐色，可见银白色亮星。传统鉴定以晶体呈方块形、颜色黄亮、断面有金属光泽、不含岩石杂质者为优。

【化学成分】主含二硫化铁（FeS_2）。

【理化鉴定】取本品粉末 1g，加稀盐酸 4ml，振摇，过滤，滤液显铁盐的鉴别反应。

【古今应用】辛，平。归肝经。散瘀止痛，续筋接骨。用于跌打损伤，筋骨折伤，瘀肿疼痛。用量为 3～9g。多入丸散服，若入煎剂宜先煎。外用适量。

第四节 本章其他常用生药

1. *白矾** Alumen

为硫酸盐类矿物明矾石经加工提炼制成。主含含水硫酸铝钾［$KAl(SO_4)_2 \cdot 12H_2O$］呈不规则的块状或粒状。无色或淡黄白色，透明或半透明。表面略平滑或凹凸不平，具细密纵棱，有玻璃样光泽。质硬而脆。气微，味酸、微甘而极涩。照明煅法（2010 版《中国药典》附录Ⅱ D）煅至松脆即为枯矾。酸、涩，寒。归肺、脾、肝、大肠经。外用解毒杀虫，燥湿止痒；内服止血止泻，祛除风痰。外治用于湿疹，疥癣，脱肛，痔疮，聤耳流脓；口服用于久泻不止，便血，崩漏，癫痫发狂。枯矾收湿敛疮，止血化腐。用于湿疹湿疮，脱肛，痔疮，聤耳流脓，阴痒带下，鼻衄齿衄，鼻息肉。用量 0.6～1.5g。外用适量，研末敷或化水洗患处。

2. *磁石** Magnetitum

为氧化物类矿物尖晶石族磁铁矿，主含四氧化三铁（Fe_3O_4）。采挖后，除去杂石。为块状集合体，呈不规则块状，或略带方形，多具棱角。灰黑色或棕褐色，条痕黑色，具金属光泽。体重，质坚硬，断面不整齐。具磁性。有土腥气，味淡。咸，寒。归肝、心、肾经。镇惊安神，平肝潜阳，聪耳明目，纳气平喘。用于惊悸失眠，头晕目眩，视物昏花，耳鸣耳聋，肾虚气喘。用量 9～30g，先煎。

3. *炉甘石** Calamina

为碳酸盐类矿物方解石族菱锌矿，主含碳酸锌（$ZnCO_3$）。采挖后，洗净，晒干，除去杂石。为块状集合体，呈不规则的块状。灰白色或淡红色，表面粉性，无光泽，凹凸不平，多孔，似蜂窝状。体轻，易碎。气微，味微涩。甘，平。归肝、脾经。解毒明目退翳，收湿止痒敛疮。用于目赤肿痛，睑弦赤烂，翳膜遮睛，胬肉攀睛，溃疡不敛，脓水淋漓，湿疮瘙痒。外用适量。

温馨提示

国家中医药行业特有工种职业技能鉴定《中药调剂员》（高级）应该掌握的矿物类生药 5 种。即石膏、自然铜、滑石、磁石、赭石。

目标检测

1. 名词解释：条痕、解理、断口。
2. 描述朱砂、芒硝、自然铜、赭石、石膏的来源、性状特征。

参考文献

1. 国家药典委员会．中华人民共和国药典（一部）．2010 年版．北京：中国医药科技出版社，2010．
2. 康廷国．中药鉴定学．北京：中国中医药出版社，2005．
3. 张贵军．中药鉴定学．北京：科学出版社，2009．
4. 罗集鹏．生药学（第二版）．北京：中国医药科技出版社，2007．
5. 徐世义．生药学．北京：科学出版社，2009．
6. 周晔．生药学．北京：人民卫生出版社，2007．
7. 张中社．中药炮制技术．北京：人民卫生出版社，2009．